栄養《えいよう》をもらって生きている」

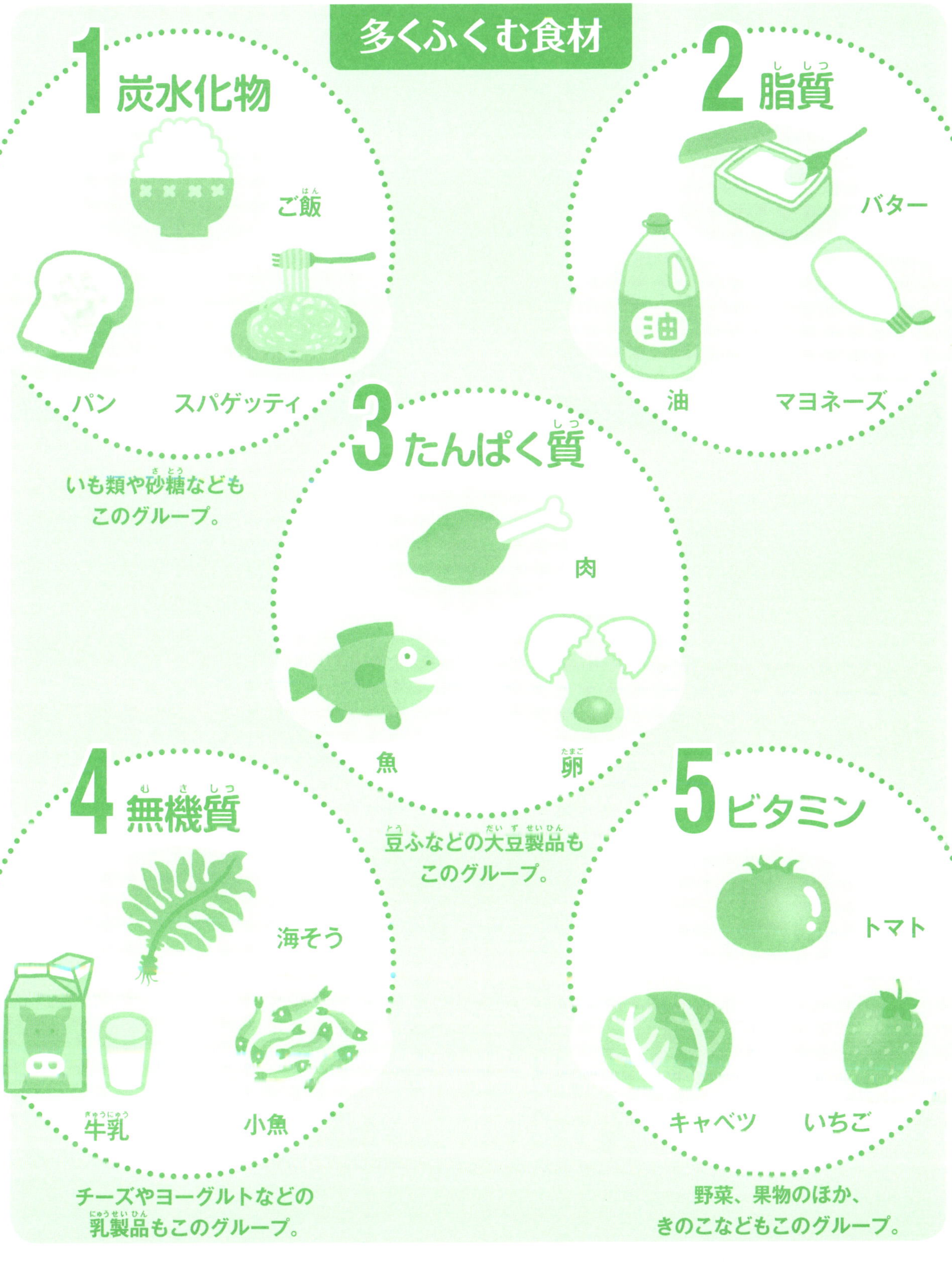
多くふくむ食材
1 炭水化物
ご飯《はん》
パン
スパゲッティ
いも類や砂糖《さとう》なども
このグループ。
2 脂質《ししつ》
バター
油
マヨネーズ
3 たんぱく質《しつ》
肉
魚
卵《たまご》
豆《とう》ふなどの大豆製品《だいずせいひん》も
このグループ。
4 無機質《むきしつ》
海そう
牛乳《ぎゅうにゅう》
小魚
チーズやヨーグルトなどの
乳製品《にゅうせいひん》もこのグループ。
5 ビタミン
トマト
キャベツ
いちご
野菜、果物のほか、
きのこなどもこのグループ。

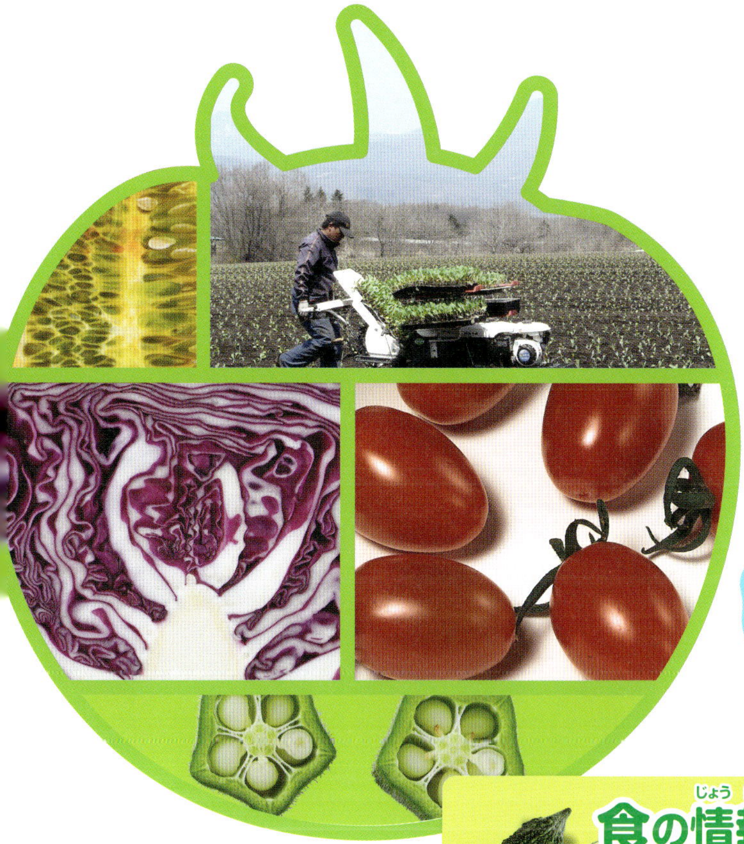

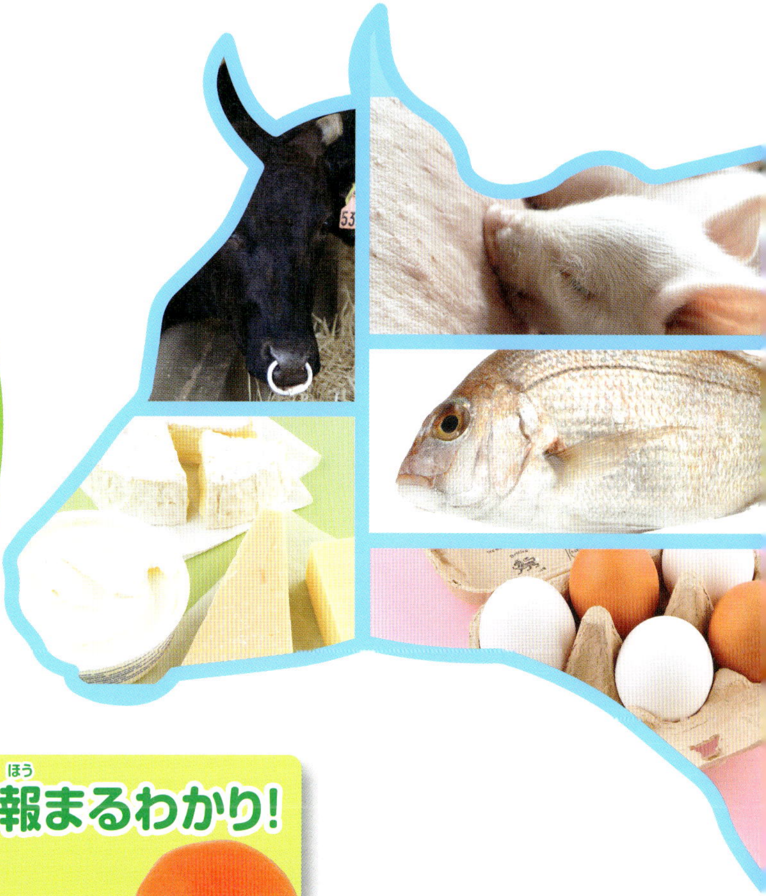

食の情報《じょうほう》まるわかり!

ビジュアル 食べもの大図鑑《ずかん》

WILLこども知育研究所 編

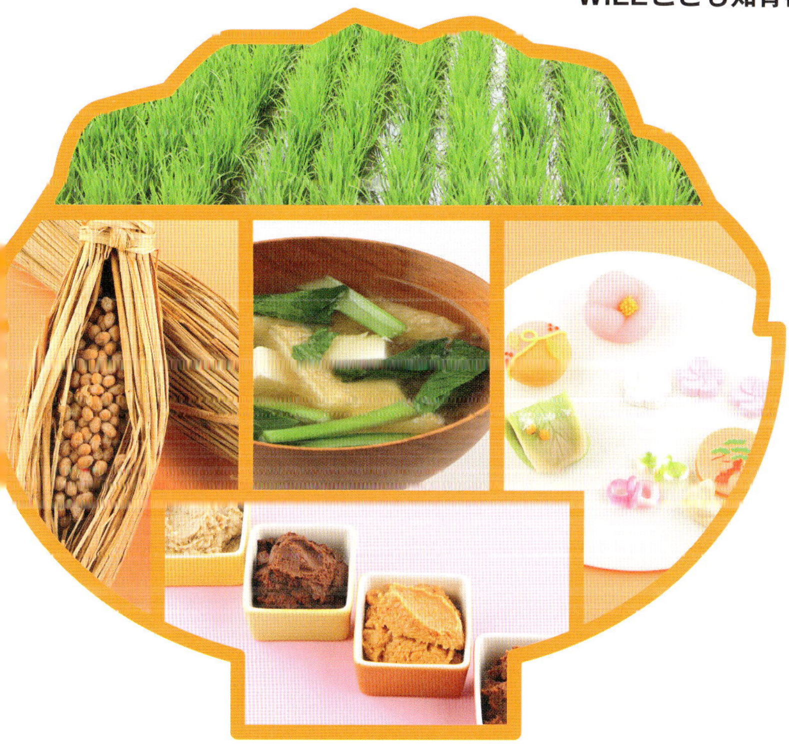

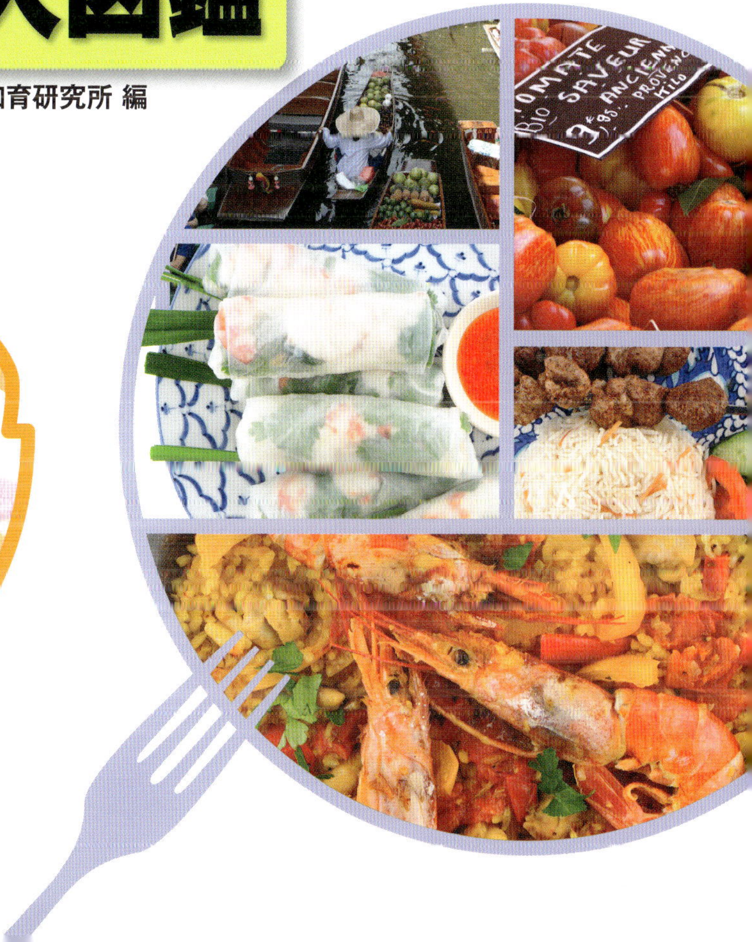

もくじ

この本の使い方……6

1　野菜・果物

野菜いっぱい……8
●野菜のまめ知識《ちしき》

野菜の中……10
●野菜のまめ知識《ちしき》

種類いっぱい①　—トマト……12
●トマトのまめ知識《ちしき》

種類いっぱい②　—なす……14
●なすのまめ知識《ちしき》

形いろいろ　—ウリ科の仲間……16
●ウリ科のまめ知識《ちしき》

色くらべ……18
●野菜のまめ知識《ちしき》

育てる　—キャベツ……20
●キャベツができるまで

土で育つ　—成長①……22
【コラム】光合成

水で育つ　—成長②……24

変わった育ち方　—成長③……26
●野菜のまめ知識《ちしき》

食べるのはどこ？……28

野菜の花と種……30

姿《すがた》を変える野菜……32
●こんにゃくいも　●さとうきび

果物いっぱい……34
●果物のまめ知識《ちしき》

果物の中……36
●果物のまめ知識《ちしき》

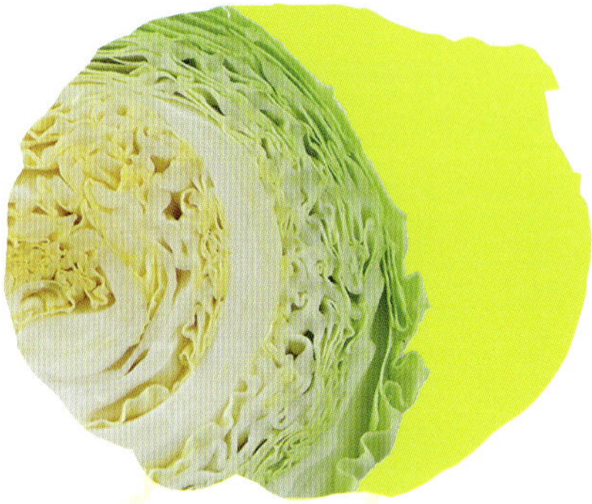

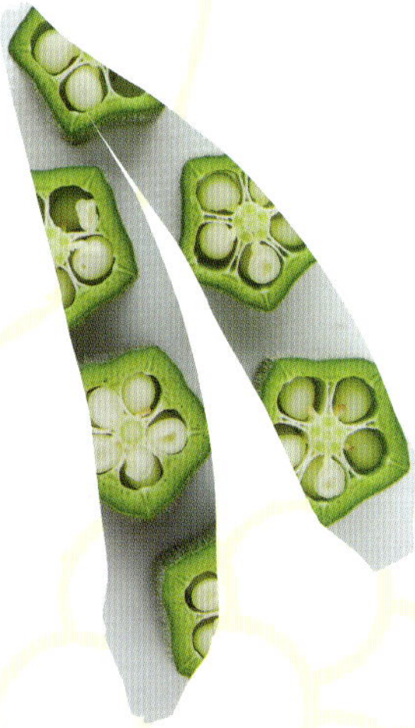

種類いっぱい③　―みかんの仲間……38
●みかんの仲間のまめ知識《ちしき》

育てる　―りんご……40
●りんごができるまで

変わった実り方　―成長④……42
●果物のまめ知識《ちしき》

届《とど》くまで　―バナナ……44
●バナナの道のり

知ってる？　―めずらしい果物……46
●果物のまめ知識《ちしき》

果物の花と種……48

―食べものと料理―　目でも味わえるかざり包丁《ぼうちょう》……50

2　肉・魚介《ぎょかい》

命《いのち》ある家畜《かちく》……52

とり肉……54
●どこを食べている？　●とりのまめ知識《ちしき》
●とりが肉になるまで

ぶた肉……56
●どこを食べている？　●ぶたのまめ知識《ちしき》
●ぶたが肉になるまで

牛肉……58
●どこを食べている？　●牛のまめ知識《ちしき》
●牛が肉になるまで

肉いろいろ……60
●羊　●馬　●いのしし　●しか　●やぎ　●わに
●うさぎ　●かも　●あひる

肉・魚の加工品……62

乳《にゅう》牛《ぎゅう》の一生……64
●酪農《らくのう》家《か》の午前　●さく乳《にゅう》のまめ知識《ちしき》

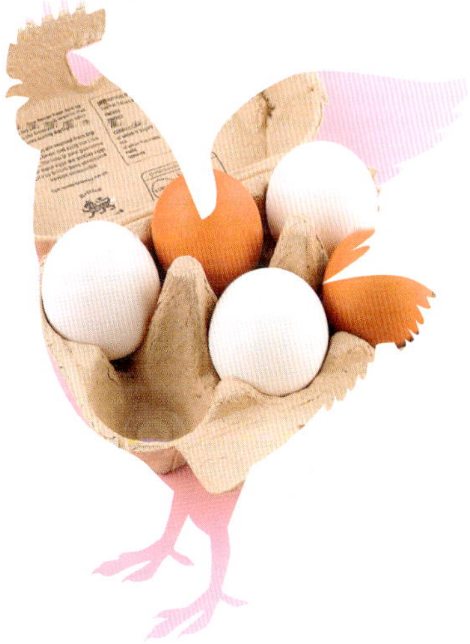

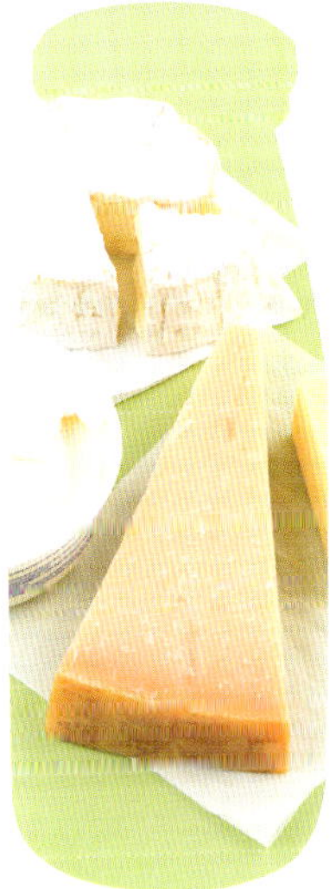

牛《ぎゅう》乳《にゅう》と乳《にゅう》製品《せいひん》 ……66
●牛乳《ぎゅうにゅう》のまめ知識《ちしき》　●チーズ　●バター　●ヨーグルト
●生クリーム

卵《たまご》いろいろ ……68
●黄身の色のちがい　●からのヒミツ　●白いひもって？
●卵《たまご》のまめ知識《ちしき》　●いろいろな卵《たまご》

すしと魚 ……70

漁《りょう》に密着《みっちゃく》　―さんま漁《りょう》 ……72
●さんま漁《りょう》の流れ

漁《りょう》いろいろ ……74
●遠洋《えんよう》まぐろはえなわ漁《りょう》　●巻《ま》き網漁《あみりょう》　●定置網漁《ていちあみりょう》
●近海《きんかい》かつお一本《いっぽん》づり漁《りょう》　●素《す》もぐり漁《りょう》　●いかつり漁《りょう》

育てる　―養殖《ようしょく》と栽培《さいばい》 ……76
●銀ざけの養殖《ようしょく》とさけの栽培《さいばい》

知ってる？　―魚のあれこれ ……78
●どこを食べている？　●赤身と白身のちがい
●魚が出世する？　●魚の色にはヒミツがある
●卵《たまご》いろいろ　●えびの色はなぜ変わる？

―食べものと漢字―　魚へんの漢字 ……80

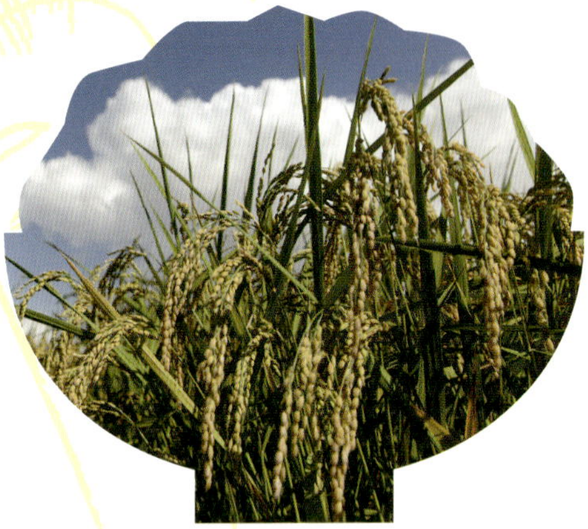

3　日本の食

和食 ……82
●世界が認《みと》めた和食　●和食は日本の文化

米づくり ……84
●米ができるまで

米いろいろ ……86
●米の構造《こうぞう》　●米の種類　●米の変身

春の食材 ……88

夏の食材 ……89

秋の食材 ……90

冬の食材 ……91

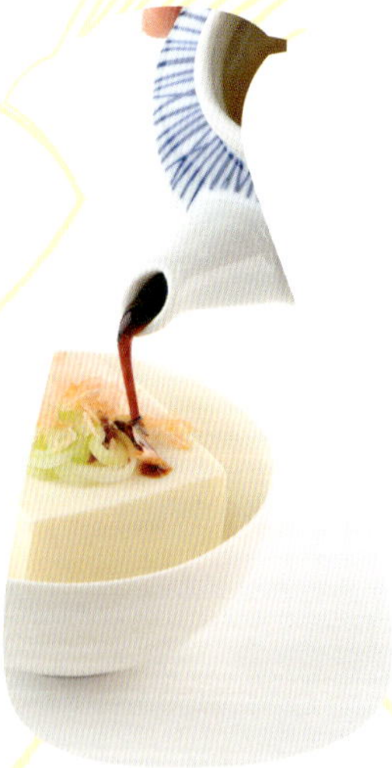

伝《でん》統《とう》の食① ……92
- 米みそができるまで　●しょうゆができるまで

伝《でん》統《とう》の食② ……94
- 豆《とう》ふができるまで

めん料理 ……96
- 日本のめんいろいろ① そば
- 日本のめんいろいろ② そのほか

保《ほ》存《ぞん》の知《ち》恵《え》 ……98
- つける　●発酵《はっこう》させる　●いぶす　●かわかす

食料自《じ》給率《きゅうりつ》　Q&A食料自《じ》給率《きゅうりつ》って？ ……100

給食ヒストリー ……102

―食べものと器《うつわ》―　和食を支《ささ》える器《うつわ》の美 ……104

4　世界の食

外国生まれのメニュー ……106

市場探検《たんけん》 ……108

祭りと行事 ……110

小麦粉料理 ……112
- 小麦粉のまめ知識

"コメ"メニュー ……114
- コメのまめ知識《ちしき》

お菓《か》子《し》物語 ……116

世界のお茶 ……118
- お茶の広まり方　●お茶の種類のちがい
- 世界のお茶いろいろ

食事の作法 ……120

味のバラエティー　―調味料と香辛料《こうしんりょう》 ……122
- 調味料のまめ知識　●香辛料《こうしんりょう》のまめ知識《ちしき》

びっくり料理 ……124

さくいん ……126

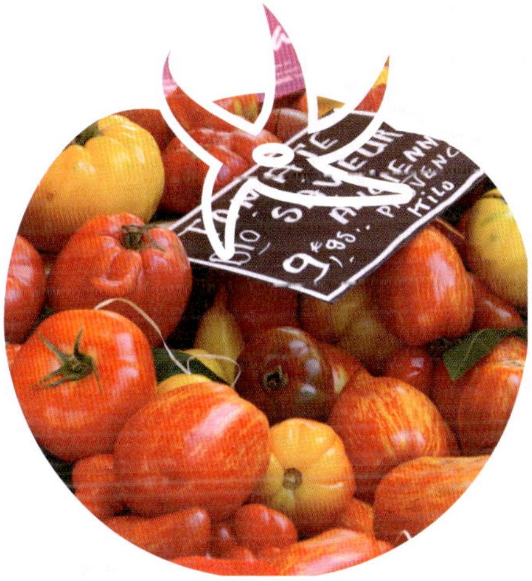

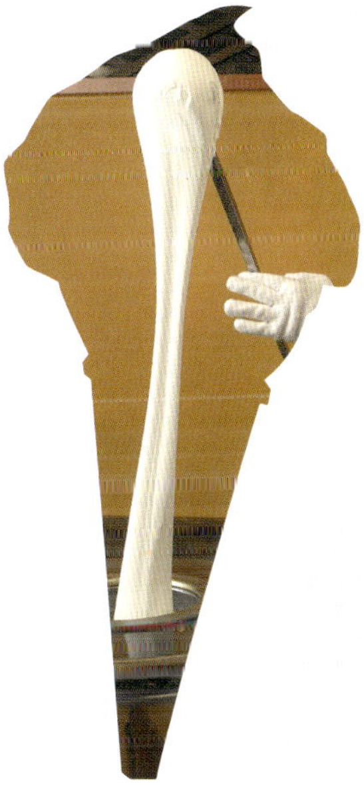

この本の使い方

この図鑑《ずかん》は、ページの見開きごとに1つのテーマをとりあげている。たくさんの写真やイラストで、「食」のことを「目で見て、知って、感じて、興味《きょうみ》が広がる」ような構成《こうせい》なんだ。新たな発見ができる工夫がいっぱいだよ。

写真やイラスト

迫力《はくりょく》ある写真やわかりやすいイラストを、たくさんのせているよ。ページをめくるだけでも、おどろきがいっぱい！

ほかのページへジャンプ

関連するページをしょうかい。その食べものについての知識が深まるよ。

章

この本は、「野菜・果物」「肉・魚介《ぎょかい》」「日本の食」「世界の食」の４つの章で構成《こうせい》されているよ。ここを見れば、どの章なのかがすぐわかるんだ。

まめ知識《ちしき》

まめ知識《ちしき》には、食べものにまつわるおもしろい話や、好奇心《こうきしん》が広がるエピソードがいっぱい。友だちや家族にも、教えちゃおう。

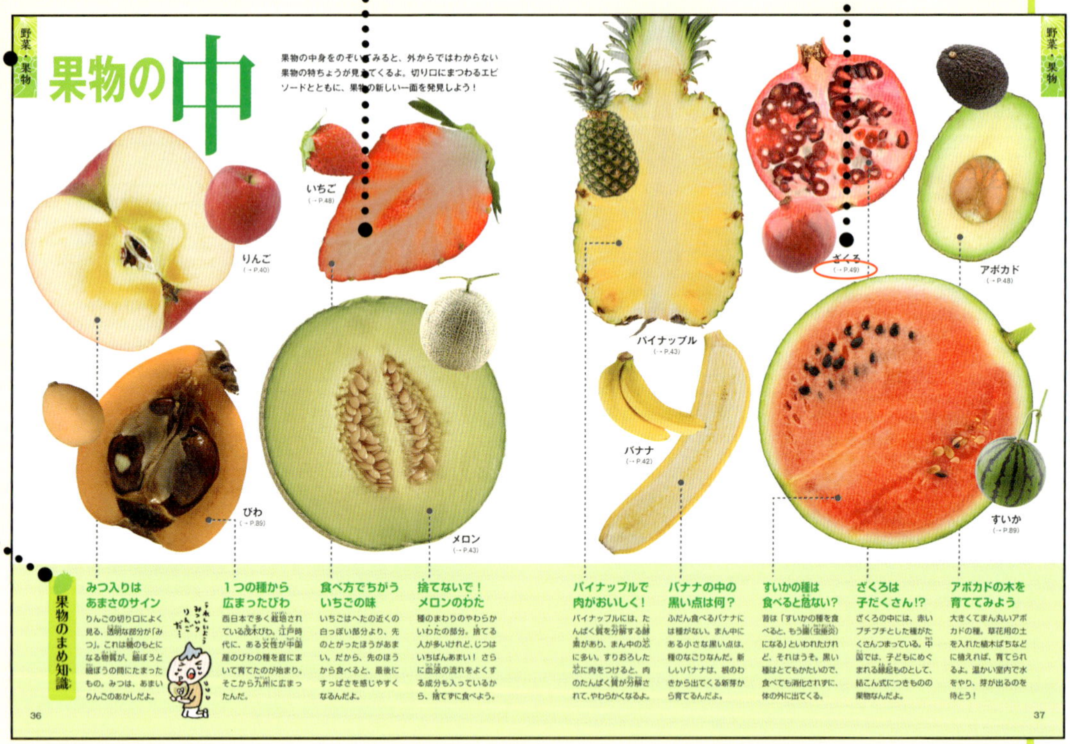
野菜・果物

果物の中

果物の中身をのぞいてみると、外からではわからない果物の特ちょうが見えてくるよ。切り口にまつわるエピソードとともに、果物の新しい一面を発見しよう！

りんご (→P.40)
いちご (→P.48)
パイナップル (→P.43)
ざくろ (→P.49)
アボカド (→P.48)
バナナ (→P.42)
びわ (→P.89)
メロン (→P.43)
すいか (→P.89)

果物のまめ知識

みつ入りはあまさのサイン
りんごの切り口によく見る、透明な部分が「みつ」。これは糖のもとになる物質が、細ぼうと細ぼうの間にたまったもの。みつは、あまいりんごのあかしだよ。

１つの種から広まったびわ
西日本で多く栽培されている茂木びわ。江戸時代に、ある女性が中国産のびわの種を庭にまいて育てたのが始まり。そこから九州に広まったんだ。

食べ方でちがういちごの味
いちごはへたの近くの白っぽい部分より、先のとがったほうがあまい。だから、先のほうから食べると、最後にすっぱさを感じやすくなるんだよ。

捨てないで！メロンのわた
種のまわりのやわらかいわたの部分。捨てる人が多いけれど、じつはいちばんあまい！さらに血液の流れをよくする成分も入っているから、捨てずに食べよう。

パイナップルで肉がおいしく！
パイナップルには、たんぱく質を分解する酵素があり、まん中の芯に多い。すりおろした芯に肉をつけると、肉のたんぱく質が分解されて、やわらかくなるよ。

バナナの中の黒い点は何？
ふだん食べるバナナには種がない。まん中にある小さな黒い点は、種のなごりなんだ。新しいバナナは、根のわきから出てくる新芽から育てるんだよ。

すいかの種は食べると危ない？
昔は「すいかの種を食べると、もう腸(虫垂炎)になる」といわれたけれど、それはうそ。黒い種はとてもかたいので、食べても消化されずに、体の外に出てくる。

ざくろは子だくさん!?
ざくろの中には、赤いプチプチとした種がたくさんつまっている。中国では、子どもにめぐまれる縁起ものとして、結こん式につきものの果物なんだよ。

アボカドの木を育ててみよう
大きくてまん丸いアボカドの種。草花用の土を入れた植木ばちなどに植えれば、育てられるよ。温かい室内で水をやり、芽が出るのを待とう！

36　37

興味《きょうみ》のあるところからチェック！

まずは、パラパラとページをめくり、好きな食べもののページや、おもしろそうな写真やイラストがのっているところから読んでみよう。ページの順番どおりじゃなくても、もちろんOKだよ。

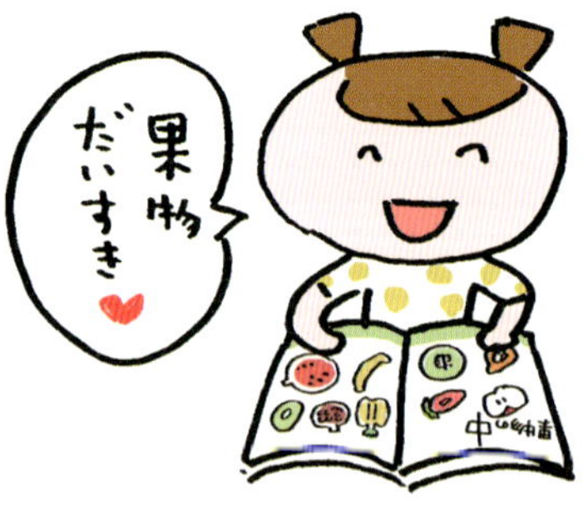

さくいんから探《さが》してもOK！

この本のいちばん後ろには「さくいん」ページがあるよ。本に登場するさまざまな食べものの名前や、食べものに関するキーワードが、あいうえお順に並《なら》んでいるんだ。授業《じゅぎょう》やニュースなどで知ったことばを、調べてみよう。

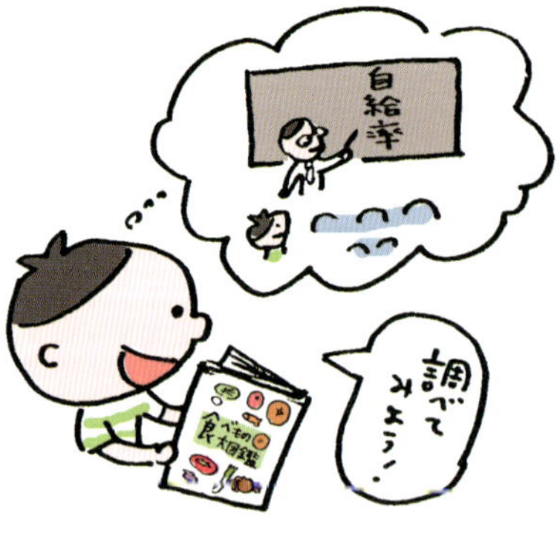

1 野菜・果物

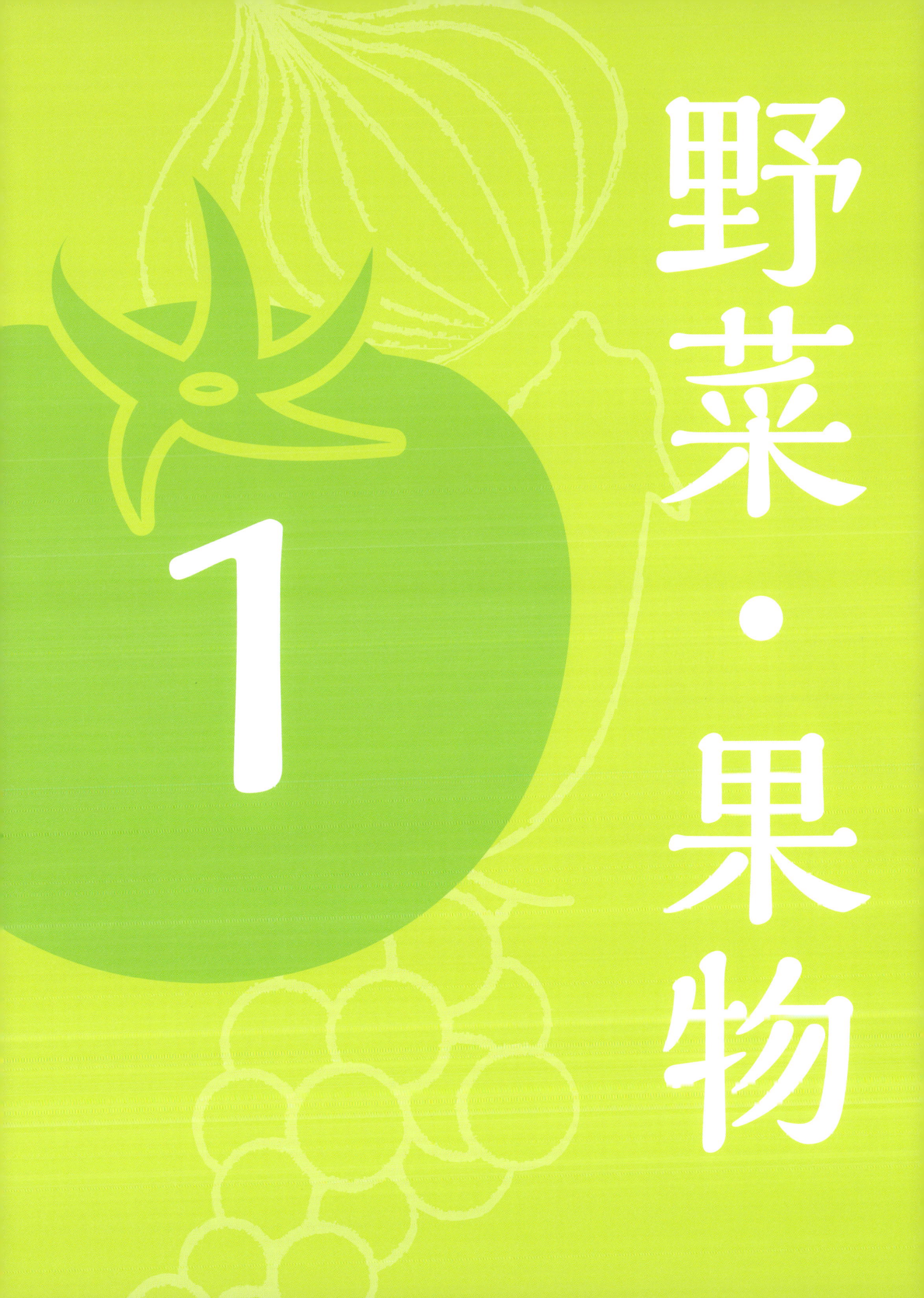

野菜

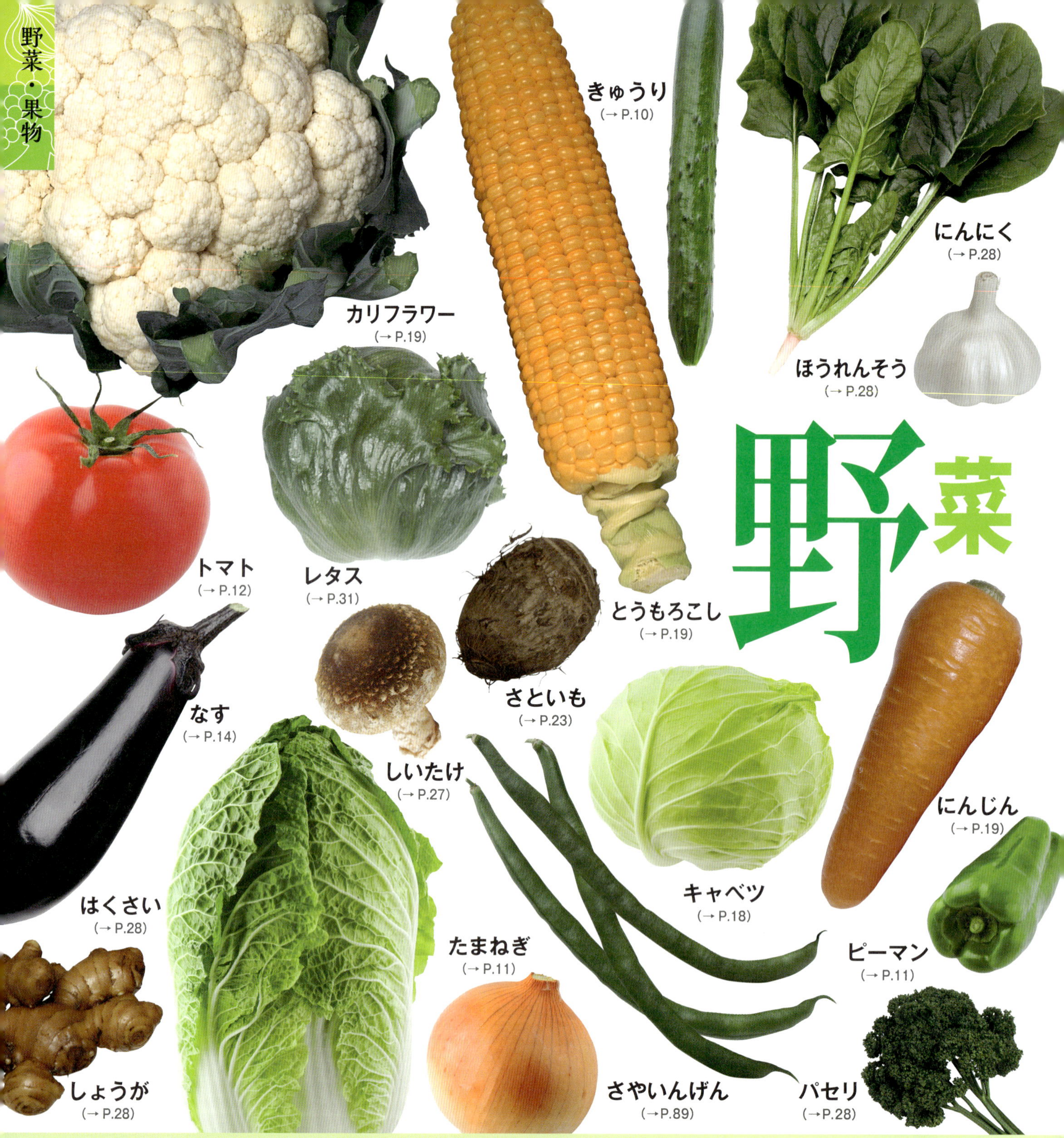

野菜のまめ知識《ちしき》

野菜はふつうの植物とどうちがう？

1年以内に芽が出て、花がさき、かれる植物の中で、人が食べるために畑などでつくる植物のことを野菜という。人が食べない植物は、野菜とは呼《よ》ばないよね。きのこや、わらびなどのように、自然に野山に生える山菜なども、野菜ということがあるよ。

日本で人気ナンバーワンの野菜とは？

日本では、1年間で1人が食べる野菜の量は、約104.7kg[※1]。その中で、いちばん多いのがキャベツ！　1年で約5.9kg[※2]も食べている。ちなみに2位はトマト、3位はだいこんだよ。

※1 農林水産省「平成24年度食糧需給表（概算値）」
※2 総務省「平成24年家計調査（2人以上の世帯）」

ギネスが認《みと》めた！いちばん栄養《えいよう》のない野菜

もっとも栄養価《えいようか》が少ないと、「ギネス世界記録」に認定《にんてい》された野菜が何か、わかるかな？　答えはきゅうり。きゅうりは95.4%が水分なので、その分、栄養素《えいようそ》が少ないんだ。

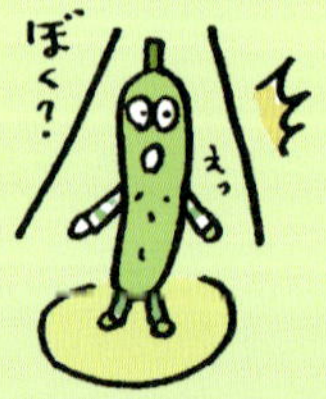

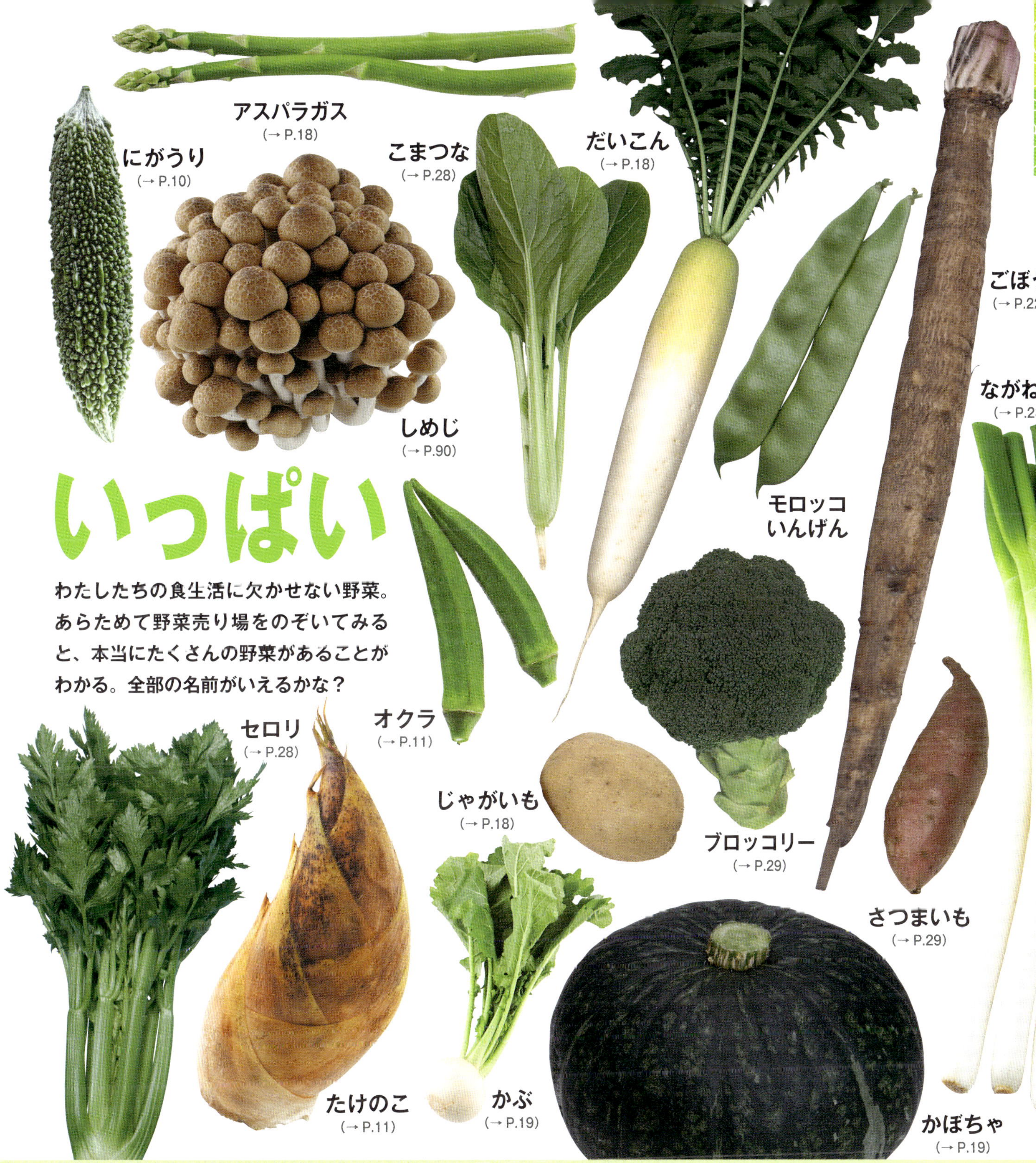

いっぱい

わたしたちの食生活に欠かせない野菜。あらためて野菜売り場をのぞいてみると、本当にたくさんの野菜があることがわかる。全部の名前がいえるかな？

外国人が食べなかった野菜って何？

太平洋《たいへいよう》戦争中、日本でほりょとなった外国人兵士に、食事としてある野菜をあたえたところ、「木の根を食べさせるぎゃくたいを行った」と問題になったことがある。何の野菜だと思う？ 答えはごぼう。ごぼうを野菜として日常《にちじょう》的に食べていたのは、日本や韓国《かんこく》くらいだったんだ。

地域《ちいき》でちがう野菜の呼《よ》び名

地方によって呼《よ》び名がちがう野菜がある。例えば、とうもろこし。北海道《ほっかいどう》では「とうきび」などと呼《よ》ばれる。かぼちゃは、関西《かんさい》地方などでは「なんきん」、とうがらしは、東北《とうほく》地方や北海道《ほっかいどう》では「なんばん」と呼《よ》ぶんだよ。

水からゆでる？お湯からゆでる？

野菜は種類によって調理の仕方がちがう。例えば、ゆで方。じゃがいもやだいこんなど、土の中で育った部分を食べる野菜は水から、土の上で育った部分を食べる野菜はお湯からゆでる。ただし、かぼちゃは火が通りにくいので、水からゆでるほうがやわらかくなっておいしいよ。

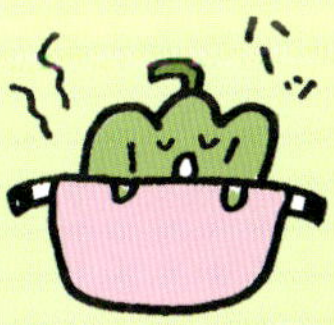

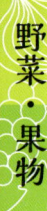

野菜の中

野菜は見た目もさまざまで楽しいけれど、切ってみると、外見とはちがうふしぎな形や模様《もよう》に出会えて、さらに楽しいよ。切ったら、においもかいでみてね。

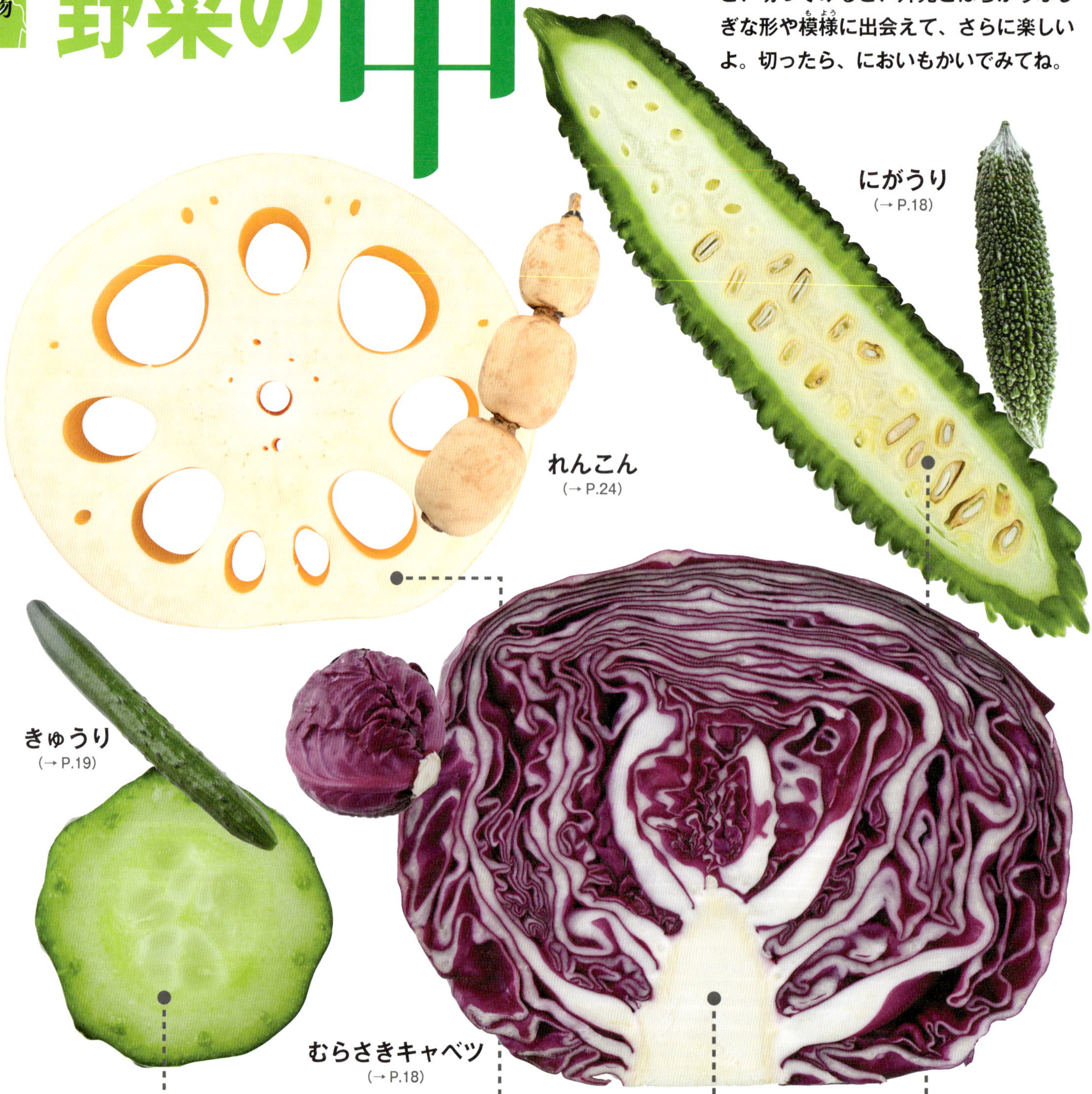

にがうり
(→ P.18)

れんこん
(→ P.24)

きゅうり
(→ P.19)

むらさきキャベツ
(→ P.18)

野菜のまめ知《ち》識《しき》

江戸《えど》の武士《ぶし》はきゅうりが苦手!?

江戸《えど》時代の武士《ぶし》は、きゅうりを食べなかった。なぜなら、輪切りの切り口が、当時、日本を治めていた徳川家《とくがわけ》の家もん「あおいのもん」に似《に》ていたからなんだ。

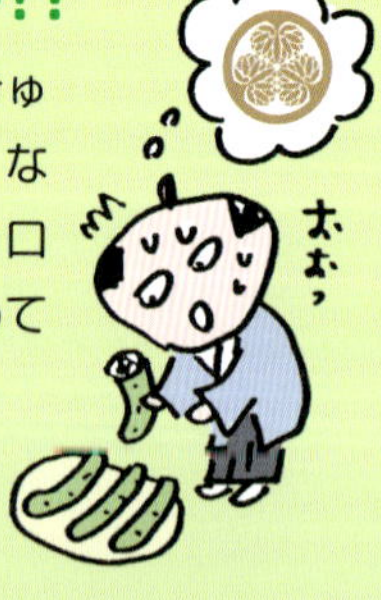

穴《あな》の数は10個《こ》でほぼ決まり

れんこんの穴《あな》の数を数えてごらん。まん中に1個《こ》、まわりに9個《こ》、合計10個《こ》の穴《あな》が空いているものが多い。この穴《あな》には、根に空気を送りこむ役割《やくわり》があるよ。

むらさきの成分がデザートの原料に！

むらさきと白の切り口が美しいむらさきキャベツ。このむらさきは「アントシアニン」という色素《しきそ》成分によるもので、ゼリーやあめなどの着色料としても使われる。

にがうりのわたも食べる!?

日本では、種や白いふわふわしたわたはほとんど捨《す》ててしまうけれど、インドでは、カレーなどに入れて食べるんだ。わたには、果肉の約3倍のビタミンCがあるよ。

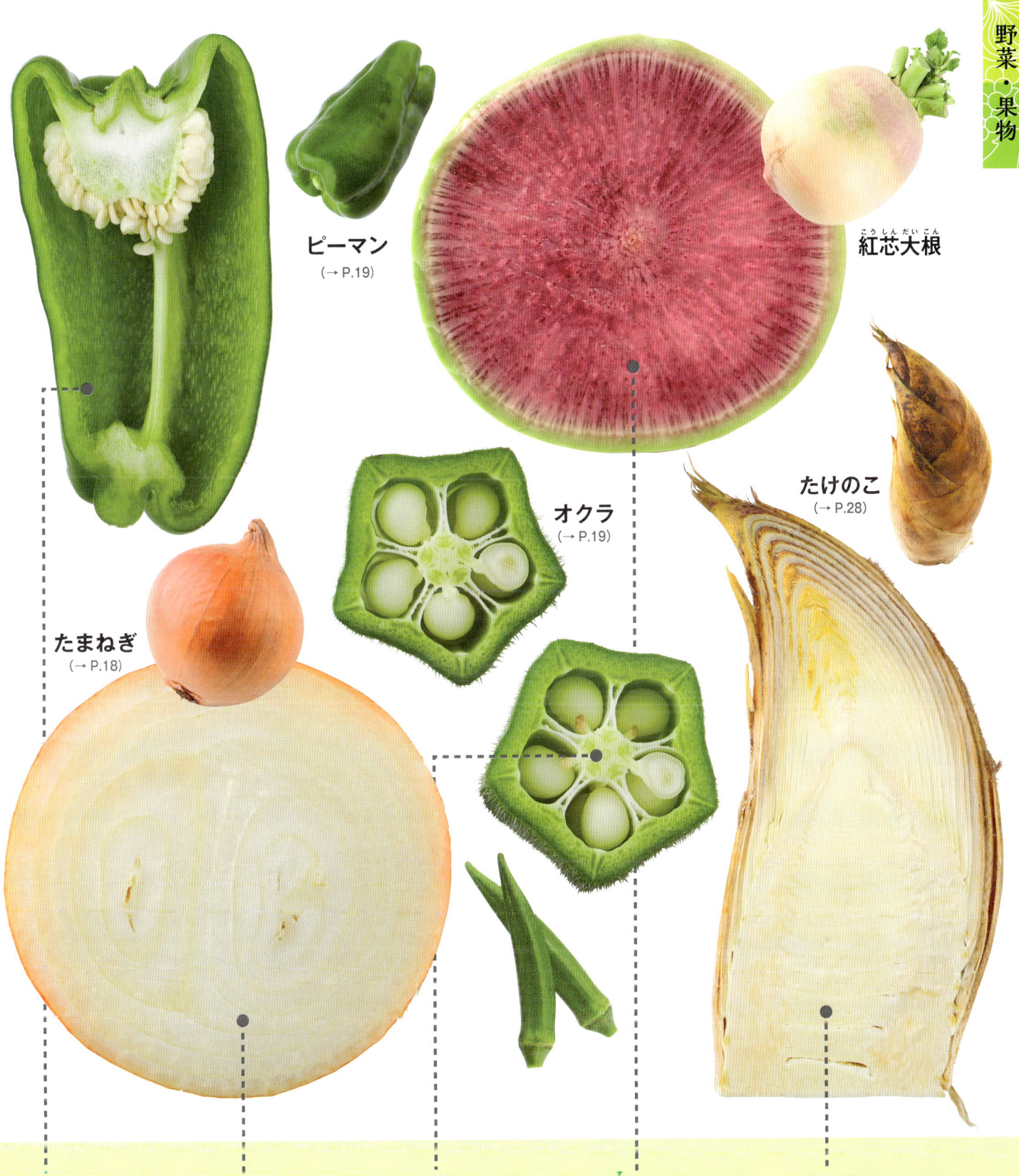

ピーマン
（→ P.19）

紅芯大根《こうしんだいこん》

たけのこ
（→ P.28）

オクラ
（→ P.19）

たまねぎ
（→ P.18）

切り方でピーマンの味が変わる！

ピーマンの細ぼうは縦長《なが》の形をしていて、その中ににが味の成分が入っている。だから、細《さい》ぼうを断《た》ち切るように横に切ると、にが味やにおいが強くなるんだ。

泣かずにたまねぎを切るには？

なみだを流さずにたまねぎを切るには、たまねぎと包丁を冷蔵庫《れいぞうこ》で冷やしておくとよい。なみだの原因《げんいん》となる物《ぶっ》質《しつ》が、空気中に蒸発《じょうはつ》しにくくなるんだよ。

オクラの種でコーヒーができる！

オクラの種の形がコーヒー豆に似《に》ているという理由で、太平洋《たいへいよう》戦争中､オクラの種でつくったコーヒーが飲まれていたんだ。野草のお茶のような味なんだって。

酢《す》につけると色が変わる！

「中国大根《ちゅうごくだいこん》」とも呼《よ》ばれる紅芯大根《こうしんだいこん》。中国《ちゅうごく》では、フルーツ代わりに食べられている。切り口はむらさき色だけれど、酢《す》につけると、あざやかな赤色に変わるよ！

皮の数を数えれば中身がわかる!?

たけのこは竹の新芽で、土の中にあるうちに節《ふし》ができる。節《ふし》の数は、皮の枚数《まいすう》と同じなんだ。そして、その数は大きく成長しても変わらないんだよ。

種類いっぱい①
——トマト

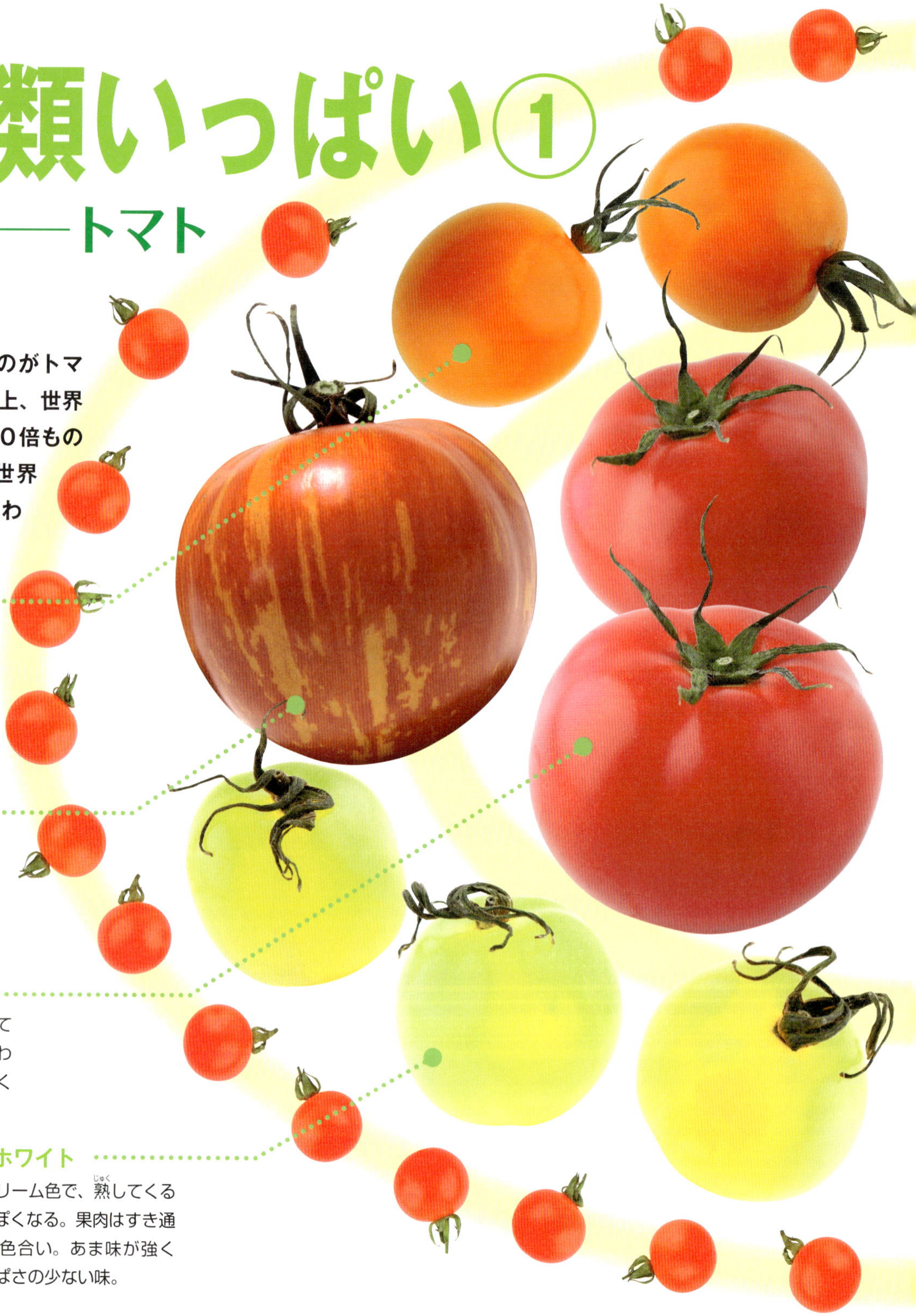

野菜の中でも種類が多いのがトマト。日本では200種類以上、世界で見ると、その30から40倍もの種類がある。トマトは、世界中でさまざまな料理に使われている人気者なんだ。

ピッコラカナリア

オレンジ色のミニトマト。にんじんと同じく、ベータカロテンという栄養素《えいようそ》が多くふくまれている。とてもあまいのも特ちょうだ。

レッドゼブラ

皮に「ゼブラ（しまうま）」のようなしま模様《もよう》がある。桃太郎《ももたろう》よりは小さめで、味はさわやか。緑色のグリーンゼブラもある。

桃太郎《ももたろう》

日本でいちばん多く食べられているトマト。皮がうすくてやわらかいけれど、熟《じゅく》しても形がくずれない。黄色い種類もある。

スノーホワイト

あわいクリーム色で、熟《じゅく》してくると、白っぽくなる。果肉はすき通るような色合い。あま味が強くて、すっぱさの少ない味。

トマトのまめ知識《ちしき》

昔は見て楽しむものだった！

トマトが日本に伝わったのは江戸《えど》時代の初めごろ。当時は、見て楽しむ観賞用だったんだって。そんなトマトが日本でたくさん食べられるようになったのは、太平洋《たいへいよう》戦争後、西洋料理を食べるようになってから。ケチャップなどの材料にもなって、食べ方が広がったよ。

トマト＝りんご？外国での呼《よ》び名

世界中で愛されているトマト。イタリアでは「ポモドーロ（黄金のりんご）」、フランスでは「ポム・ダムール（愛のりんご）」などとも呼《よ》ばれている。ヨーロッパでは、昔から価値《かち》のある果実のことを「りんご」と呼《よ》ぶ習慣《しゅうかん》があった。トマトは大切にされていたんだね。

「トマトが赤くなると医者が青くなる」

これは西洋のことわざで、「赤く熟《じゅく》したトマトを食べれば、医者がいらないほど健康でいられる」という意味なんだ。実際《じっさい》、トマトはビタミンが豊富《ほうふ》で、老化を予防《よぼう》する効果《こうか》がある「リコペン」という赤い色素《しきそ》成分もふくんでいるんだよ。

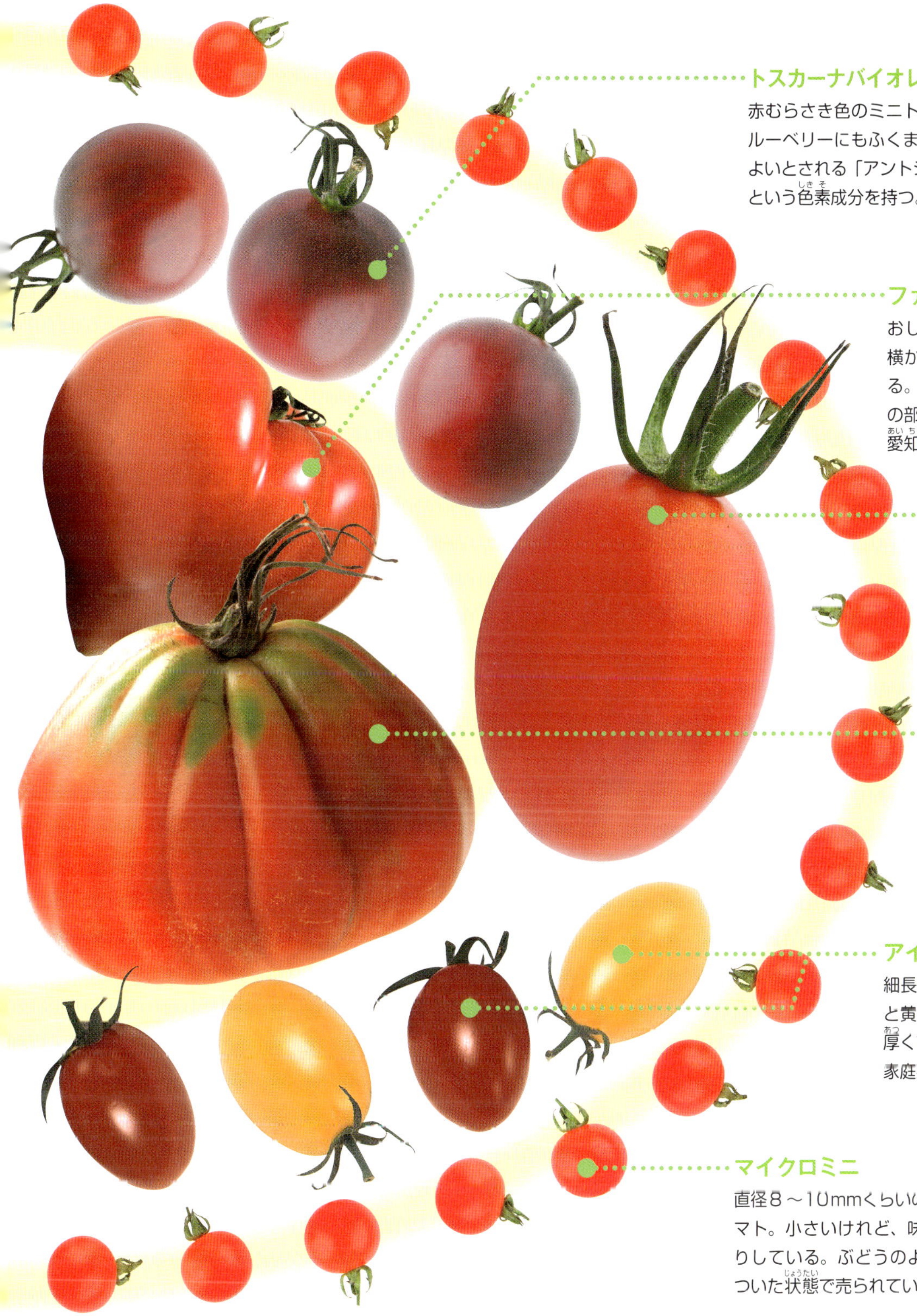

トスカーナバイオレット

赤むらさき色のミニトマト。ブルーベリーにもふくまれ、目によいとされる「アントシアニン」という色素《しきそ》成分を持つ。

ファースト

おしりの部分がとがっていて、横から見るとハート形をしている。中のドロッとしたゼリー状《じょう》の部分が少なく、食感はかため。愛知《あいち》県の特産品。

シシリアンルージュ

イタリアのシチリア島《とう》生まれのトマト。味がこくて、うま味が強いので、トマトソースや煮《に》こみ料理に使うとよい。

ズッカ

名前は、イタリア語で「かぼちゃ」という意味。桃太郎《ももたろう》よりも大きい大型のトマトで、酸味《さんみ》が少なく、さっぱりした味。

アイコ、イエローアイコ

細長い形をしたミニトマト。赤と黄色がある。どちらも果肉が厚《あつ》くて、フルーツのような食感。家庭菜園用でも人気。

マイクロミニ

直径8～10mmくらいの小さなトマト。小さいけれど、味はしっかりしている。ぶどうのように枝《えだ》についた状態《じょうたい》で売られている。

トマト→ P.29

星のマークがおいしさのしるし

トマトのおしりの部分を見てみよう。そこに白い筋《すじ》が見えれば、それはおいしいあかし。この白い筋《すじ》をスターマークというんだ。筋《すじ》が大きくはっきりしているほど、おいしいんだよ。

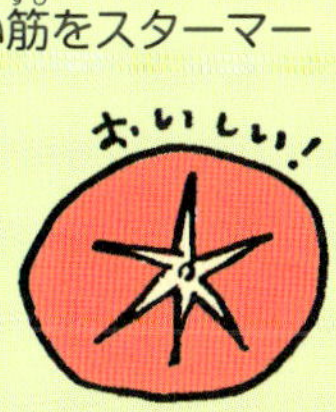

トマトが赤くなるわけ

トマトが赤く色づくのは、目立つためなんだ。目につきやすければ、鳥や動物に食べてもらえる。そうすれば、動物のフンとして種が運ばれ、運ばれた場所で発芽し、子孫を残すことができるというわけ。トマトの赤色は、種が成熟《せいじゅく》したサインでもあるんだよ。

トマトは磁石《じしゃく》と仲が悪い!?

トマトに磁石《じしゃく》を近づけると、どうなるか? なんと、トマトは磁石《じしゃく》と反対方向に動くんだ。これは、トマトの90%以上が水分のせい。水には磁石《じしゃく》と反発する性質《せいしつ》があるんだ。ミニトマトを使って、実験してみよう。

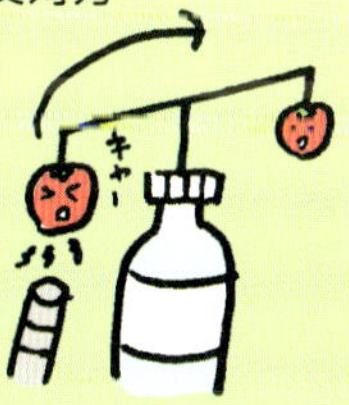

種類いっぱい② —なす

奈良《なら》時代には、すでに日本でつくられていたなす。現在《げんざい》では、日本全国でその土地ならではのなすが栽培《さいばい》されている。どんななすがあるのか、見くらべてみよう。

小《こ》なす

長さ3～6cmほどの小さいなす。つけものや煮《に》ものなどに使われる。山形《やまがた》県の「民田《みんでん》なす」や新潟《にいがた》県の「十全《じゅうぜん》なす」などがある。

賀茂《かも》なす

京都《きょうと》府の上賀茂《かみがも》地域《ちいき》でつくられている丸いなす。直径は12～13cm。果肉がやわらかくて、煮《に》ものやあげものなどに使われる。

埼玉《さいたま》青《あお》大《だい》丸《まる》なす

明治《めいじ》時代に埼玉《さいたま》県で栽培《さいばい》が始まった。きんちゃく形で、皮があざやかな緑色をしている。みそ汁《しる》や、煮《に》ものに使われる。

米《べい》なす

アメリカの品種を改良してつくられた品種で、それが名前の由来となっている。へたが緑色をしているのが、欧米《おうべい》のなすの特ちょう。

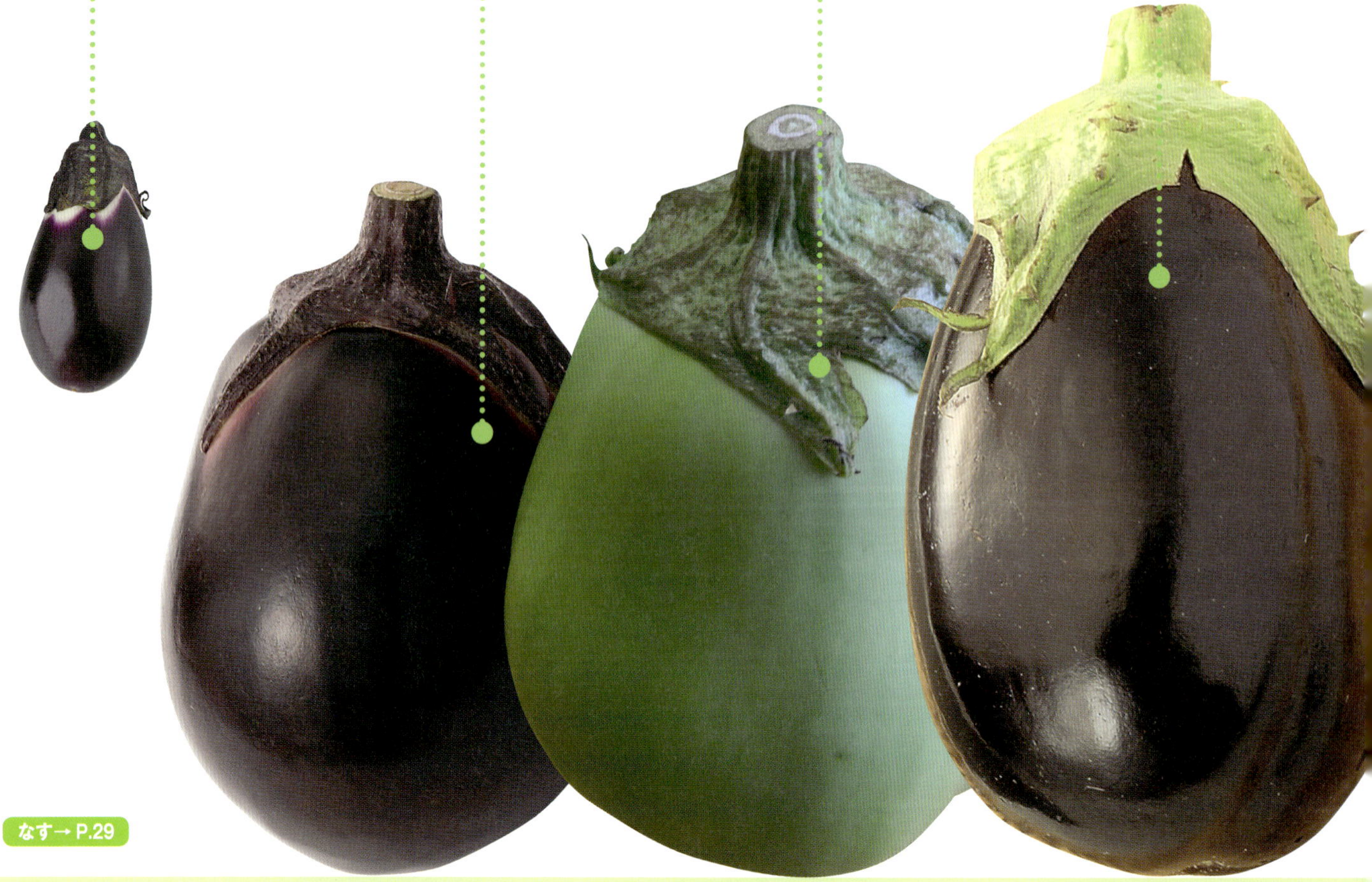

なす→ P.29

なすのまめ知識《ちしき》

「なす」と呼《よ》ばれるわけ

なすの原産地はインド。8世紀ごろ、中国《ちゅうごく》から日本へ伝わったといわれている。「なす」という名前の由来には、さまざまな説があるんだ。なかでも有力なのが、「夏になる実」から、「夏実(なつみ)」→「なすび」→「なす」と変化したという説だよ。

「秋なすはよめに食わすな」

このことわざの意味には、主に2つの説がある。1つは「なすは秋がいちばんおいしいので、それをよめに食べさせるのはくやしい」という説。もう1つは「秋なすは体を冷やすので、およめさんの体を気づかっている」という説。どちらが正しいと思う？

うまいものにはトゲがある！

なすを選ぶときに見てほしいポイントのひとつが、へたにあるトゲ。さわると痛《いた》いくらいピンと張《は》ったトゲのあるなすが、新せんでおいしいんだ。

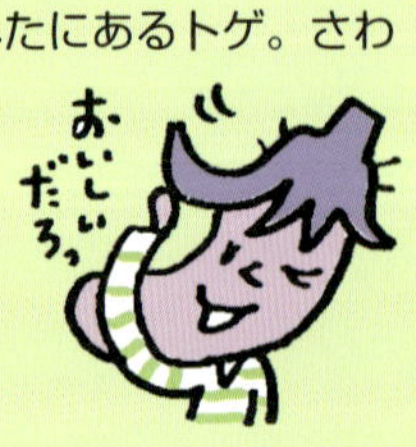

千両《せんりょう》なす

栽培《さいばい》しやすく、たくさんとれるので、日本全国で見かける。へたや皮の色がこくて、重みのあるものがおいしい。

白《しろ》なす

皮がまっ白いなす。食感や味は米《べい》なすに似《に》ていて、焼きなすにするとおいしい。細く長い白長なすもある。

大長《おおなが》なす

長さが40～50cmにもなる長なすで、九州《きゅうしゅう》でつくられている。焼いたり、煮《に》たりして食べるとおいしい。

ゼブラなす

イタリアなすとも呼《よ》ばれる、しま模様《もよう》が特ちょうのなす。皮がかためなので、加熱して食べるとよい。

青《あお》なす

皮がうすい緑色をしているなすで、「緑なす」「白なす」ともいわれる。皮はかためだが、果肉はやわらかい。

てんぐなす

愛知《あいち》県奥三河《おくみかわ》の伝統《でんとう》野菜。てんぐの鼻がのびたような形の果実ができやすい。長さ25～30cmと大きい。

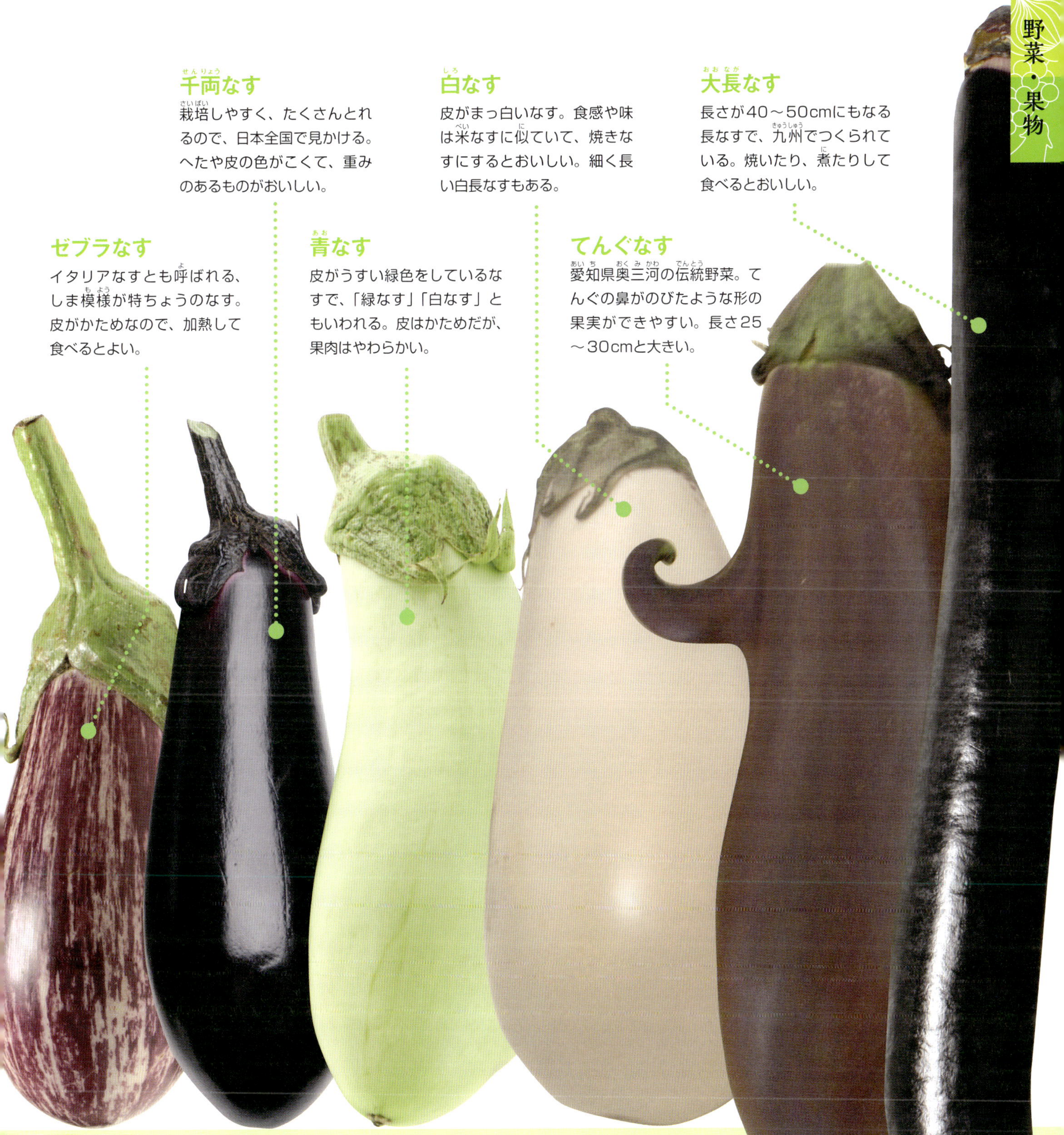

ご先祖様《せんぞさま》の乗りもの？

地域《ちいき》によっては、おぼんに、先祖《せんぞ》の霊《れい》の乗りものとして、きゅうりの馬となすの牛をつくる習慣《しゅうかん》がある。馬で早くやって来て、牛でゆっくり帰ってほしいという願いがこめられているんだよ。

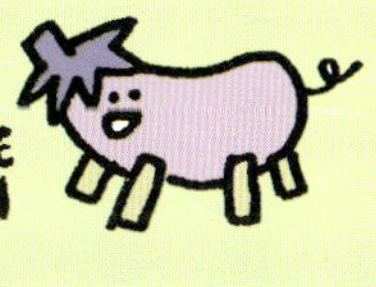

初夢《はつゆめ》に出てうれしい野菜

初夢《はつゆめ》に見ると縁起《えんぎ》がよいものは、「一富士二たか三なすび」といわれる。その理由は、江戸《えど》時代、徳川《とくがわ》家康《いえやす》と関係の深い駿河《するが》の国の名物を並《なら》べたという説が有力。駿河《するが》の国から出荷される初なすびは、とても高価《こうか》だったんだって。

なすの花にはムダがない

「親の意見となすの花は千に一つも仇《あだ》（徒《あだ》＝ムダ）はない」ということわざがある。なすの花はすべて果実になり、ムダになる花はないんだ。同じように親の意見にも、意味のないものはなく、必ず役に立つということなんだよ。

形いろいろ ——ウリ科の仲間

きゅうりやにがうりなどに代表されるウリ科の仲間をそろえたよ。同じウリ科でも、いろいろな形のものがあるんだね。

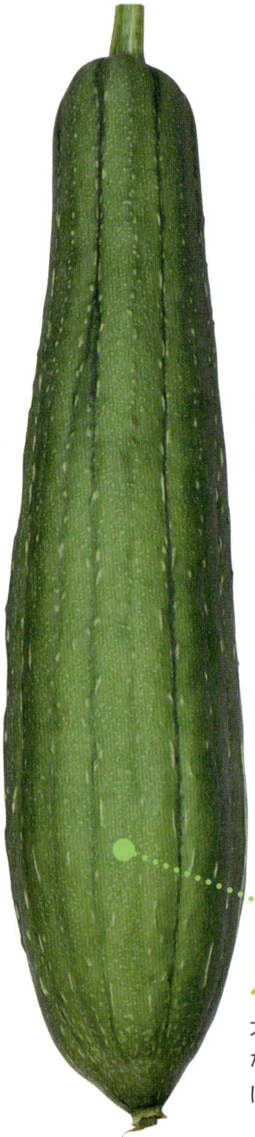

へちま

大きくなった果実は、たわしなどに利用される。くきからは化粧水《けしょうすい》などがつくられる。

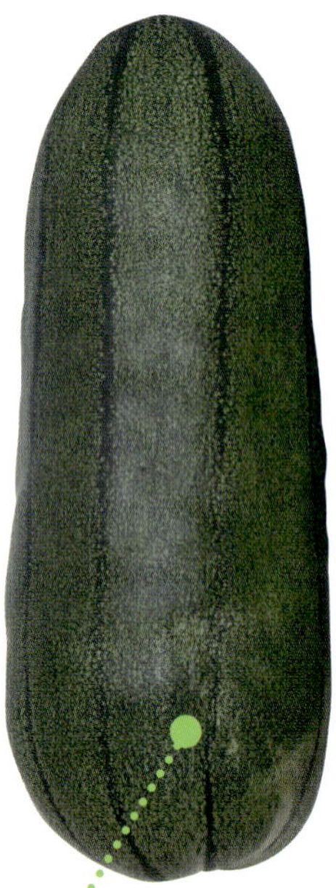

しまうり

黒っぽいしま模様《もよう》が特ちょう。

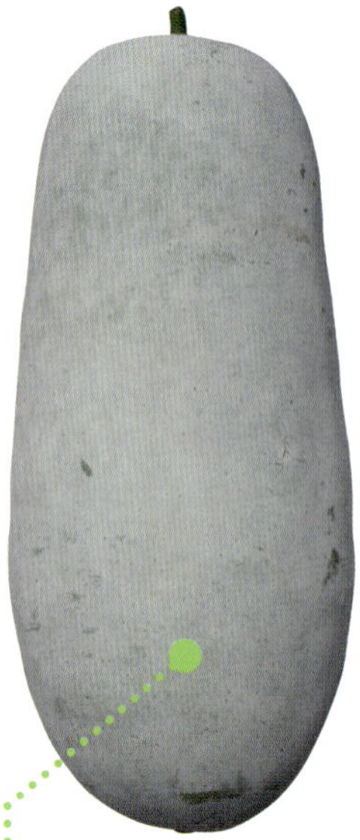

とうがん （→P.29）

大きいものは重さ7～8kgにもなり、完熟《かんじゅく》すると表面に白い粉がふく。

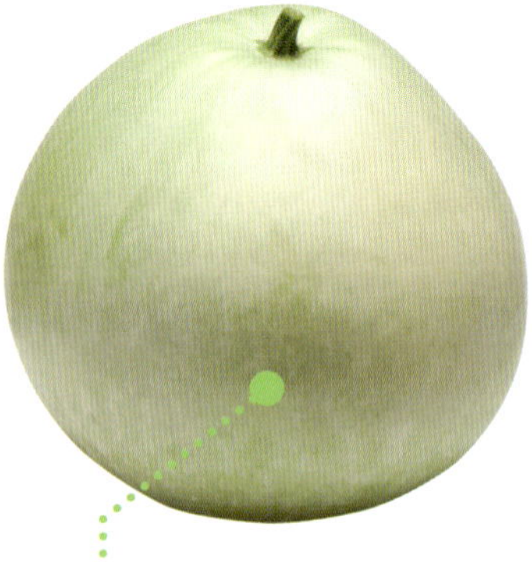

ゆうがお

かんぴょうの原料で、直径約30～45cm。その名のとおり、夕方から花がさく。

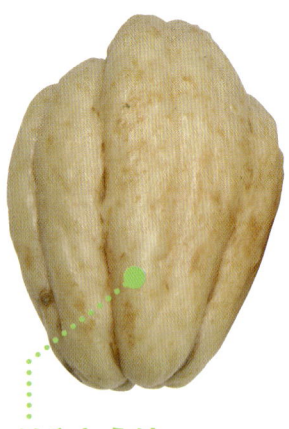

はやとうり

つけもののほか、いためものや煮《に》ものに利用できる。緑色の果実もある。

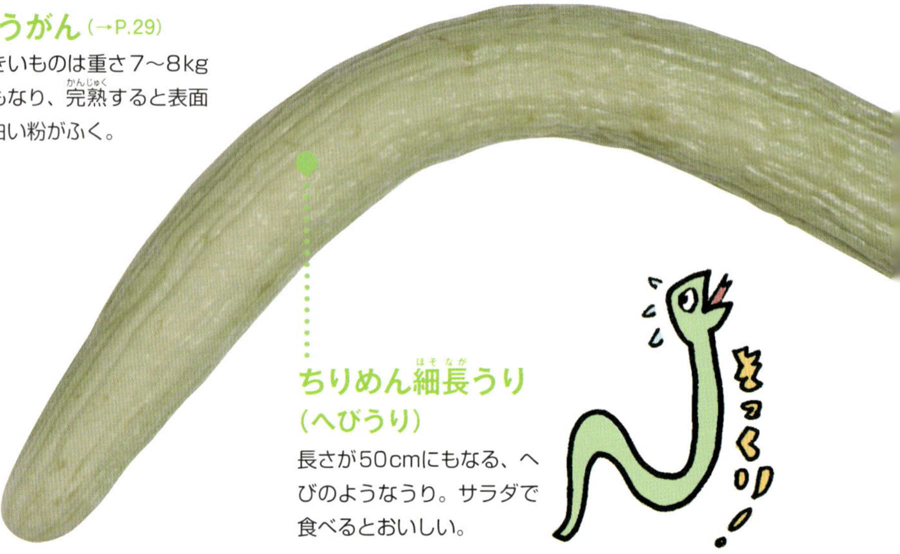

ちりめん細長《ほそなが》うり（へびうり）

長さが50cmにもなる、へびのようなうり。サラダで食べるとおいしい。

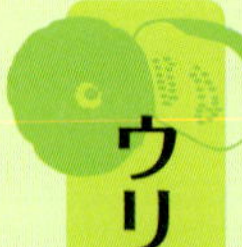

ウリ科のまめ知識《ちしき》

野菜を植物として分類すると……

動物や植物を分類するとき、よく「科」ということばが使われる。同じ科のものは、性質《せいしつ》が似《に》ていることが多いんだ。ウリ科以外でいうと、ナス科の野菜にはなすのほか、トマトやピーマンなどがふくまれる。アブラナ科の野菜には、キャベツやだいこんなどがある。

へちまといえばたわし？ 食べもの？

へちまの果実はたわしの原料になるけれど、沖縄《おきなわ》県では食材として使われているんだ。まだ若《わか》い果実をぶた肉や豆《とう》ふといっしょにいためて、チャンプルーにしたり、みそ汁《しる》に入れたりしている。ちなみに沖縄《おきなわ》県では、へちまのことを「ナーベラー」と呼《よ》ぶんだよ。

かんぴょうのつくり方

かんぴょうは、ゆうがおの果実を回転させながらうすいひも状《じょう》にむいて、太陽の熱で乾燥《かんそう》させてつくる。日本でつくられるかんぴょうのほとんどは栃木《とちぎ》県産だよ。

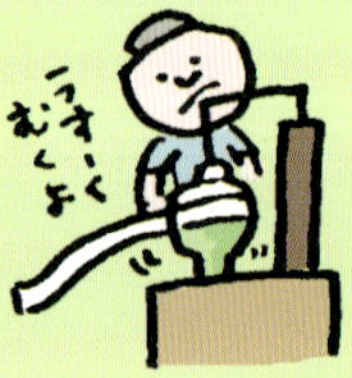

バターナッツ
ひょうたんの形をしたかぼちゃ。果肉は黄色くて、ねっとりしている。

メロン (→P.35)
皮に網目《あみめ》のある品種と、ない品種がある。あまくて、丸い形がきれいなほど、高級品。

そうめんかぼちゃ
ゆでてほぐすと、果肉がそうめんのようになる。別名「金糸《きんし》うり」。

鹿ヶ谷《ししがたに》かぼちゃ
ゴツゴツした皮と、中央がくびれた形が特ちょう。京《きょう》都《と》府の特産品。

すいか (→P.35)
果肉が赤でなく、黄色いすいかや、皮の色が黄色いすいかなどもある。

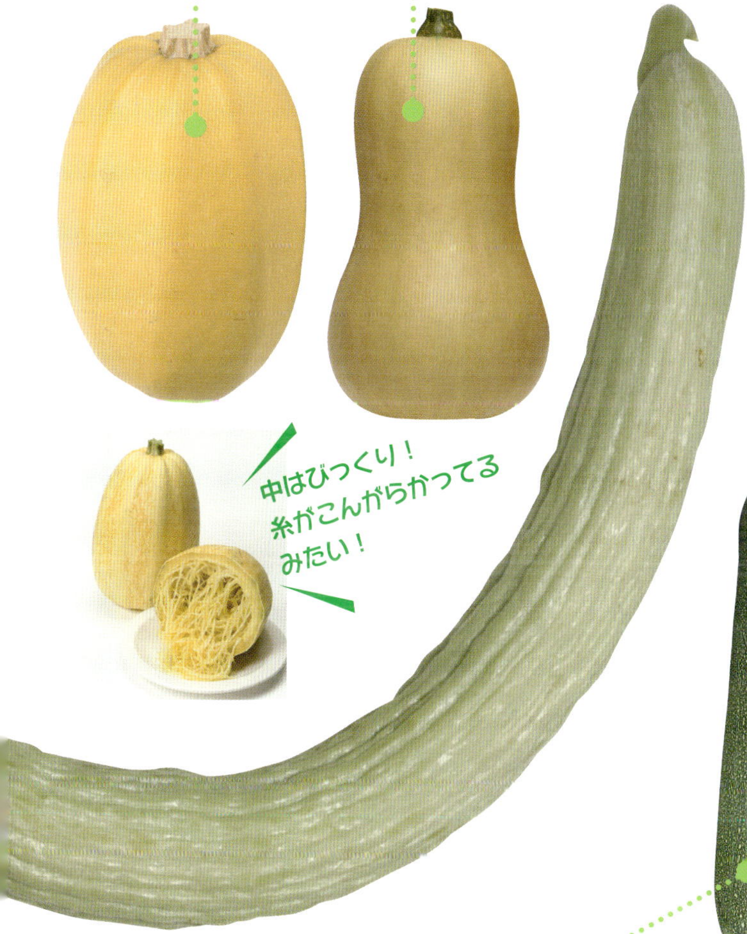
中はびっくり！
糸がこんがらかってるみたい！

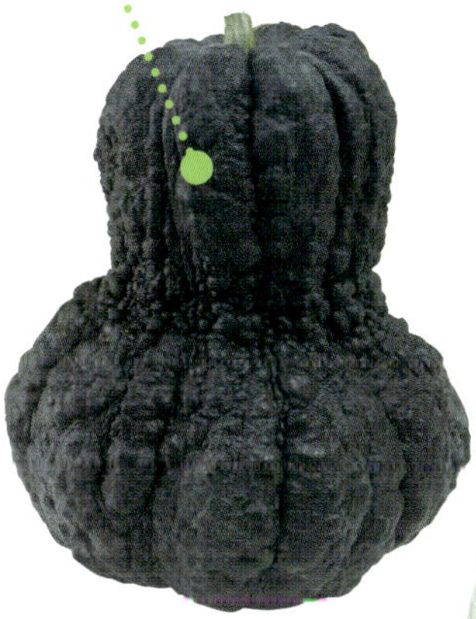

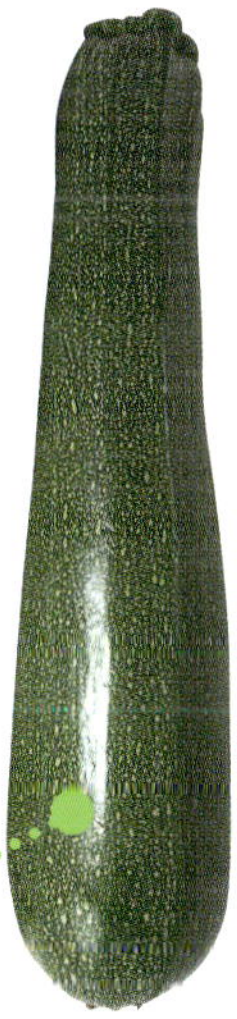

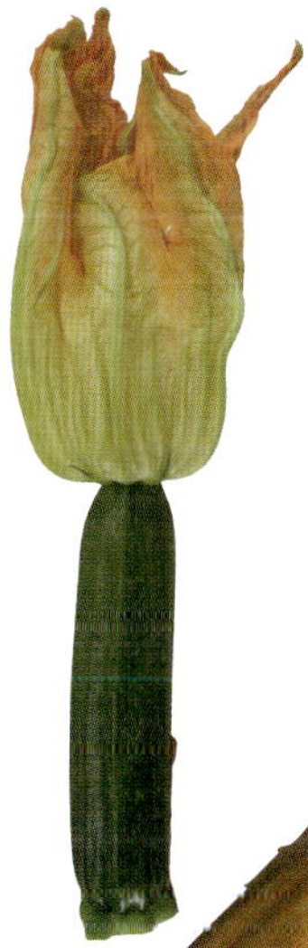

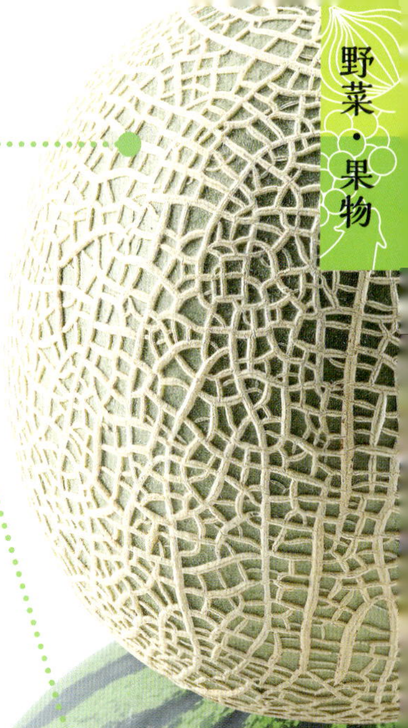

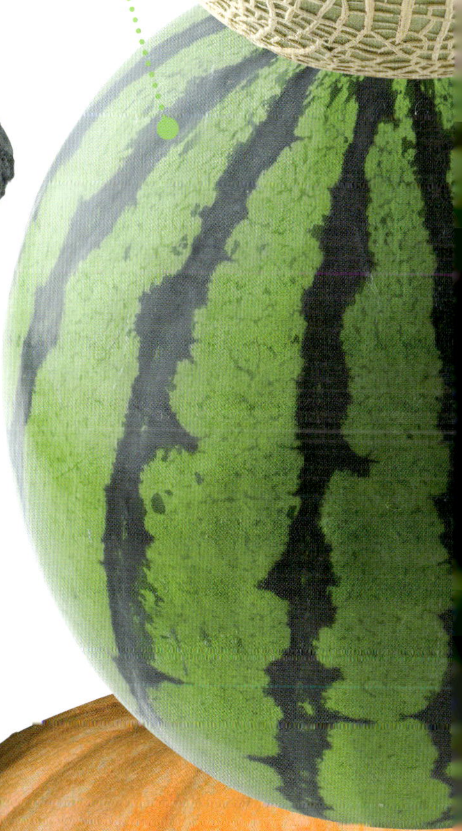

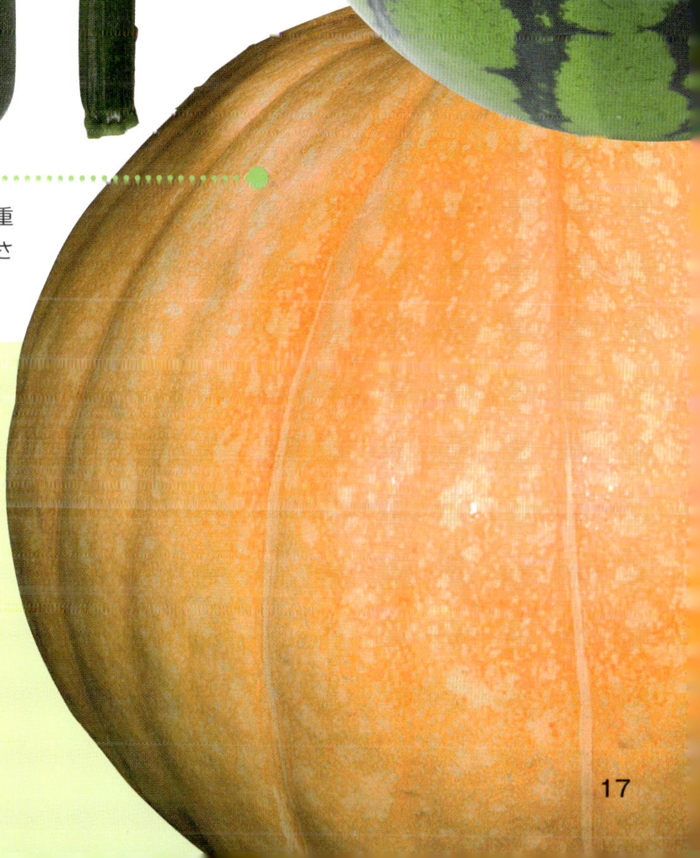

ズッキーニ (→P.10)
かぼちゃの仲間。花のついた花ズッキーニは花につめものをして、あげたり、蒸《む》したりして食べられている。

ジャンボかぼちゃ
食用ではなく、大きさや重さを競《きそ》うコンテスト用。重さ50～100kgにもなる。

夏野菜なのになぜ冬瓜《とうがん》と呼《よ》ぶ？
とうがん（冬瓜《とうがん》）は夏が旬《しゅん》の野菜。ではなぜ、こんな名前がついたのか？ とうがんは、収《しゅう》かくした後、暗くすずしいところに置いておけば、冬まで保存《ほぞん》することができるんだ。だから、このような名前がついたんだって。

すいかは果物の仲間？野菜の仲間？
すいかやメロン、いちごは、果物売り場で売られているけれど、畑で栽培《さいばい》される草に実るので、野菜の一種ともいえる。でも、デザートとして食べられることのほうが多い。このような野菜を「果実的野菜」というよ。

色くらべ

いつも食べているおなじみの野菜に、カラフルな仲間がいることを知ってるかな？ だいこんは白だけじゃないし、オクラは緑だけじゃないんだ。めずらしい色の野菜を見てみよう。

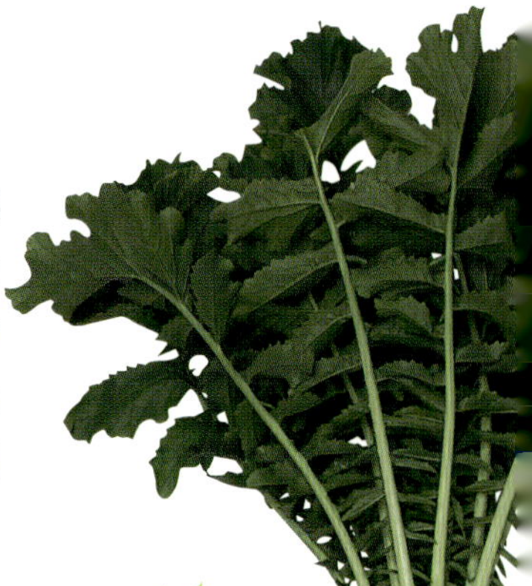

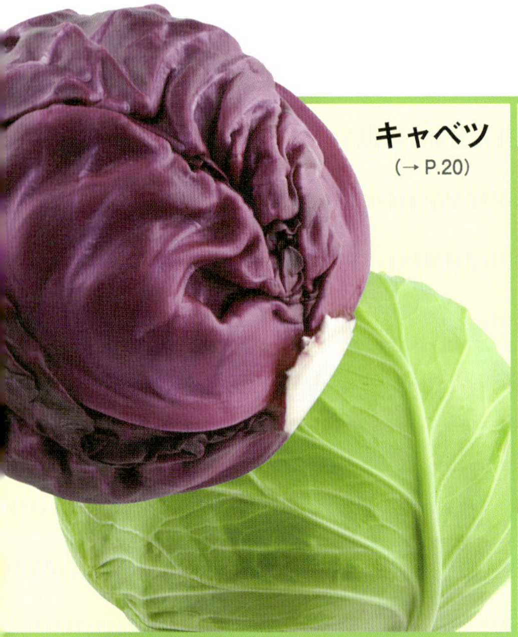

キャベツ
(→ P.20)

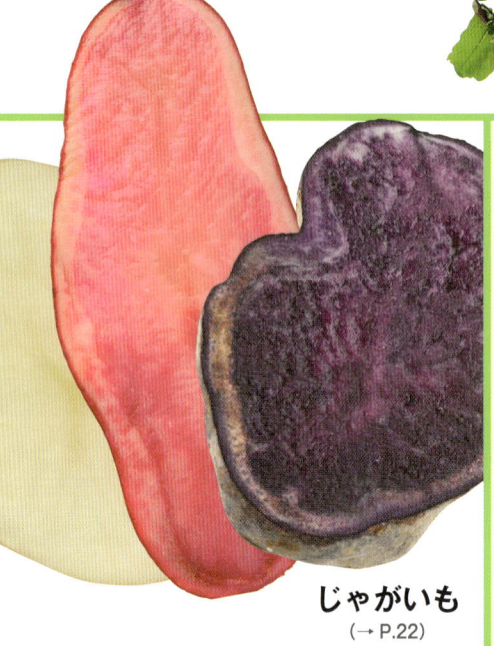

じゃがいも
(→ P.22)

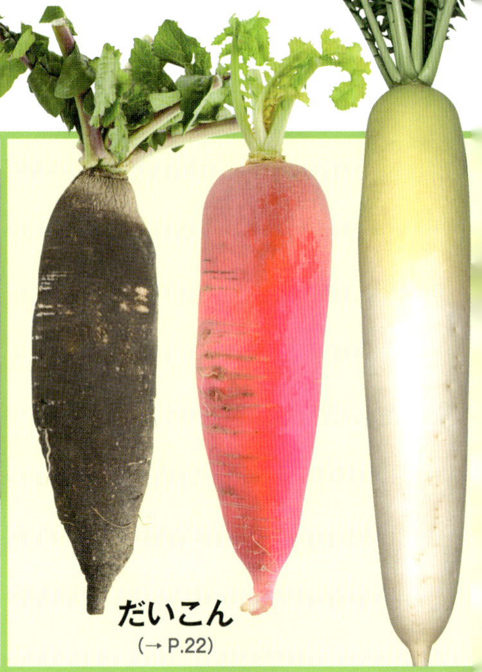

だいこん
(→ P.22)

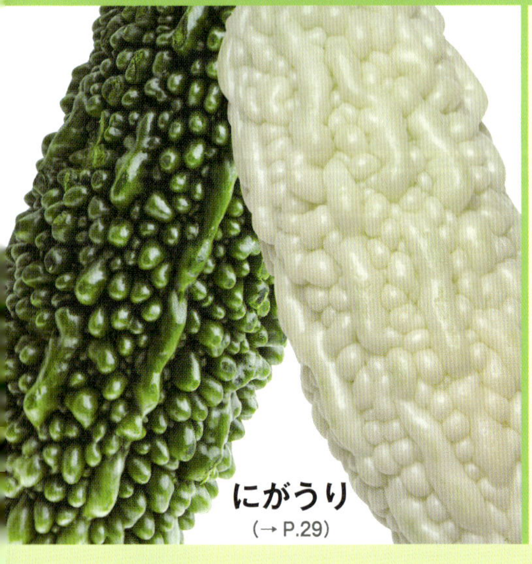

にがうり
(→ P.29)

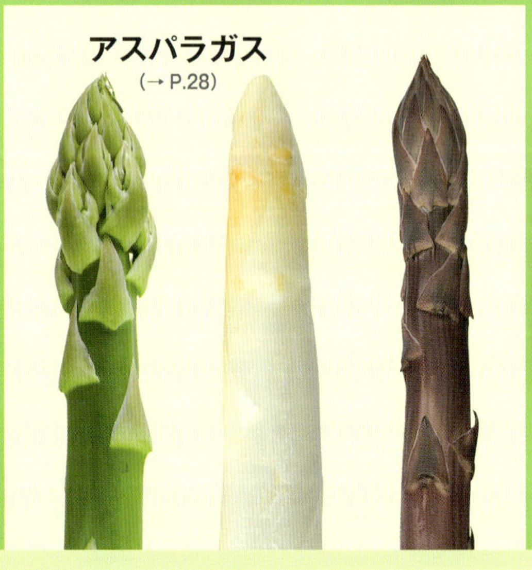

アスパラガス
(→ P.28)

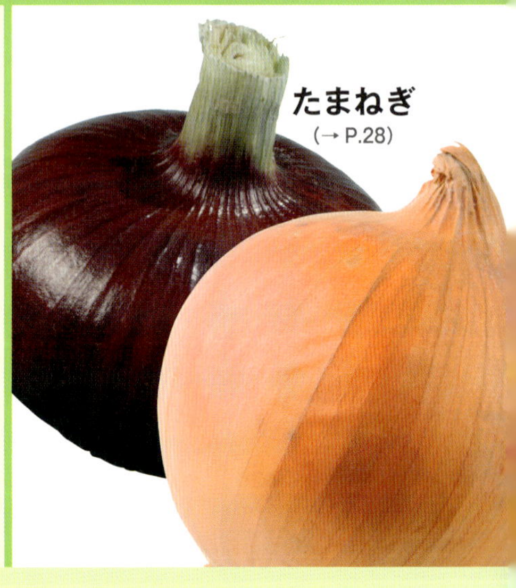

たまねぎ
(→ P.28)

野菜のまめ知《ち》識《しき》

カラフルな野菜が増《ふ》えているわけ

スーパーマーケットなどでも見かける、めずらしい色や形の野菜。このような野菜の種を開発し、はん売する会社がある。種苗《しゅびょう》会社っていうんだ。カラフルにしたり、栄養《えいよう》価《か》を高くしたりして、みんなが買いたくなる野菜をつくるんだよ。

江戸《えど》っ子《こ》が大好きな「江戸三白《えどさんばく》」って？

江戸《えど》時代の町の人たちが、好きで食べていたものに「江戸三白《えどさんばく》」がある。白米、豆《とう》ふ、だいこんの3つだ。これに、たいとしらうおを加えて、「五白《ごはく》」といわれることもある。江戸《えど》っ子《こ》は、あっさりとした食べものが好きだったんだね。

じゃがいもの芽には毒がある!?

じゃがいもの芽や、光に当たって緑色になった部分には、ソラニンやチャコニンという毒《どく》素《そ》がふくまれている。食べると、おなかの痛《いた》みや下痢《げり》、はき気などのしょう状《じょう》が出ることがあるんだ。芽や緑色の部分は、とりのぞこう！

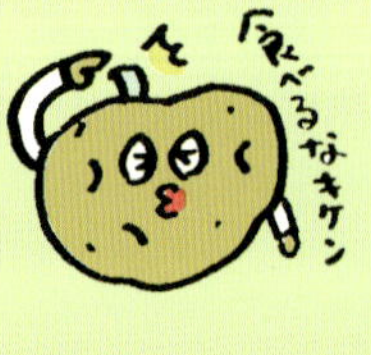

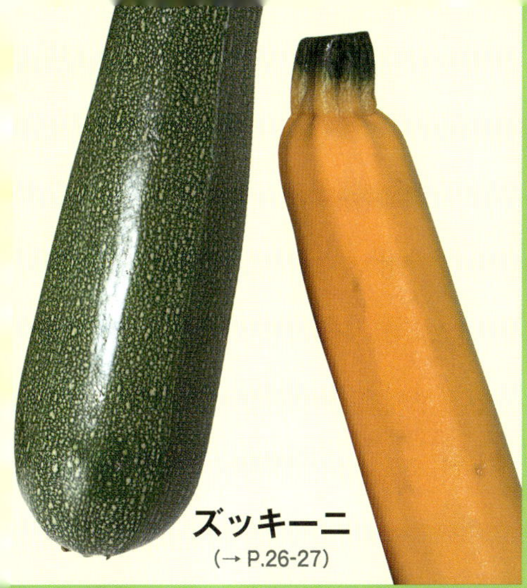
ズッキーニ
（→ P.26-27）

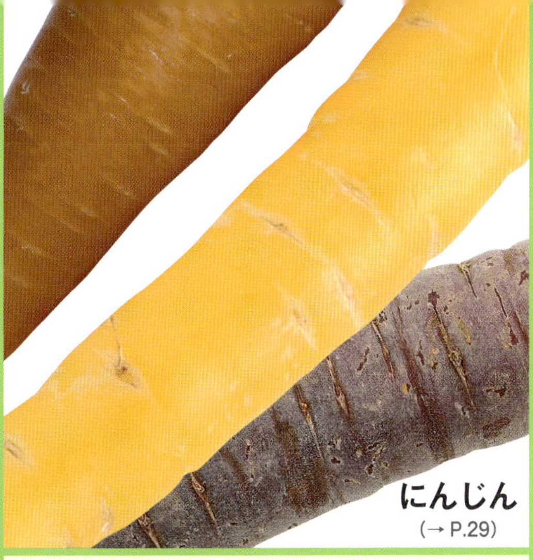
にんじん
（→ P.29）

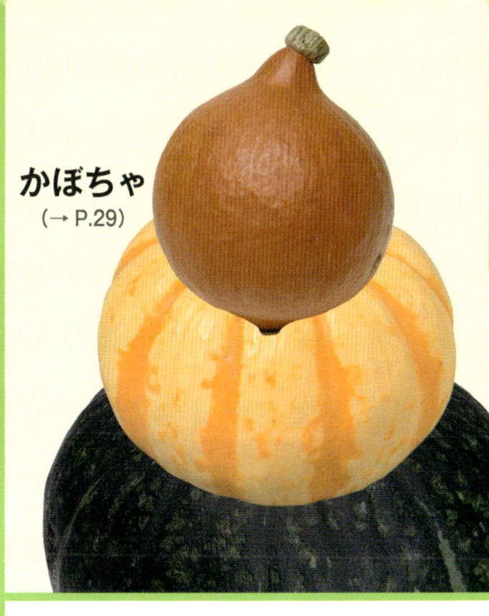
かぼちゃ
（→ P.29）

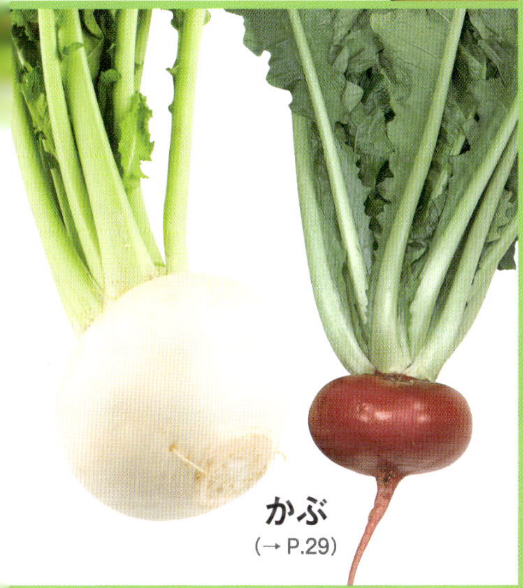
かぶ
（→ P.29）

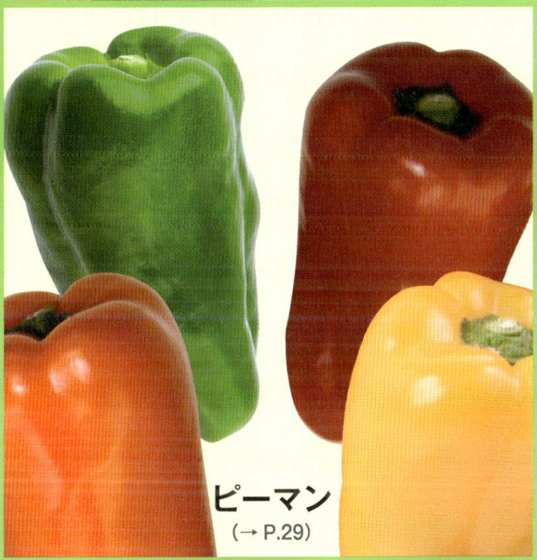
ピーマン
（→ P.29）

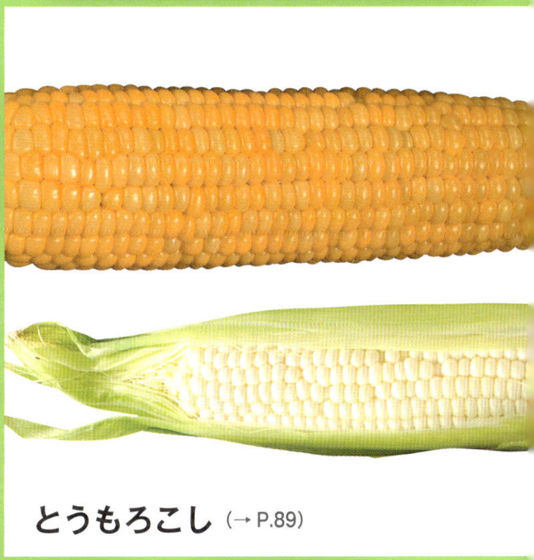
とうもろこし （→ P.89）

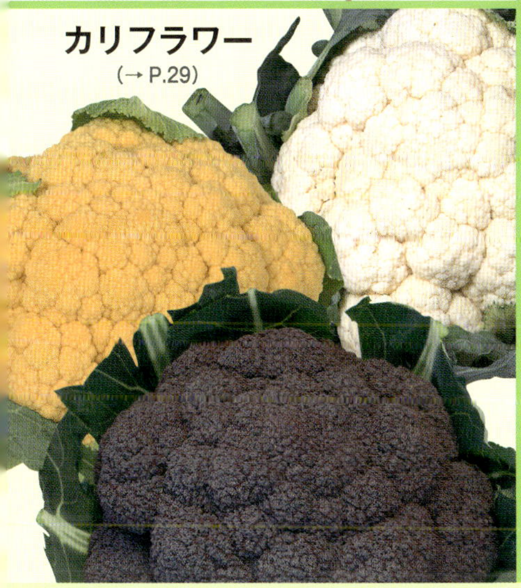
カリフラワー
（→ P.29）

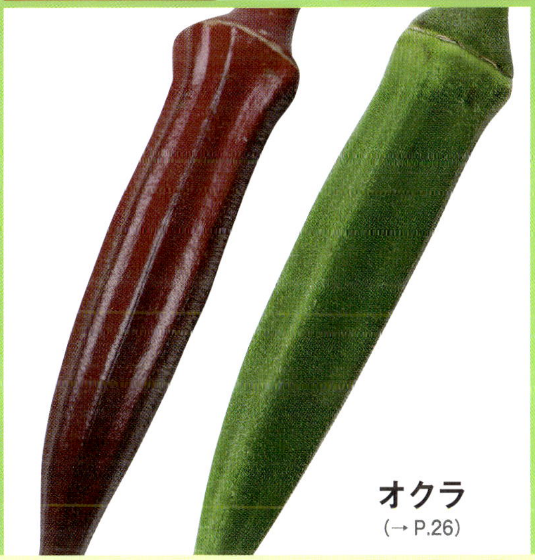
オクラ
（→ P.26）

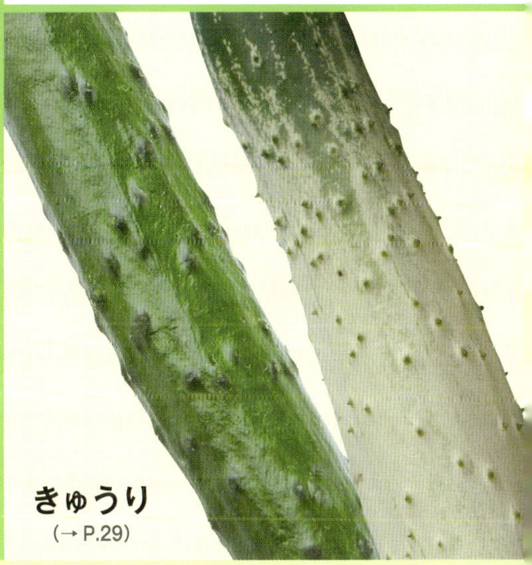
きゅうり
（→ P.29）

緑と白のアスパラガスはきょうだい？ それとも？

緑と白のアスパラガスは、じつは同品種なんだ。育て方で色がちがうようになるんだよ。日光を浴びて、光合成をしたものが緑色、日光を当てないようにして育てると白になるんだ。むらさき色のアスパラガスはというと……品種がまったくちがうんだって！

緑のピーマンは未熟者《みじゅくもの》？

赤、オレンジ、黄色とカラフルなピーマンがあるけれど、もともとはすべて緑なんだ。緑のピーマンは果実が未熟《みじゅく》なうちに収《しゅう》かくしたもので、完熟《かんじゅく》すると、赤やオレンジに色が変わる。完熟《かんじゅく》したもののほうが、やわらかくて、あまい味がするよ。

赤オクラは生で食べるべし！

赤オクラの果実はきれいな赤い色をしているけれど、ゆでると緑になってしまう。色を楽しみたいなら、生で食べるのがいちばん。ふつうのオクラと同じように、塩をまぶしてまな板でこすり、産毛《うぶげ》をとってから食べてみよう！

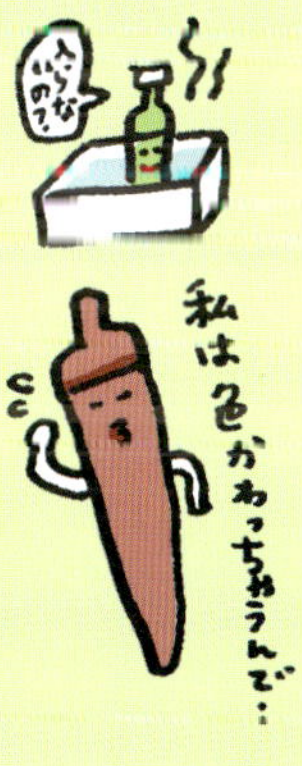

育てる ―キャベツ

群馬《ぐんま》県嬬恋《つまごい》村のキャベツ農家の仕事に密着《みっちゃく》！ キャベツを収《しゅう》かくするまでの様子をのぞくと、野菜がどのようにつくられているかがわかるよ。

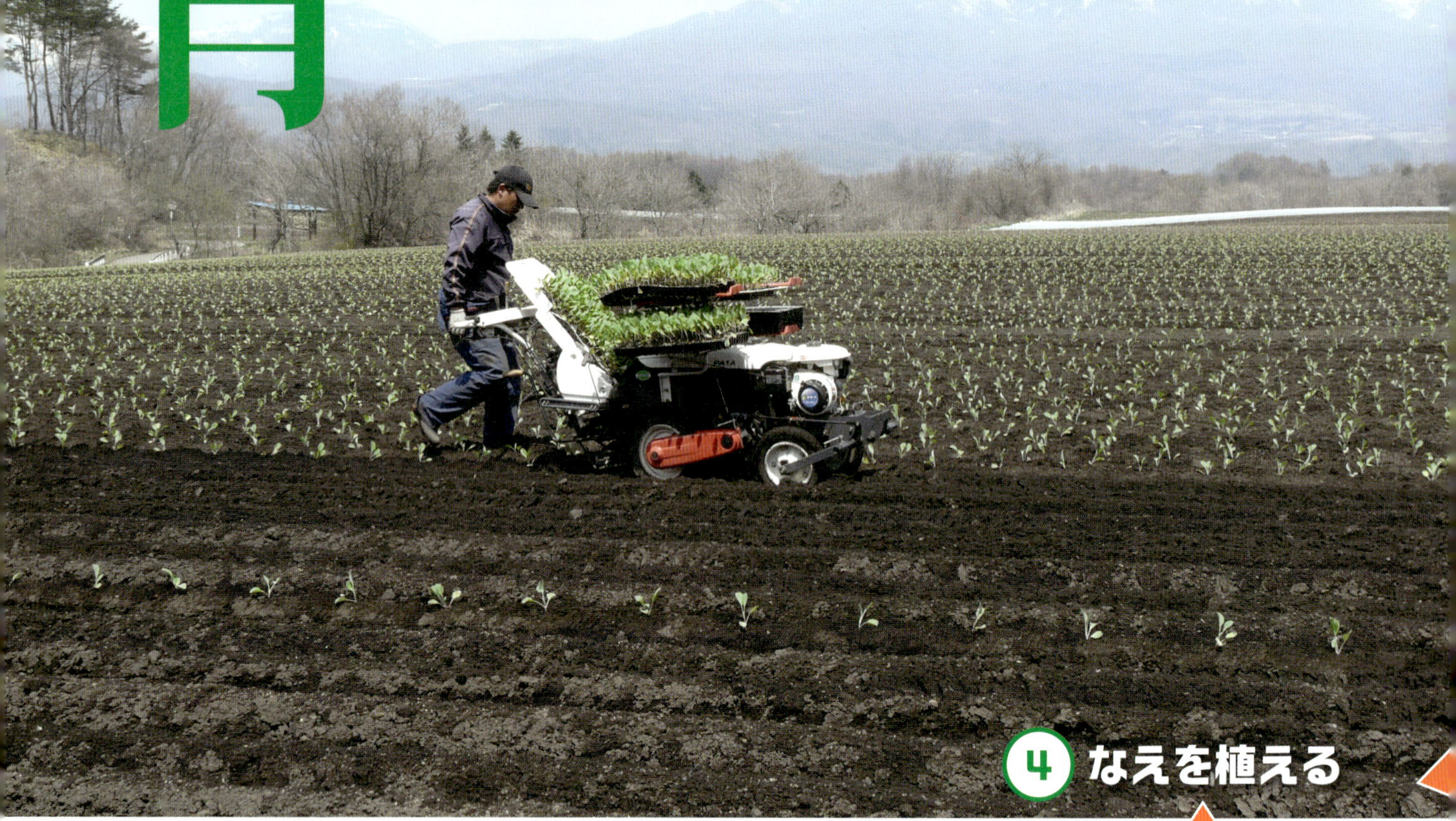

4 なえを植える

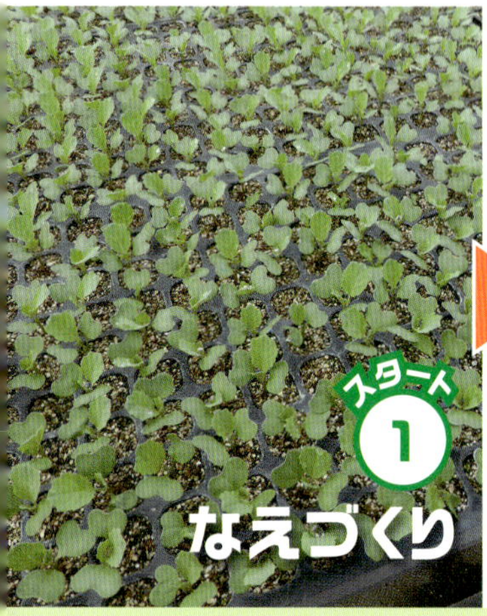

スタート 1 なえづくり

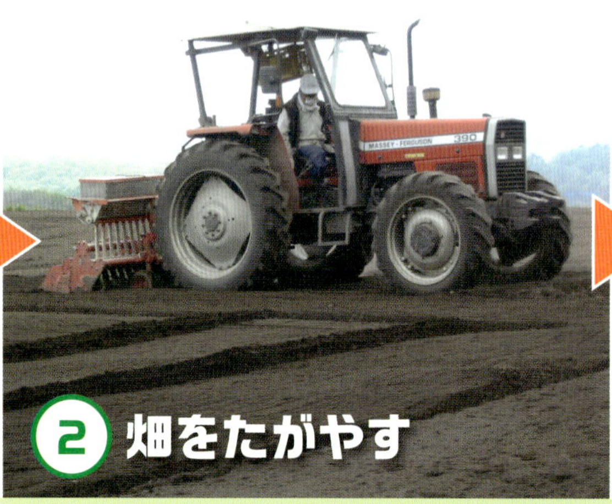

2 畑をたがやす

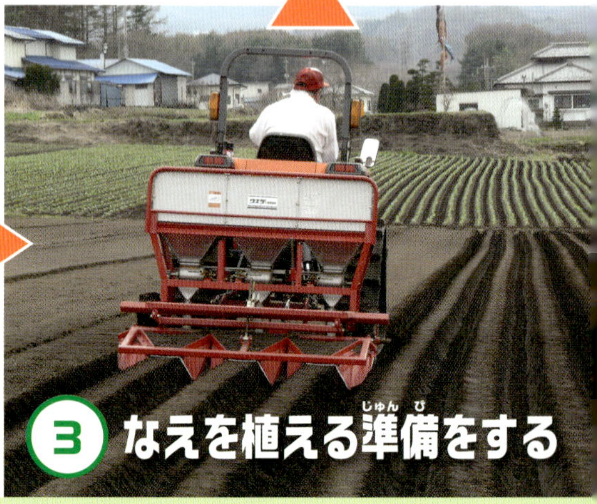

3 なえを植える準備《じゅんび》をする

キャベツができるまで

2月下旬《げじゅん》～6月下旬《げじゅん》

種をまく

野菜のなえを育てるためのセルトレイというパネルに土を入れて、1粒《つぶ》ずつ種をまく。畑に種をまいてなえを育てる場合もある。

なえを育てる

寒さや虫からなえを守るために、ビニールハウスやネットを張《は》ったトンネルの中で育てる。芽が出てからは、適度《てきど》に水やりをする。

畑をたがやす

なえを植えるための畑を準《じゅん》備《び》する。まず、畑をたがやして土をやわらかくする。そこに肥料《ひりょう》を混《ま》ぜて、栄養のある土にするんだ。

うねをつくる

畑の水はけや通気性《つうきせい》をよくするために、うねをつくる。

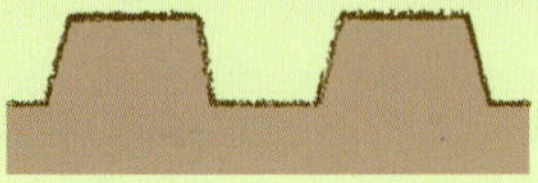

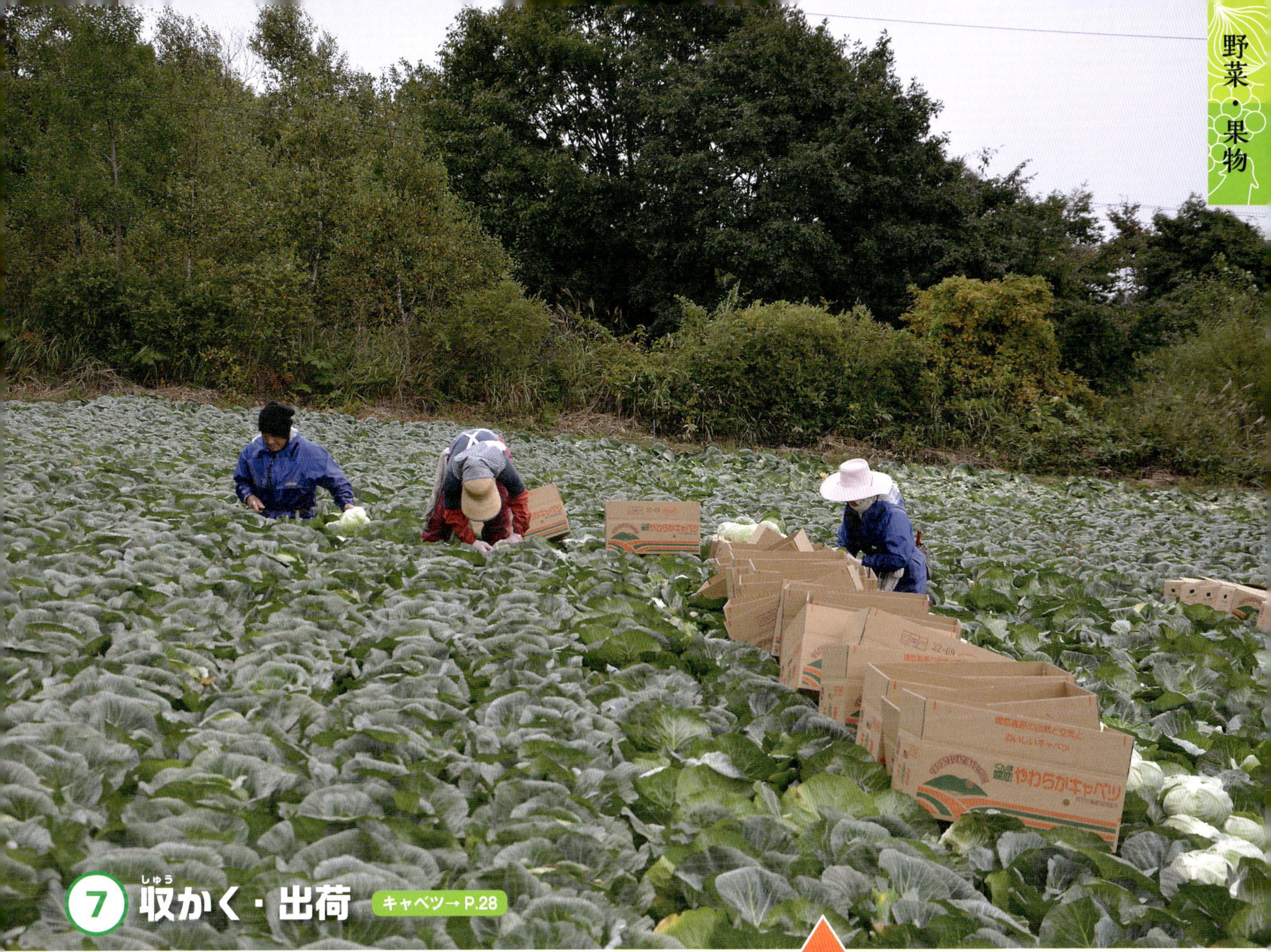

7 収《しゅう》かく・出荷

キャベツ→P.28

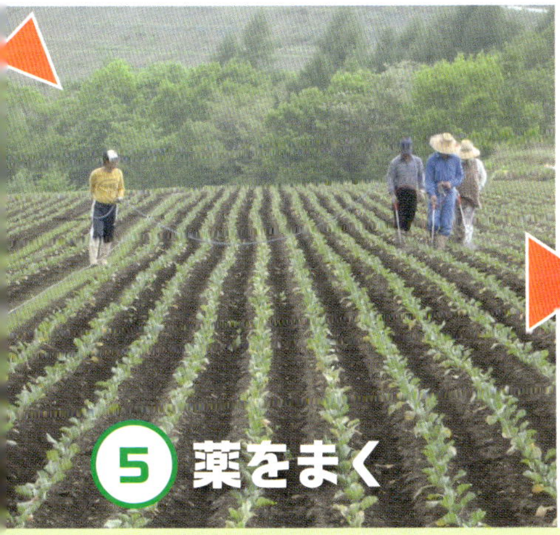

5 薬をまく

6 成長

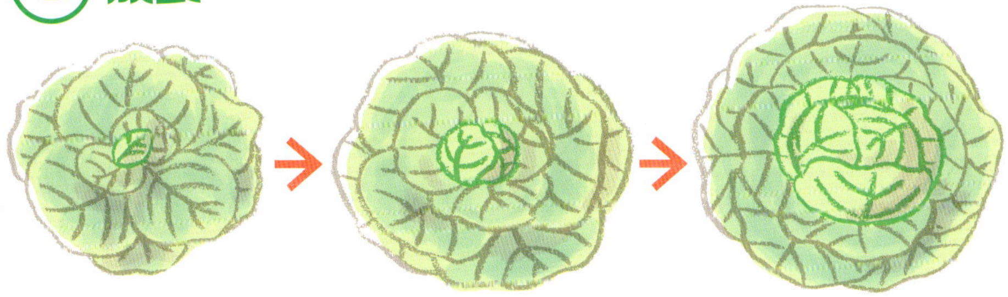

葉が増《ふ》えてくると、中央の葉が、中心に向かって曲がり、丸くなる。

丸くなった葉の内側に新しい葉ができ、風船がふくらむように球が大きくなる。

葉が丸まりだしてから、20～30日で収《しゅう》かくできる大きさになる。

種まきから約30日後

なえを植える

なえの葉が4～5枚《まい》になったら、畑に植えかえる。機械を使って、うねの高い部分に30cmくらいの間かくで植えていくんだ。

畑の管理をする

キャベツの成長に合わせて、肥料《ひりょう》をあたえる。また、病気や虫の被害《ひがい》を防《ふせ》ぐために薬をまいたり、雑草《ざっそう》をとりのぞいたりもするよ。

種まきから約3か月後

収かくする

キャベツの球が十分に大きくなって、かたくしまったら、収《しゅう》かく時期。1つずつ根元を包丁で切って、手で収《しゅう》かくしていくんだ。

出荷する

キャベツを、大きさや品質《ひんしつ》ごとに箱につめて、品質検査《ひんしつけんさ》を受ける。いたまないように一度冷やしてから、全国の市場や店に運ばれるよ。

土で育つ ―成長①

野菜には、土の中で育つ仲間がいる。土の中でどんなふうに大きくなるのか、その様子をのぞいてみよう。

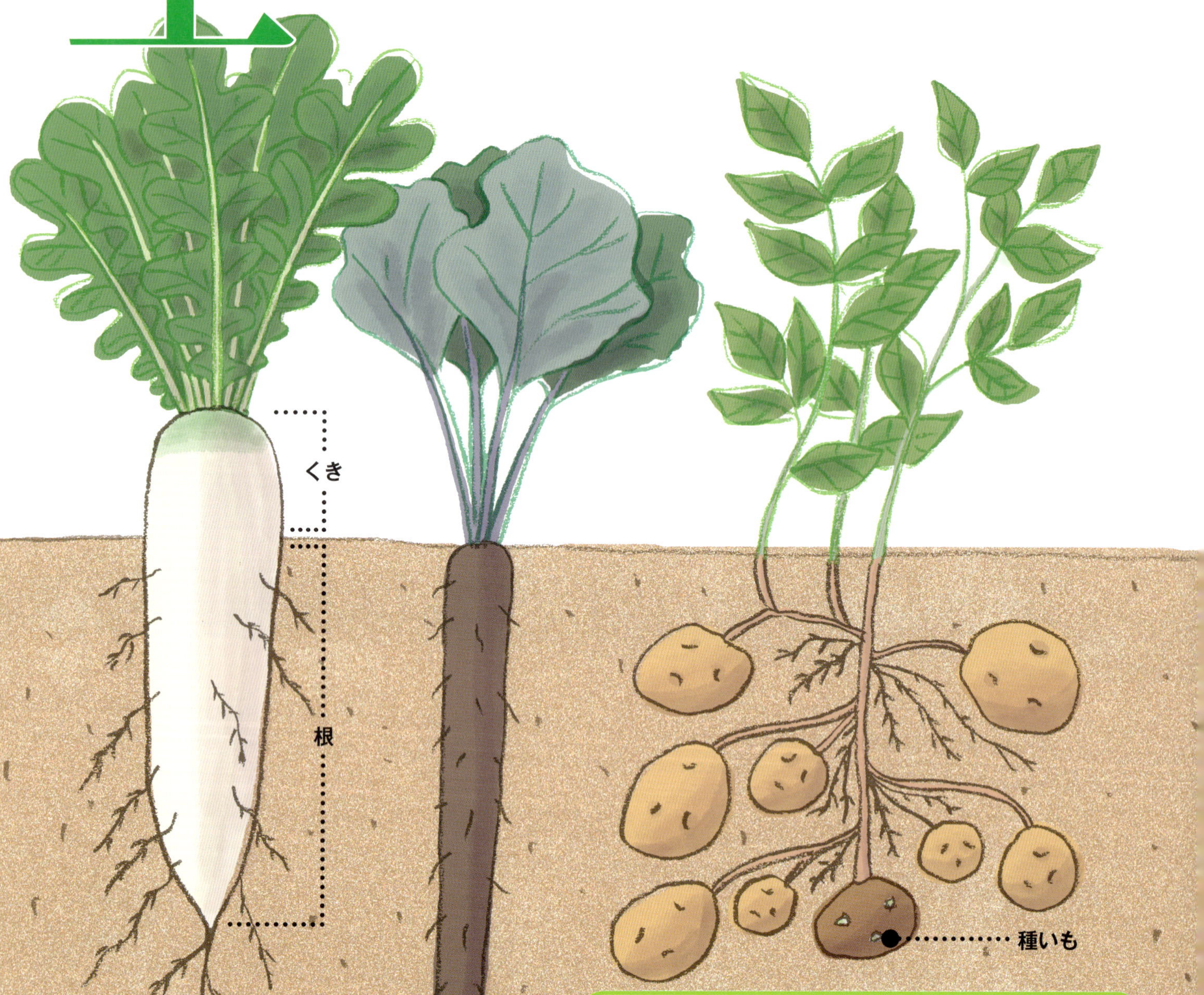

種いもって何？

種として使ういものこと。ふだん食べているいもとはちがい、栽培専用《さいばいせんよう》のものなんだ。さといもも、種いもから育てられるよ。

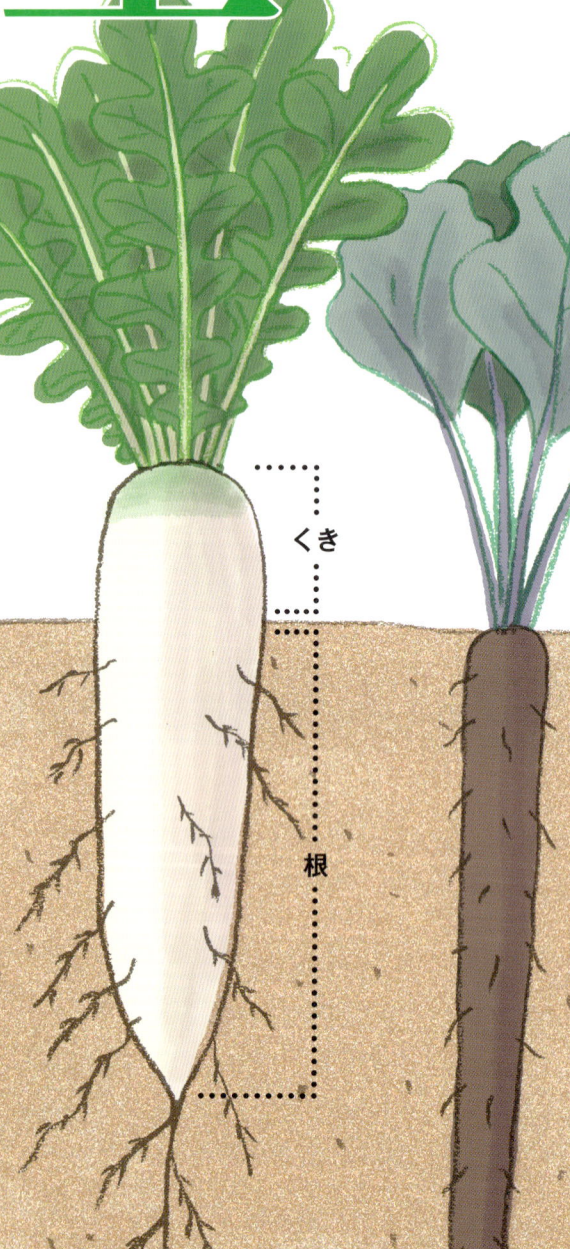

だいこん (→P.29)

日本で多く食べられているのが、青《あお》首大根《くびだいこん》という種類。土の中で育つ白い部分が根で、土から出た青い部分はくきなんだ。葉はいためたり、つけものにしたりして食べるよ。

ごぼう (→P.29)

地中にまっすぐ根をのばすごぼう。長さは1mくらいにもなるんだ。収《しゅう》かくするときは、ごぼうのわきに深い穴《あな》をほって、傷《きず》つけないように引きぬくんだよ。

じゃがいも (→P.28)

土の中で、種いもからくきが上にのびる。とちゅうから細いくきが何本ものび、その先にできるのがじゃがいも。じゃがいもは、くきの一部に養分がたまったものなんだ。

＊このイラストは土の中の栽培《さいばい》の様子をわかりやすくしょうかいしています。
実際《じっさい》は、それぞれの野菜が別の場所で育てられています。

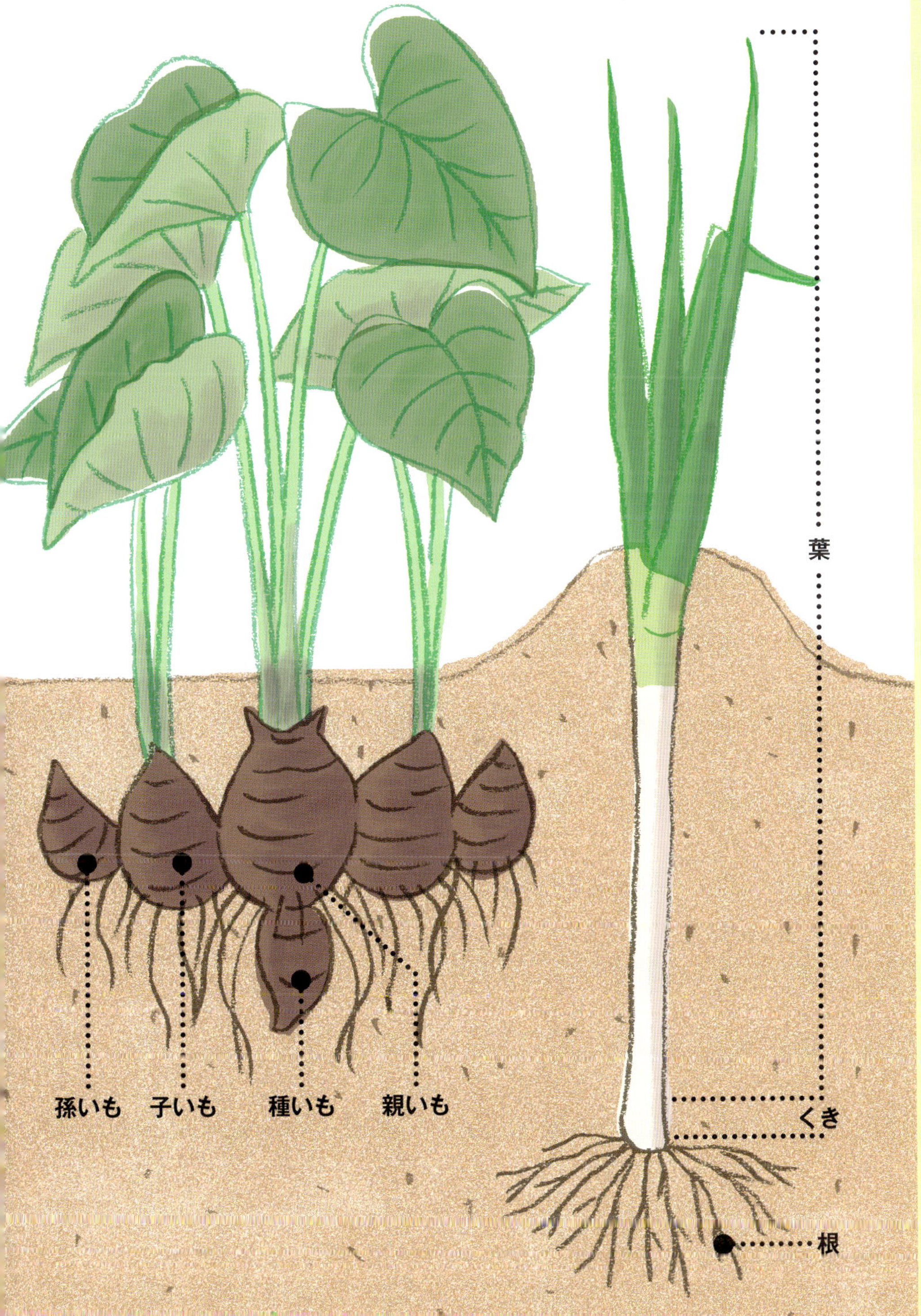

さといも （→P.28）

種いもから最初にできるのが親いもで、そこから子いも、孫いもができていく。さといもは、土の中にできるくきが育ったものなんだ。いもの皮には長い毛が生えているよ。

ながねぎ （→P.28）

白く長いねぎをながねぎ（根深《ねぶか》ねぎ）という。白い部分は葉の一部。土を盛《も》って、日の光が当たらないようにして白く育てるんだ。育てるのに１年以上かかるんだよ。

光合成

野菜がおいしくなるヒミツ

人間と同じように、野菜が大きく育つためには栄養が必要。農家の人は、野菜を大きく育てるために、水や肥料《ひりょう》をやるけれど、じつは、野菜は自分で栄養をつくり出しているんだ。

栄養をつくるための材料となるのが、水と空気中の二酸化炭素《にさんかたんそ》。植物は水を根から、二酸化炭素《にさんかたんそ》を葉の裏《うら》にある小さな穴《あな》からとりこんでいる。そして、葉にある色素《しきそ》成分「葉緑素《ようりょくそ》」が太陽の光エネルギーを吸収《きゅうしゅう》し、そのエネルギーを利用して、二酸化炭素《にさんかたんそ》と水から、でんぷんをつくり出すんだ。

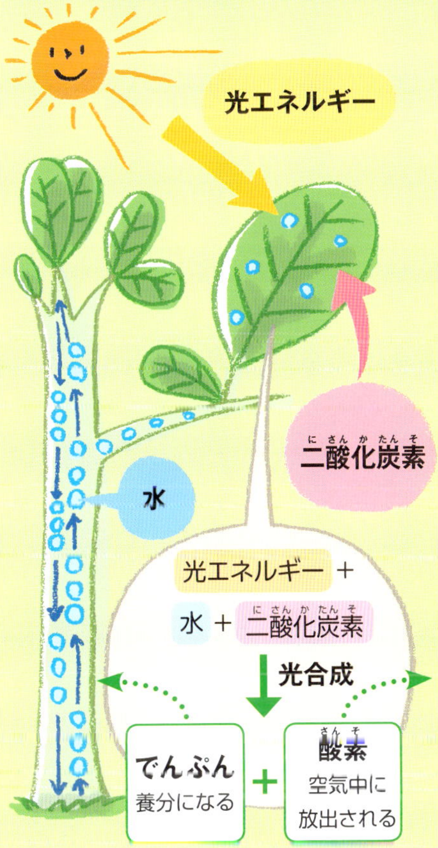

葉でつくられたでんぷんは、くきや根、果実など全体に送られ、野菜が大きく育つ。それに、でんぷんなどの糖《とう》類は野菜の味をあまく、こくしてくれる。野菜がおいしく育つためにも、光合成は欠かせないんだよ。

水で育つ ――成長②

野菜には、水の中で育つものもあるんだよ。どんな野菜が、どのように水の中で育つのか、見てみよう。

れんこん （→P.28）

れんこんは、大人のこしくらいの深さまで水がある田んぼで育つんだ。「種れんこん」を植えると、どろの中でくきがぐんぐんのびる。収《しゅう》かくは9～12月ごろ。田んぼから水をぬいてからほる方法と、ポンプで水を勢《いきお》いよく出して、その水圧《すいあつ》でほり出す方法があるよ。

じゅんさい

じゅんさいは、1～3mくらいのぬま地で育つ水草。ぬまの底からくきをのばして、だ円形をした緑色の葉っぱを水面にうかべる。食べるのは新芽の部分。日本では、ほとんどが秋《あき》田《た》県で育てられているよ。

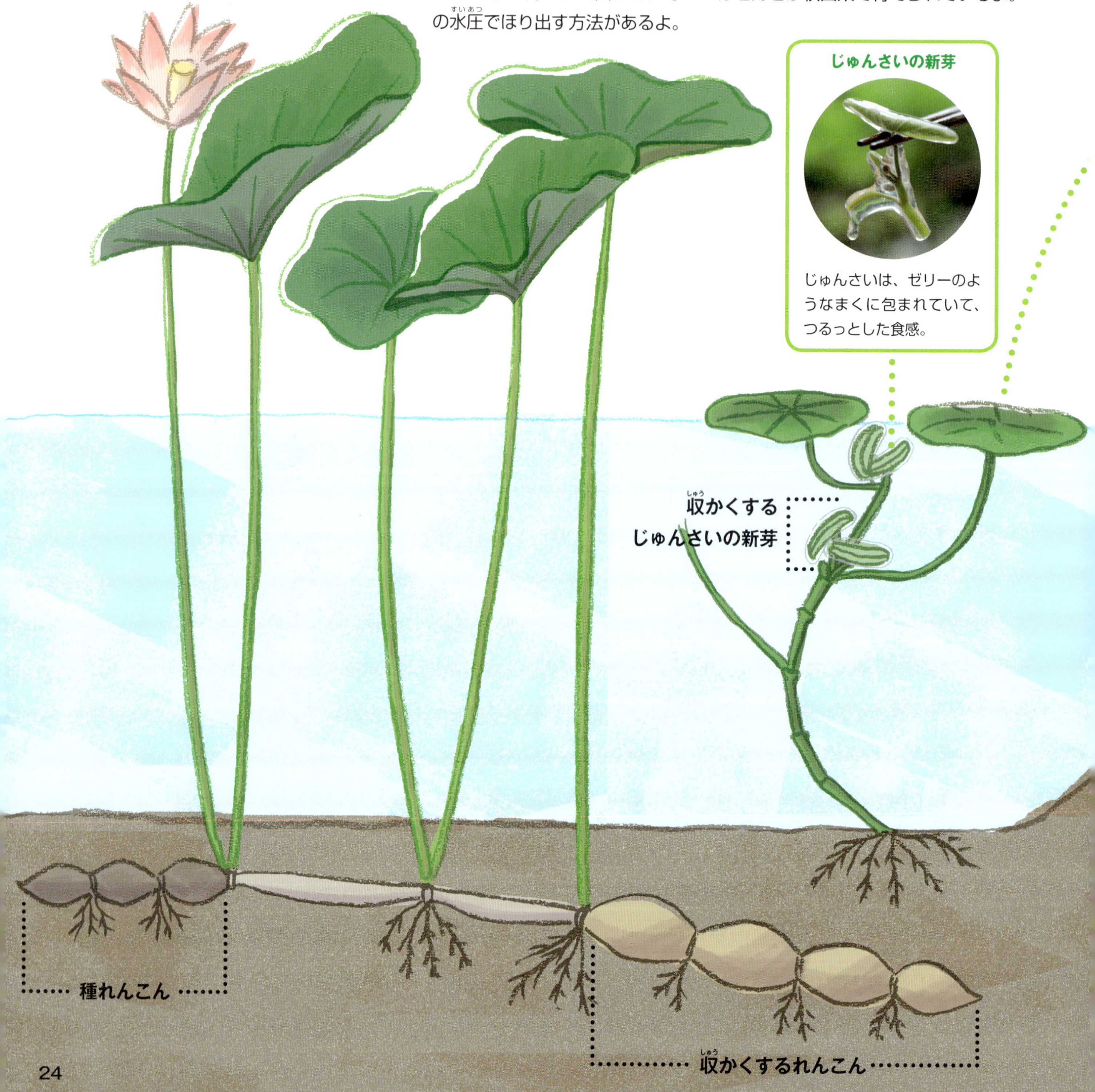

じゅんさいの新芽

じゅんさいは、ゼリーのようなまくに包まれていて、つるっとした食感。

じゅんさいの収《しゅう》かく風景

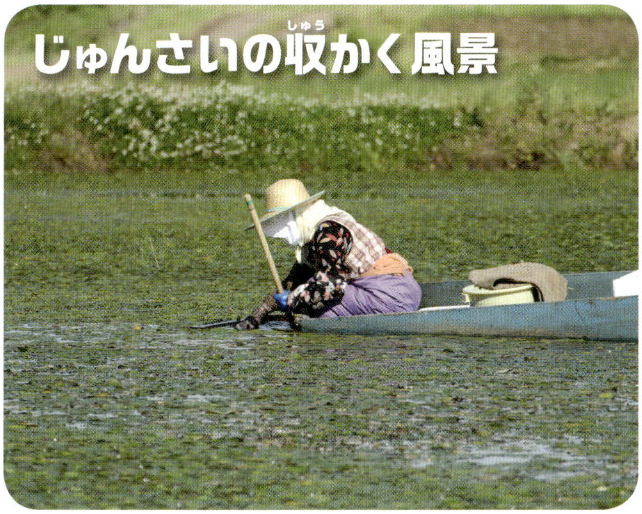

5～8月、小舟《こぶね》に乗って、1つずつ手作業でつみとる。

わさびの畑

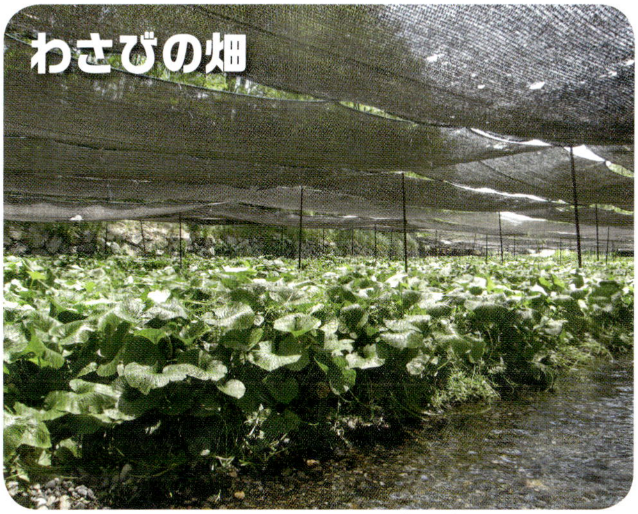

きれいな水が流れるわさびの畑は、「わさび田《だ》」と呼《よ》ばれる。

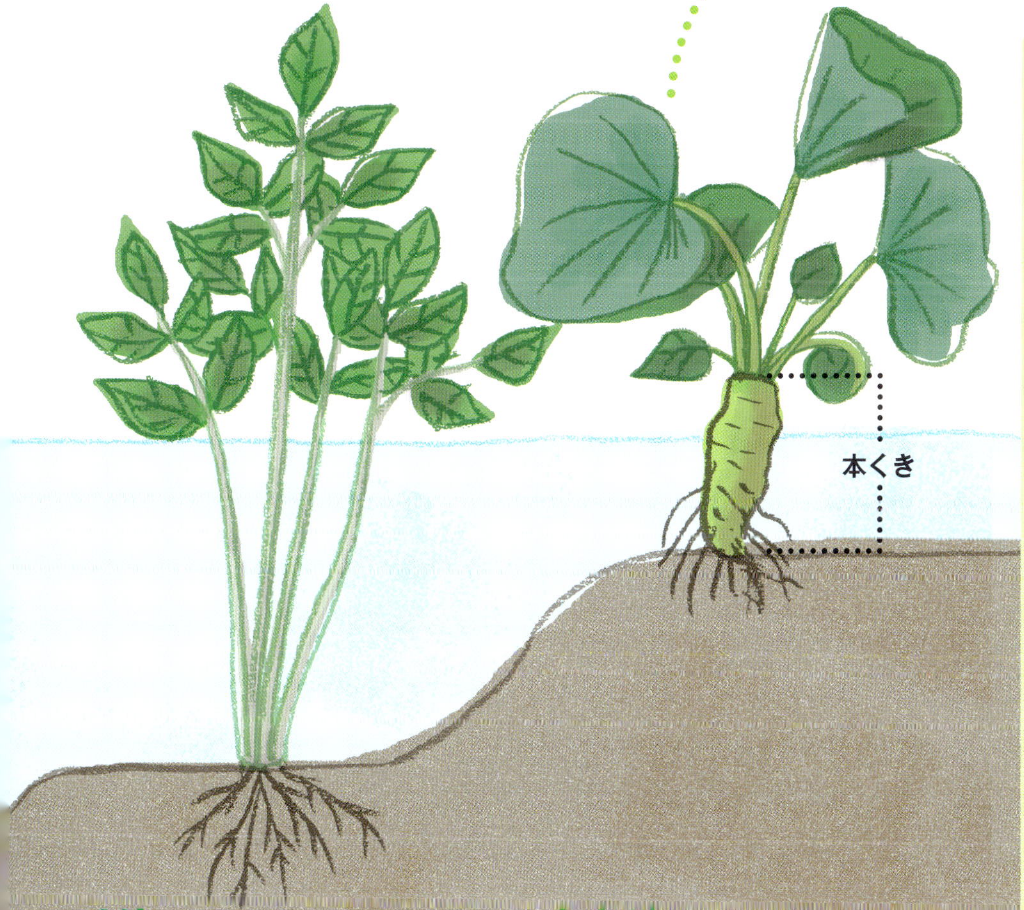

せり (→P.91)

せりは「春の七草」のひとつで、1月7日に食べる七草がゆに欠かせない野菜。田んぼで育てられているもののほかに、湿地《しっち》などに自然に生えているものもあるんだ。真冬に冷たい水に入って収《しゅう》かくするよ。

わさび (→P.123)

わさびはとてもデリケートな野菜。1年中水が冷たく、きれいなわき水がある場所にしか育たないんだ。さしみやすしに使われるおろしわさびは、太いくき（本くき）をよく洗って、すりおろしたものだよ。

＊このイラストは水の中の栽培《さいばい》の様子をわかりやすくしょうかいしています。実際《じっさい》は、それぞれの野菜が別の場所で育てられています。

日かげで育つ「もやし」 (→P.28)

白くてひょろっとしたもやしは、その印象のとおり、日の当たらない部屋の中で育てられるんだ。

まず、原料となる豆を数時間水につけた後、温度が管理された部屋に入れる。すると、豆から芽が出て、約8日間でもやしができる。その間、あたえるのは、きれいな水だけなんだよ。

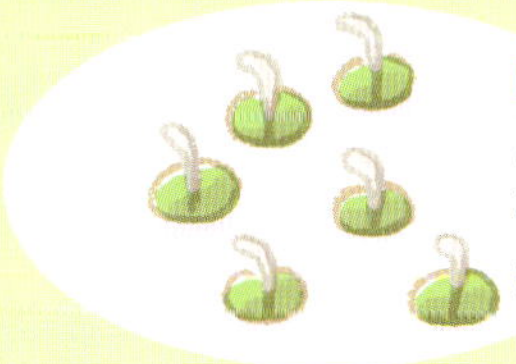

[2日目]
豆のからが破《やぶ》れて、芽が出る。

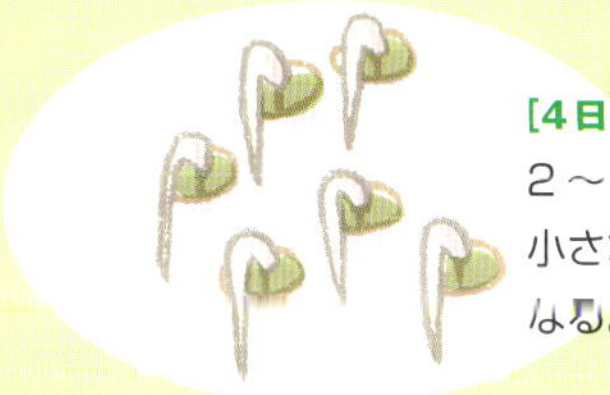

[4日目]
2～3cmの小さなもやしになる。

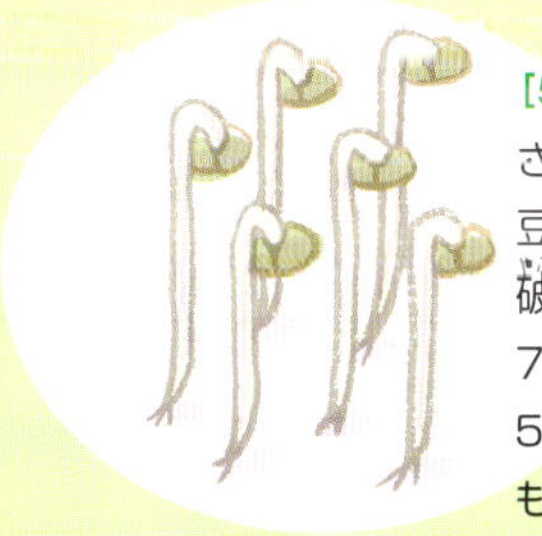

[5日目]
さらに成長し、豆の皮が完全に破《やぶ》れる。
7～8日で5～7cmのもやしになる。

変わった育ち方 —成長③

ふだんはあまり目にしない、めずらしい育ち方をする野菜を集めたよ。ごまやしいたけが、どんなふうに育つか想像《そうぞう》できるかな？　おどろきと発見がいっぱいだ！

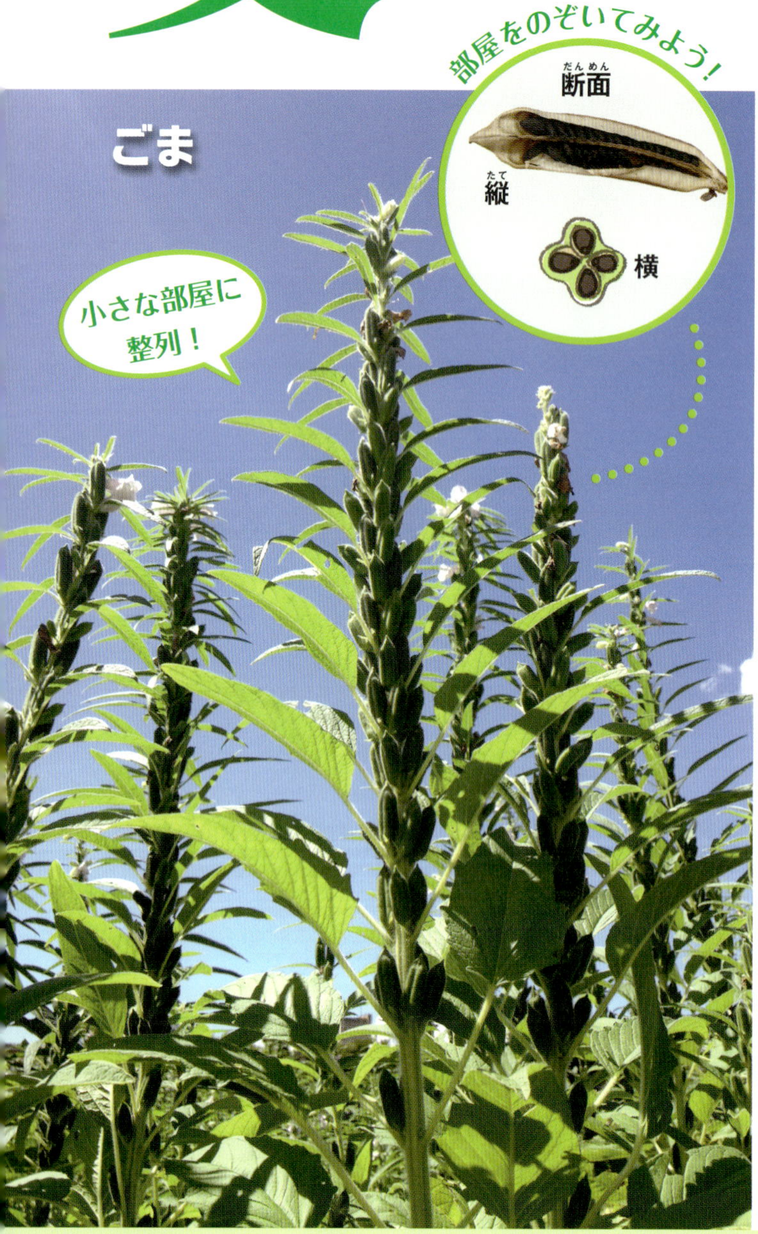
部屋をのぞいてみよう！
断面《だんめん》
縦《たて》
横
ごま
小さな部屋に整列！

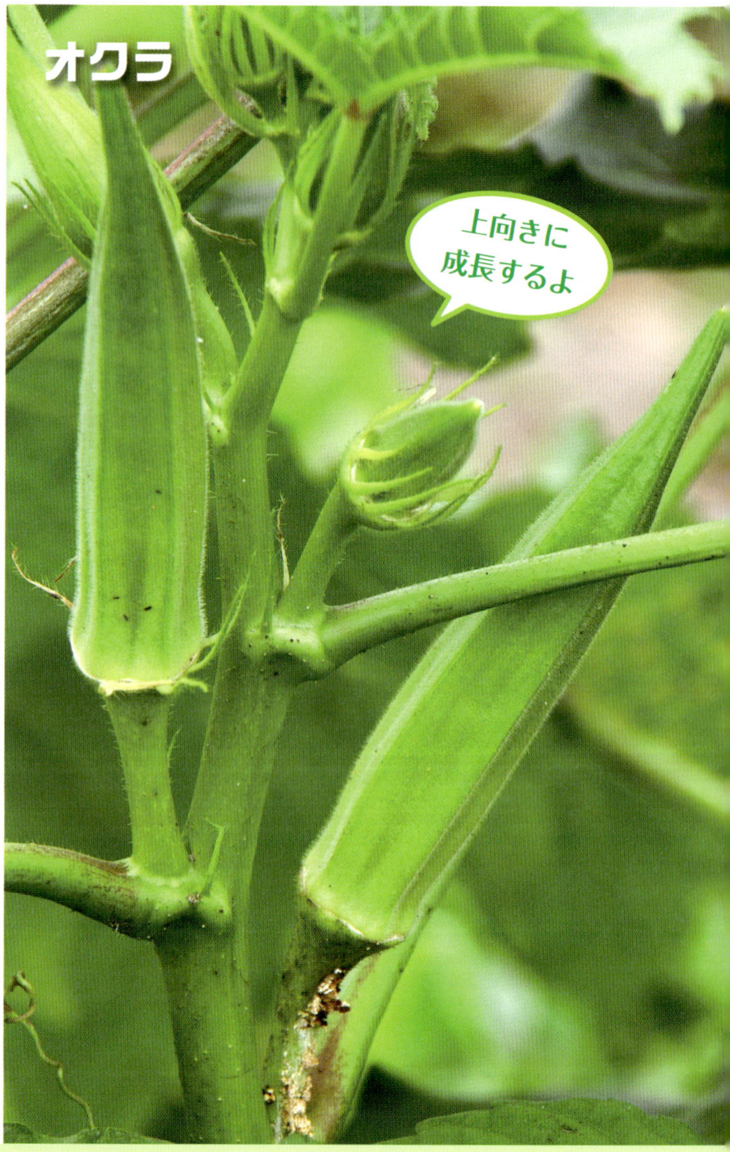
オクラ
上向きに成長するよ

野菜のまめ知識《ちしき》

ごま

さやにぎっしり

小さなごまの粒《つぶ》は、えだまめのようにさやの中に実る。さやは４つの部屋に分かれていて、１つの部屋に80～100粒《つぶ》のごまがきれいに並《なら》んでいるんだ。これを乾燥《かんそう》させたものが売られている。はん売されているごまの99.9%は輸入品《ゆにゅうひん》なんだ。

オクラ （→P.29）

上に向かって成長

オクラは、高さが１～1.5mにもなる草で、まるで逆《さか》立ちしているように、果実が上に向かってのびるよ。成長スピードはとても速く、1日に2cmも大きくなるんだ。すぐに収《しゅう》かくしないと、かたくなってしまうんだって。白いハイビスカスのような花がさくよ。

ズッキーニ （→P.17）

放射状《ほうしゃじょう》に果実をつける

かぼちゃの仲間。かぼちゃのようにつるをのばさず、短いくきが生え、そこから葉を広げる。そして、くきの根元から四方に向かって果実をつけるんだ。食べるのは未熟《みじゅく》な果実。成長しすぎると、中に種ができ始めて、おいしくなくなるんだ。

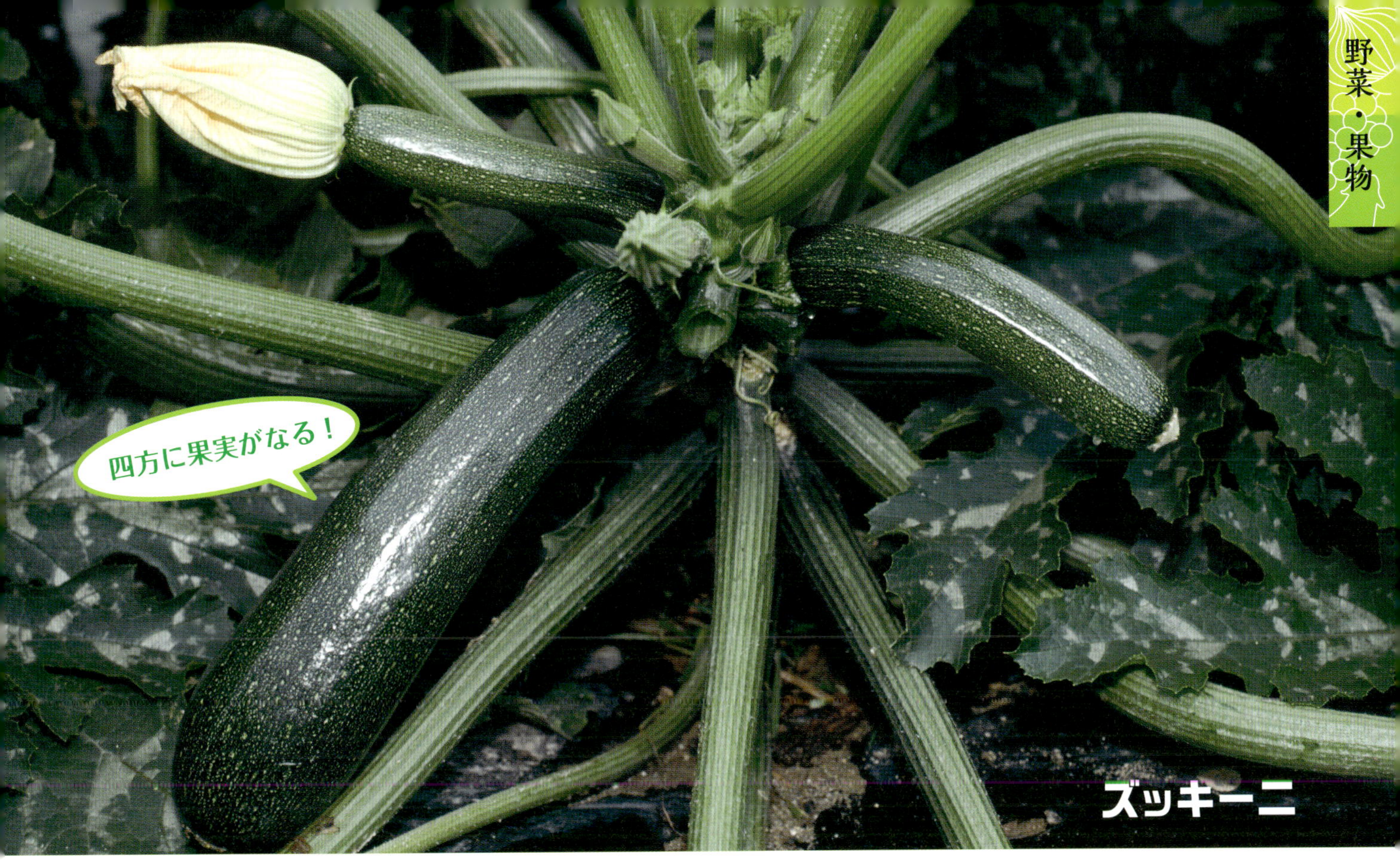
四方に果実がなる！
ズッキーニ

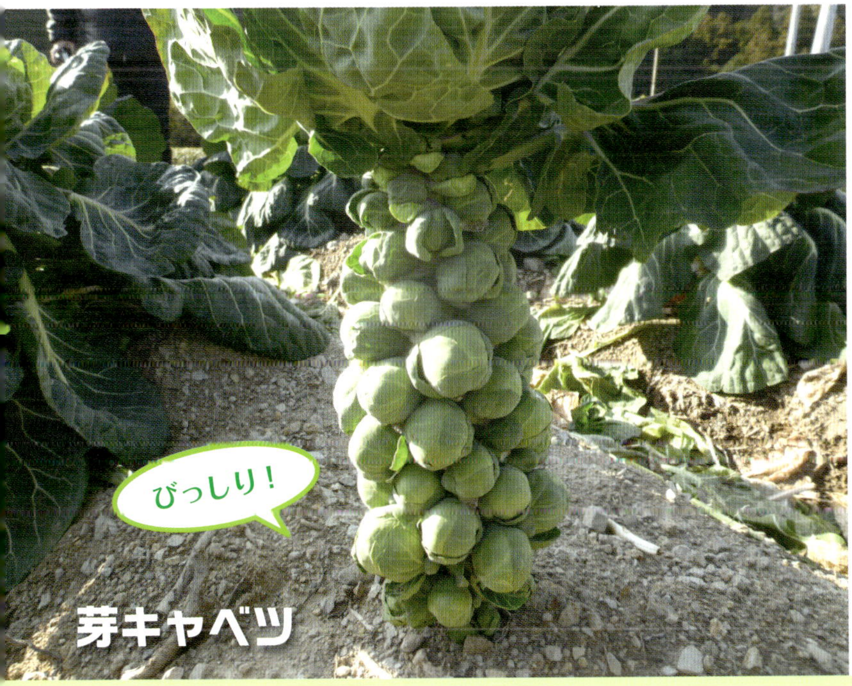
びっしり！
芽キャベツ

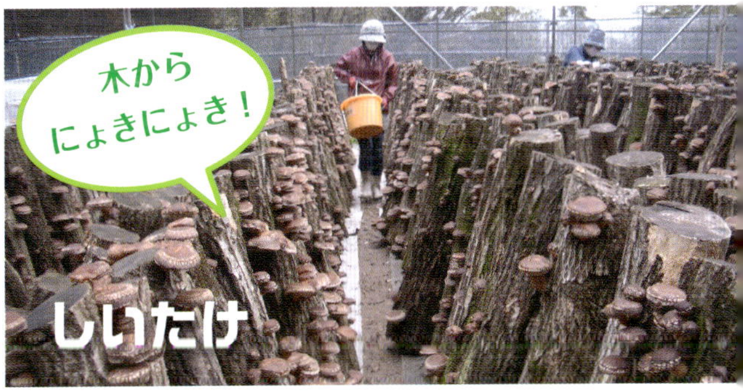
木から
にょきにょき！
しいたけ

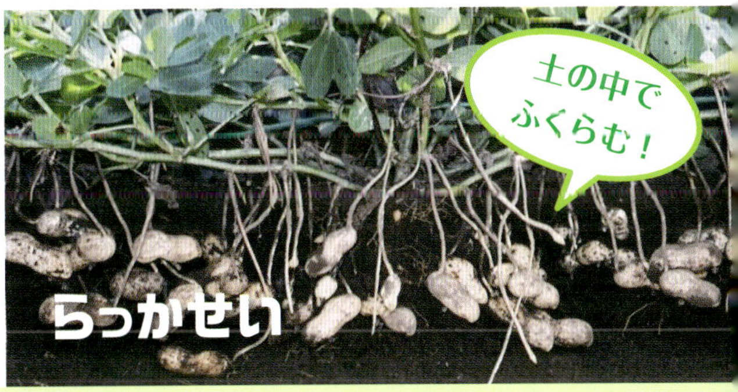
土の中で
ふくらむ！
らっかせい

芽キャベツ

くきに密集《みっしゅう》してできる

ピンポン玉くらいの大きさで、太いくきにすき間なくできる。1本から50～60個《こ》もとれるんだ。食べると独特《どくとく》のほろにがさがあるけれど、100gあたりのビタミンCの量は、ふつうのキャベツの約4倍もあるんだよ。

しいたけ (→P.90)

木から生える“木の子”

もともとは、森の木に自然に生えていた菌《きん》類の仲間。自然の姿《すがた》に近い栽培《さいばい》方法が「原木栽培《げんぼくさいばい》」なんだ。クヌギやナラの丸太に穴《あな》を開け、種となる菌《きん》をつめて育てる。1年以上たつと、収《しゅう》かくできる大きさになる。

らっかせい (→P.29)

地下で果実ができる

らっかせいは果実を食べる野菜だけれど、土の中にできる。花が散った後、めしべの根元がのびて地面につきささり、その先がふくらんで果実ができるんだ。これが「落花生《らっかせい》」という名前の由来だよ。

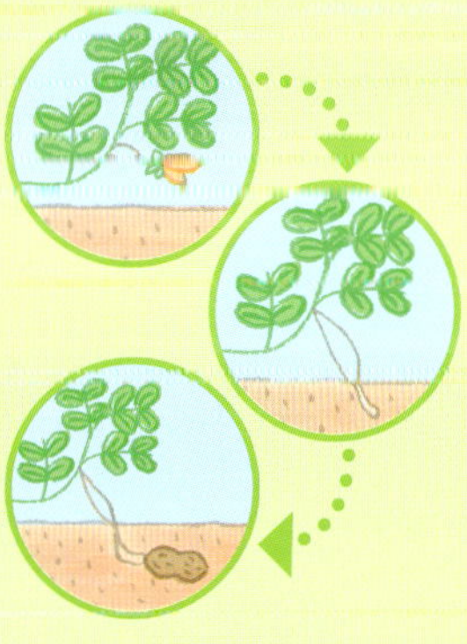

食べるのはどこ？

ふだん食べている野菜は、植物のどの部分かわかるかな？葉やくき、果実など、食べる部分で野菜を分けたよ。

葉

葉の部分を食べる野菜は「葉野菜《はやさい》」「葉《は》もの」「葉《は》もの野菜」などと呼《よ》ばれる。地上にのびるくきの部分を食べる野菜をふくめて、「葉菜類《ようさいるい》」というグループにも分けられるよ。

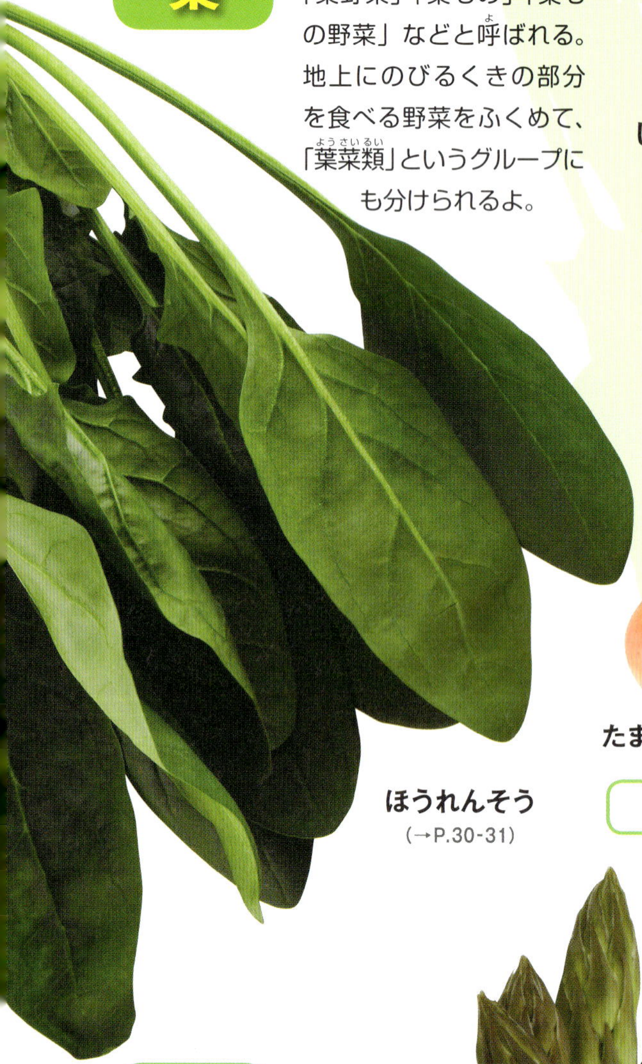
ほうれんそう
(→P.30-31)

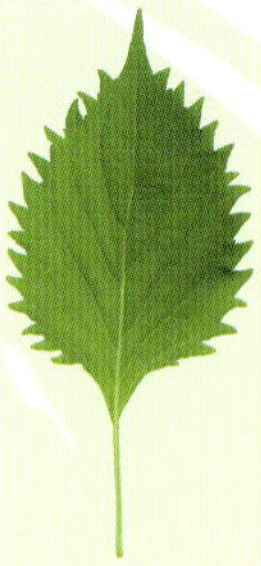
しそ(→P.123)

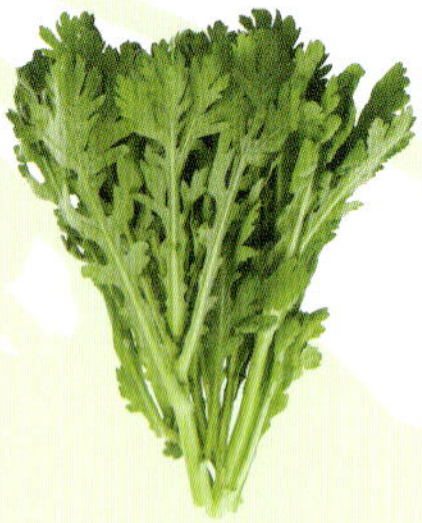
しゅんぎく

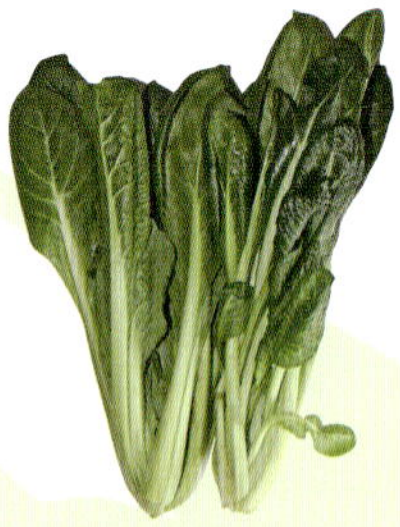
こまつな(→P.91)

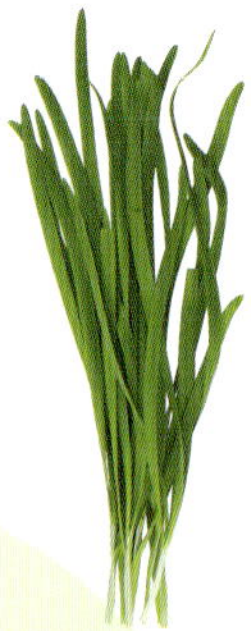
にら(→P.88)

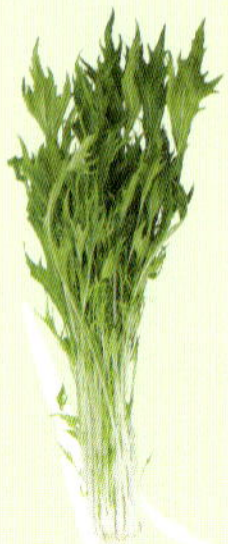
みずな

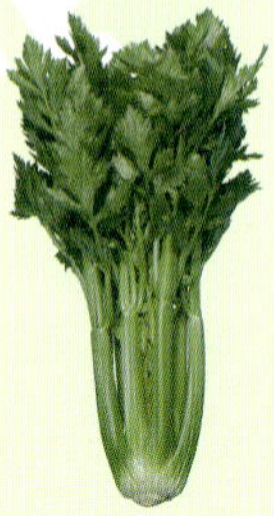
セロリ(→P.31)

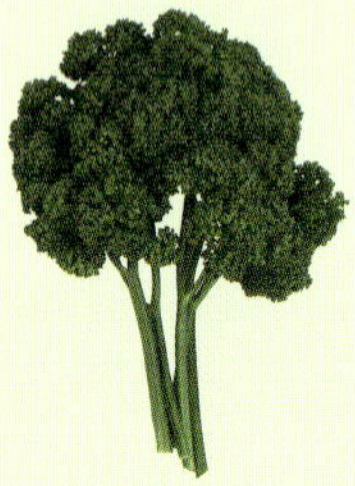
パセリ(→P.8)

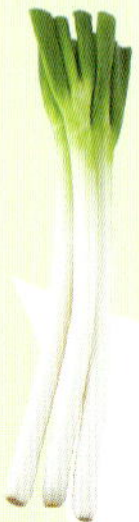
ながねぎ(→P.30)

太くなった葉っぱのつけ根

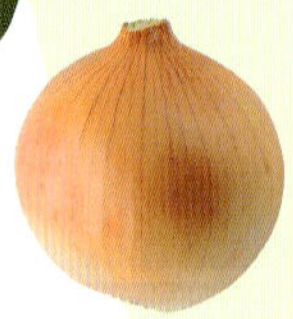
たまねぎ(→P.88)

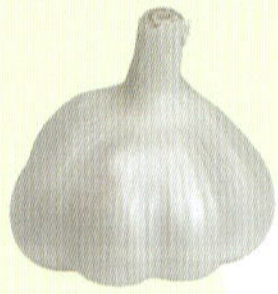
にんにく(→P.123)

球になった葉っぱ

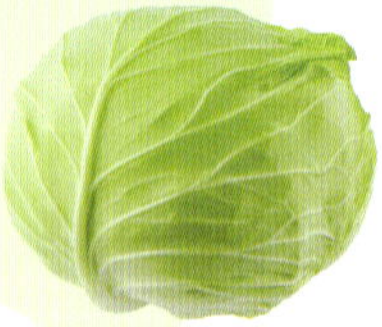
キャベツ(→P.88)

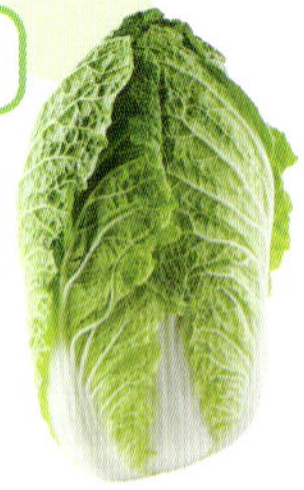
はくさい(→P.91)

そのほか：からしな、芽キャベツ、レタス、らっきょう

くき

くきの部分を食べる野菜の中には、土の上だけでなく、土の下にのびるくきを食べる野菜もある。じゃがいもは、地下にのびた細いくきの先が太ったものなんだ。

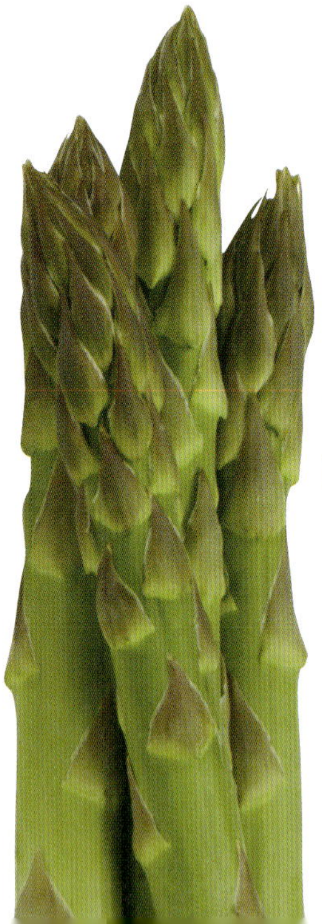
アスパラガス
(→P.30-31)

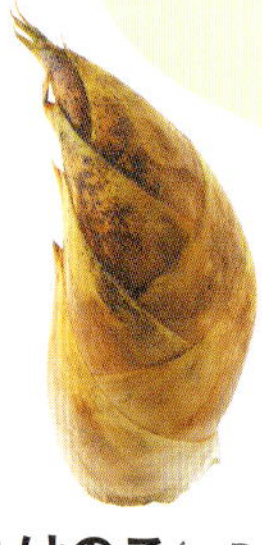
たけのこ(→P.88)

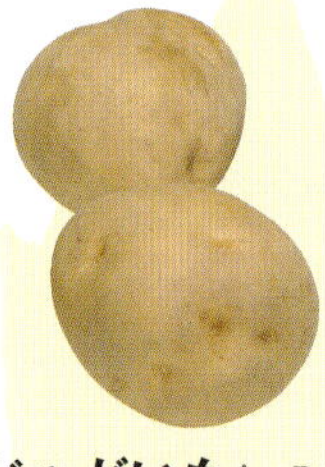
じゃがいも(→P.31)

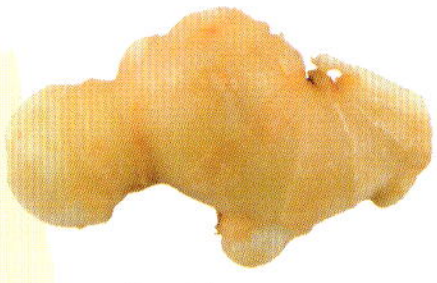
しょうが(→P.123)

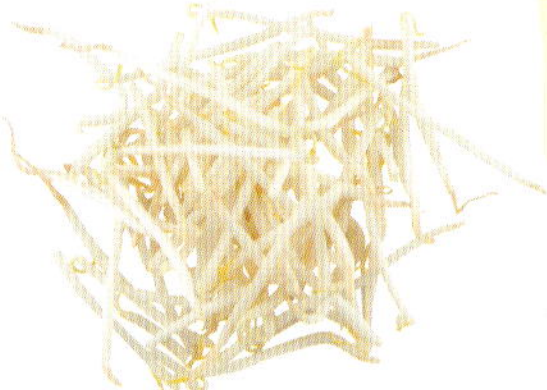
もやし(→P.25)

地下にのびたくき

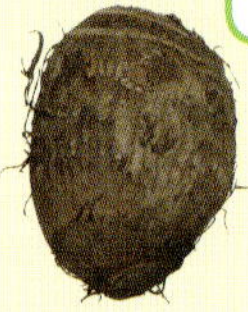
さといも(→P.8)

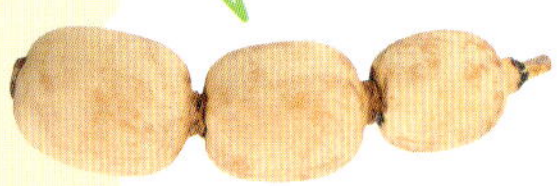
れんこん(→P.91)

そのほか：うど、くわい、コールラビ、うこん、こんにゃく

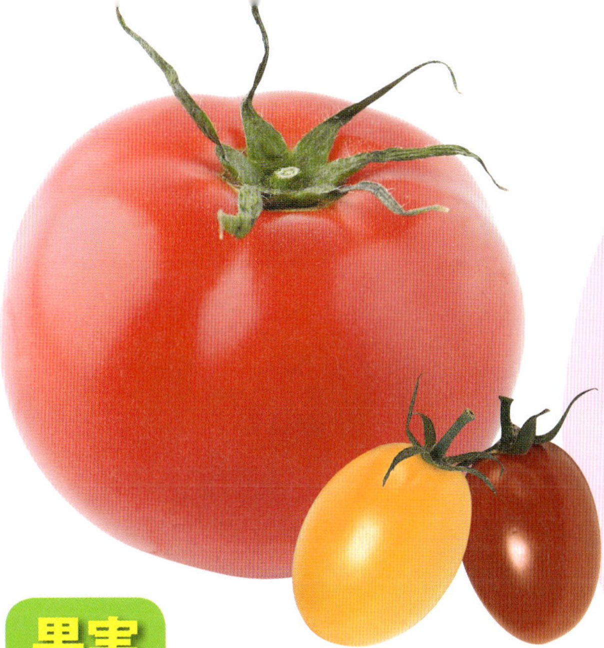

トマト(→P.89)

果実

熟《じゅく》した果実を食べるトマトやピーマン、若《わか》い果実を食べるきゅうり、若《わか》い種を食べるえだまめなど、いろいろあるね。つぼみを食べる野菜をふくめて、「果菜類《かさいるい》」というグループにも分けられるよ。

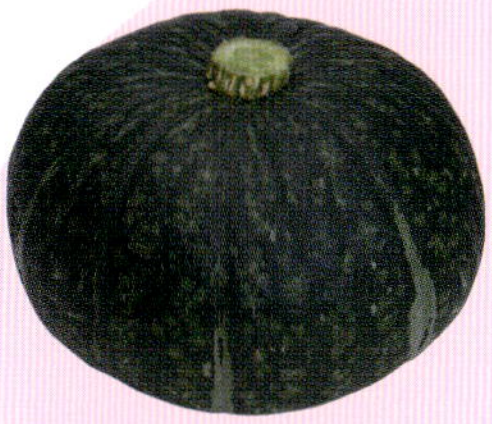

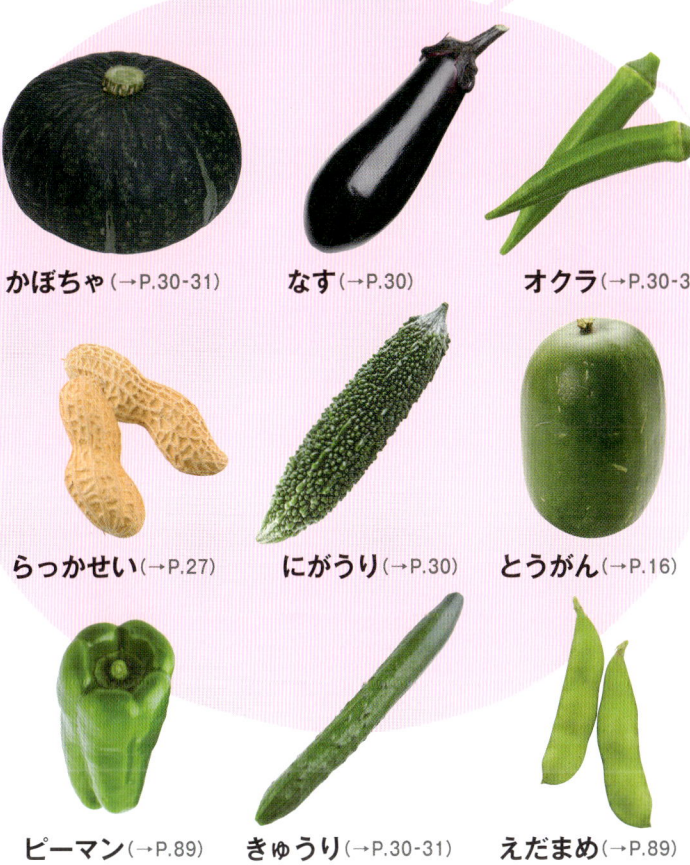

かぼちゃ(→P.30-31)

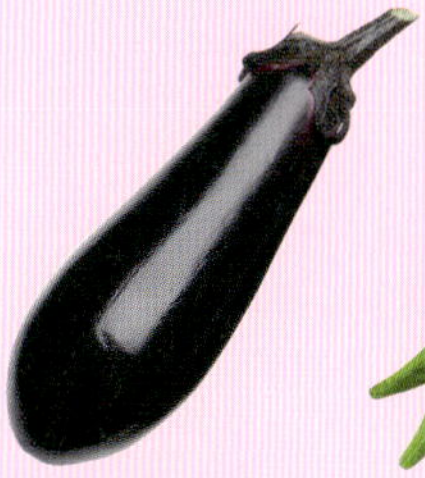

なす(→P.30)

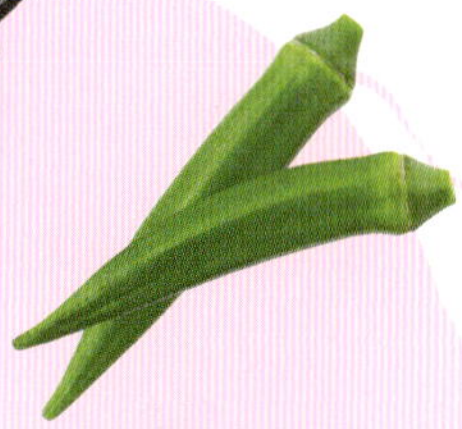

オクラ(→P.30-31)

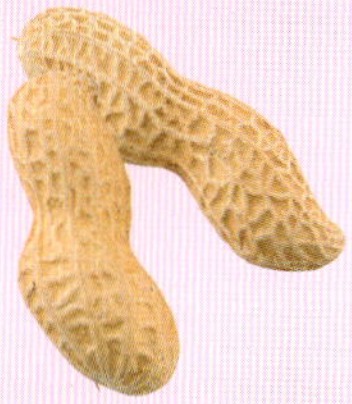

らっかせい(→P.27)

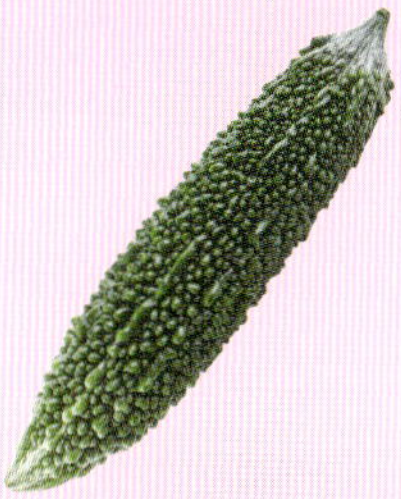

にがうり(→P.30)

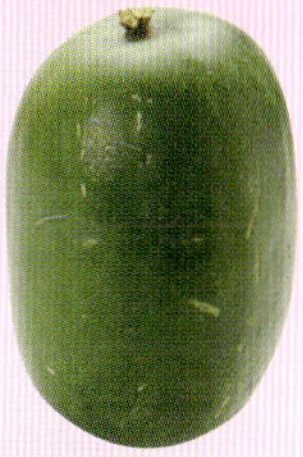

とうがん(→P.16)

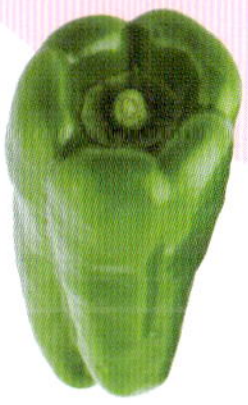

ピーマン(→P.89)

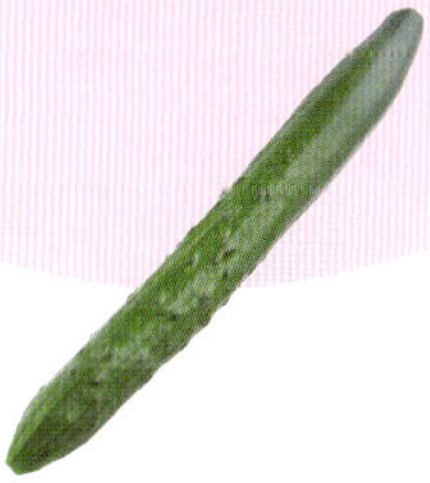

きゅうり(→P.30-31)

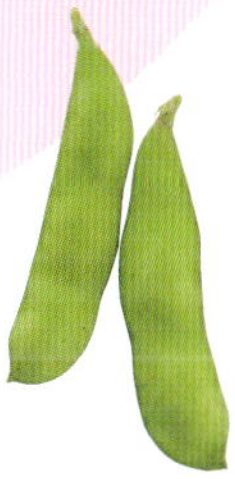

えだまめ(→P.89)

そのほか：すいか、メロン、さやいんげん、さやえんどう、そらまめ

根

地中にのびた根を食べるよ。このグループの野菜は、おなかの調子を整える食物せんいがたっぷり。地下にのびるくきの部分を食べる野菜をふくめて、「根菜類《こんさいるい》」というグループにも分けられるよ。

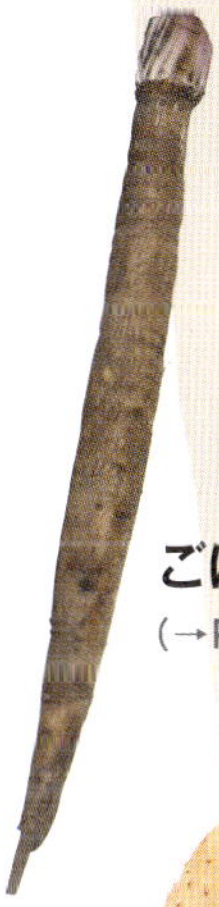

ごぼう
(→P.31)

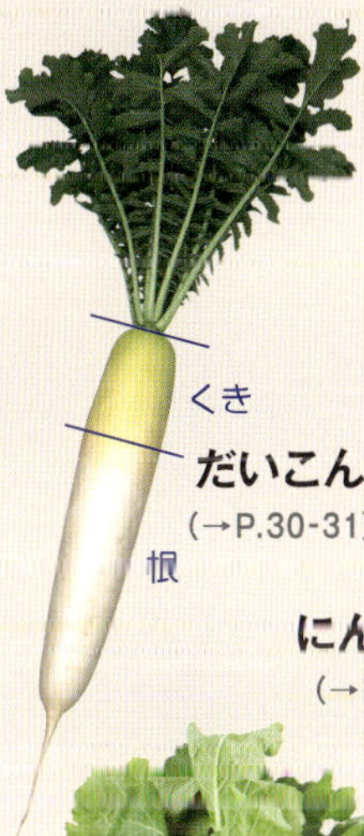

だいこん
(→P.30-31)

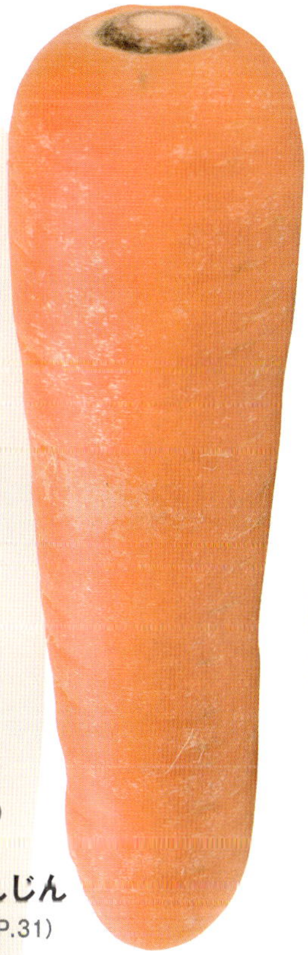

にんじん
(→P.31)

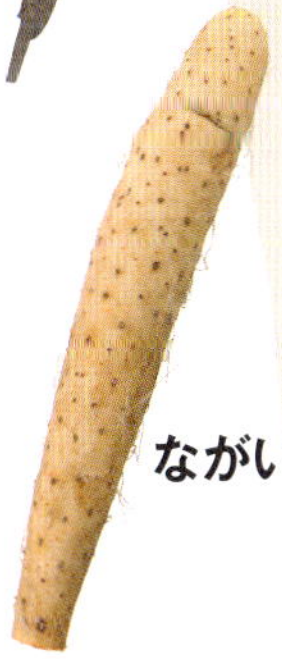

ながいも

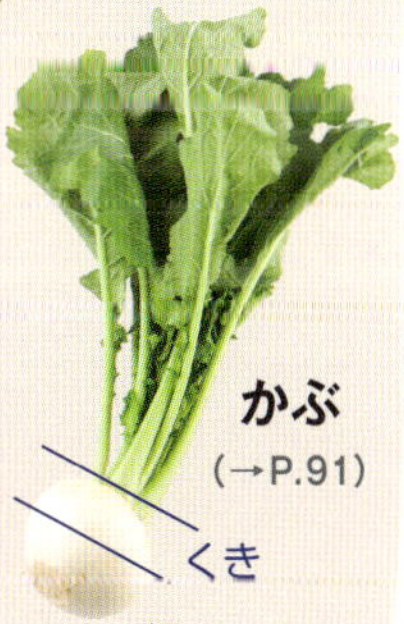

かぶ
(→P.91)

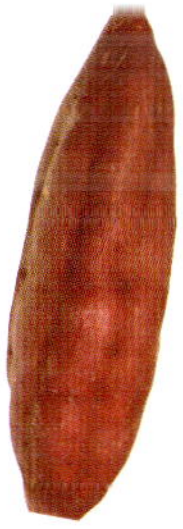

さつまいも
(→P.30-31)

つぼみ

花のつぼみを食べる野菜。果実を食べる野菜とあわせて、「果菜類《かさいるい》」のグループに分けられることもある。

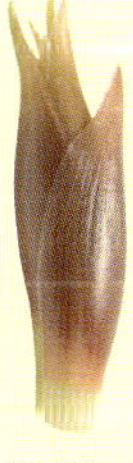

みょうが(→P.89)

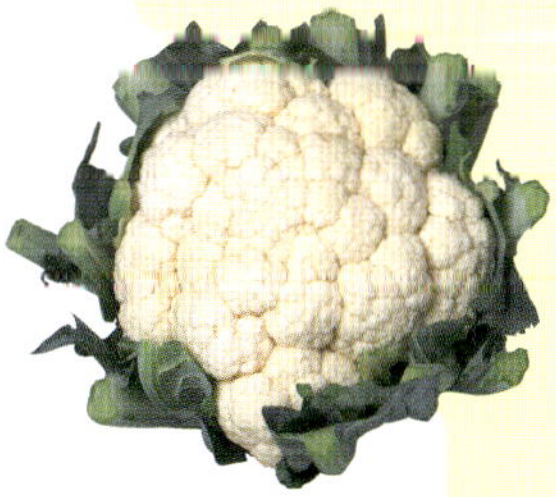

カリフラワー(→P.8)

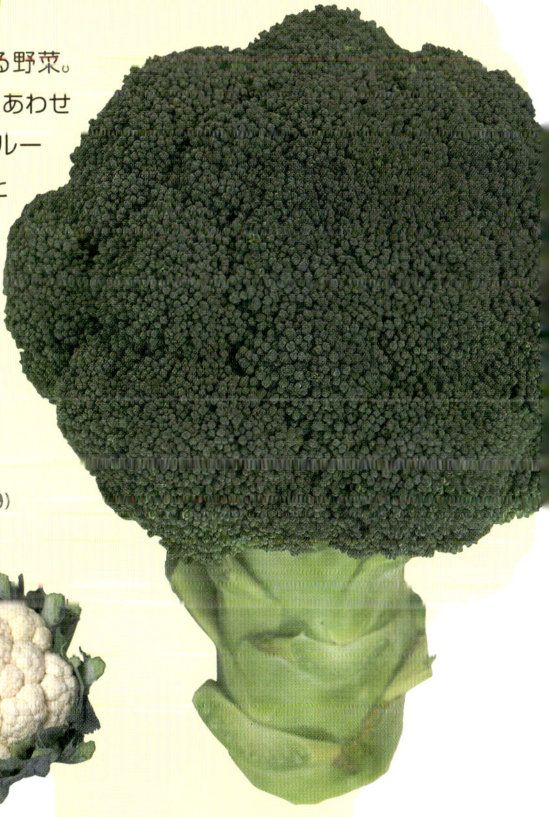

ブロッコリー(→P.91)

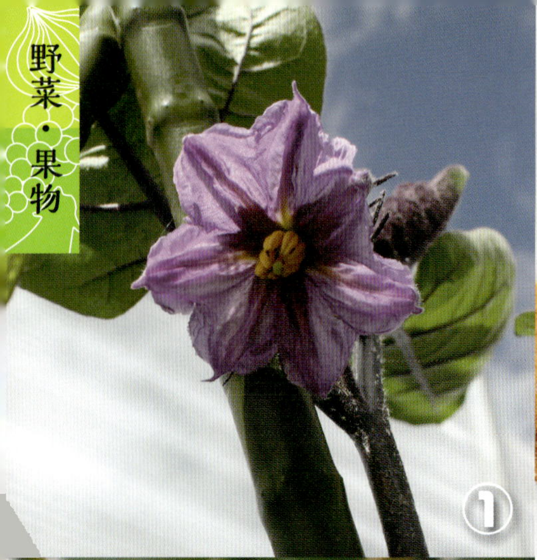
①

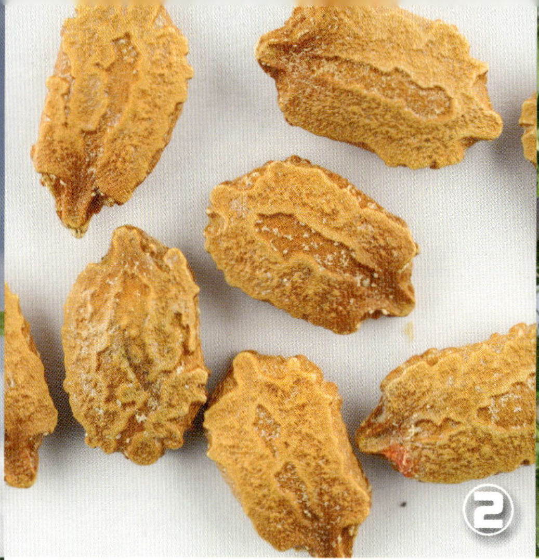
②

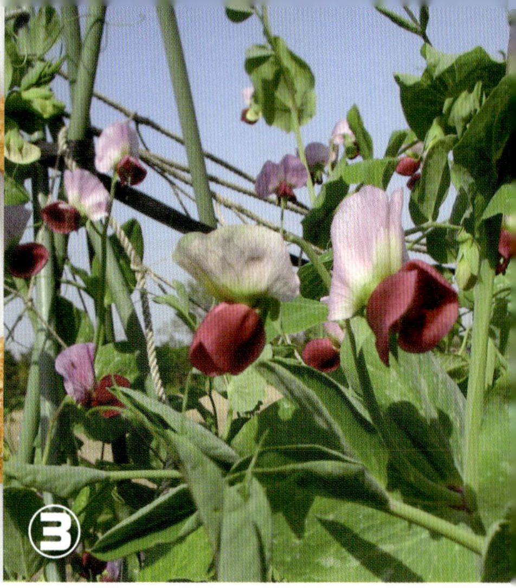
③

野菜の花と種

野菜もほかの植物と同じように、種から芽を出し、花をさかせるよ。ここにある写真の花や種はどの野菜のものか、わかるかな？

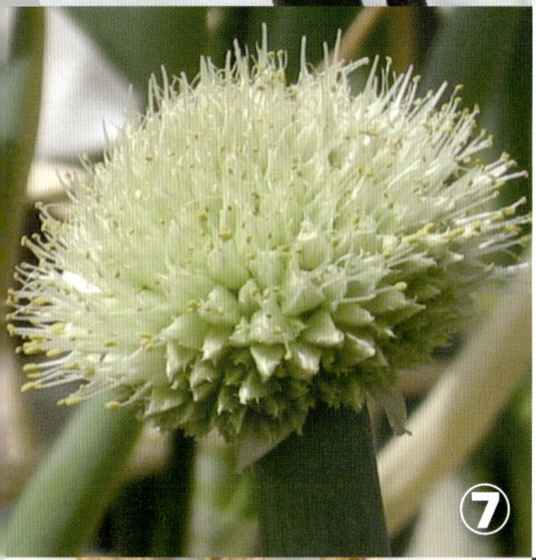
⑦

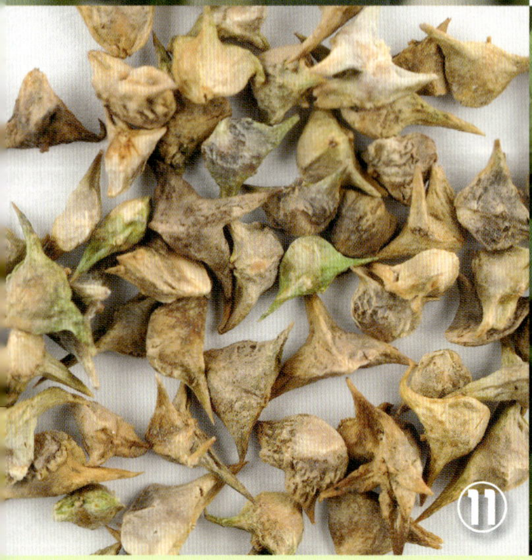
⑪

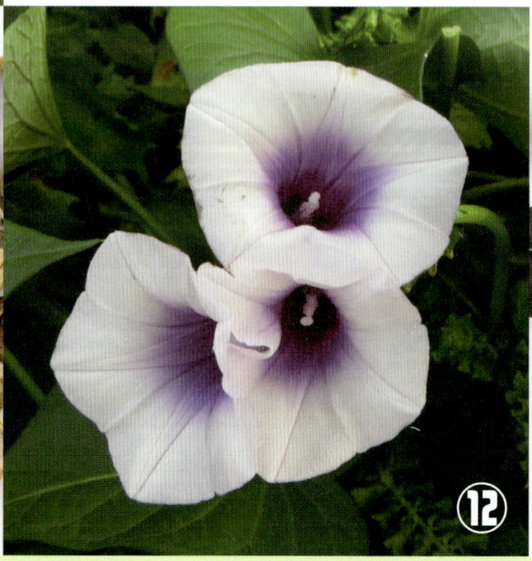
⑫

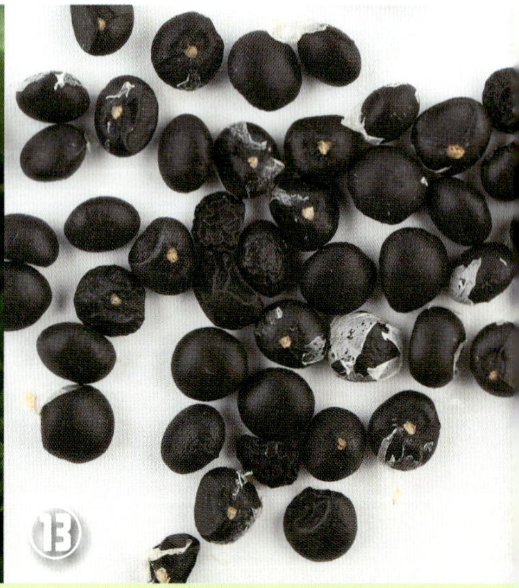
⑬

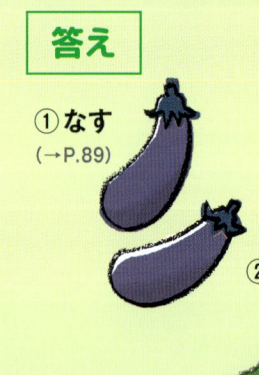

答え

①なす
(→P.89)

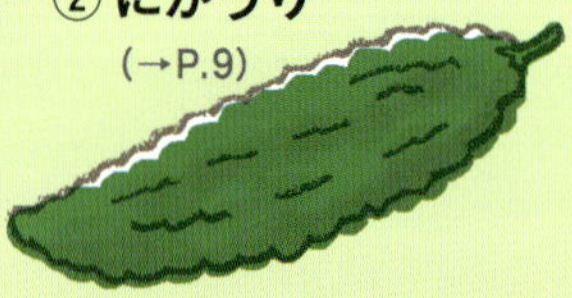
②にがうり
(→P.9)

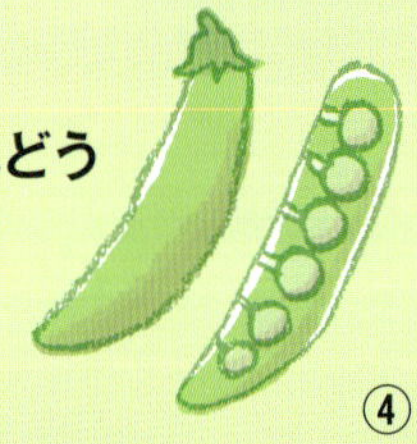
③さやえんどう
(→P.88)

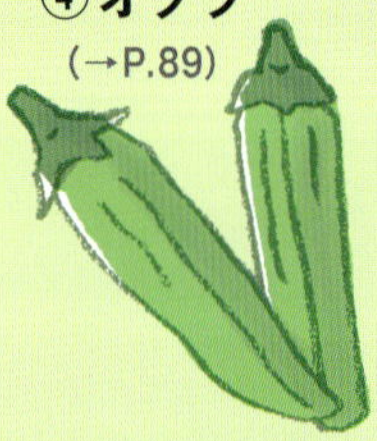
④オクラ
(→P.89)

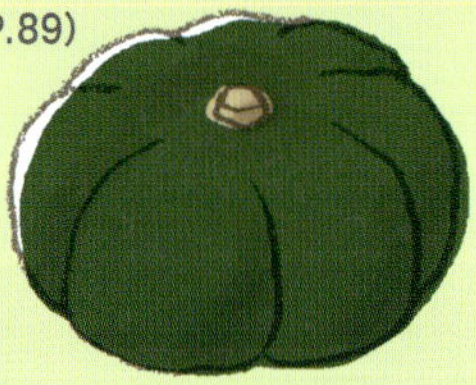
⑤かぼちゃ
(→P.89)

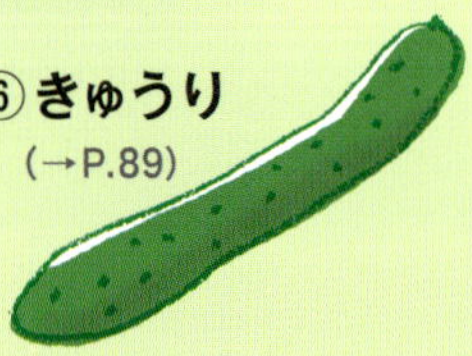
⑥きゅうり
(→P.89)

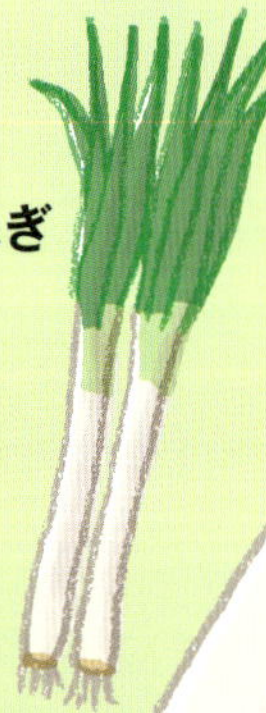
⑦ながねぎ
(→P.9)

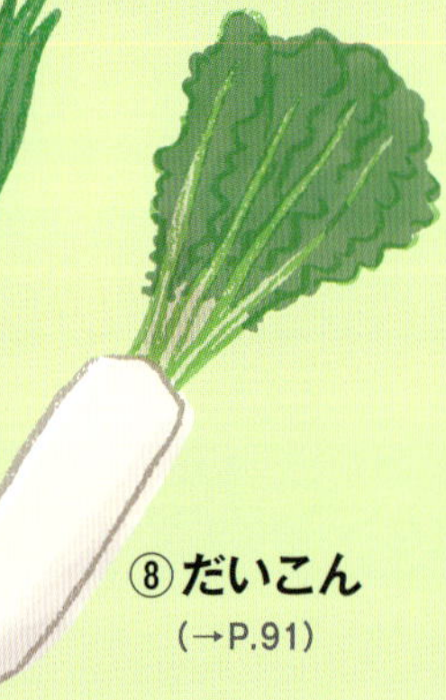
⑧だいこん
(→P.91)

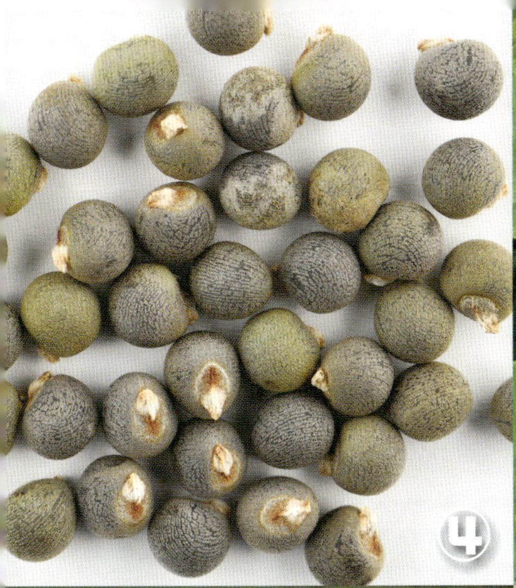
④

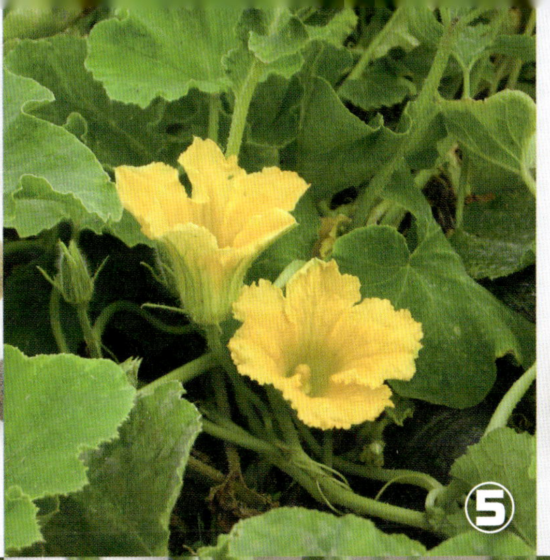
⑤

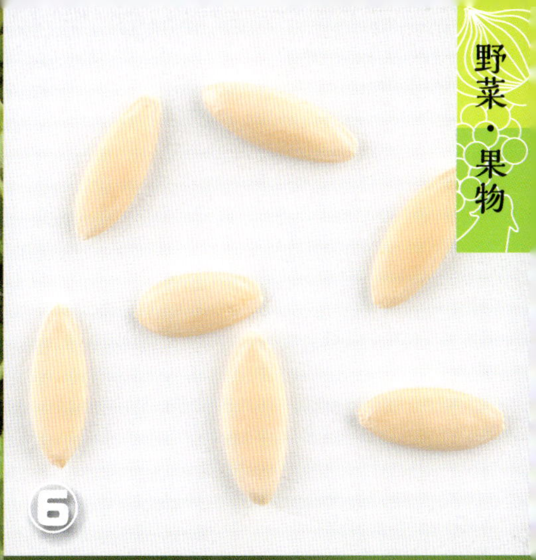
⑥

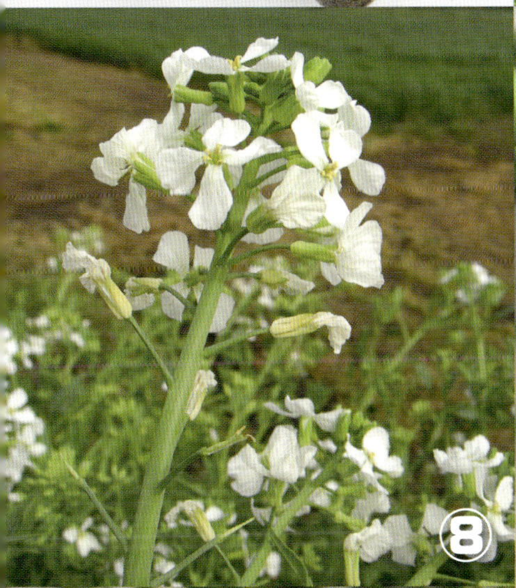
⑧

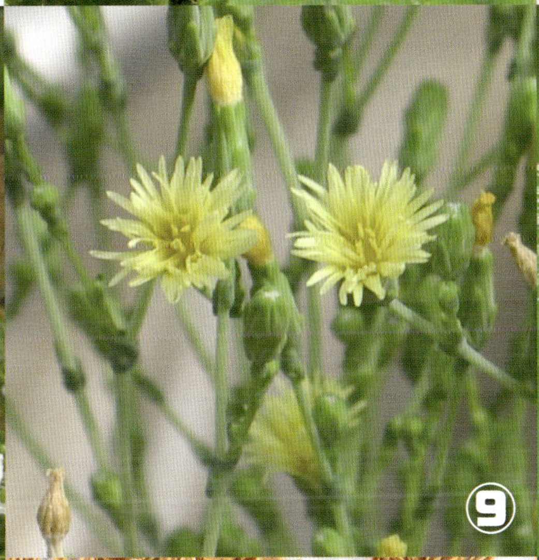
⑨

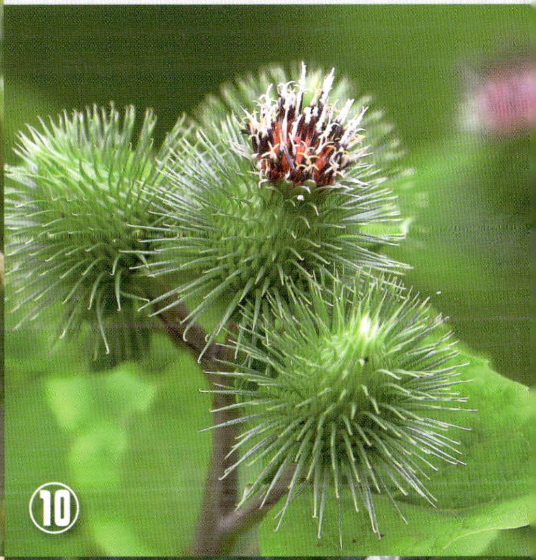
⑩

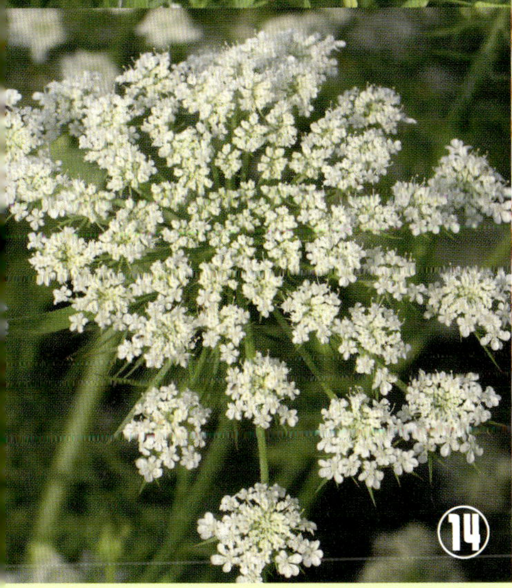
⑭

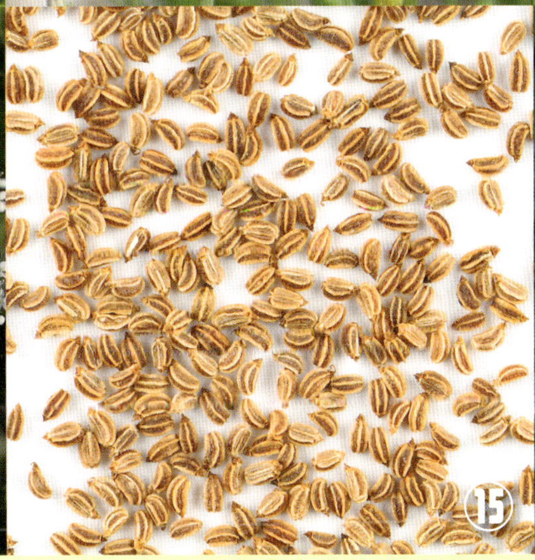
⑮

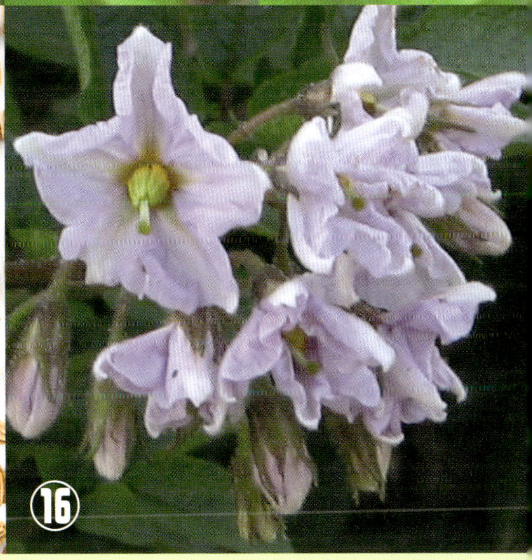
⑯

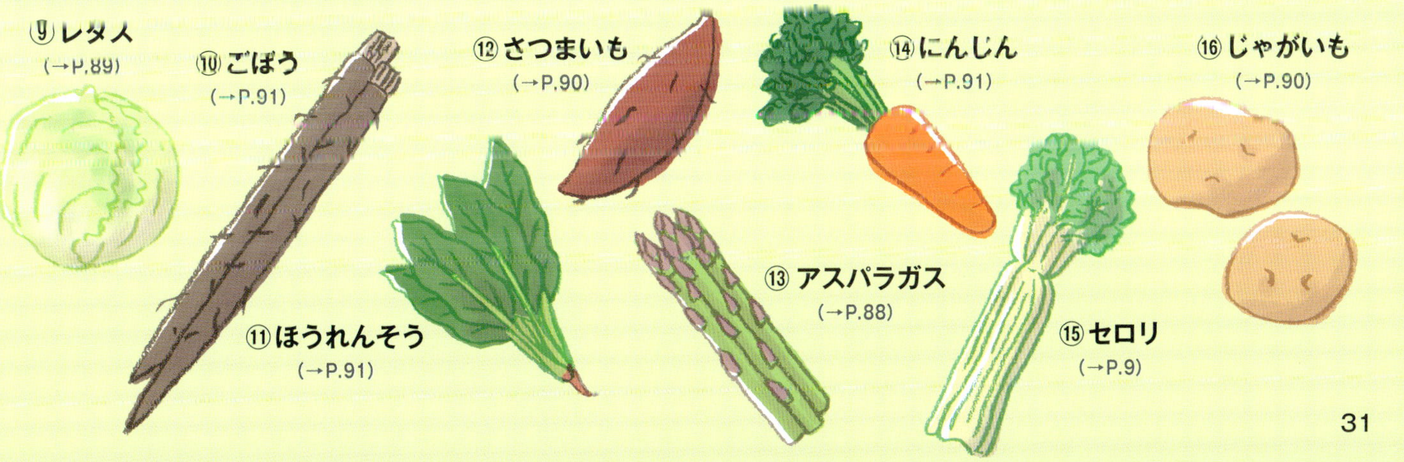
⑨レタス
(→P.89)
⑩ごぼう
(→P.91)
⑪ほうれんそう
(→P.91)
⑫さつまいも
(→P.90)
⑬アスパラガス
(→P.88)
⑭にんじん
(→P.91)
⑮セロリ
(→P.9)
⑯じゃがいも
(→P.90)

姿《すがた》を変える野菜

野菜はさまざまな食品の材料にもなっている。どんなものに変身しているのか見てみよう。

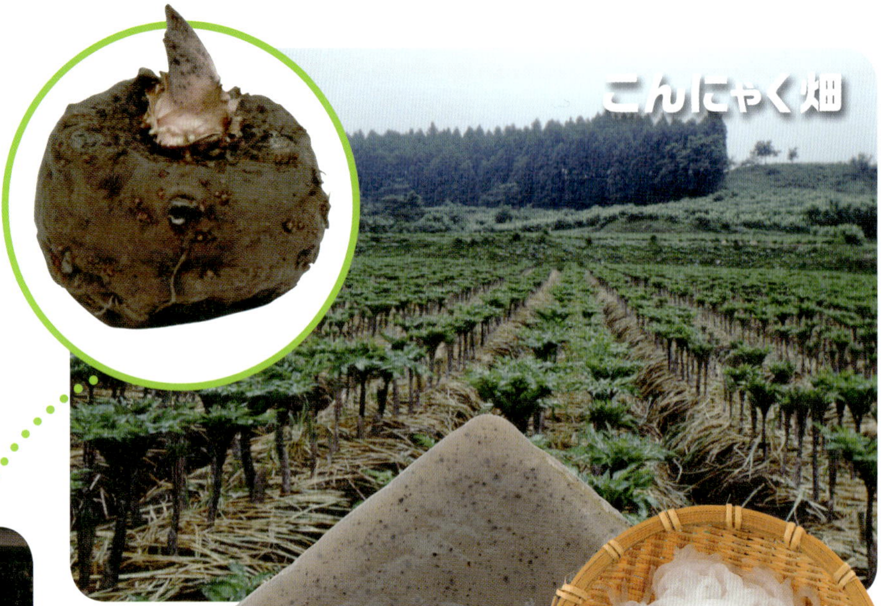

こんにゃくいも

おでんや煮《に》ものなどに使われるこんにゃくは、こんにゃくいもからつくられる。じゃがいものように土の中で育つけれど、大きくなるのに3年くらいかかるよ。

スタート

1 こんにゃく粉《こ》をつくる

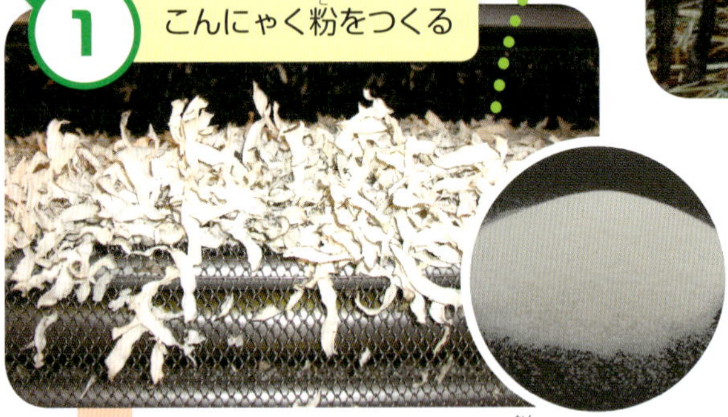

こんにゃくいもをスライスして乾《かん》燥《そう》させ、くだいて、粉にする。

2 こんにゃく粉《こ》と水を混《ま》ぜる

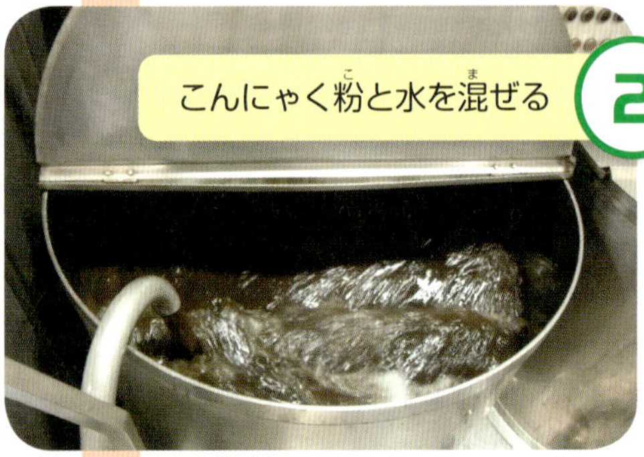

水にこんにゃく粉《こ》をといてよく混《ま》ぜてから、90分間そのまま置いておく。

3 石灰水《せっかいすい》とねり合わせる

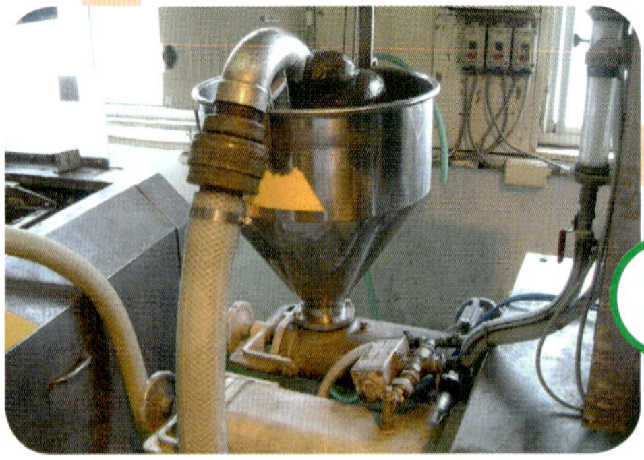

こんにゃくをかためる働きがある食用の石灰水《せっかいすい》を加えて、ねり合わせる。

4 形を整えて加熱する

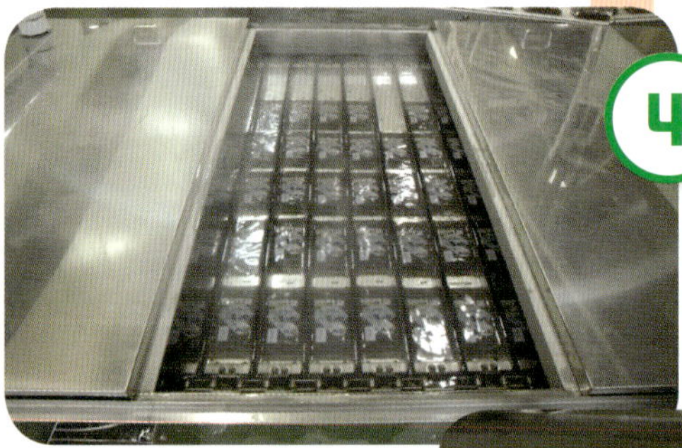

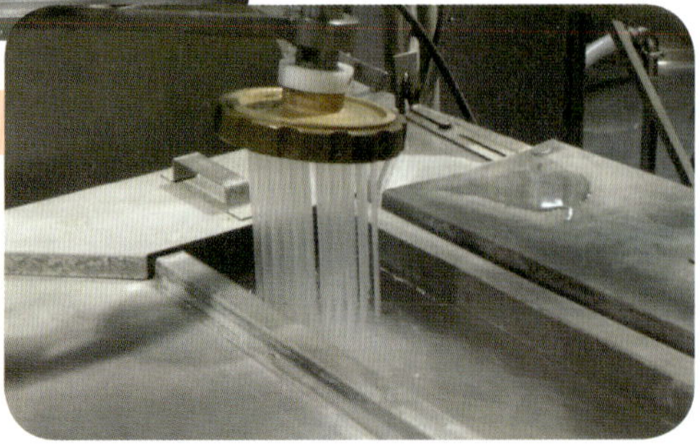

成型機で長方形の入れものに流し、加熱してかためる（左の写真）。糸こんにゃくは糸状《いとじょう》に流しこんで、かためる（下の写真）。

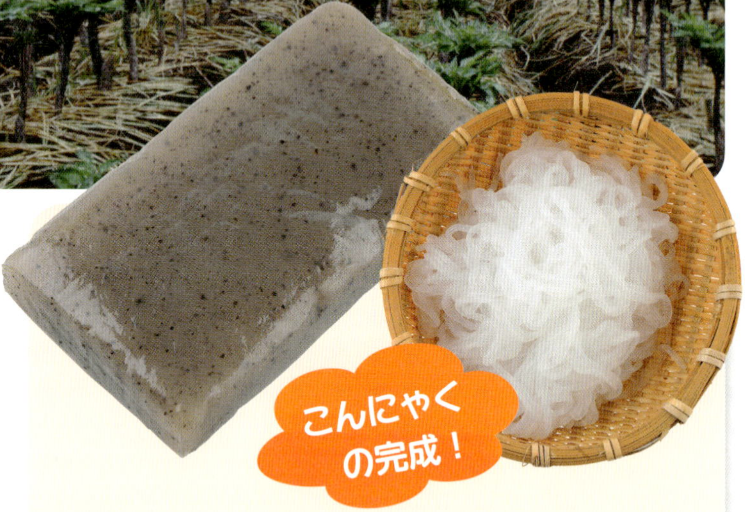

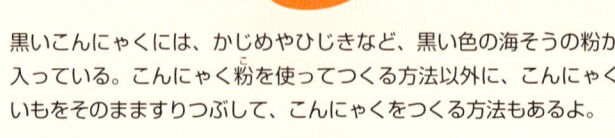

黒いこんにゃくには、かじめやひじきなど、黒い色の海そうの粉が入っている。こんにゃく粉《こ》を使ってつくる方法以外に、こんにゃくいもをそのまますりつぶして、こんにゃくをつくる方法もあるよ。

さとうきび

砂糖《さとう》の原料で、日本では沖縄《おきなわ》県や鹿児島《かごしま》県の種《た》子島《ねがしま》、奄美諸島《あまみしょとう》などでつくられている。くきは竹に似《に》ていて、高さが3mにもなるよ。

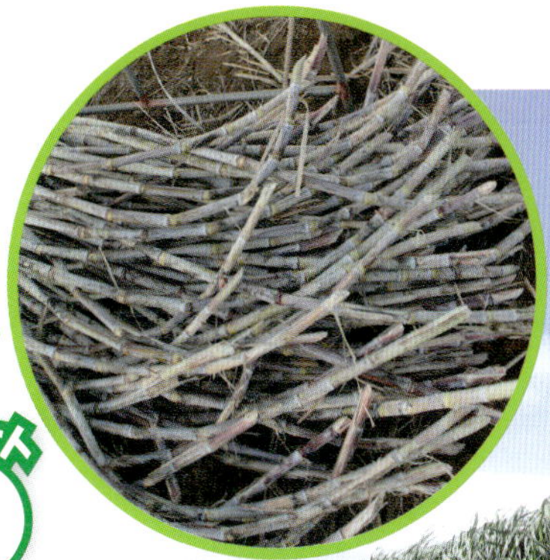

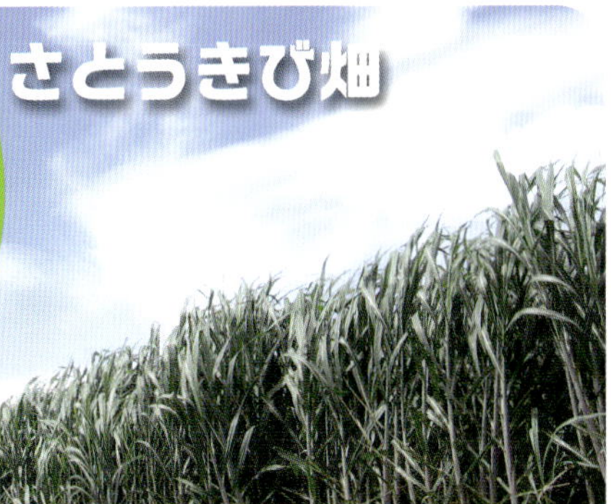
さとうきび畑

スタート

1 さとうきびをしぼる

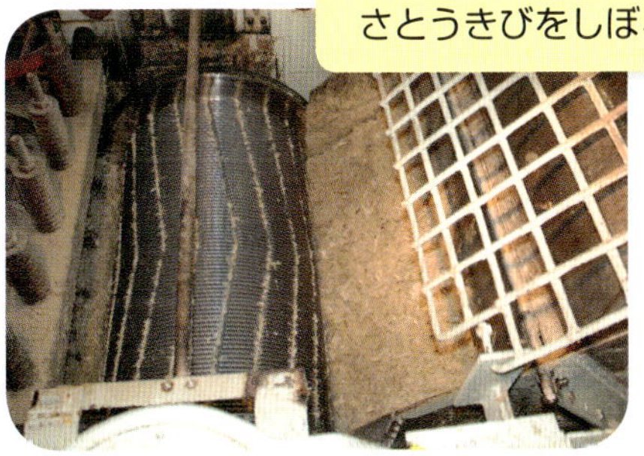

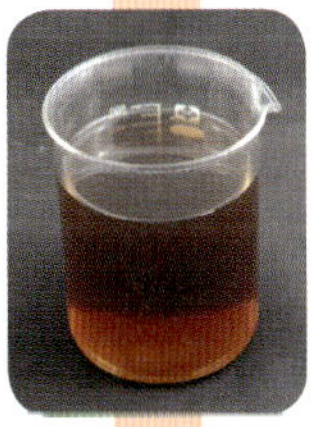

クリアジュース

さとうきびをローラーでつぶして、そのしぼり汁《じる》からクリアジュースをとり出す。

2 液《えき》を煮《に》つめる

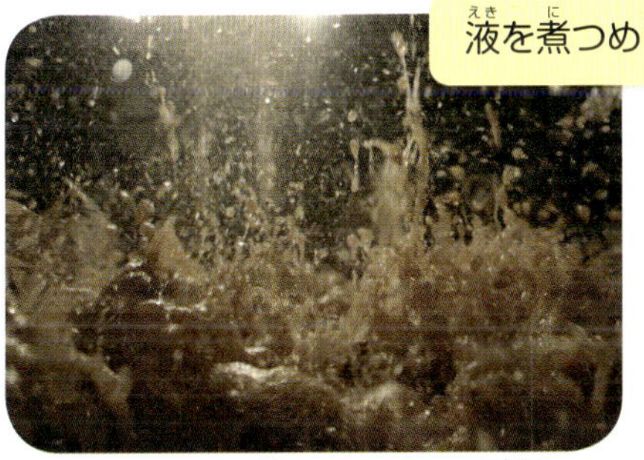

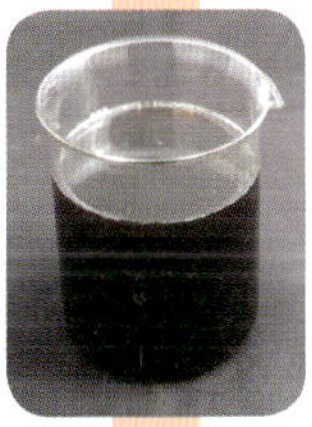

シラップ

クリアジュースを煮《に》つめて水分を蒸発《じょうはつ》させ、こくてあまい液《えき》(シラップ)をつくる。

3 結《けっ》しょう(粒《つぶ》)をつくる

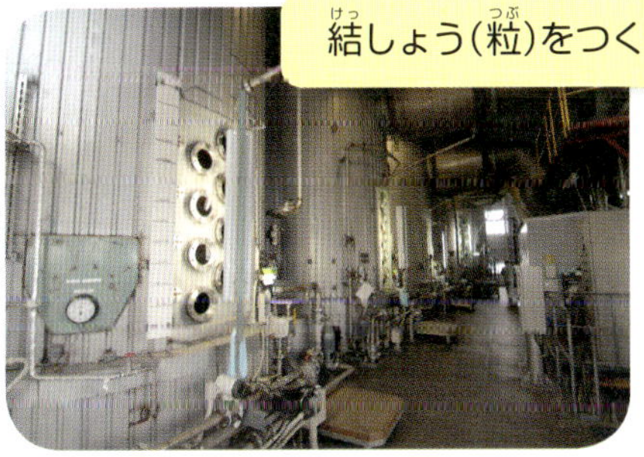

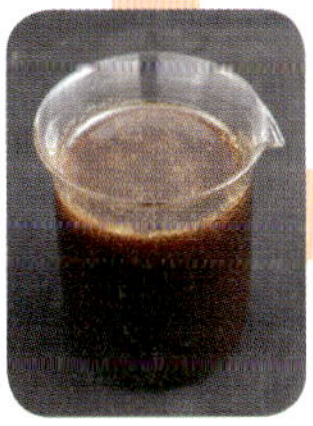

白下《しろした》

シラップを機械に入れ、低温でさらに煮《に》つめて水分を蒸発《じょうはつ》させ、結《けっ》しょう（粒《つぶ》）をつくる。結《けっ》しょうの入った液体《えきたい》を白下《しろした》と呼《よ》ぶ。

4 原料糖《げんりょうとう》をとり出す

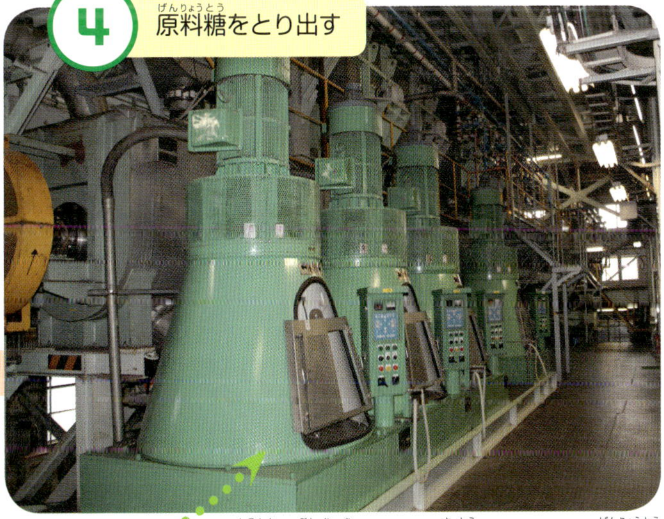

白下《しろした》を分離機《ぶんりき》に入れ、砂糖《さとう》のもとになる原料糖《げんりょうとう》と液体《えきたい》を分ける。

砂糖《さとう》(原料糖《げんりょうとう》)の完成！

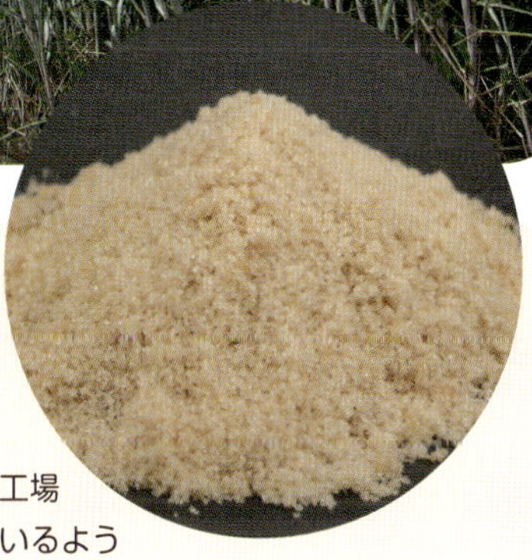

できあがった原料糖《げんりょうとう》は別の工場に運ばれ、お店で売られているような白い砂糖《さとう》になるんだ。砂糖《さとう》はさとうきびのほかに、てんさいという、だいこんに似《に》た植物からもつくられているよ。

野菜や果物からは、こんなものもつくられているよ

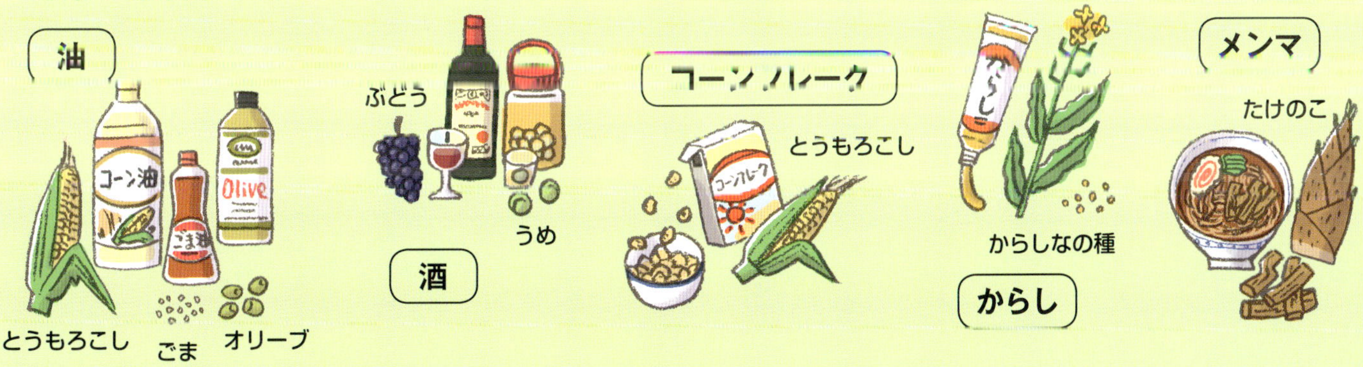
油
コーン油
Olive
とうもろこし
ごま
オリーブ
ぶどう
うめ
酒
コーンフレーク
とうもろこし
からし
からしなの種
からし
メンマ
たけのこ

果物

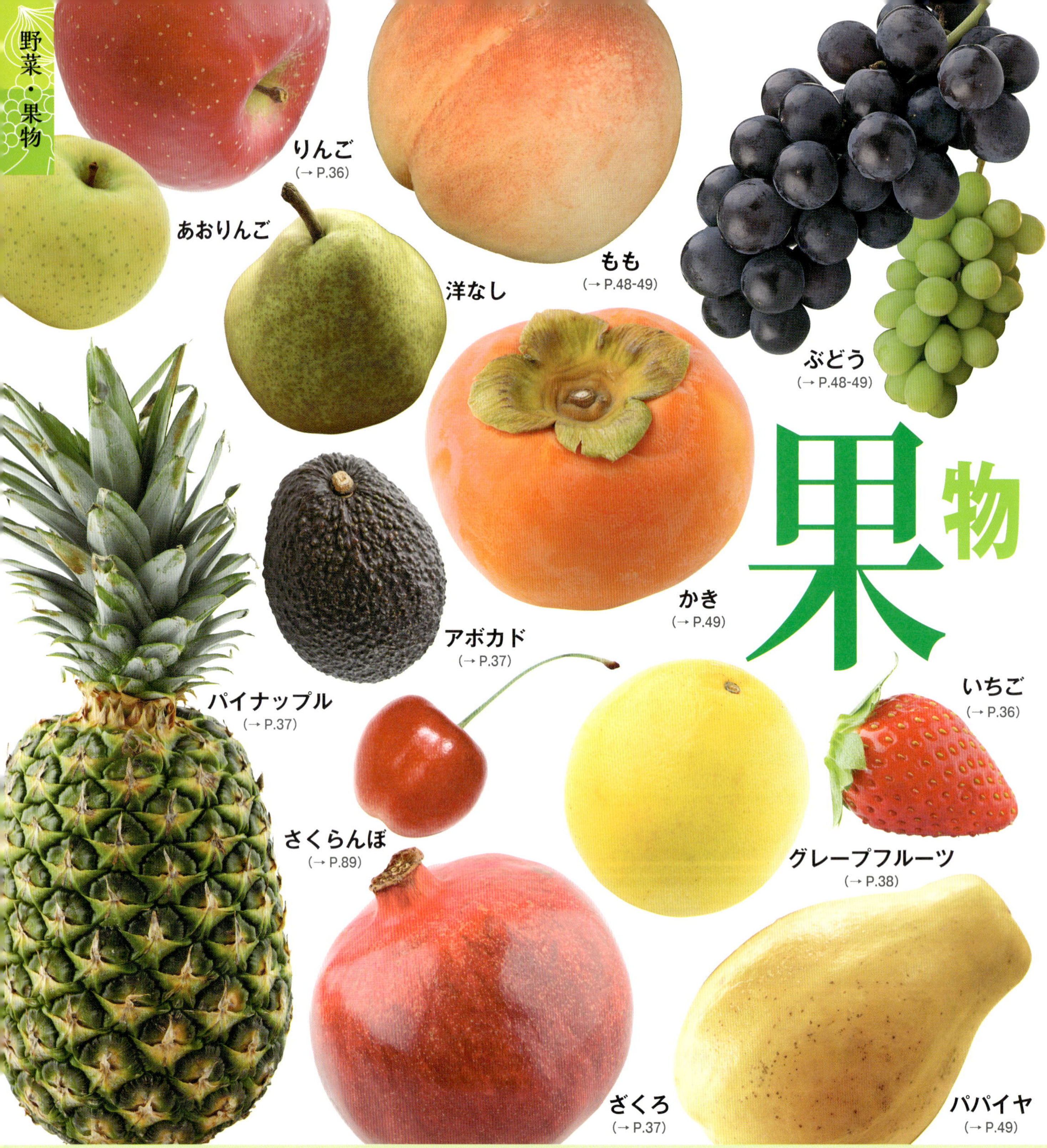

りんご
(→P.36)
あおりんご
洋なし
もも
(→P.48-49)
ぶどう
(→P.48-49)
かき
(→P.49)
アボカド
(→P.37)
パイナップル
(→P.37)
さくらんぼ
(→P.89)
いちご
(→P.36)
グレープフルーツ
(→P.38)
ざくろ
(→P.37)
パパイヤ
(→P.49)

果物のまめ知識《ちしき》

野菜？　果物？ いったいどっち !?

野菜と果物の分け方は、はっきり決まっているわけではなく、国によってもまちまち。日本の農林水産省では、かき、りんごのように木になる果実や、バナナやパイナップルのように２年以上栽培《さいばい》する草で、何年も収《しゅう》かくできる果実を、「果物」としているんだ。

日本人１人が１年間に 6.6kgも食べる果物は？

日本で、１年間にみんなが買った、それぞれの果物の量をくらべてみると、ダントツで量が多いのはバナナ。日本人１人当たり、１年間で約6.6kg※も食べている計算になるんだ。続く２位はみかんで約４kg、３位がりんごで約3.5kgなんだって。

※総務省「平成24年家計調査(２人世帯)」

日本人の３倍も！ 世界一果物好きの国は？

世界中で、もっとも果物を食べている国はイタリア。１日に１人当たり426g※食べている。バナナなら４本くらいの量。ちなみに日本人は144g。イタリア人の３分の１くらいの量だ。

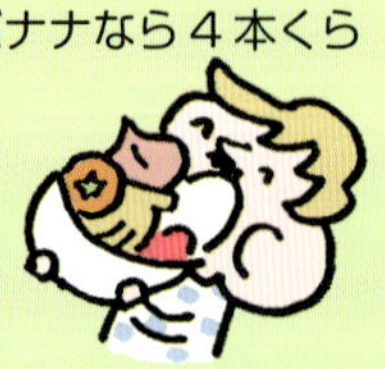

※国際連合食糧農業機関（FAO）「FAOSTAT」・2009年のデータ

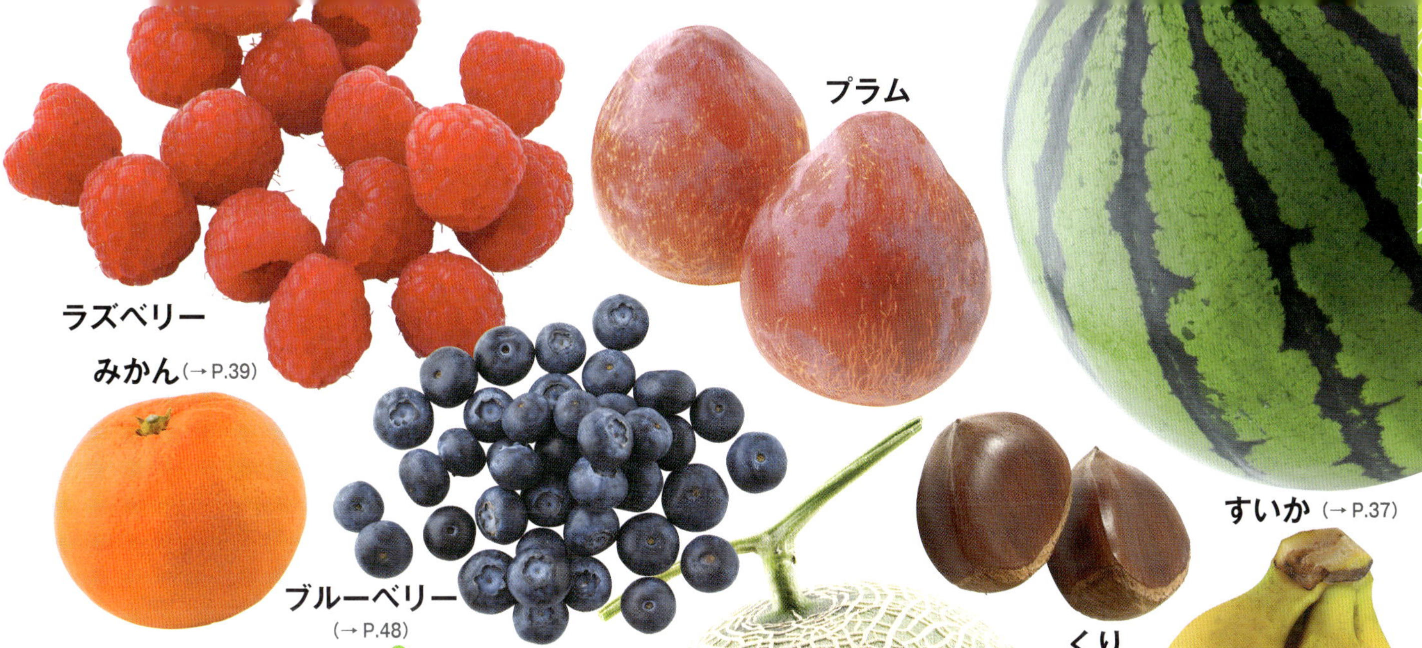
ラズベリー
プラム
みかん (→ P.39)
ブルーベリー (→ P.48)
くり (→ P.43)
すいか (→ P.37)

いっぱい

あまくて、すっぱくて、みんなが大好きな果物が大集合！　形も色も楽しくて、見ているだけでも、わくわくするね。食べたことのある果物はどれかな？

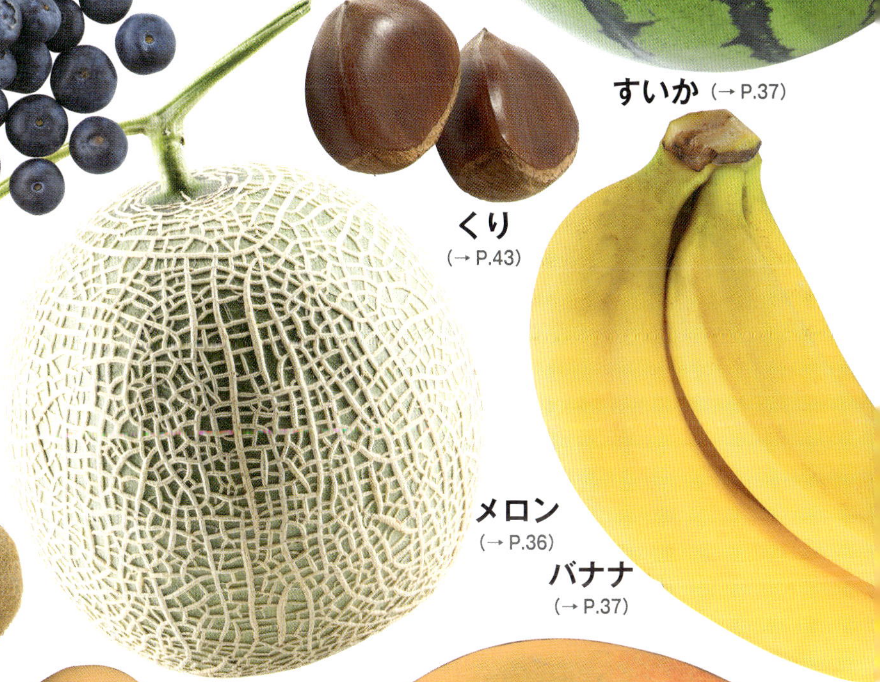
メロン (→ P.36)
バナナ (→ P.37)

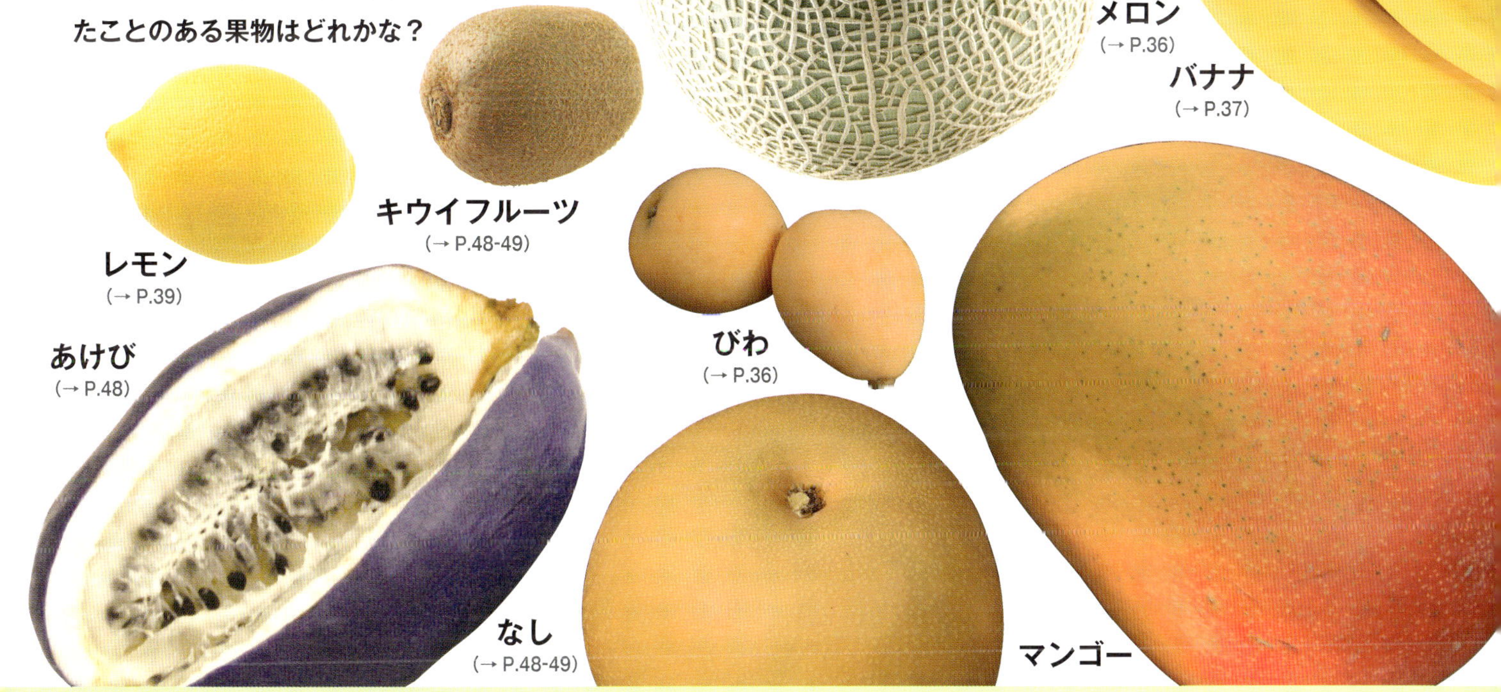
キウイフルーツ (→ P.48-49)
レモン (→ P.39)
あけび (→ P.48)
びわ (→ P.36)
なし (→ P.48-49)
マンゴー

日本で生まれ 世界に羽ばたいた「KAKI《カキ》」

あまがきは日本でつくられた果物。もともと中国《ちゅうごく》で生まれたかきは、熟《じゅく》してもあまくならないしぶがきだったんだ。鎌倉《かまくら》時代に日本であまがきが誕生《たんじょう》し、それから、ヨーロッパやアメリカに伝わった。今では世界的に「KAKI《カキ》」の名前で親しまれているよ。

まるで赤ちゃん!? 世界一大きい果物

世界最大の果物といわれているのが、東南アジア原産のジャックフルーツ。長さ45～70cm、重さは30kgになることも。大きいものは、1歳《さい》の赤ちゃんの身長くらいのサイズなんだ。

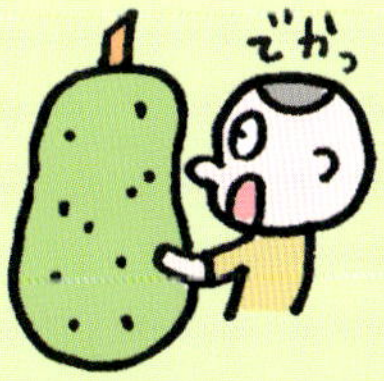
でかっ

果物ことわざ「桃栗三年柿八年《ももくりさんねんかきはちねん》」

このことわざのとおり、ももとくりは、芽が出てから果実ができるまでに３年、かきは８年もかかる。木が成長し、果実が収《しゅう》かくできるようになるまでには、長い時間が必要。そこから、「何事も成しとげるまでには、時間が必要だ」という意味でも使われるようになったんだよ。

果物の中

果物の中身をのぞいてみると、外からではわからない果物の特ちょうが見えてくるよ。切り口にまつわるエピソードとともに、果物の新しい一面を発見しよう！

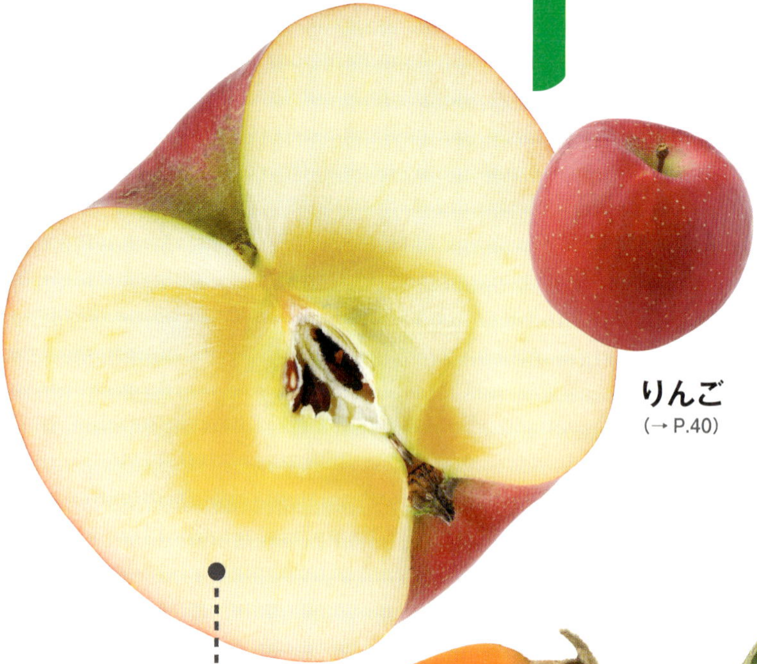

りんご
（→P.40）

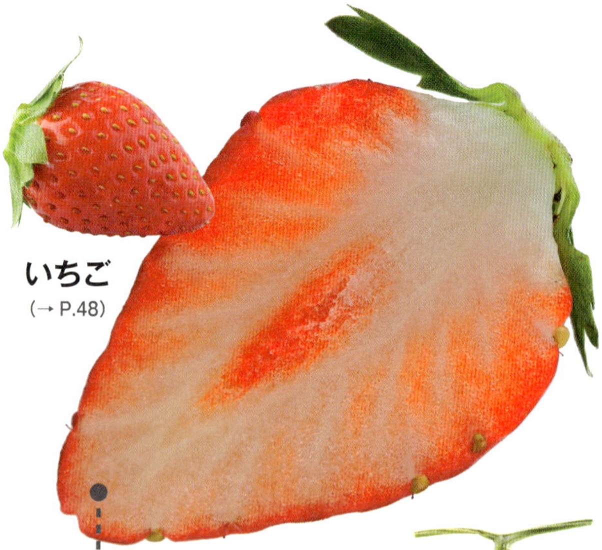

いちご
（→P.48）

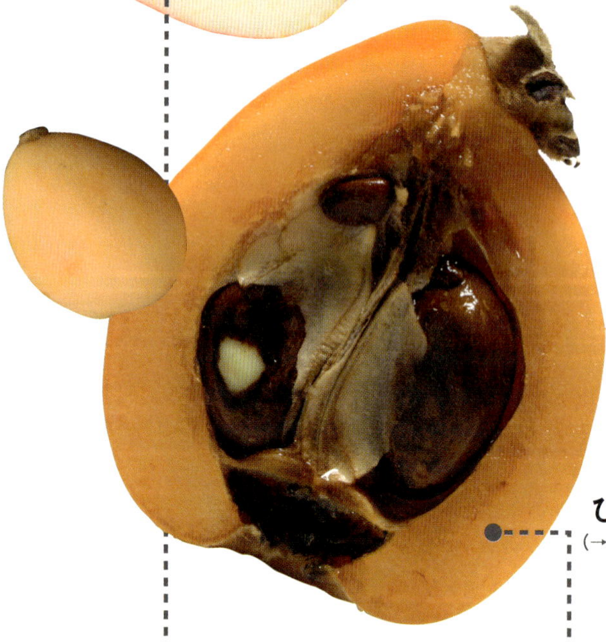

びわ
（→P.89）

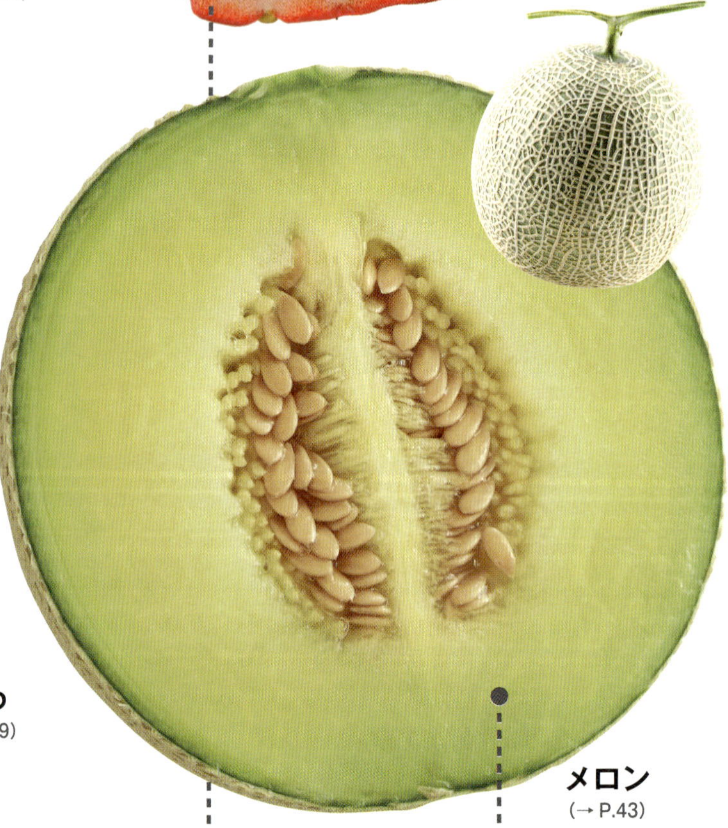

メロン
（→P.43）

果物のまめ知識《ちしき》

みつ入りはあまさのサイン

りんごの切り口によく見る、透明《とうめい》な部分が「みつ」。これは糖《とう》のもとになる物質《ぶっしつ》が、細《さい》ぼうと細《さい》ぼうの間にたまったもの。みつは、あまいりんごのあかしだよ。

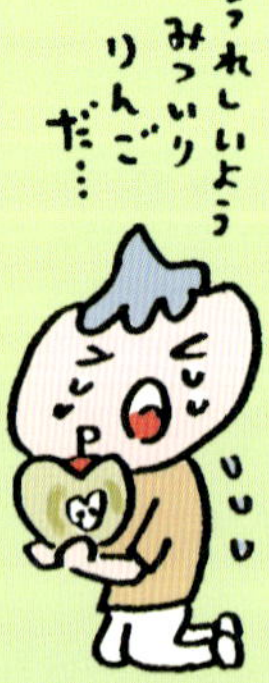

1つの種から広まったびわ

西日本で多く栽培《さいばい》されている茂木《もぎ》びわ。江戸《えど》時代に、ある女性《じょせい》が中国《ちゅうごく》産のびわの種を庭にまいて育てたのが始まり。そこから九州《きゅうしゅう》に広まったんだ。

食べ方でちがういちごの味

いちごはへたの近くの白っぽい部分より、先のとがったほうがあまい。だから、先のほうから食べると、最後にすっぱさを感じやすくなるんだよ。

捨《す》てないで！メロンのわた

種のまわりのやわらかいわたの部分。捨《す》てる人が多いけれど、じつはいちばんあまい！ さらに血液《けつえき》の流れをよくする成分も入っているから、捨《す》てずに食べよう。

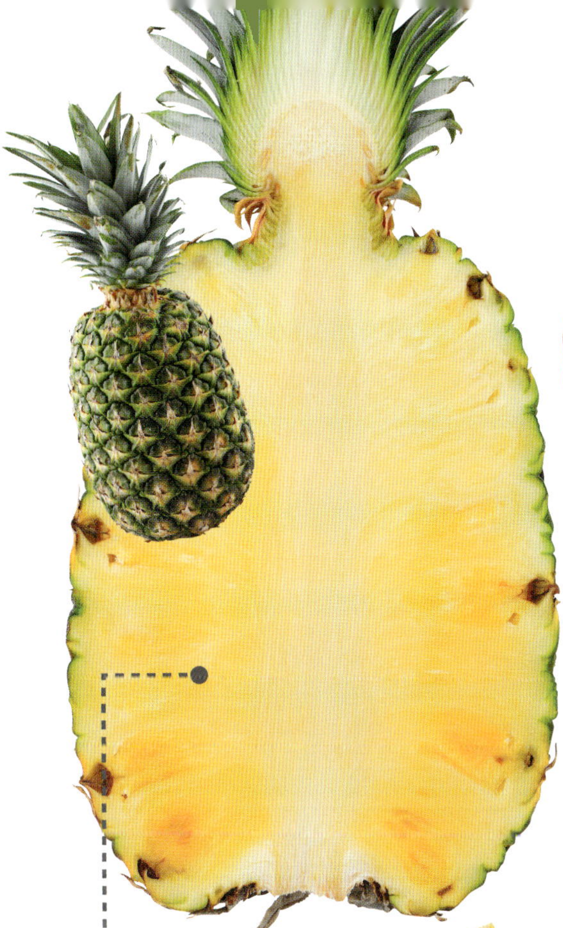

パイナップル
(→ P.43)

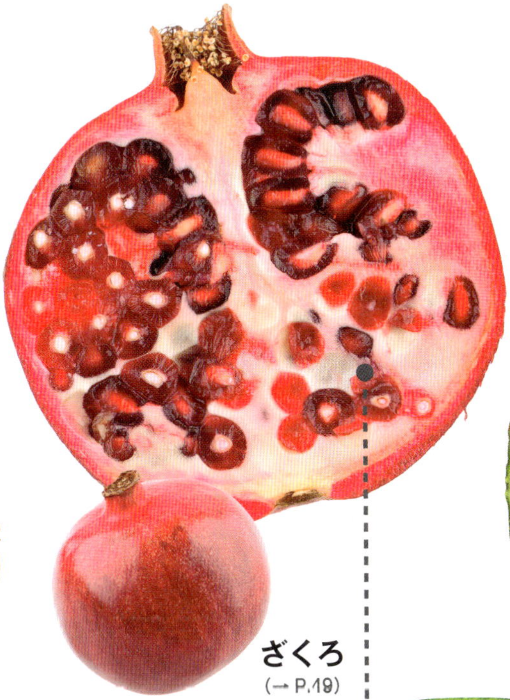

ざくろ
(→ P.19)

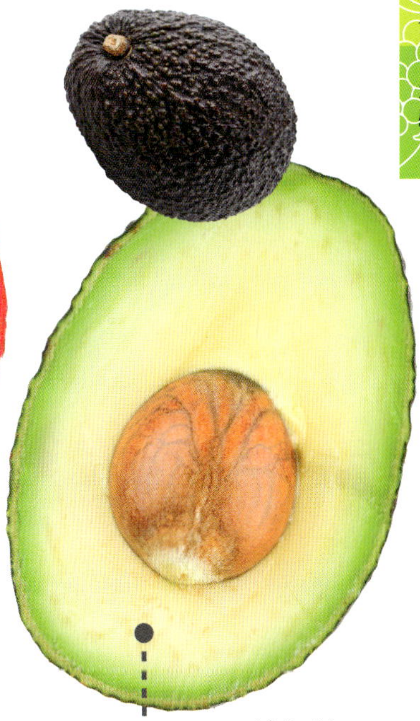

アボカド
(→ P.48)

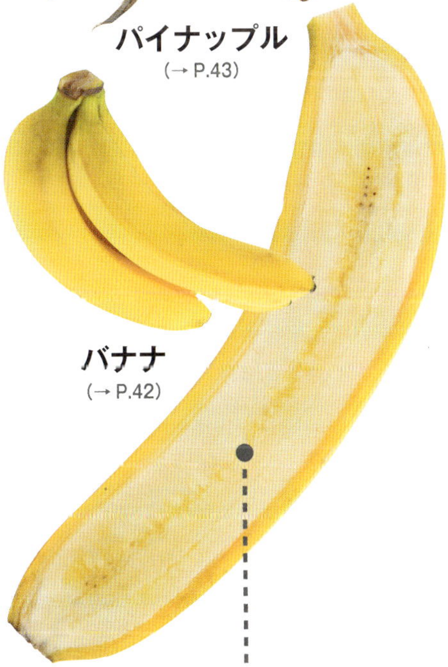

バナナ
(→ P.42)

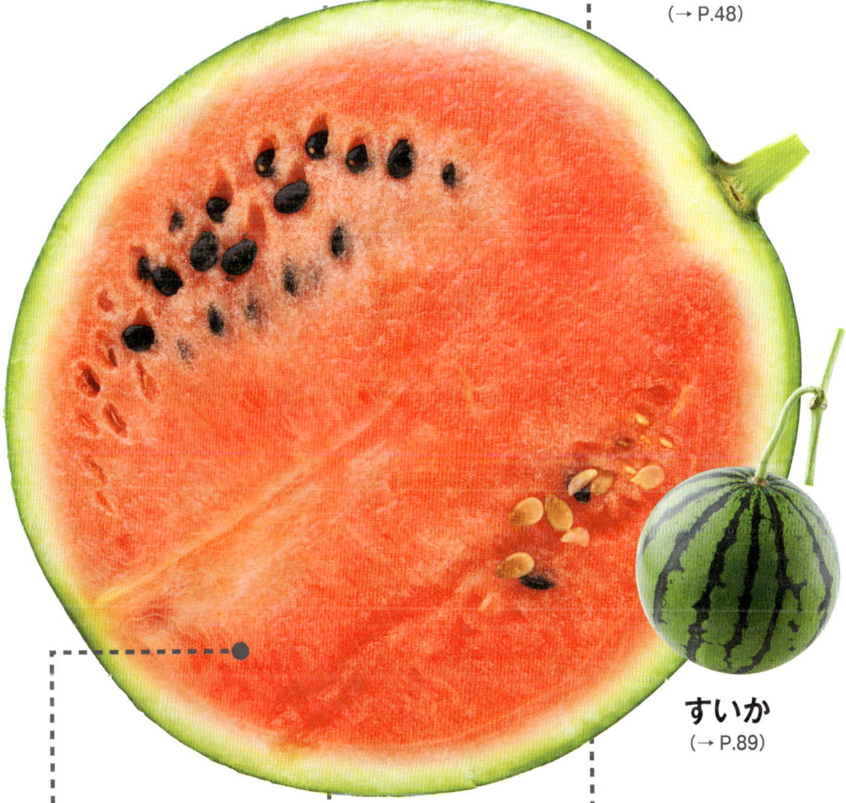

すいか
(→ P.89)

パイナップルで肉がおいしく！

パイナップルには、たんぱく質《しつ》を分解《ぶんかい》する酵《こう》素《そ》があり、まん中の芯《しん》に多い。すりおろした芯《しん》に肉をつけると、肉のたんぱく質《しつ》が分解《ぶんかい》されて、やわらかくなるよ。

バナナの中の黒い点は何？

ふだん食べるバナナには種がない。まん中にある小さな黒い点は、種のなごりなんだ。新しいバナナは、根のわきから出てくる新芽から育てるんだよ。

すいかの種は食べると危《あぶ》ない？

昔は「すいかの種を食べると、もう腸《ちょう》(虫垂炎《ちゅうすいえん》)になる」といわれたけれど、それはうそ。黒い種はとてもかたいので、食べても消化されずに、体の外に出てくる。

ざくろは子だくさん!?

ざくろの中には、赤いプチプチとした種がたくさんつまっている。中《ちゅう》国《ごく》では、子どもにめぐまれる縁起《えんぎ》ものとして、結こん式につきものの果物なんだよ。

アボカドの木を育ててみよう

大きくてまん丸いアボカドの種。草花用の土を入れた植木ばちなどに植えれば、育てられるよ。温かい室内で水をやり、芽が出るのを待とう！

種類いっぱい③
——みかんの仲間

みかんの仲間は、かんきつ類と呼《よ》ばれる。かんきつ類の果物を大きい順に、ずらっと並《なら》べてみたよ。切り口は色とりどり。個性《こせい》的なかんきつ類がいっぱいあるね。

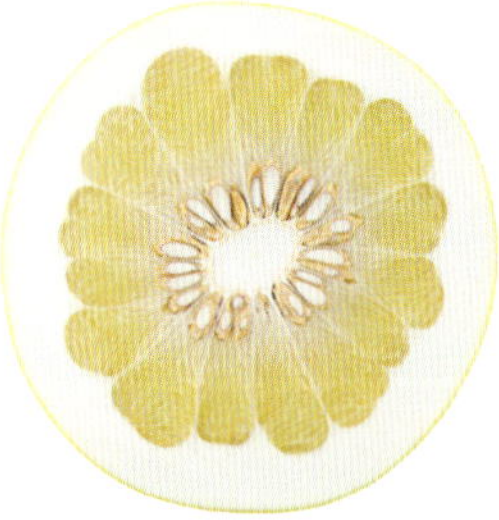

晩白柚《ばんぺいゆ》(→P.91)

かんきつ類の中でいちばん大きい果物。直径が20～25cmもあるんだ。厚《あつ》い皮は、砂糖《さとう》づけにして食べられているよ。

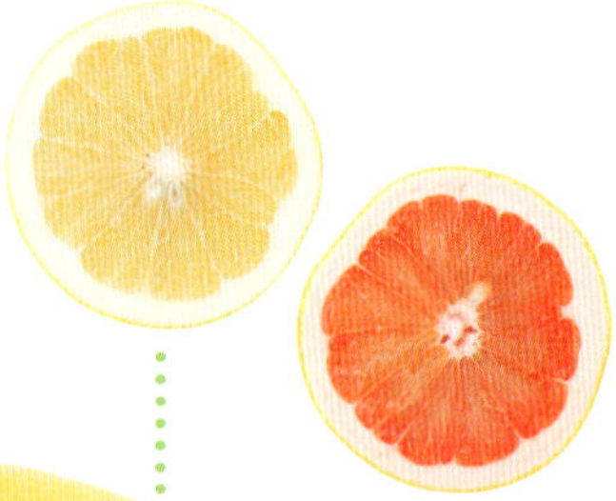

グレープフルーツ(→P.49)

ほろにがい味で、果肉の色は黄色のほかに、ピンク、ルビー(赤色)がある。ぶどう(グレープ)のように1本の枝《えだ》に何個《こ》も果実をつけるので、この名がついたんだ。

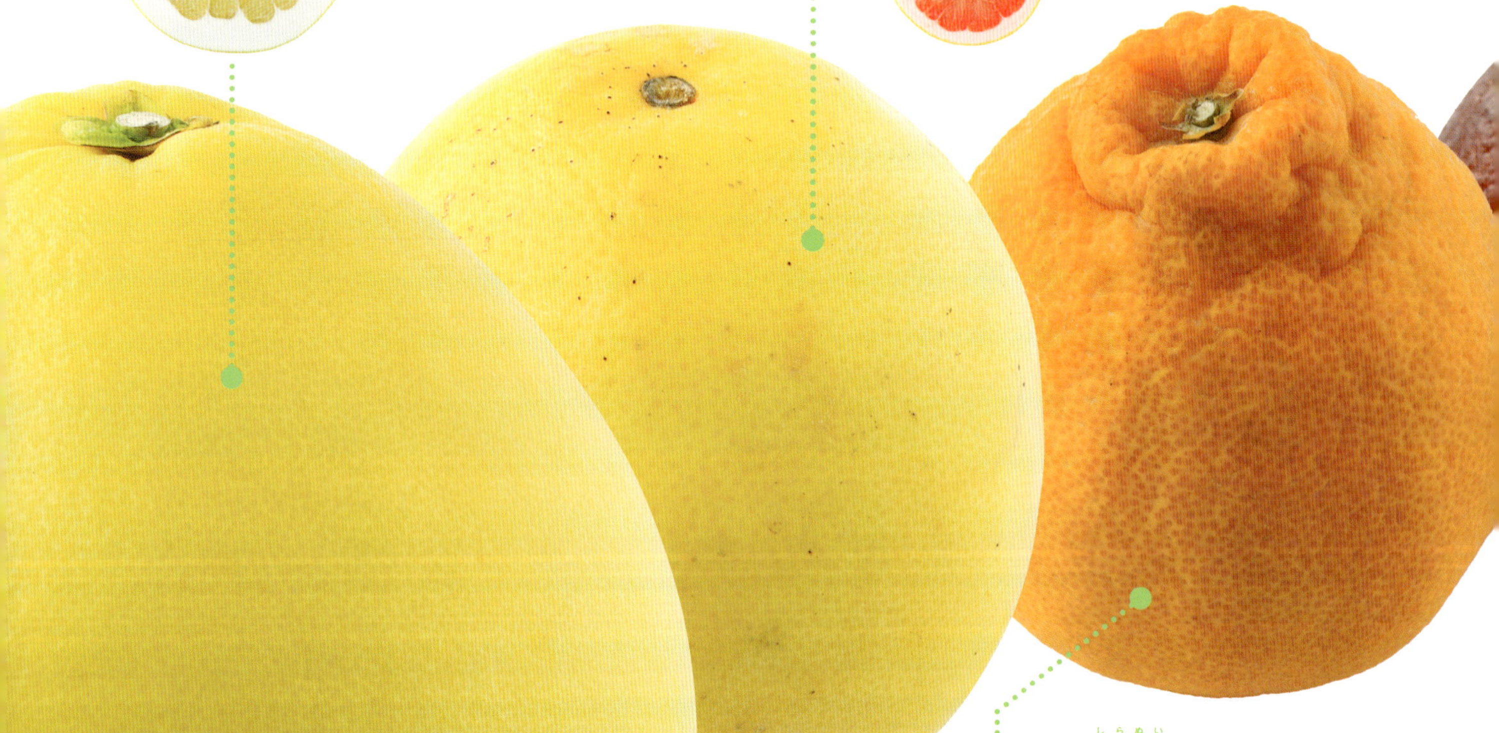

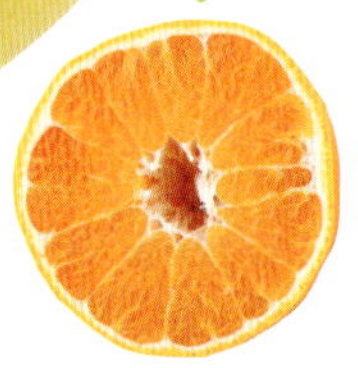

不知火《しらぬい》(→P.88)

その形から「デコポン」とも呼《よ》ばれる。ただし、検査《けんさ》に合格《ごうかく》したあまいものしか、この名前は使えないんだ。皮がむきやすく、食べやすいのも特ちょう。

みかんの仲間のまめ知識《ちしき》

みかんを食べると手が黄色くなるわけ

みかんには「β《ベータ》-クリプトキサンチン」という黄色い色素《しきそ》成分がふくまれている。みかんをたくさん食べると、この色素《しきそ》成分が血中にたまって、はだが黄色く見えるんだ。足の裏《うら》や顔にもしょう状《じょう》が出やすいといわれている。食べるのをやめれば、自然に治るよ。

皮をむかなくても中身がわかる!?

みかんのへたをとってよく見ると、穴《あな》に白い線が並《なら》んでいる。これは、中に水分や栄養を運んでいた管のあと。この数とみかんのふさの数は同じなんだよ。

グレープフルーツのかおりでやせる!?

みかんの仲間の果物には、「リモネン」というかおり成分がふくまれている。この成分には、脂肪《しぼう》を分解《ぶんかい》する酵素《こうそ》の分ぴつを活発にしたり、むくみを解《かい》消《しょう》したりする働きがあるといわれている。とくにこのリモネンが多いのが、グレープフルーツなんだよ。

みかん(→P.48-49)
もともと鹿児島県《かごしま》で生まれた果物で、冬によく食べられる。皮がうすくて色がこく、かたくしまっているものがあまくておいしい。

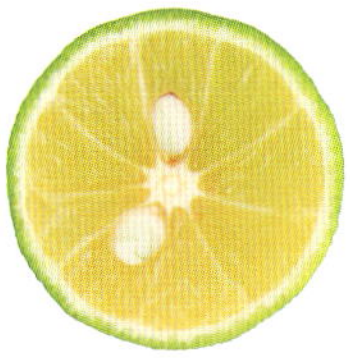

すだち(→P.90)
ゆずの仲間で、徳島県《とくしま》の特産品。熟《じゅく》すと皮が黄色くなるけれど、かおりのよい緑の果実の果汁《かじゅう》が、料理の風味づけに使われる。

金柑《きんかん》
皮にあま味があり、丸ごと食べられる。昔からのどによいといわれていて、砂糖《さとう》づけやマーマレードなどにも使われている。

レモン(→P.90)
すっぱい果物の代表選手。すっぱさの正体はクエン酸《さん》で、つかれを回復《かいふく》する効果《こうか》があるんだ。ビタミンCも多くふくまれているよ。

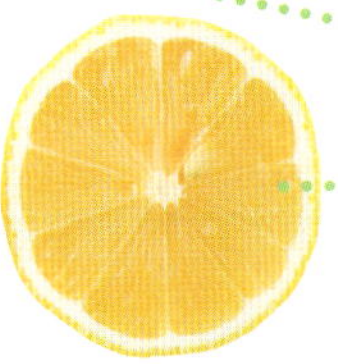

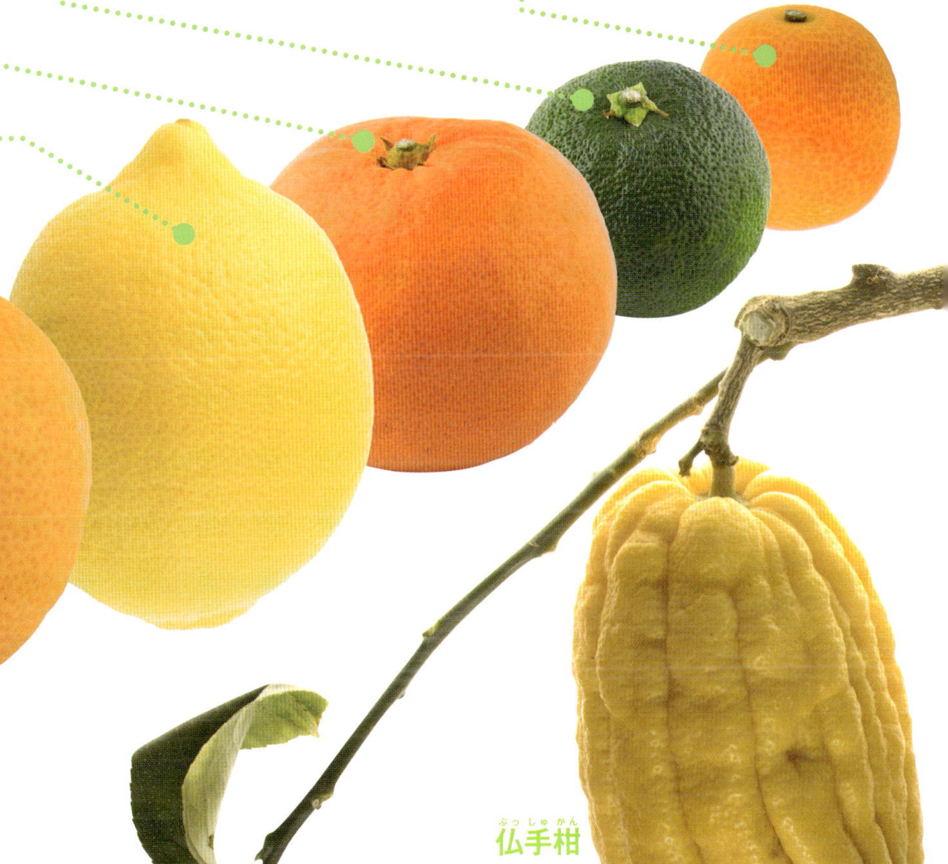

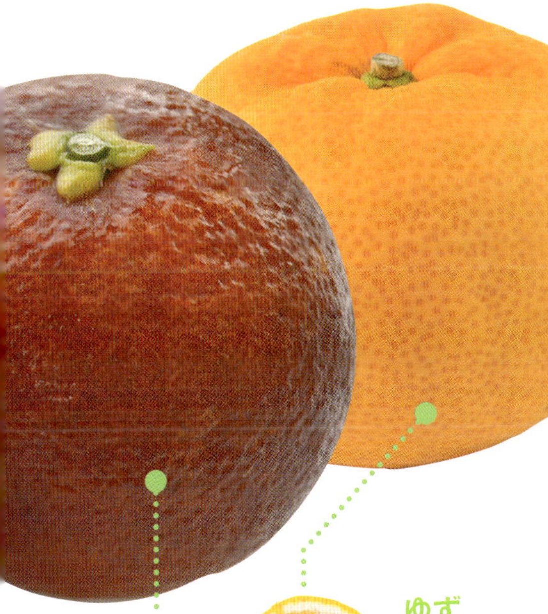

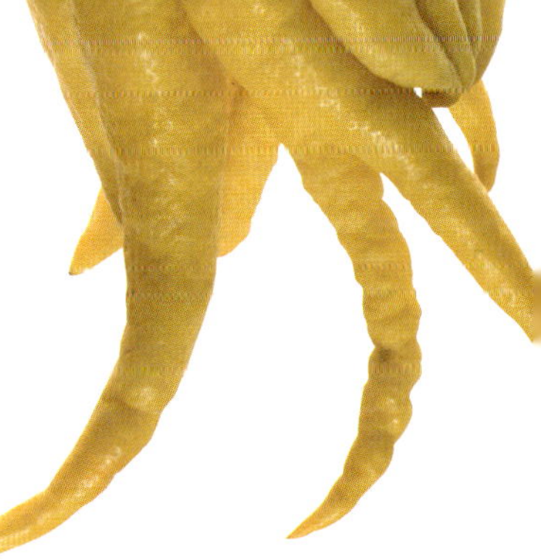

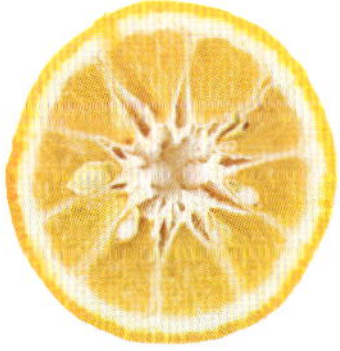

ゆず
かおりと酸味《さんみ》が強く、日本では古くから、果汁《かじゅう》や皮が料理に使われている。夏の初めには、熟《じゅく》す前の青ゆずが出回るよ。

仏手柑《ぶっしゅかん》

これも みかんの仲間!!

その名のとおり、まるで仏様《ほとけさま》の手のような形をした果物。生では食べずに、砂糖《さとう》で煮《に》たり、ジャムにしたりして食べられているよ。

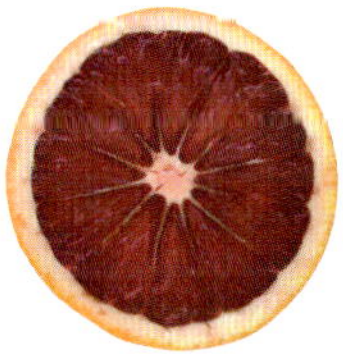

ブラッドオレンジ(モロ)
ブラッドは「血」という意味。その名前のとおり、果肉はほかのみかんよりずっと赤みをおびている。日本では愛媛県《えひめ》の宇和島市《うわじま》などでつくられているよ。

みかんの皮が消しゅうざいに

シンクの三角コーナーやくつ箱などに、みかんの皮を置いておくと、いやなにおいがなくなるんだ。電子レンジの中のにおいが気になるときは、みかん1個《こ》分の皮を入れて40～50秒加熱*。においがとれるよ。

レモンのかおりで成績《せいせき》が上がる!?

目が覚めるようなレモンのかおりには、集中力を高める効果《こうか》があるといわれている。においをかげば、きっと勉強もはかどるはず。

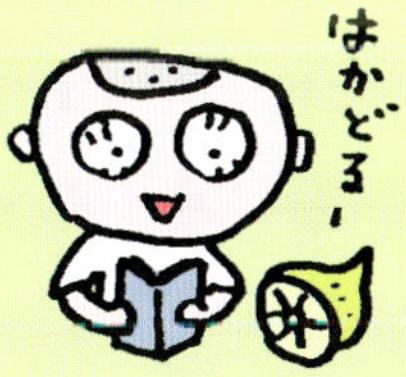

「ゆず湯」でかぜを予防《よぼう》?

日本では、日中の長さがいちばん短い「冬至《とうじ》」の日に、湯船にゆずを入れた「ゆず湯」に入る習慣《しゅうかん》がある。ゆず湯に入ると、1年間かぜをひかないといわれている。実際《じっさい》、ゆずには体を温める働きがあるんだって。

鏡もちの上にのっているのは?

鏡もちにのっているのは、みかんではなくて、橙《だいだい》という名前のかんきつ類。木から実が落ちずに年をこすことから、「代々《だいだい》」となり、縁起《えんぎ》がよい果物とされている。

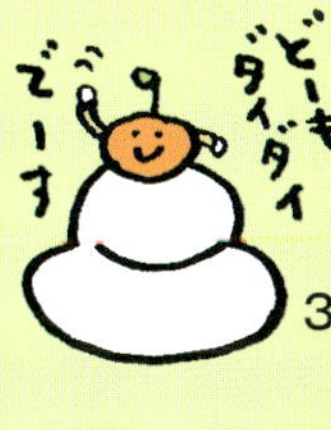

*電子レンジを使うときは、安全に十分注意してね。

育てる—りんご

青森《あおもり》県弘前《ひろさき》市にあるりんご農園の仕事を密着《みっちゃく》リポート。約10か月間、りんごがどんなふうに育てられているのか見てみよう。

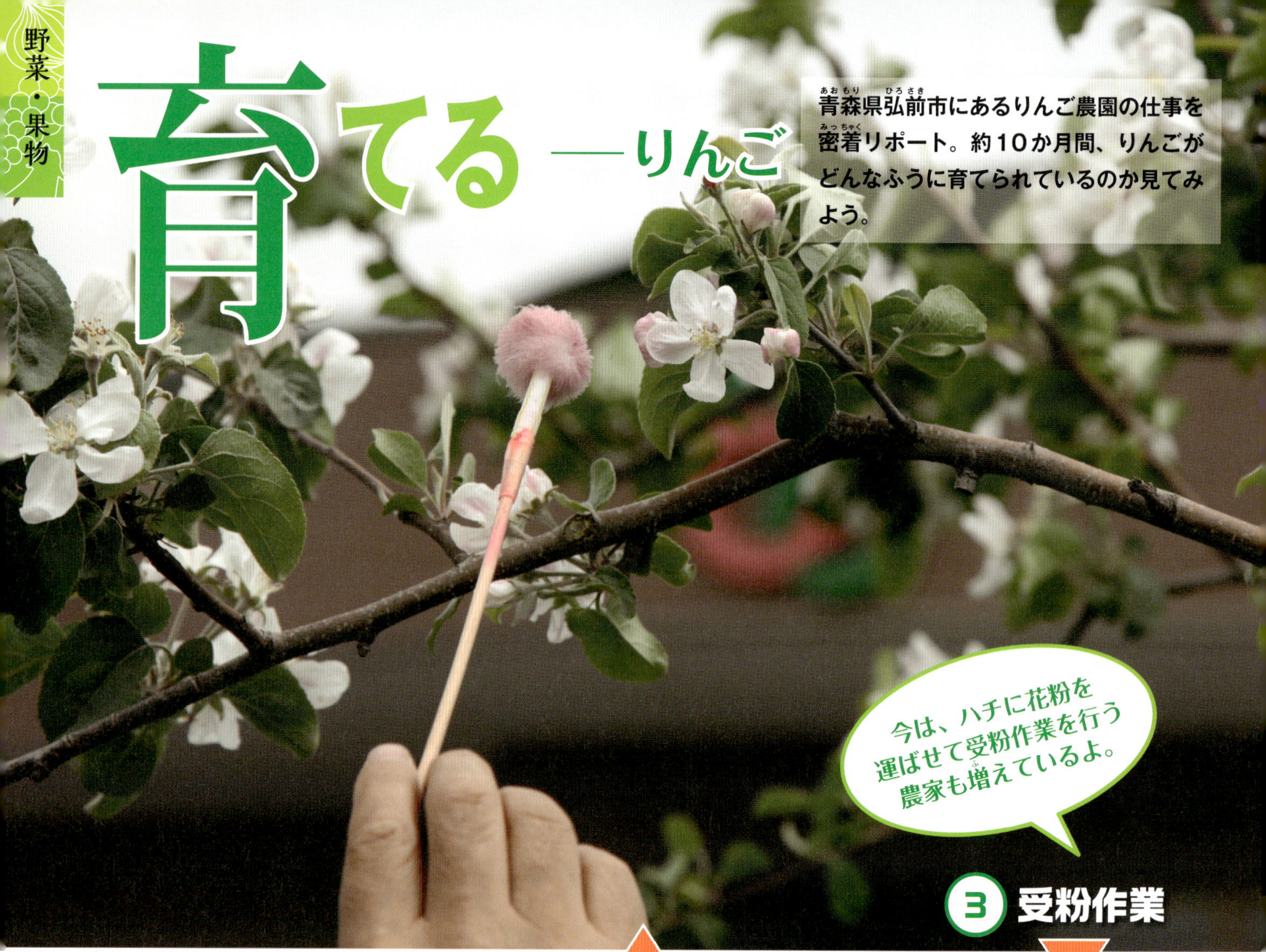
今は、ハチに花粉を運ばせて受粉作業を行う農家も増《ふ》えているよ。
3 受粉作業

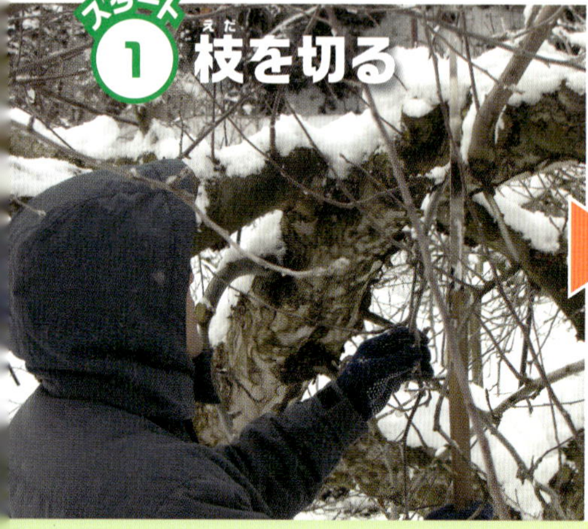
スタート
1 枝《えだ》を切る

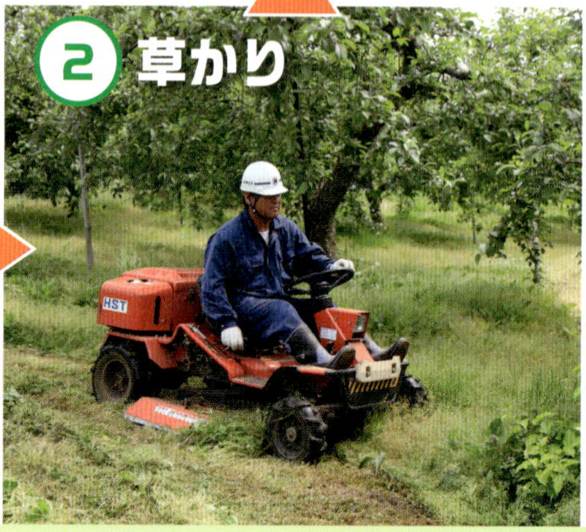
2 草かり

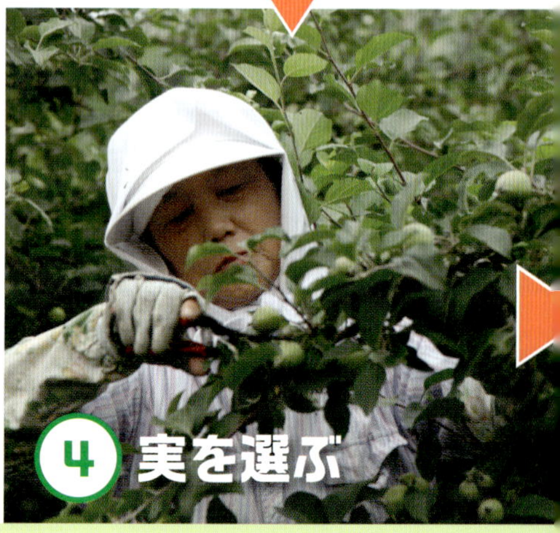
4 実を選ぶ

りんごができるまで

1月末〜3月

木の形を整える

弱った枝《えだ》や不要な枝《えだ》を切って、木の中まで日の光が入るようにする。その年のりんごのできを左右する、重要な仕事なんだ。

4月

肥料《ひりょう》をまく

前の年にりんごに養分を吸《す》われてやせた土地に、肥料《ひりょう》をまいて栄養をあたえる。りんごの果実が大きくなり始める6月ごろにも行う。

4〜9月

草かり・薬かけ

まわりの草がのびると、養分がうばわれるので、春から夏に4〜6回草をかる。病気や害虫の予防《よぼう》・くじょのための薬かけを定期的に行う。

5月

受粉作業

ほとんどのりんごは、めしべに同じ品種の花粉がついても果実にならない。だから、人間の手でほかの品種の花粉をつけていくんだ。

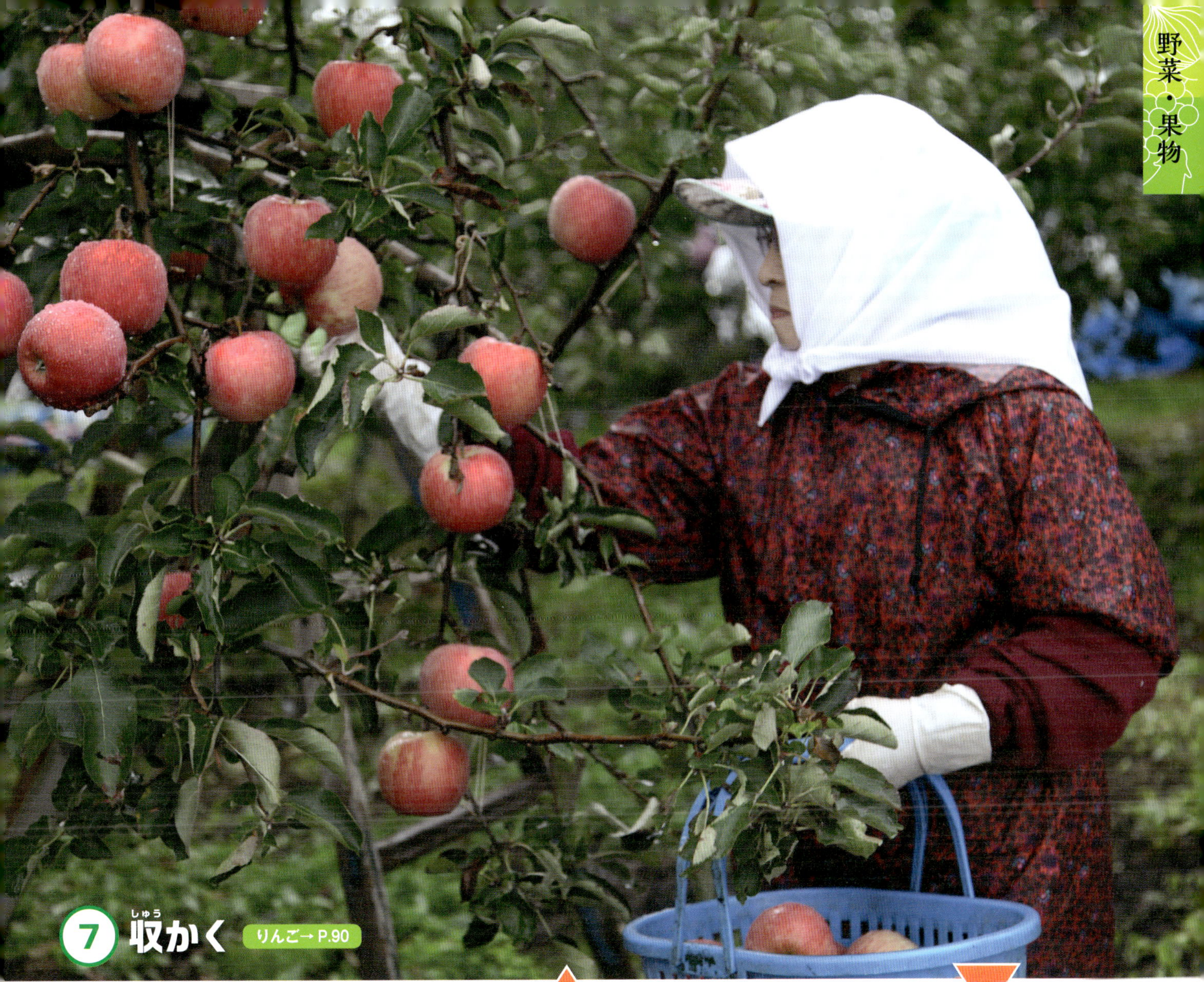

7 収《しゅう》かく りんご→P.90

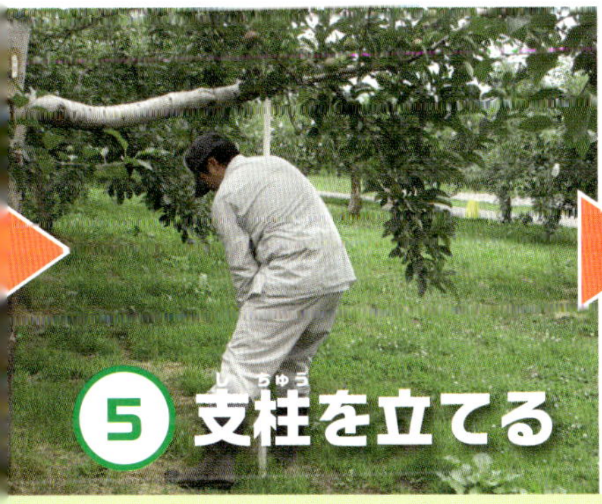

5 支柱《しちゅう》を立てる

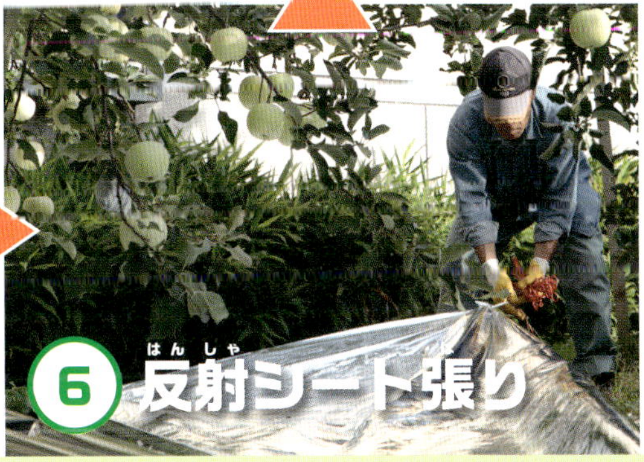

6 反射《はんしゃ》シート張り

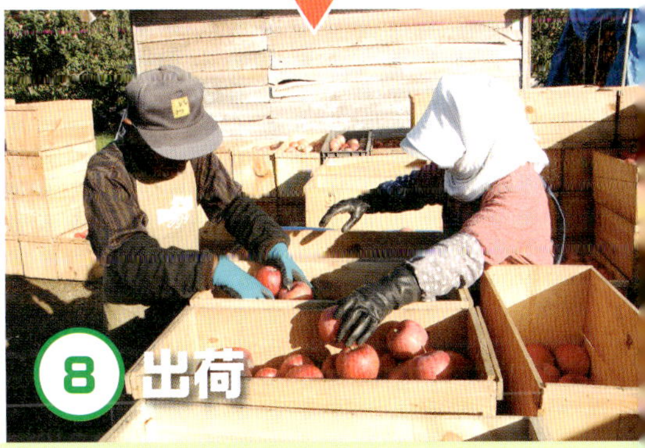

8 出荷

6～7月

実すぐり作業

つきすぎた果実をとり、残したものに栄養が行きわたるようにする。果実の数を少なくすることで、りんごの木への負《ふ》担《たん》を減《へ》らす効果《こうか》もある。

7～8月

支柱《しちゅう》を立てる

りんごが大きくなって、枝《えだ》が下がってきたら、枝《えだ》が折《お》れないように、支柱《しちゅう》を立てて支《ささ》える。木の中まで日の光が届《とど》くようにする効果《こうか》もあるんだ。

8月下旬《げじゅん》～11月

着色手入れ

全体に日が当たって果実が赤くなるように、じゃまな葉をとったり、果実の向きを変えたりする。地面には光を反射《はんしゃ》するシートを張《は》る。

9月～11月

収かく・出荷

りんごが赤く熟《じゅく》したら、いよいよ収《しゅう》かく。傷《きず》つけないように、ていねいにもぎとっていく。その後、品種別に箱につめてから出荷するよ。

変わった実り方 ――成長④

よく食べている果物でも、どのように成長するか知らないものも多い。なかには、とても変わった育ち方をする果物もあるんだ。どんなふうに果実をつけるのか見てみよう。

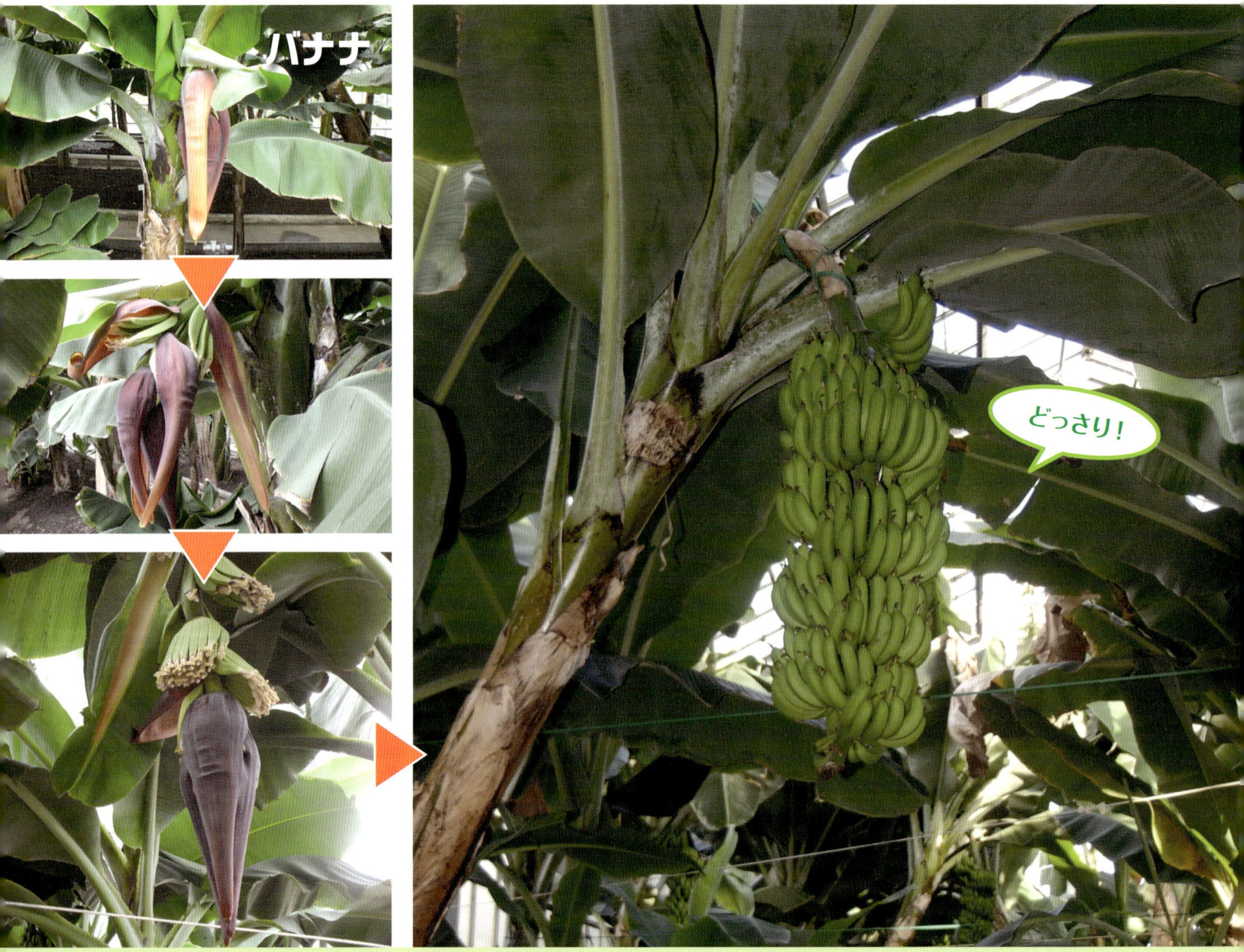
バナナ
どっさり！

果物のまめ知識《ちしき》

バナナ (→P.44)

「ほう」の中に約200本！

バナナは、高さ2～3mと大きくて木のようだけれど、実際《じっさい》は草なんだ。果実は最初、「ほう」というむらさき色の花のようなものに包まれている。ほうが1枚《まい》ずつめくれていくと、約200本もの果実が出現《しゅつげん》。そして、太陽に向かって、上へ上へと成長するんだ。

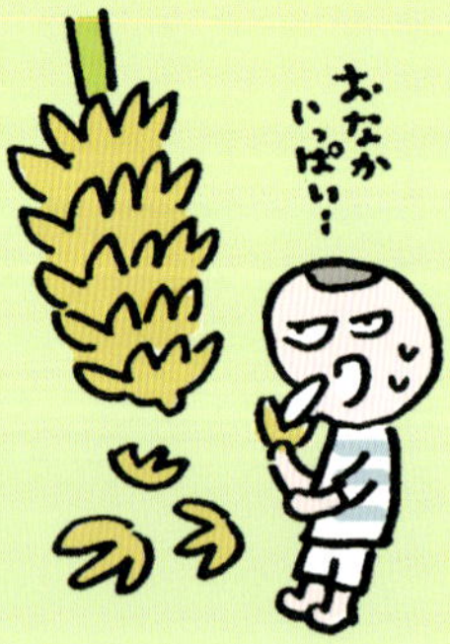
おなかいっぱい！

メロン (→P.49)

ひび割《わ》れにかさぶたが！

メロンの表面にできる網目《あみめ》。じつはこれ、メロンのかさぶたなんだ。果肉が大きくなるスピードに皮の成長が追いつかず、表面にたくさんのひび割《わ》れができる。そこから果汁《かじゅう》がしみ出て、かたまり、網《あみ》目模様《めもよう》ができるんだよ。

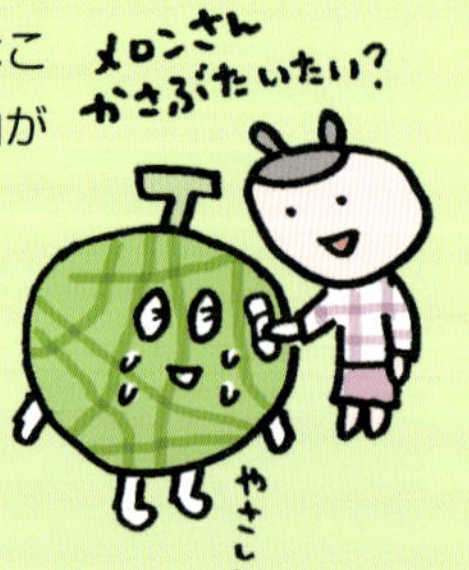
メロンさん かさぶたいたい？
やさしい

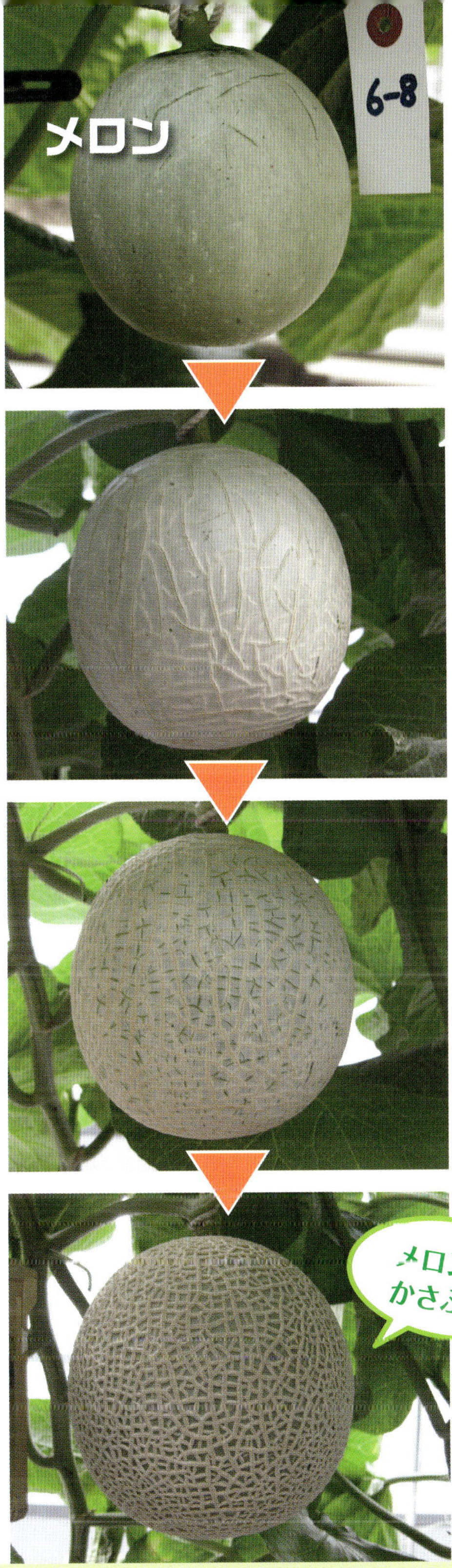
メロン
6-8
メロンの
かさぶた

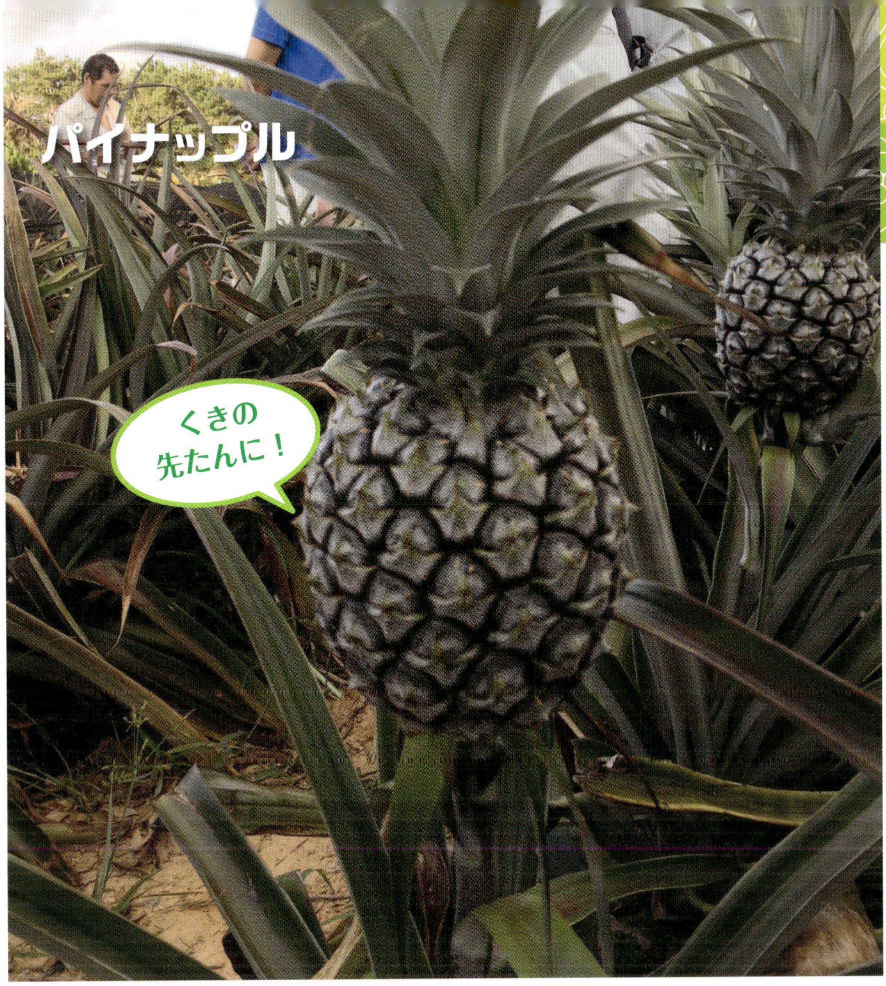
パイナップル
くきの
先たんに！

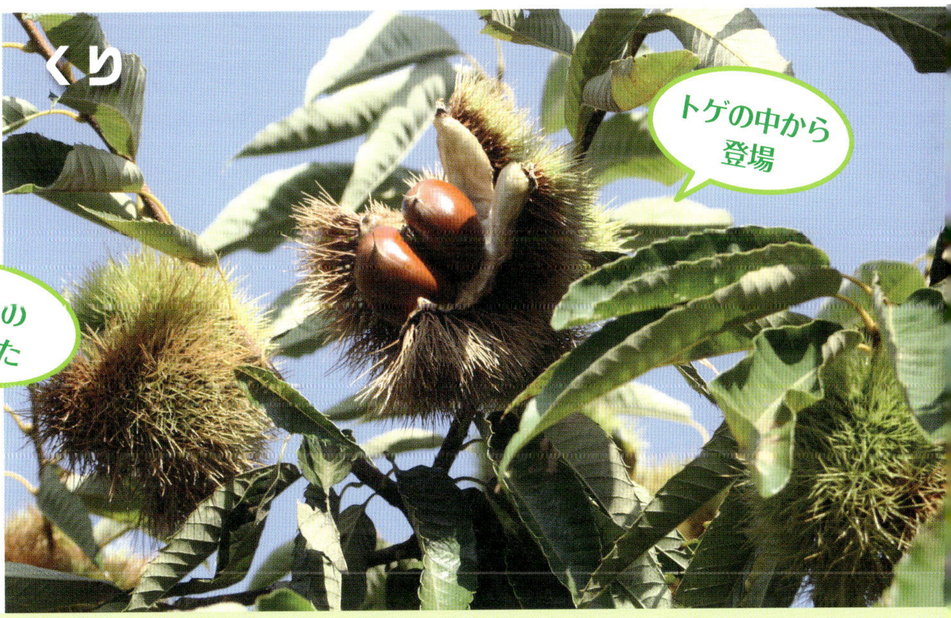
くり
トゲの中から
登場

パイナップル (→P.89)

くきの上に堂々と！

パイナップルも、バナナのように、木ではなく草になる。長くとがった葉のまん中から太いくきがのびて、その先にパイナップルが実る。表面にある六角形のような模様《もよう》の1つひとつが、小さな果実。それが集まって、パイナップルができているんだ。

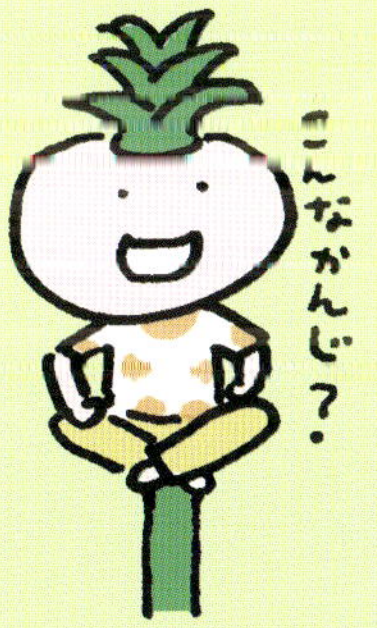
こんなかんじ？

くり (→P.48-49)

いがに守られて成長

あまぐりやくりきんとんなどに使われるくりは、いがと呼《よ》ばれるトゲトゲの中にできる。いがの役目は、果実が動物たちに食べられないようにガードすること。最初、緑色をしているけれど、熟《じゅく》すにつれて茶色になる。完熟《かんじゅく》すると、いがが割けて、果実が顔を出すんだよ。

いがさん
ありがとう

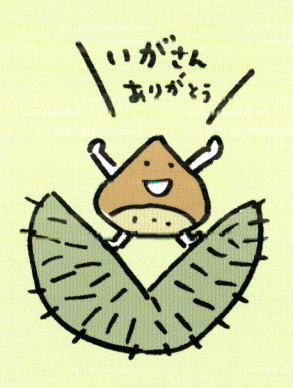

届《とど》くまで ―バナナ

バナナのほとんどは、外国からやって来る。エクアドルの農園で育てられたバナナが、お店に並《なら》ぶまでの様子を見てみよう。

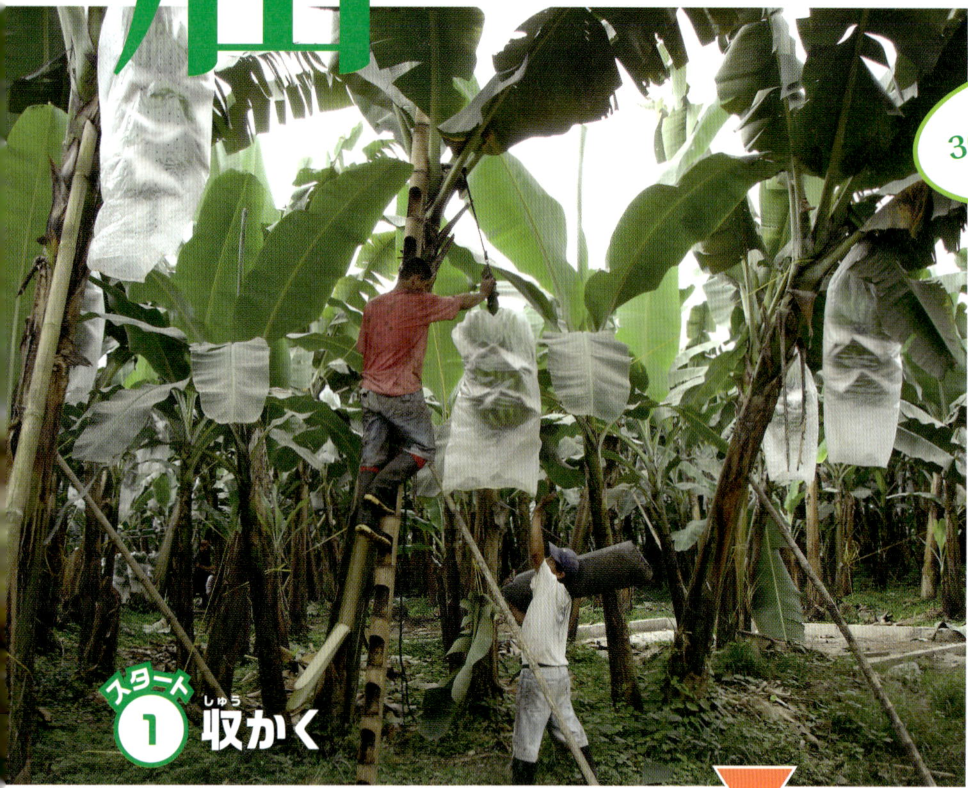
スタート
1 収《しゅう》かく

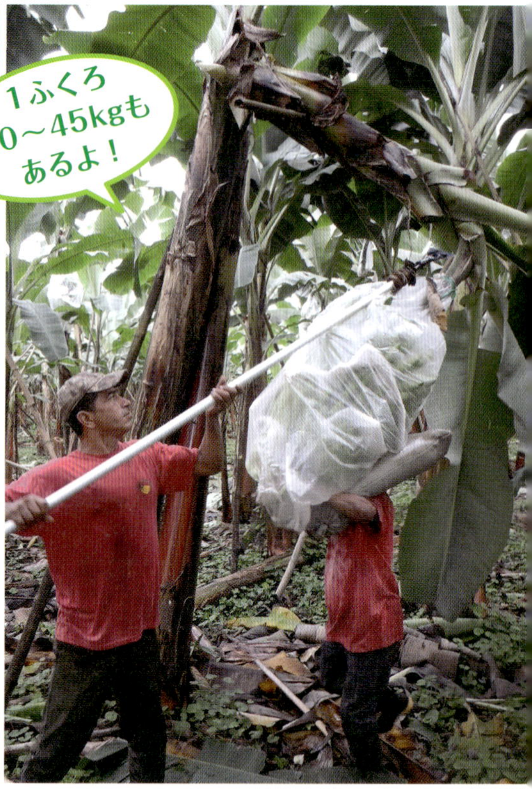
1ふくろ30～45kgもあるよ！

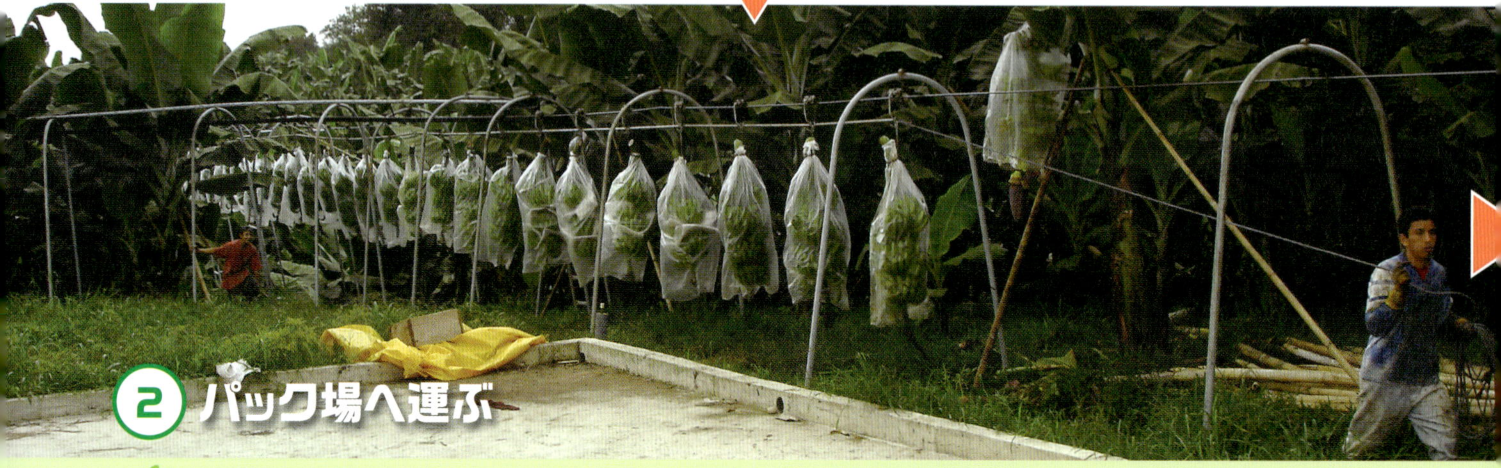
2 パック場へ運ぶ

バナナの道のり

緑の果実を収《しゅう》かくする

鳥や虫に食べられないようにふくろがかけられたバナナを、まだ緑のうちに収《しゅう》かくする。黄色くなったバナナは、害虫がいる可能性《かのうせい》があるので、輸入《ゆにゅう》することが法律《ほうりつ》で禁止《きんし》されているんだ。

パック場へ運んで切る

園内に張《は》りめぐらされたケーブルにバナナをひっかけ、引っ張《ぱ》ってパック場へ運ぶ。パック場に着いたら、バナナの先に残っている花をつみとり、ふさを切りはなしていく。

水で洗《あら》ってきれいにする

水そうの中でバナナを洗《あら》ってよごれを落とし、へたの部分の形をナイフで整える。傷《きず》がついているものや、形が悪いものはとりのぞいて、バナナ栽培《さいばい》の肥料《ひりょう》などに使うよ。

重さをはかってチェックする

バナナを分類するため、重さをはかる。また、強い風を当ててバナナについた異物《いぶつ》をとりのぞいたり、くさるのを防《ふせ》ぐためにへたにフィルムシートをかぶせたりする。

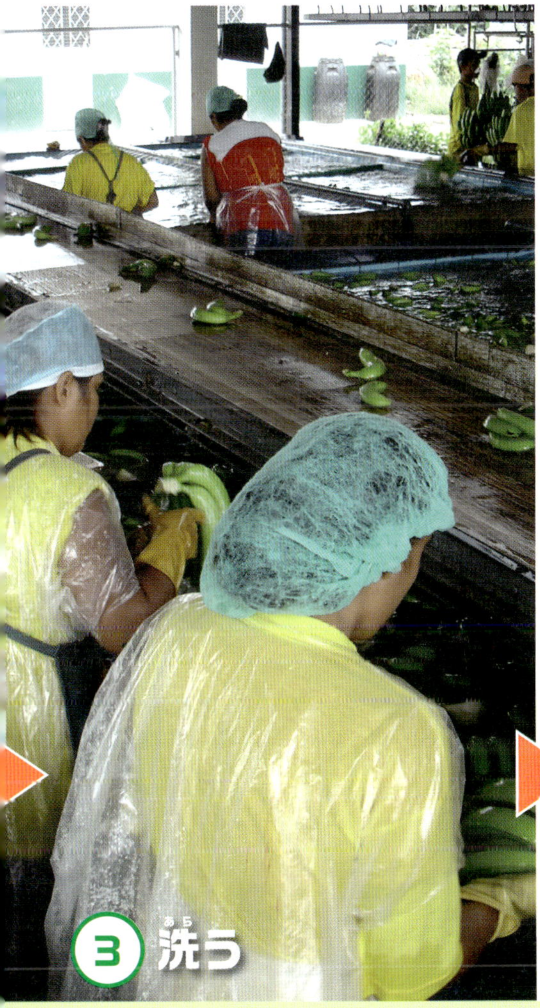

③ 洗《あら》う

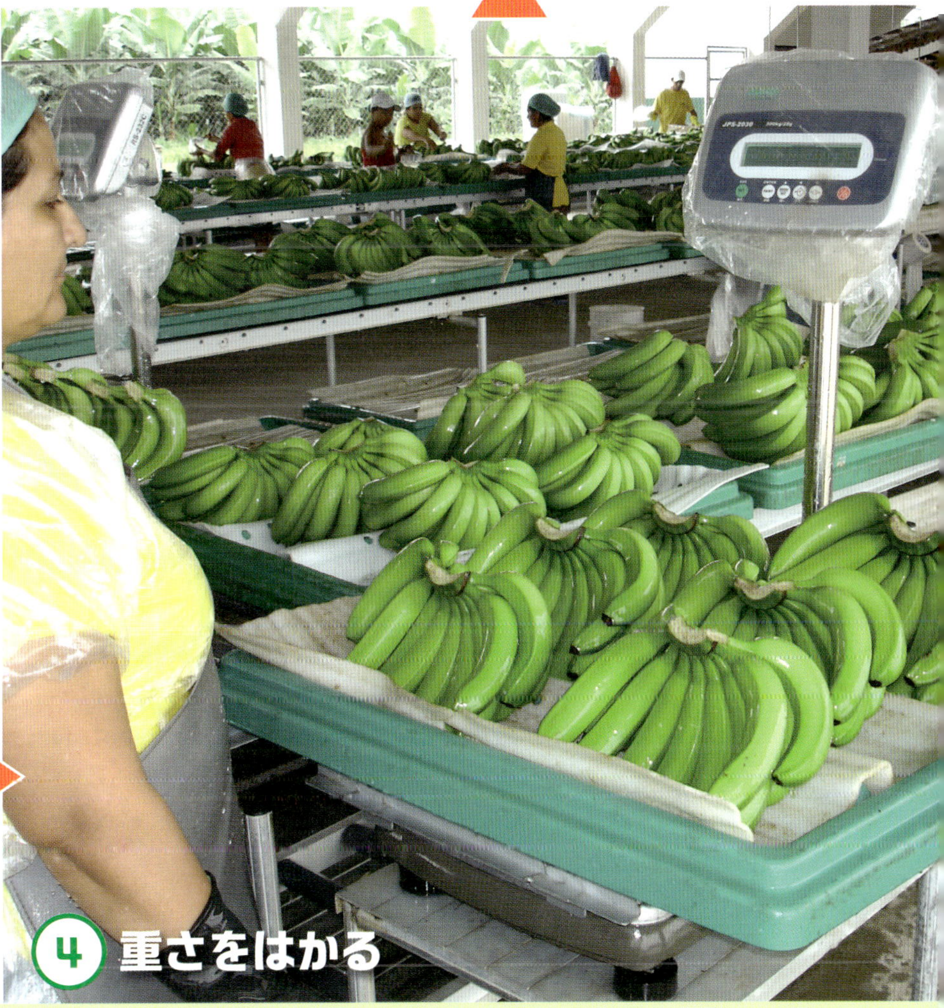

④ 重さをはかる

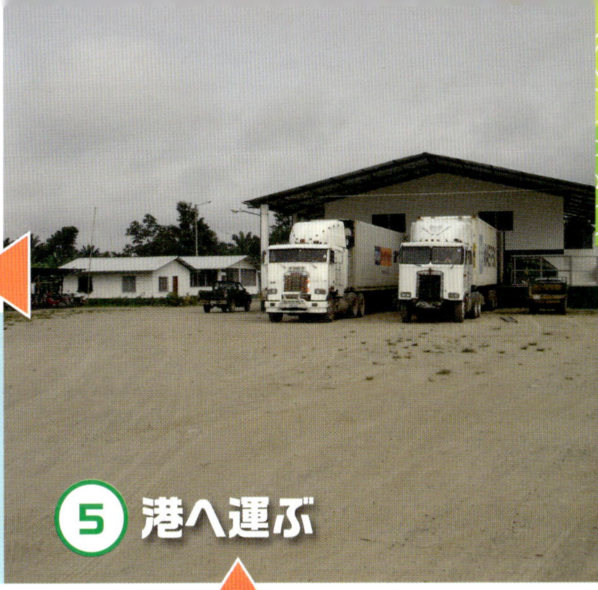

⑤ 港へ運ぶ

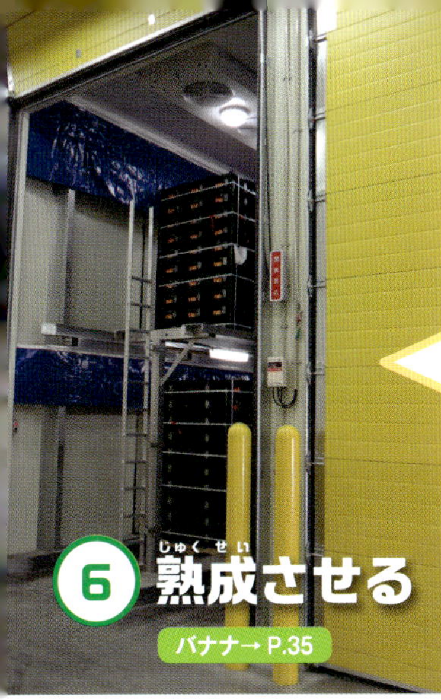

⑥ 熟成《じゅくせい》させる

バナナ→ P.35

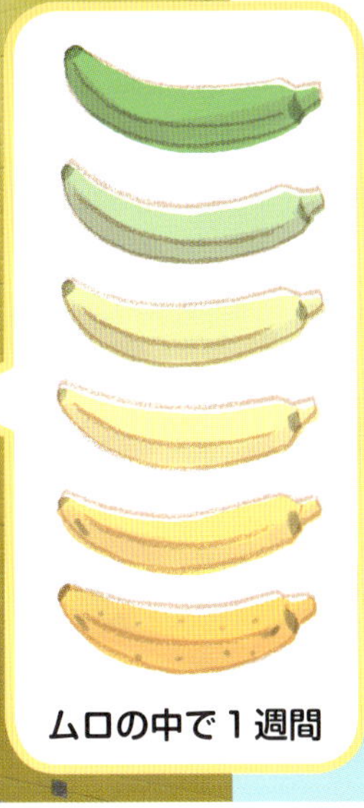

箱につめて港へ

船で日本へ 約1か月

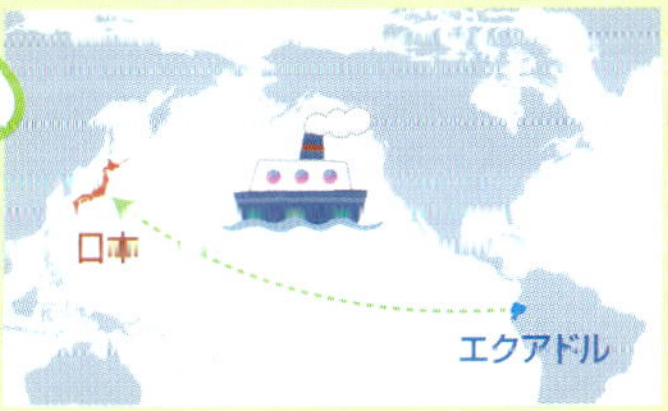

バナナをふくろに入れて真空パックにしてから、箱につめる。箱には製造日《せいぞうび》やサイズなどが表示《ひょうじ》される。箱づめしたバナナは、冷蔵《れいぞう》トラックで港へ運ばれ、検査《けんさ》を受けてから船に積みこまれる。運んでいる間にバナナが熟《じゅく》してしまわないように、船の中の温度は13℃くらいに保《たも》たれている。

病気や品質《ひんしつ》を検査《けんさ》する

船が日本にとう着すると、バナナを降《お》ろす。その後、バナナが病気にかかっていないか、虫がついていないか、農薬が基《き》準値《じゅんち》をこえていないかなどの検査《けんさ》を行う。

バナナを完熟《かんじゅく》させる

約1週間

検査に合格したバナナは、コンピューターで管理された「ムロ」と呼《よ》ばれる部屋に入れられる。ここで、バナナを熟成《じゅくせい》させるんだ。1週間くらいで、バナナは黄色に熟《じゅく》すよ。

全国のお店へ

知ってる?　――めずらしい果物

ふつうの店ではあまり売られていない、めずらしい果物をしょうかいするよ。味やかおりを想像《そうぞう》してみよう。

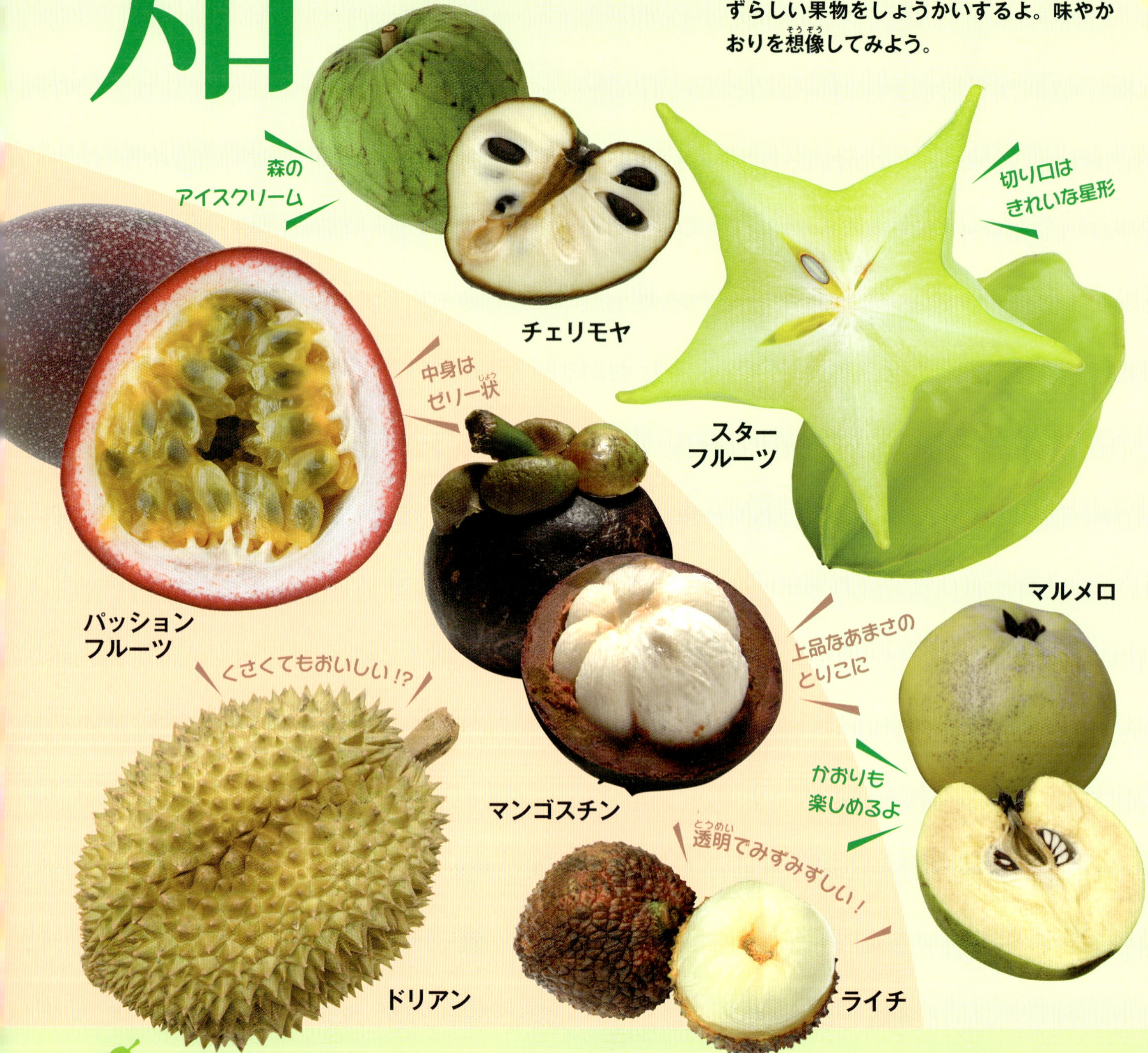
森の
アイスクリーム
チェリモヤ
切り口は
きれいな星形
スター
フルーツ
中身は
ゼリー状《じょう》
パッションフルーツ
マンゴスチン
上品なあまさの
とりこに
マルメロ
かおりも
楽しめるよ
くさくてもおいしい!?
ドリアン
透明《とうめい》でみずみずしい!
ライチ

果物のまめ知識《ちしき》

「果物の王様」ドリアン! でも、世界一くさい!?

王様といわれながら、「くさい果物」として世界中で知られているドリアン。たまねぎがくさったようなにおいがするんだ。ドリアンがよく食べられている東南アジアでは、路上で手軽に買えるけれど、空港やホテルなど、持ちこみが禁止《きんし》されている場所があるんだよ。

世界三大美女のひとりが愛した「美の果実」

世界三大美女のひとり、楊貴妃《ようきひ》は、中国《ちゅうごく》にあった唐《とう》という国のきさきで、ライチ好き。皇《こう》ていは、楊貴妃《ようきひ》に新せんなライチを食べさせるために、600kmもはなれた土地から馬で運ばせたんだよ。

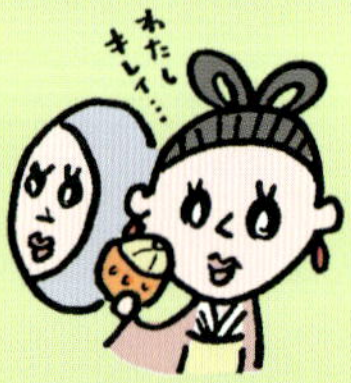
わたし
キレイ…

世界三大美味果といわれる果物

たくさんある果物の中でも、とくにおいしいといわれている「世界三大美味果」。それは、マンゴー（→P.35)、マンゴスチン、そして、チェリモヤなんだ。チェリモヤは、日本ではあまり見かけないけれど、アイスクリームのようなあまさがあるよ。

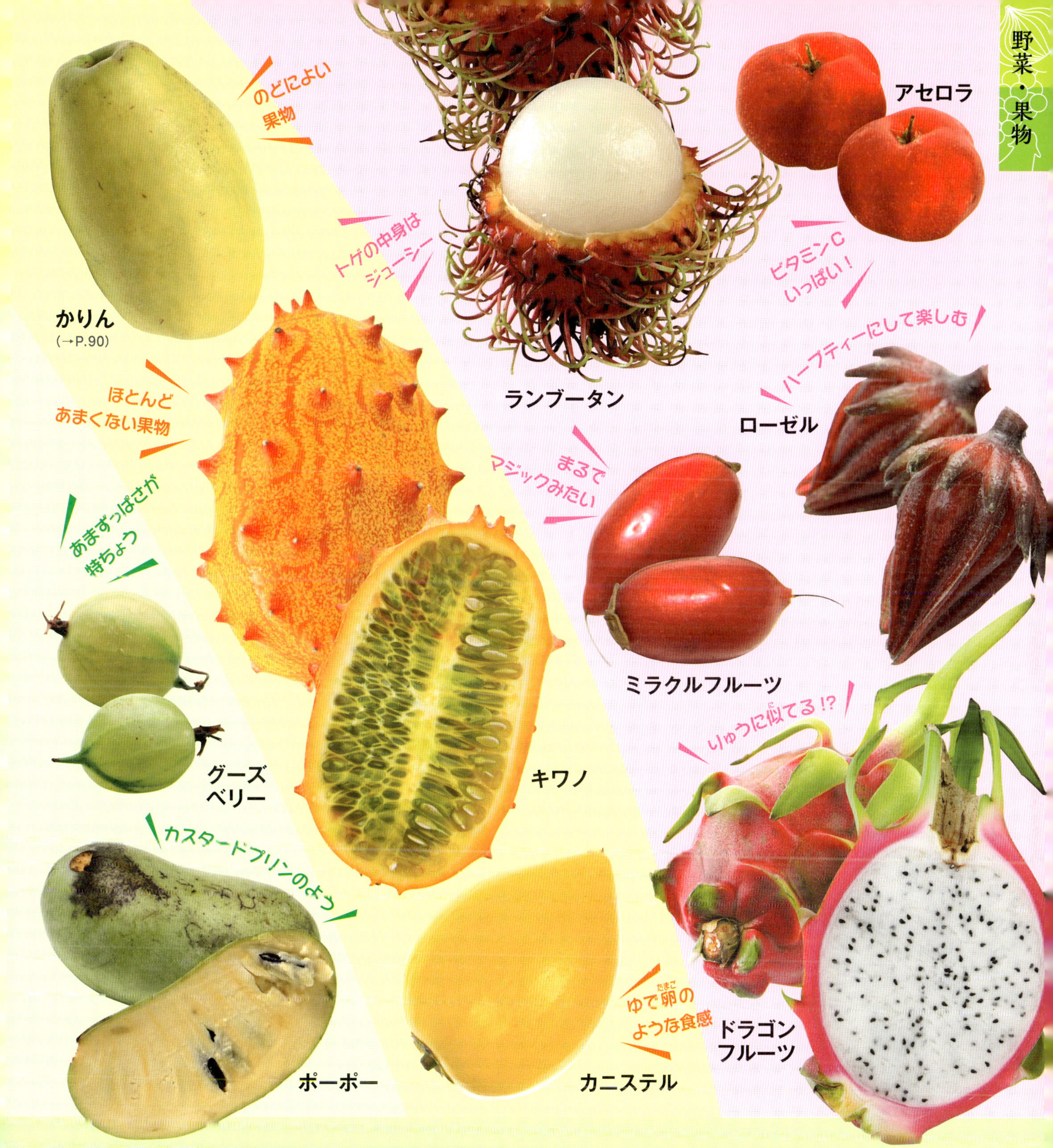

のどによい果物
かりん
(→P.90)
トゲの中身はジューシー
ランブータン
アセロラ
ビタミンCいっぱい！
ハーブティーにして楽しむ
ローゼル
ほとんどあまくない果物
あまずっぱさが特ちょう
グーズベリー
キワノ
まるでマジックみたい
ミラクルフルーツ
りゅうに似《に》てる!?
ドラゴンフルーツ
カスタードプリンのよう
ポーポー
ゆで卵《たまご》のような食感
カニステル

「女王の果物」が「果物の女王」に！

果物の王様がドリアンだとすれば、女王様といわれるのは、マンゴスチン。かおりが高く、みずみずしく、すっぱさとあま味の両方を味わえるんだ。19世紀、イギリスのビクトリア女王が大好きだったというエピソードが有名。

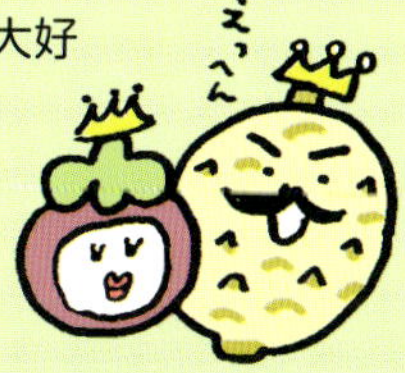

こう見えてきゅうりの仲間

黄色い皮にトゲがついた「キワノ」という果物。別名を「つのにがうり」といい、ウリ科の植物なんだ。かおりは、きゅうりとレモンを足したような感じ。すっぱい味だよ。

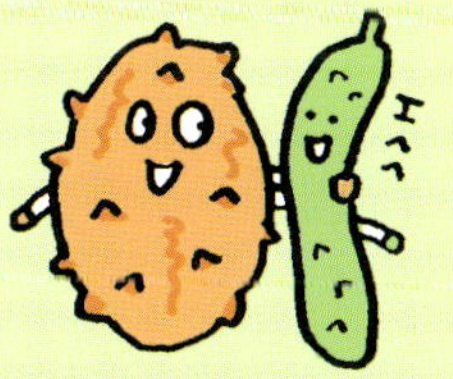

ミラクルフルーツがミラクルなわけ

ミラクルフルーツには、ふしぎな（ミラクルな）力がある。この果物を食べた後に、レモンなどのすっぱい食べものを口にすると、あまく感じるんだ。これは、果実にふくまれる「ミラクリン」という物質《ぶっしつ》が、酸味《さんみ》成分と結合すると、舌《した》のあま味を感じる神経《しんけい》を刺激《しげき》するからなんだよ。

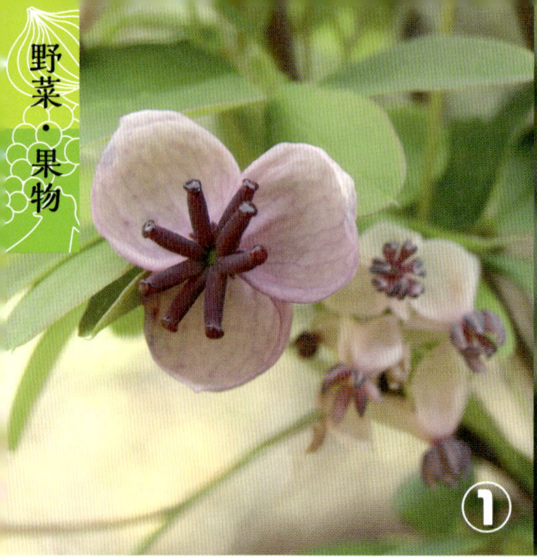

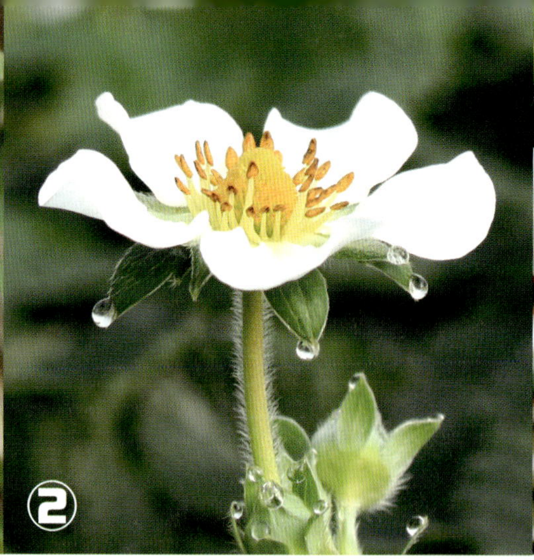

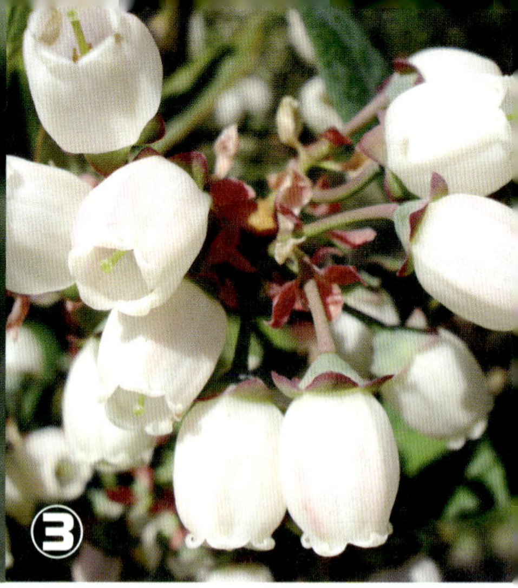

果物の花と種

果物がなる前には花がさく。そして、果実の中には種ができる。ここにある写真の花と種は、どの果物のものか、わかるかな？

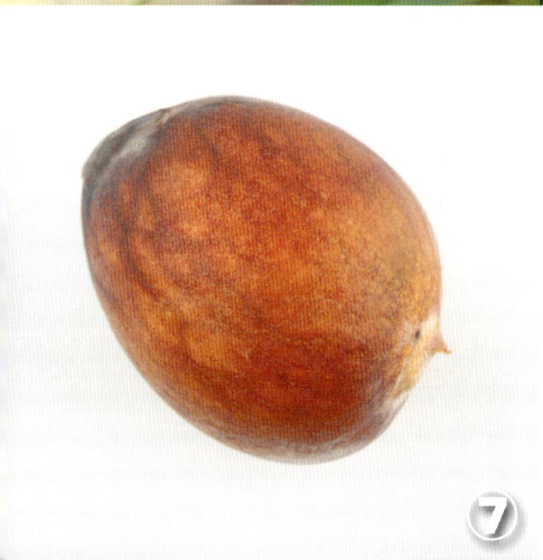

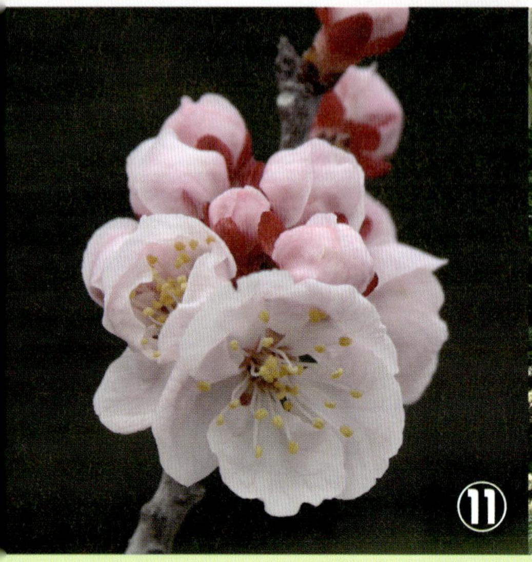

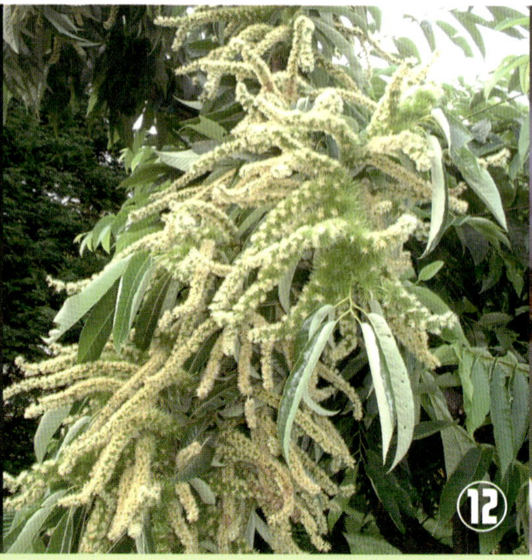

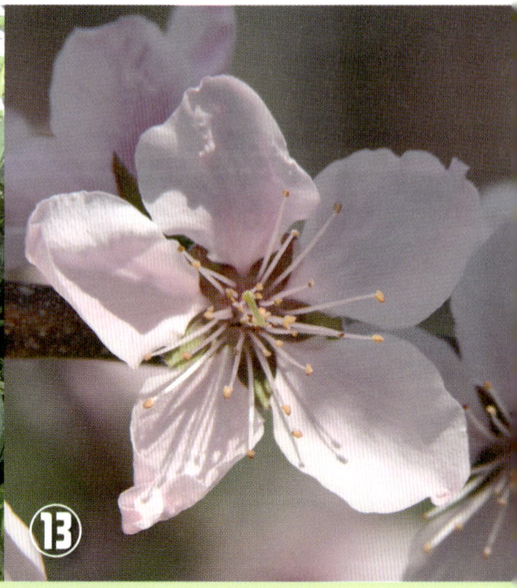

答え

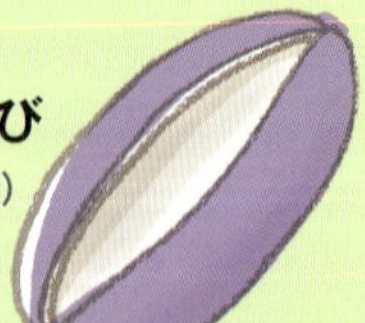
①あけび
（→ P.35）

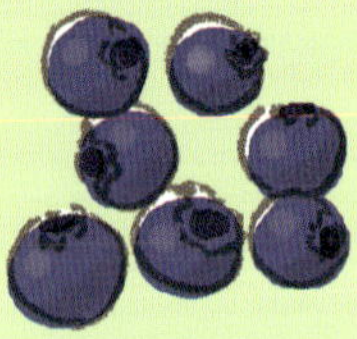
③ブルーベリー
（→ P.89）

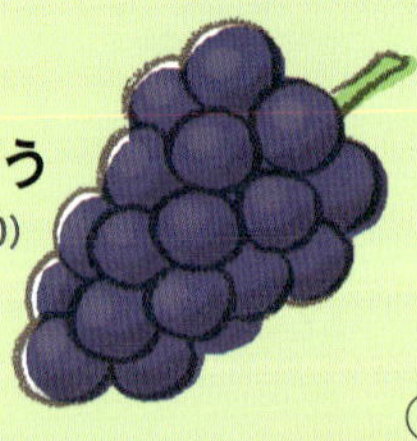
⑤ぶどう
（→ P.90）

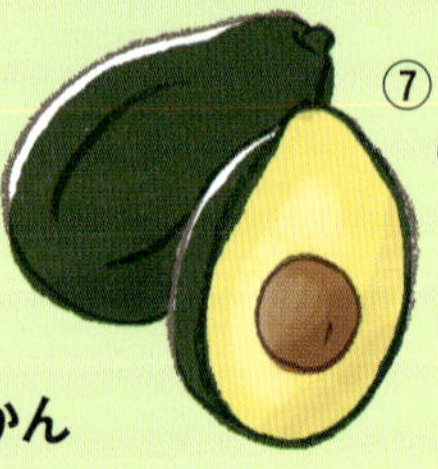
⑦アボカド
（→ P.34）

②いちご
（→ P.88）

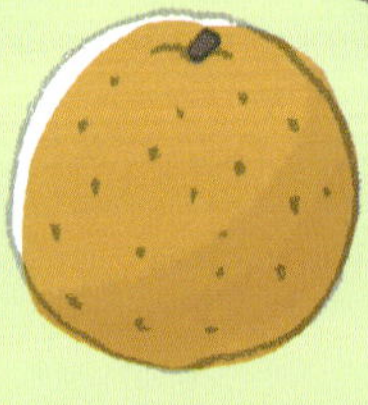
④なし
（→ P.90）

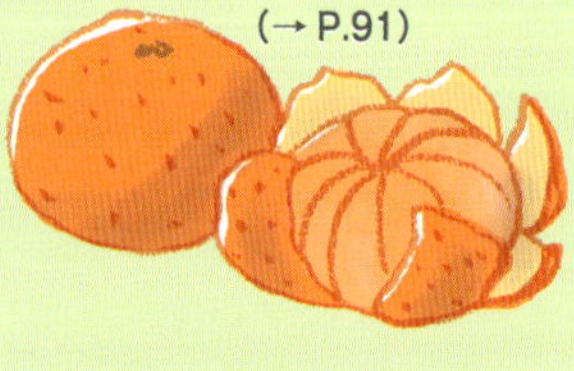
⑥みかん
（→ P.91）

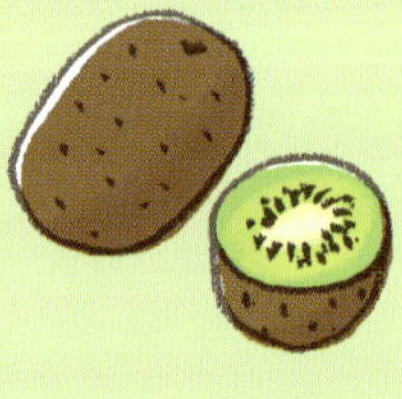
⑧キウイフルーツ
（→ P.35）

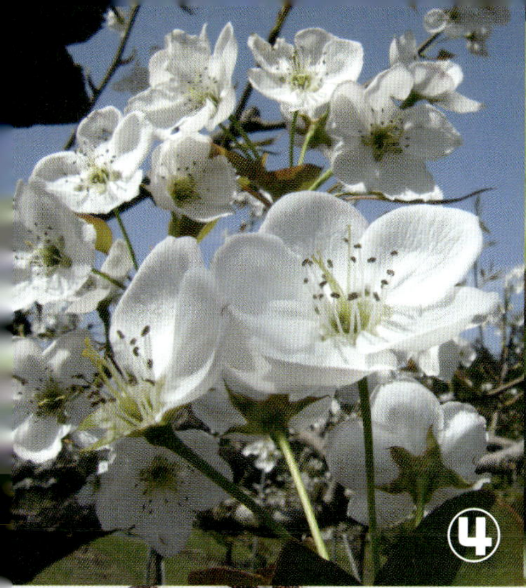
④

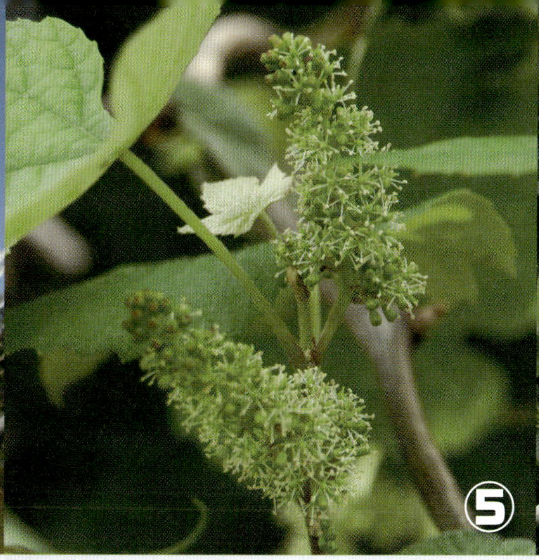
⑤

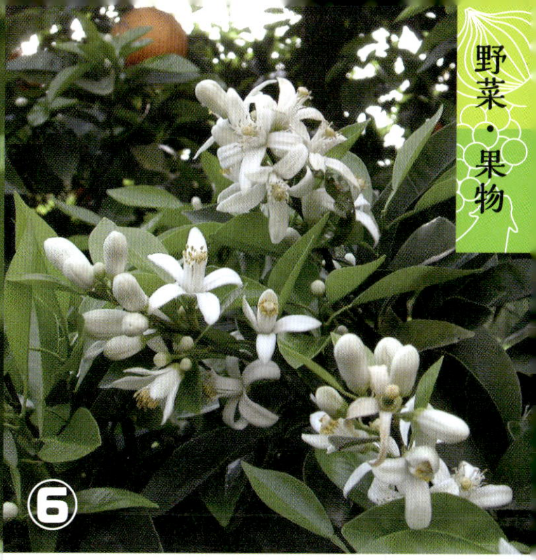
⑥

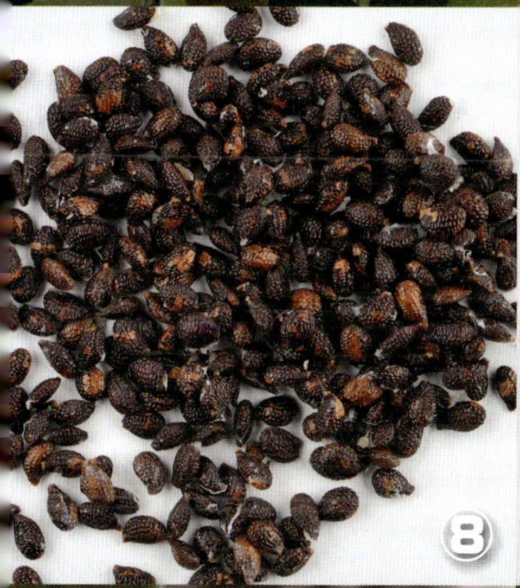
⑧

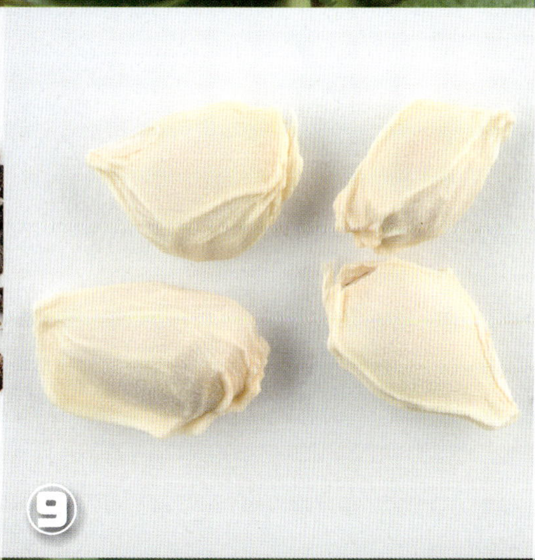
⑨

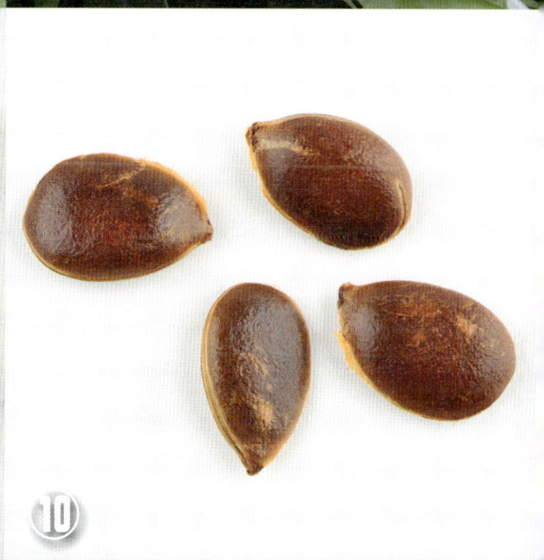
⑩

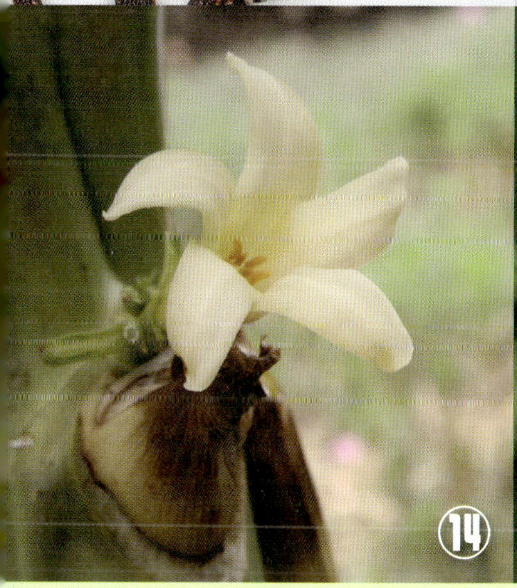
⑭

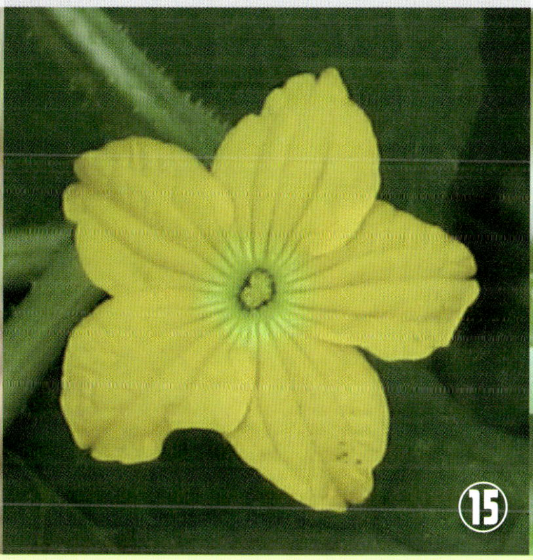
⑮

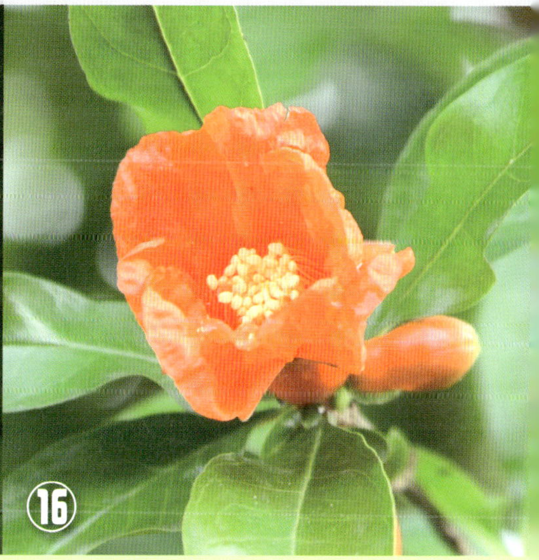
⑯

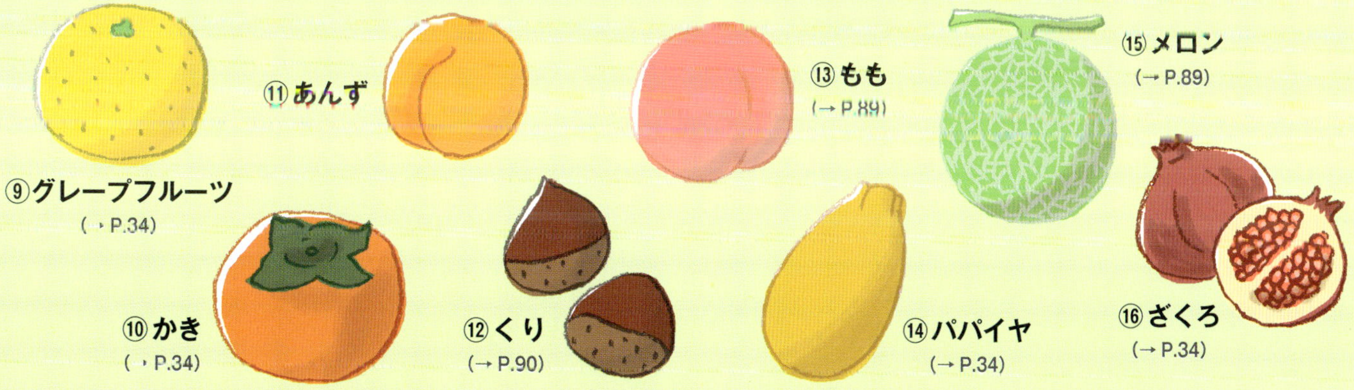
⑨グレープフルーツ
(→ P.34)
⑪あんず
⑩かき
(→ P.34)
⑫くり
(→ P.90)
⑬もも
(→ P.89)
⑭パパイヤ
(→ P.34)
⑮メロン
(→ P.89)
⑯ざくろ
(→ P.34)

目でも味わえるかざり包丁《ほうちょう》

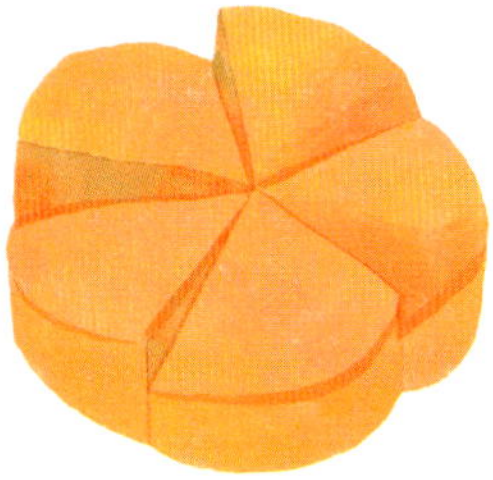

ねじ梅

にんじんを型でぬき、
包丁で花びらの形をつくる。

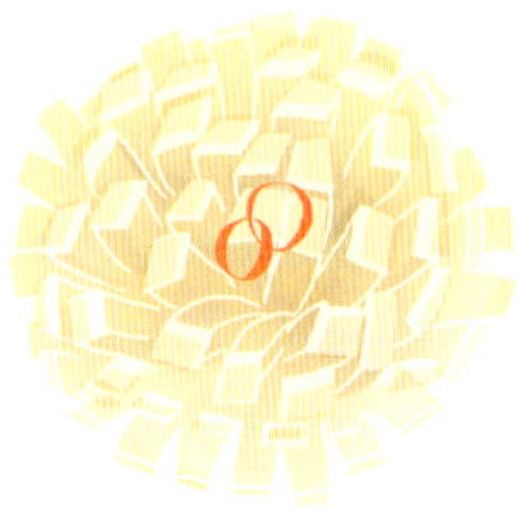

菊花《きっか》切り

かぶやだいこんに、細かい
切り目を入れる。

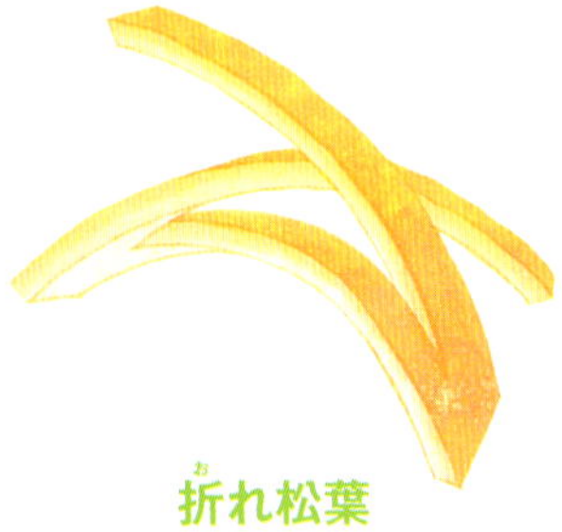

折《お》れ松葉

ゆずの皮を細長く切り、
松の葉に見立てて、交差させる。

焼く、煮《に》る、ゆでる、あげる、蒸《む》す。和食にはさまざまな調理法があるけれど、その多くは「切る」ことから始まる。食材を食べやすい大きさにするだけでなく、切ることで火の通りがよくなるし、味もしみこみやすくなる。

でも、それだけじゃない。和食がおいしくて美しいのは、切ることをとても大切に考えているからだ。家庭の食たくに並《なら》ぶ料理にも、輪切り、いちょう切り、せん切り、そぎ切り……と、それぞれの素材《そざい》や調理法に合わせた、たくさんの切り方があるよね。さらにプロの板前さんたちは、信じられないようなせん細な包丁さばきで、野菜をさまざまな形に切っていく。

それがかざり包丁《ほうちょう》（かざり切り）という和食のわざなんだ。料理の見た目をはなやかにするだけでなく、切り方によって季節感を演出《えんしゅつ》したり、素材《そざい》の口当たりを変えたりしているんだ。

素材《そざい》を大切にし、季節の豊かさを感じさせてくれる。日本に古くから伝わるかざり包丁《ほうちょう》は、そんなおく深い「食の楽しさ」をわたしたちにあたえてくれるんだ。

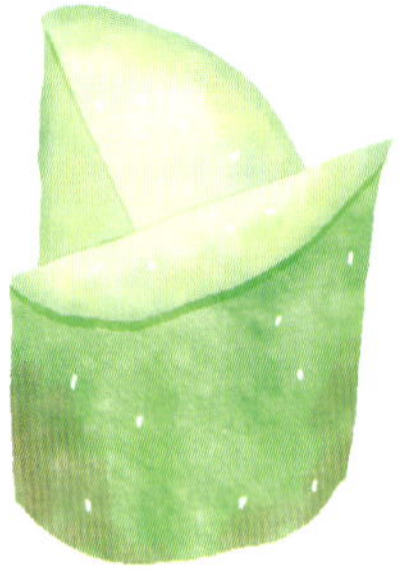

切りちがい

きゅうりに、たがいちがいに
なるように、切り目を入れる。

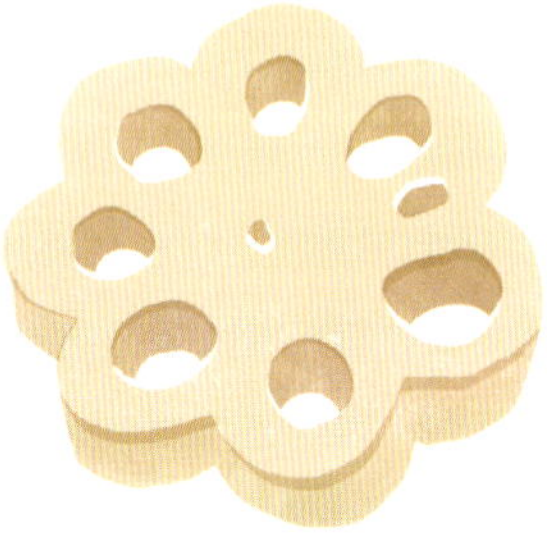

花形切り

れんこんの穴《あな》に合わせて、
花の形に切る。

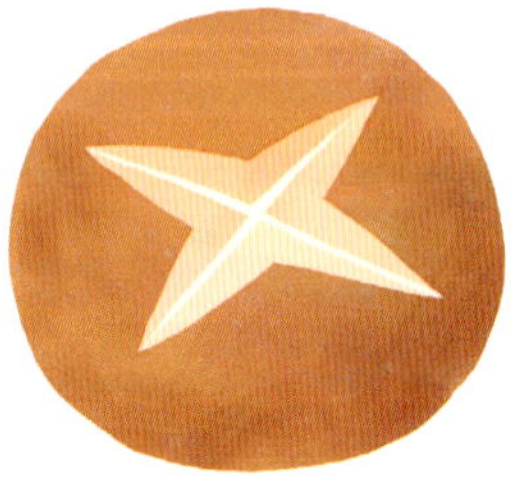

花切りしいたけ

表面に×の切り目を入れる。
きれいで味もしみこみやすい。

果物のかざり切り

野菜だけでなく、果物にも、かざり切りがあるよ。パーティーを盛《も》り上げたり、お客さんにかんげいの気持ちを伝えたりするために、考えられた切り方なんだ。

タイの伝統的《でんとうてき》なかざり切り「フルーツカービング」は、小さなナイフ1本で、果物や野菜をせん細《さい》で立体的な草花のように、ほりあげていく。世界的にも有名なわざなんだ。

こんなに
おしゃれ！

りんご

木の葉の
ようだね。

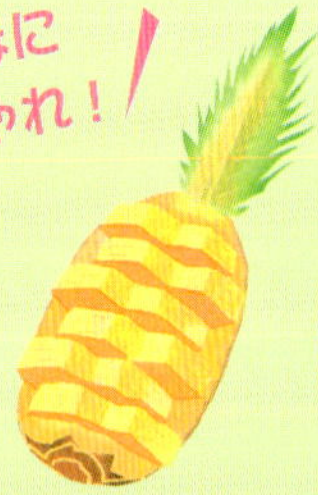

パイナップル

ジグザグで
おもしろい！

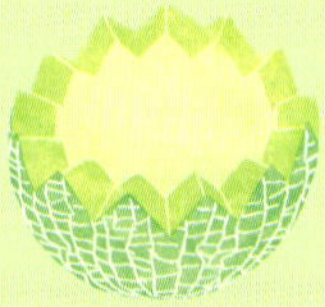

メロン

カップ形で
おしゃれ！

フルーツカービング！

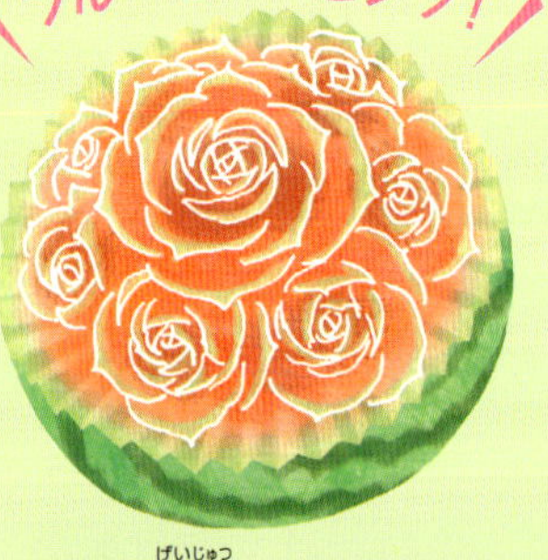

まるで芸術《げいじゅつ》！ いろいろな
果物でつくられるよ。

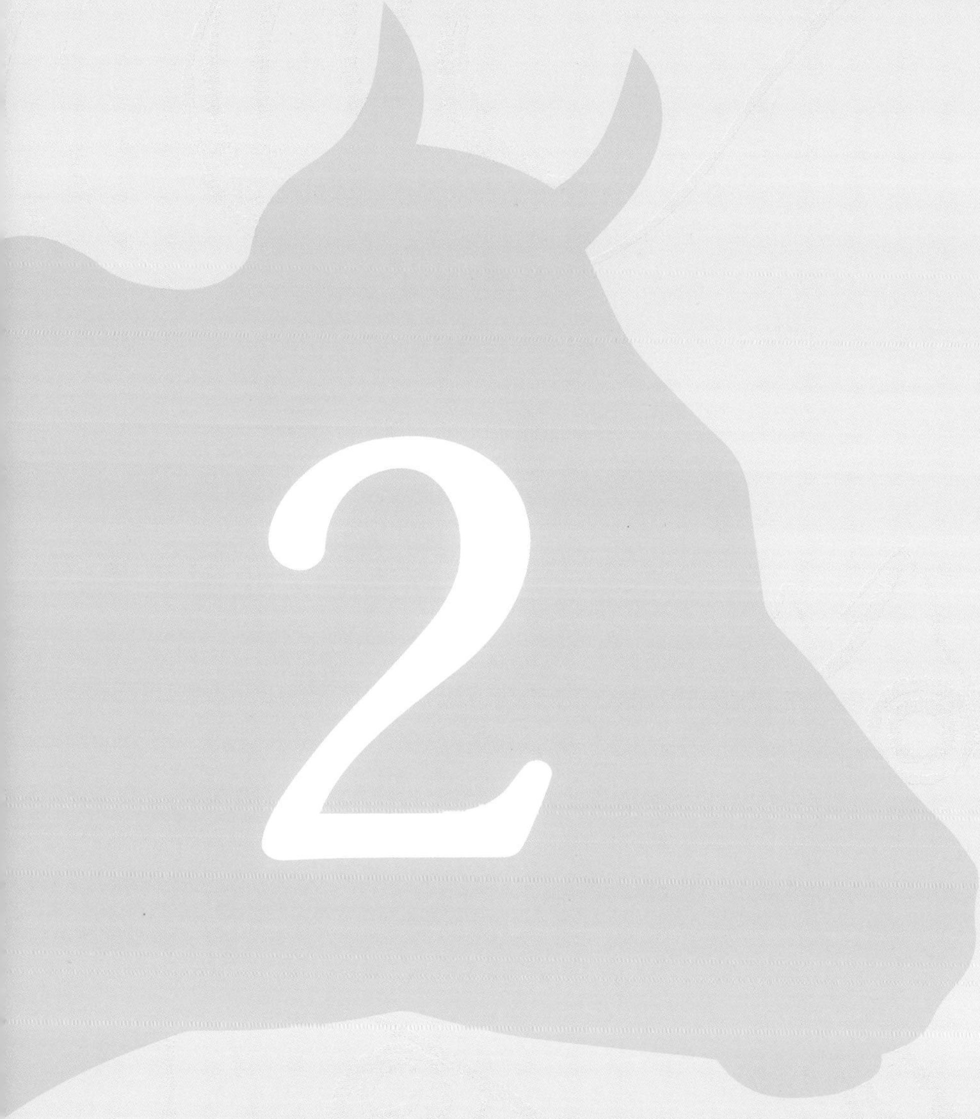

2

肉・魚《ぎょ》介《かい》

命《いのち》ある家畜《かちく》

家畜《かちく》とは、人間の役に立つように育てられている動物のこと。わたしたちは、家畜《かちく》の肉をもらい、乳《ちち》をもらい、卵《たまご》をもらいながら生きているんだ。食べることは、大切な命をもらうことなんだね。

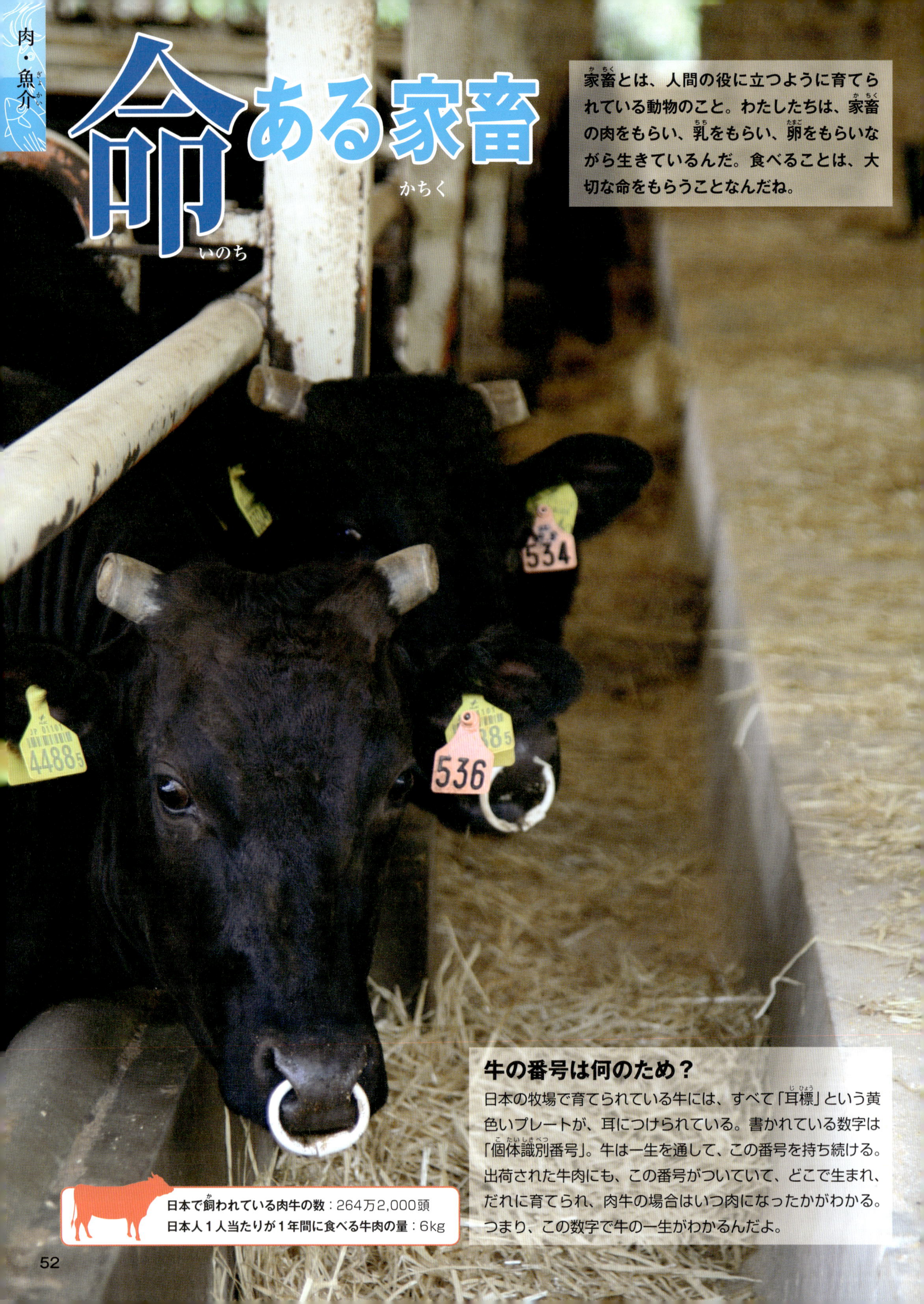

日本で飼《か》われている肉牛の数：264万2,000頭
日本人１人当たりが１年間に食べる牛肉の量：6kg

牛の番号は何のため？

日本の牧場で育てられている牛には、すべて「耳標《じひょう》」という黄色いプレートが、耳につけられている。書かれている数字は「個体識別《こたいしきべつ》番号」。牛は一生を通して、この番号を持ち続ける。出荷された牛肉にも、この番号がついていて、どこで生まれ、だれに育てられ、肉牛の場合はいつ肉になったかがわかる。つまり、この数字で牛の一生がわかるんだよ。

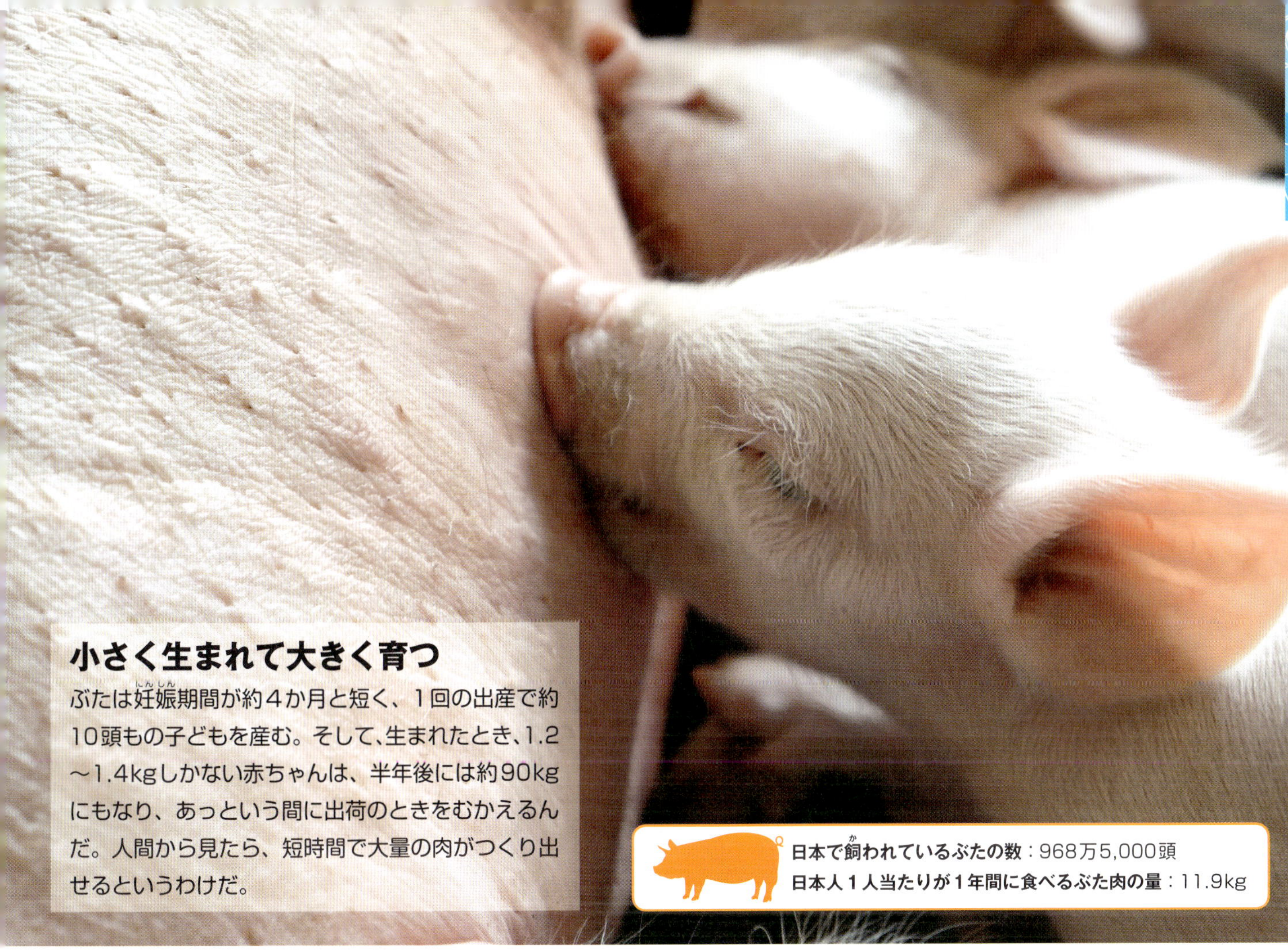

小さく生まれて大きく育つ

ぶたは妊娠《にんしん》期間が約４か月と短く、１回の出産で約10頭もの子どもを産む。そして、生まれたとき、1.2～1.4kgしかない赤ちゃんは、半年後には約90kgにもなり、あっという間に出荷のときをむかえるんだ。人間から見たら、短時間で大量の肉がつくり出せるというわけだ。

日本で飼《か》われているぶたの数：968万5,000頭
日本人１人当たりが１年間に食べるぶた肉の量：11.9kg

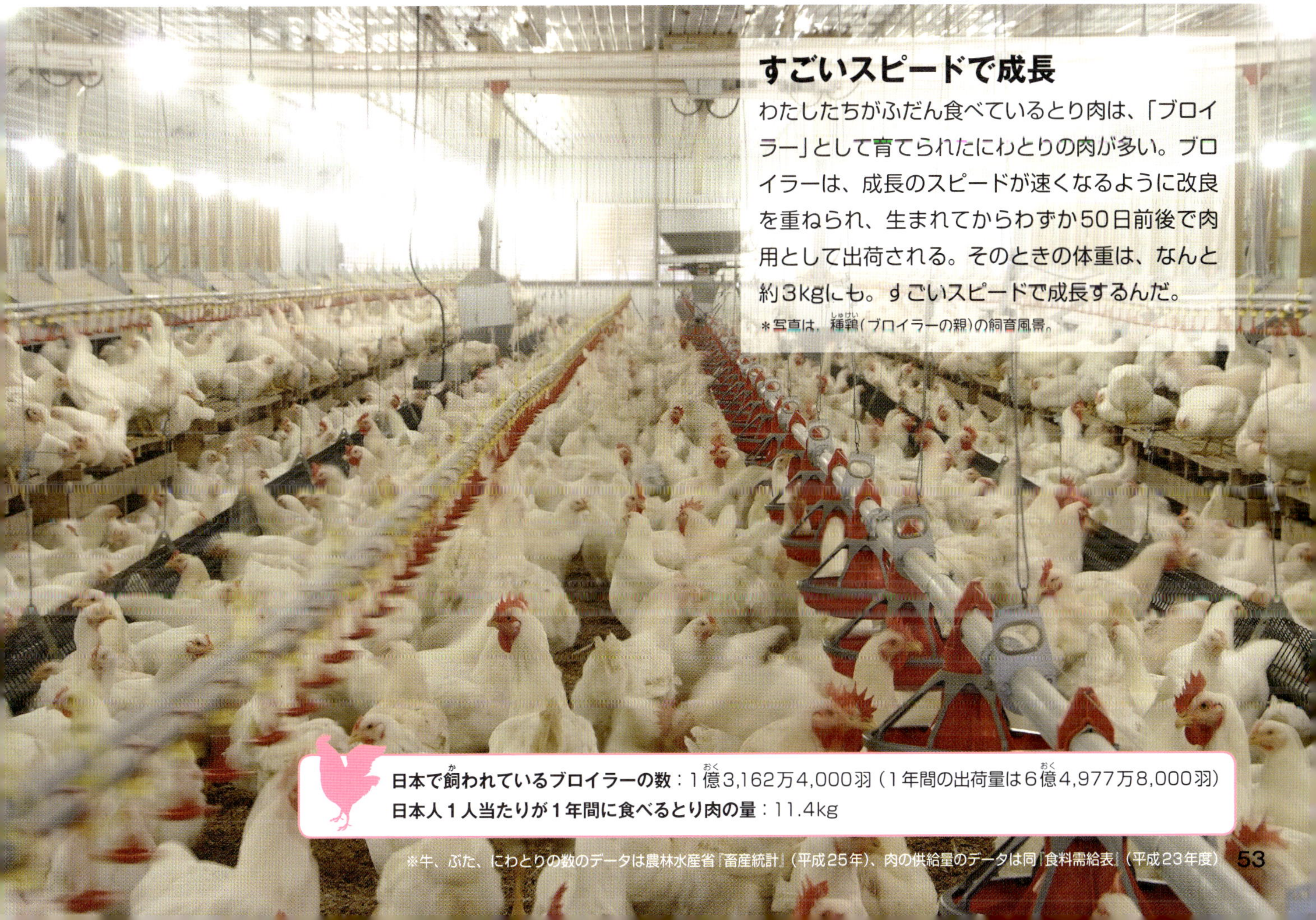

すごいスピードで成長

わたしたちがふだん食べているとり肉は、「ブロイラー」として育てられたにわとりの肉が多い。ブロイラーは、成長のスピードが速くなるように改良を重ねられ、生まれてからわずか50日前後で肉用として出荷される。そのときの体重は、なんと約3kgにも。すごいスピードで成長するんだ。

＊写真は、種鶏《しゅけい》（ブロイラーの親）の飼育風景。

日本で飼《か》われているブロイラーの数：１億《おく》3,162万4,000羽（１年間の出荷量は６億《おく》4,977万8,000羽）
日本人１人当たりが１年間に食べるとり肉の量：11.4kg

※牛、ぶた、にわとりの数のデータは農林水産省『畜産統計』（平成25年）、肉の供給量のデータは同『食料需給表』（平成23年度）

とり肉

肉の中でも価格《かかく》がわりと安く、しかも脂肪《しぼう》分が少ない健康的なたんぱく質源《しつげん》として人気が高いのがとり肉。骨《ほね》も、とりガラスープをつくるのに利用されるなど、1羽の重量の6割《わり》以上が食用に利用されているよ。

どこを食べている？

❶ **手羽《てば》**　つばさの部分で、手羽先《てばさき》と手羽《てば》元《もと》に分かれる。脂肪《しぼう》のバランスがよく、やわらかい肉質《にくしつ》。

❷ **胸《むね》**　やわらかく、あっさりとした味わい。たんぱく質《しつ》が多く、脂肪《しぼう》が少ないのも特ちょう。

❸ **もも**　ややかためで、コクがある赤身肉。たんぱく質《しつ》、脂肪《しぼう》が多い。

❹ **ささみ**　脂肪《しぼう》がほとんどなく、たんぱく質《しつ》がとても豊富《ほうふ》。やわらかく、さっぱりとした味わい。

❺ **皮**　たんぱく質《しつ》の一種、コラーゲンが非常《ひじょう》に豊富《ほうふ》。コクがある味わいで、うま味も強い。

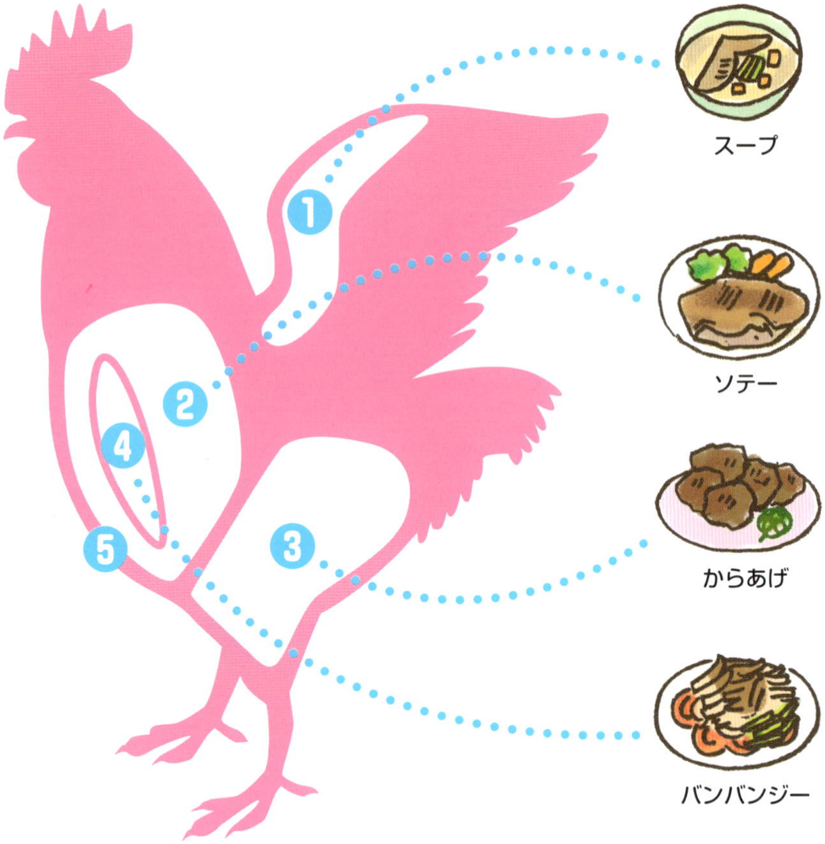

データ

（コーニッシュのメスの場合）
体重：3kg弱
1羽当たりの肉の量：1.5kg弱
出荷されるまで：50日前後

品種いろいろ

ブロイラー

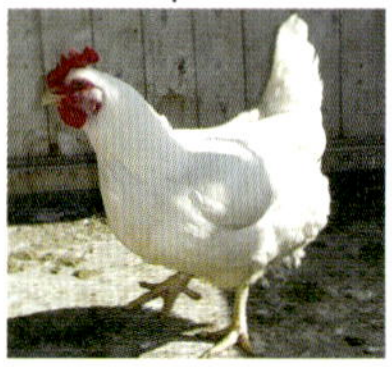
白色コーニッシュ

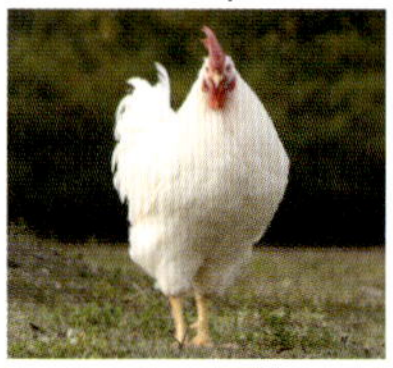
白色プリマスロック

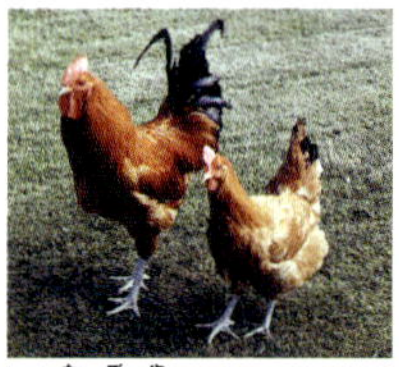
名古屋《なごや》コーチン

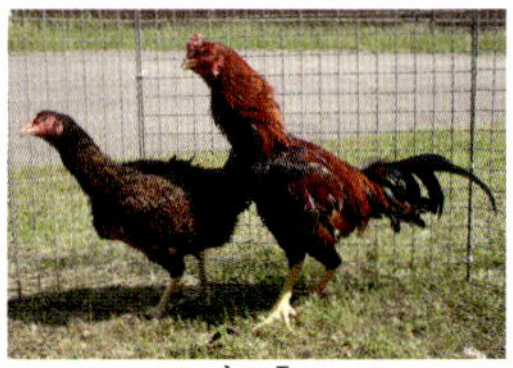
軍鶏《シャモ》

とりのまめ知識《ちしき》

にわとりは庭の鳥じゃなかった！

にわとりの名前は、羽の色からついたんだ。日本に広まった当時、にわとりの羽は赤茶色だったので、「丹《に》色《いろ》（赤色）の羽を持つ鳥」から「丹羽鳥《にわとり》」と呼《よ》ばれるようになったんだよ。

日本の在来《ざいらい》種から生まれた「地《じ》どり」

日本で昔から飼《か》われていたにわとりの血を、50％以上受けついでいるのが地《じ》どり。先祖《せんぞ》は弥生《やよい》時代に日本にやって来たんだ。名古屋《なごや》コーチンや比内《ひない》どりなどがあるよ。

砂《すな》ぎもはなぜ“コリコリ”してる？

砂《すな》ぎもは、とりの胃ぶくろの部分。エサを丸のみするとりは、胃に小石や砂《すな》をため、エサを細かくすりつぶして消化する。胃はゴムのように強力だから、食べると歯ごたえがあるんだ。

食べられる？にわとりのとさか

とさかには、水分をたくわえる働きがあるヒアルロン酸《さん》が豊富《ほうふ》で、ゼリーのような食感がある。ヨーロッパや中国《ちゅうごく》などで食べられているんだって。また、薬の材料にも使われているよ。

とりが肉になるまで

スタート 1 食鳥処理《しょり》場《じょう》へ

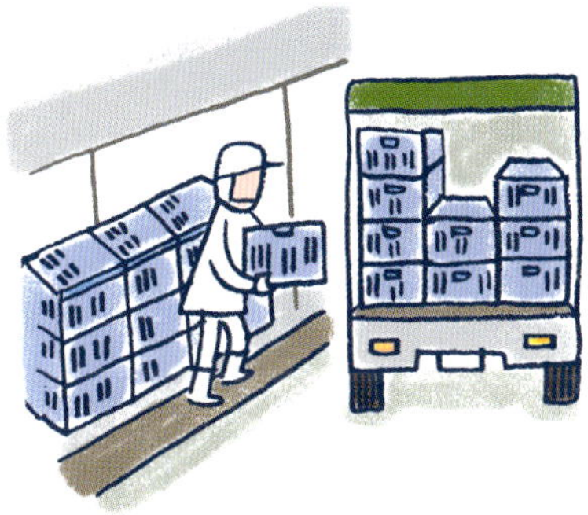

各都道府県の認定《にんてい》を受けた食鳥処理《しょり》場《じょう》へ、農家から、生きたにわとりをトラックなどで運ぶ。

2 検査《けんさ》

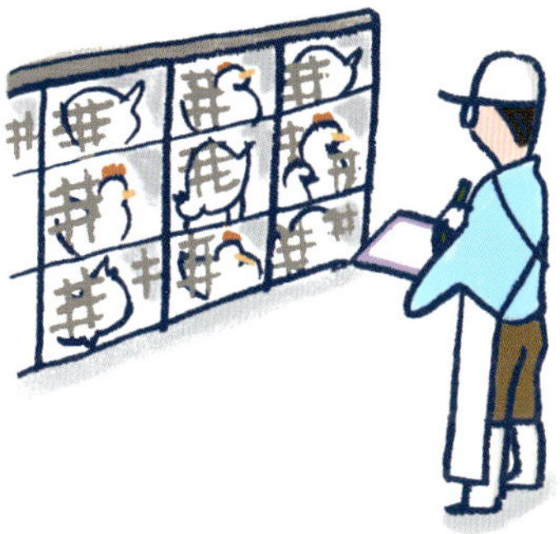

体の動きを見たり、体にさわったりして、病気や異常《いじょう》がないかどうか、1回目のチェックをする。

3 準備《じゅんび》

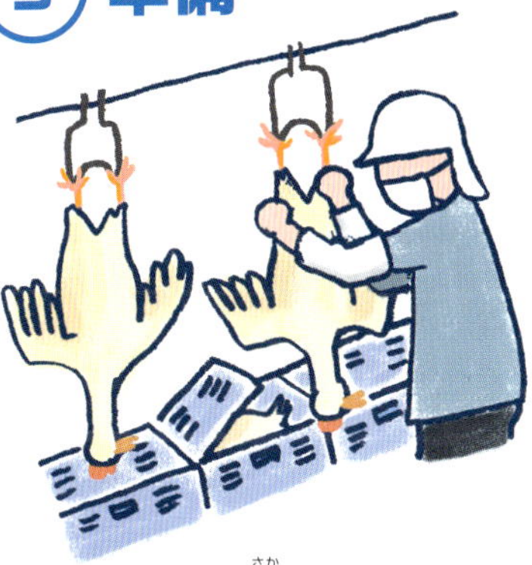

生きたにわとりを逆《さか》さにし、自動で流れるコンベアの出っ張《ば》りに、引っかける(懸鳥《けんちょう》)。

4 と鳥

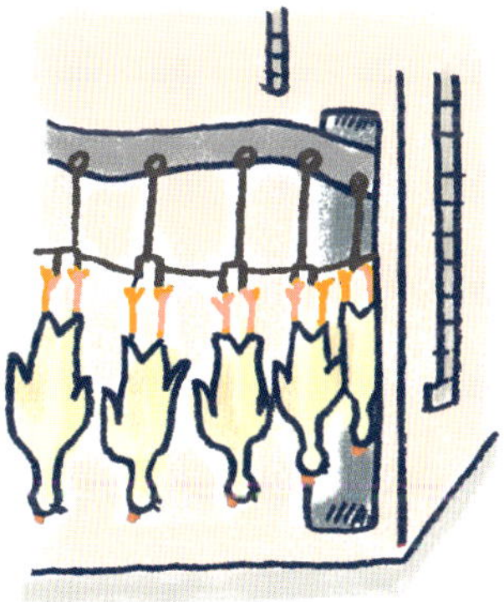

電気を通した水につけて気絶《きぜつ》させ、血をぬく。その後、湯につけて羽根をぬく。

5 検査《けんさ》

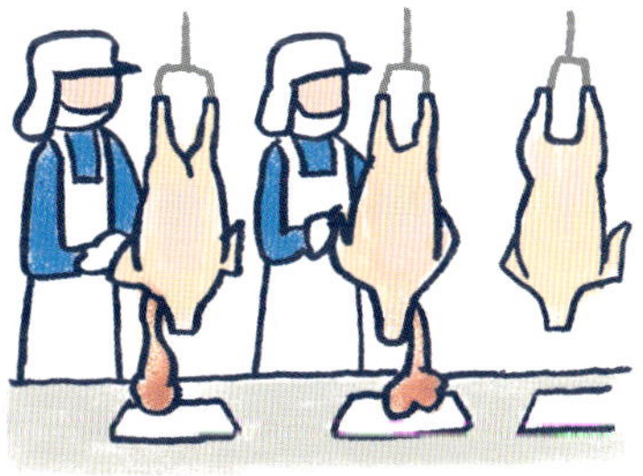

羽根をぬいた後に2回目のチェックを、さらに内臓《ないぞう》をとり出しながら、3回目のチェックを行い、安全な肉かを調べる。

6 解体《かいたい》

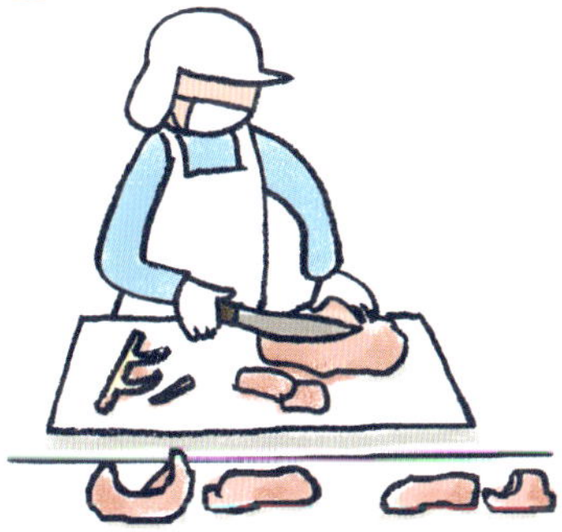

ほとんど機械で切り落としていくが、細かい作業は人が行う。処理《しょり》場《じょう》によっては、さらに製品《せいひん》として整える。

7 店へ

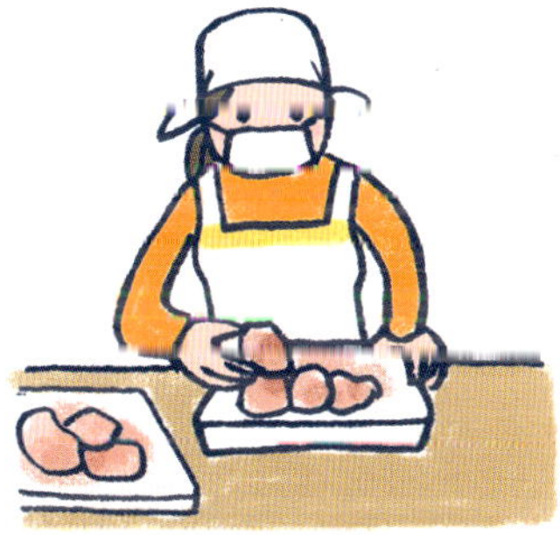

0～2℃で冷蔵《れいぞう》し、おろし売り業者やお肉屋さんへ出荷。店では切ったり、トレイに分けて包んだりする。

8 売り場

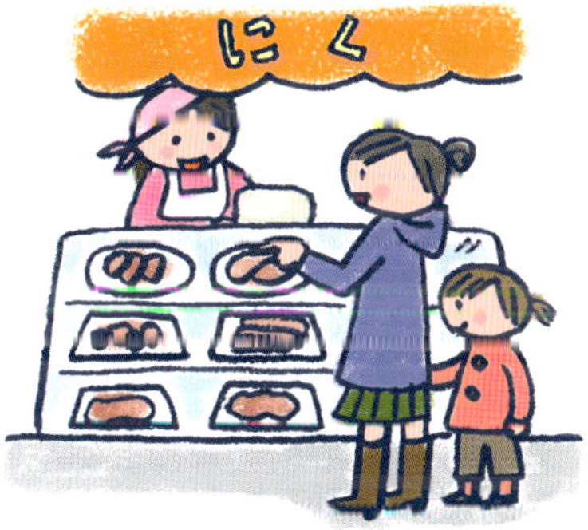

分量や部位の説明、消費期限《きげん》、価格《かかく》などの表示《ひょうじ》をつけて、並《なら》べる。

いただきます

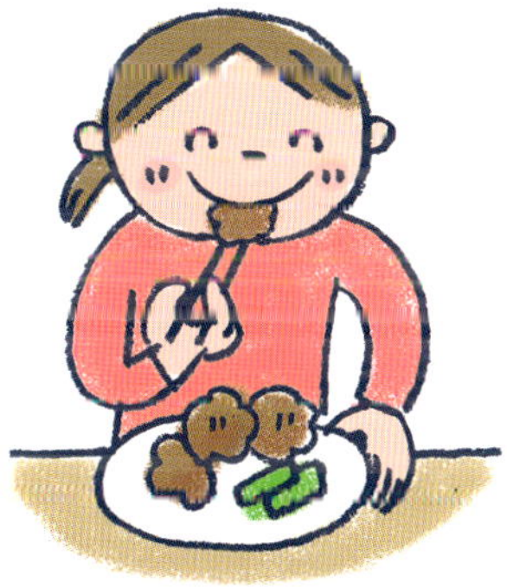

ぶた肉

日本で、いちばんたくさん食べられている肉がぶた肉。牛肉の倍くらい食べられているよ。部位によって味わいがちがうので、特性《とくせい》を知って、調理法を選べば、よりおいしく食べられるよ。

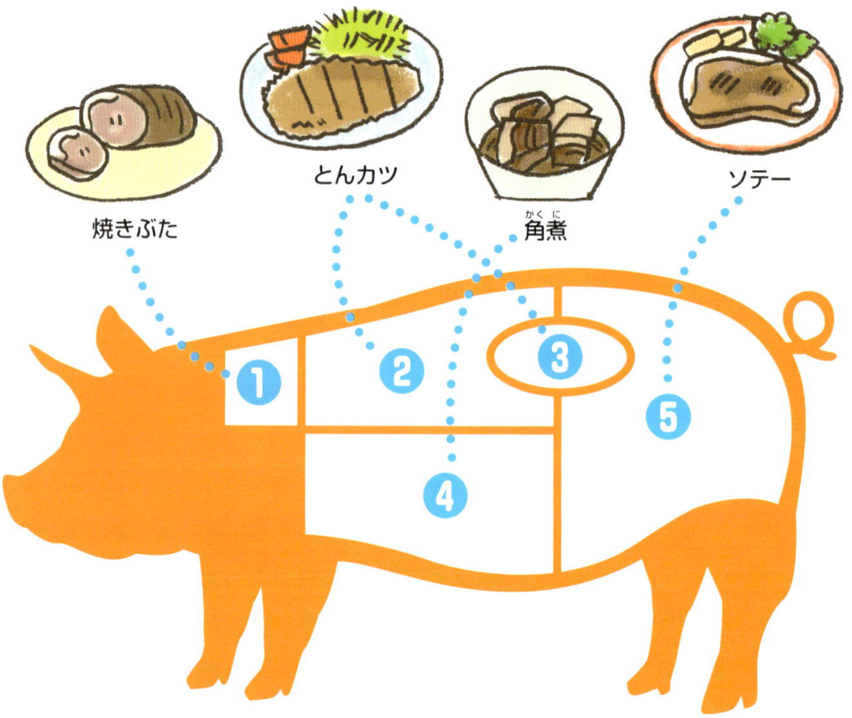

どこを食べている？

❶ **かたロース** 脂肪《しぼう》が適度《てきど》にあり、かためなのが特ちょう。コクがあり、かおりが豊《ゆた》か。

❷ **ロース** 背中《せなか》側の肉。きめが細かく、脂《し》肪《ぼう》が適度《てきど》にある。うま味も多く、いろいろなメニューに使われる。

❸ **ヒレ** とれる量が少ないため、貴重《きちょう》な部位。やわらかくてきめ細かく、脂肪《しぼう》が少ない。

❹ **ばら** 腹《はら》側の肉。脂肪《しぼう》と赤身が層《そう》になっていて、コクがある。三枚肉《さんまいにく》とも呼《よ》ばれる。

❺ **もも** 脂肪《しぼう》が少なく、きめ細かさが特ちょう。大きなかたまりの赤身肉。クセのない味。

データ

（ランドレース種のオスの場合）
体重：約90kg（出荷時）
1頭当たりの肉の量：約44kg
出荷されるまで：約6か月

※『食肉の基本』（誠文堂新光社）、
長崎県食肉衛生検査所HP

品種いろいろ

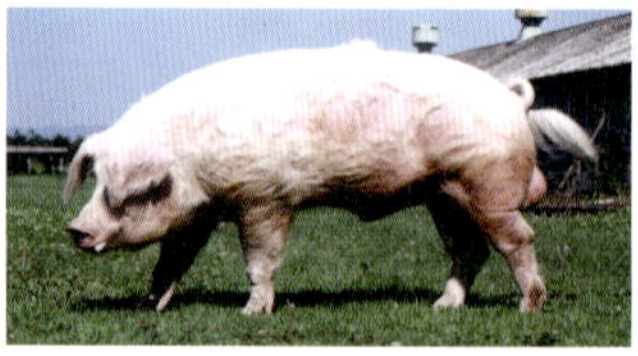
ランドレース種

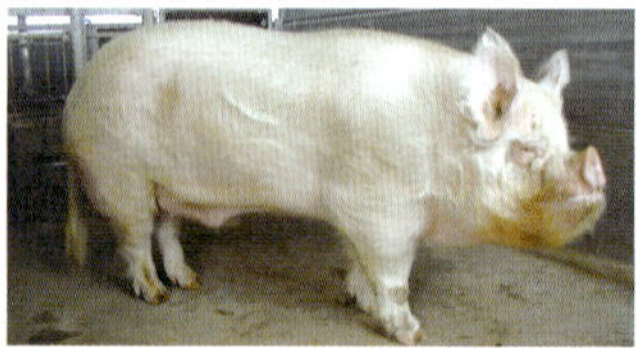
中ヨークシャー種

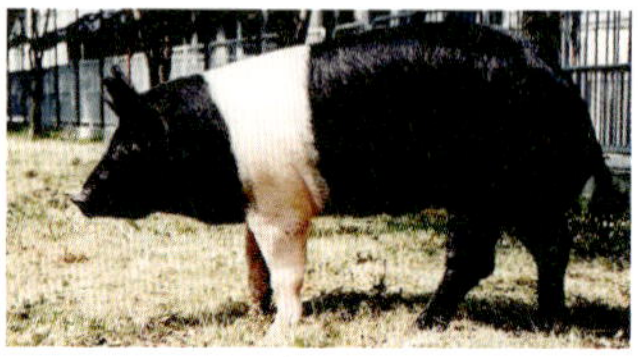
ハンプシャー種

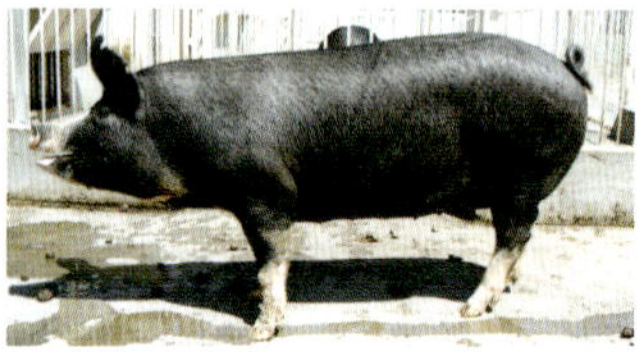
バークシャー種

＊日本で流通しているのは、これらの品種をかけあわせた「三元豚《さんげんぶた》」などが多い。

ぶたのまめ知識《ちしき》

先祖《せんそ》はいのしし 肉用に家畜化《かちく》

ぶたの先祖《せんぞ》はいのしし。世界各地で野生のいのししが家畜《かちく》として飼《か》われるようになり、長い年月を経《へ》て、ぶたが誕生《たんじょう》した。いのししより体が大きく、おなかが長いのがぶたの特ちょうだ。

鳴き声以外は すべて食べられる!?

沖縄《おきなわ》では、ぶたのひづめ以外、ありとあらゆる部分を食べる。内臓《ないぞう》のほか、あしや顔の皮なども、すべて食材として利用されているんだ。

1回の出産で 37頭産んだぶたも！

ぶたは年に2～3回も出産する。それも1回に、7～14頭も赤ちゃんを産むんだ。ギネスブックにのっている1回の出産記録は、イギリスで産まれた37頭なんだって。

きれい好きとは 意外な一面!?

いつもドロだらけのイメージがあるけれど、じつはきれい好き。トイレの場所、ねる場所、食べる場所を区別して生活している。体にときどきドロをつけるのは、虫よけや体温調節のためなんだ。

ぶたが肉になるまで

スタート

① と畜場《ちくじょう》へ

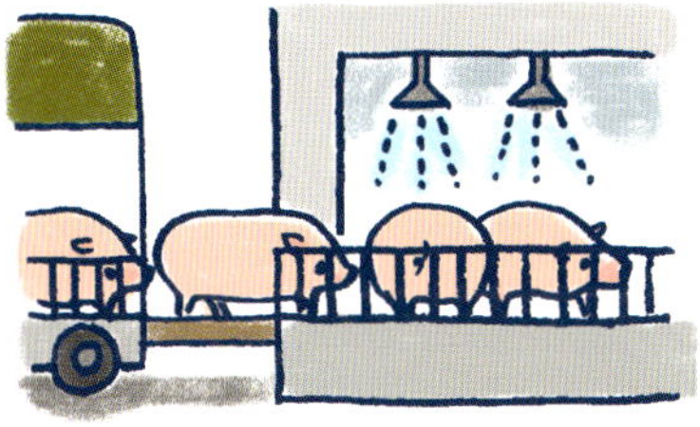

畜産《ちくさん》農家などで成長したぶたを、大型トラックでと畜場《ちくじょう》へ運ぶ。よごれをシャワーで落とし、きれいにして休ませたり、検査《けんさ》をしたりする。

② と畜《ちく》

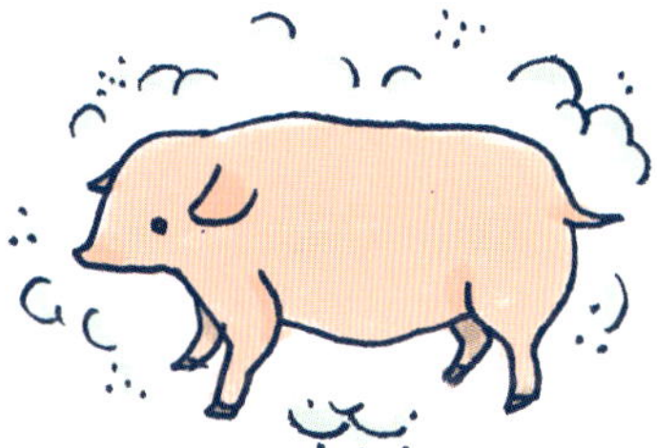

炭酸《たんさん》ガスでますいをかけたり、電気で気絶《きぜつ》させたりした後、血をぬく。できるだけぶたに苦痛《くつう》をあたえない方法がとられている。

③ 解体《かいたい》

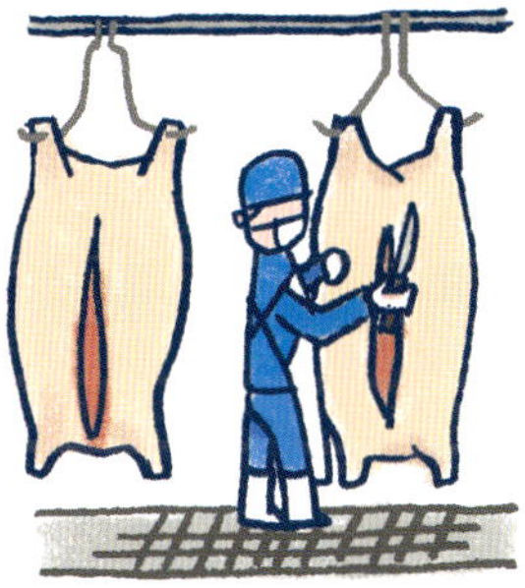

ぶたを後ろ足でレールにつり上げ、移《い》動《どう》させながら内臓《ないぞう》をとり出したり、皮をはいだりしていく。

④ 検査《けんさ》

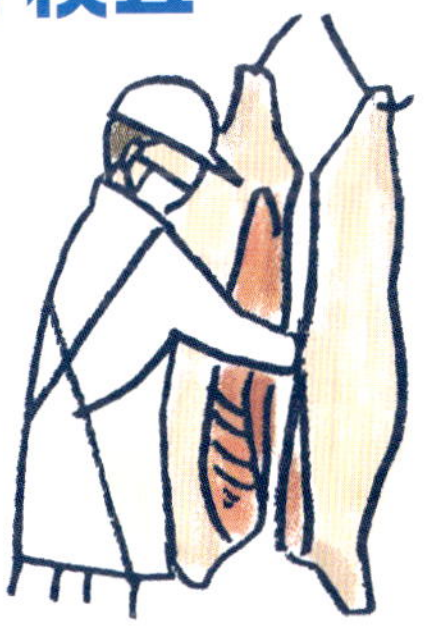

獣医《じゅうい》の検査員《けんさいん》が、各部位に病気や異常《いじょう》がないかどうかを検査《けんさ》し、合格《ごうかく》したものだけが競《せ》りに出る。検査《けんさ》は、と畜《ちく》前にも行い、食の安全を守っている。

⑤ 競《せ》り

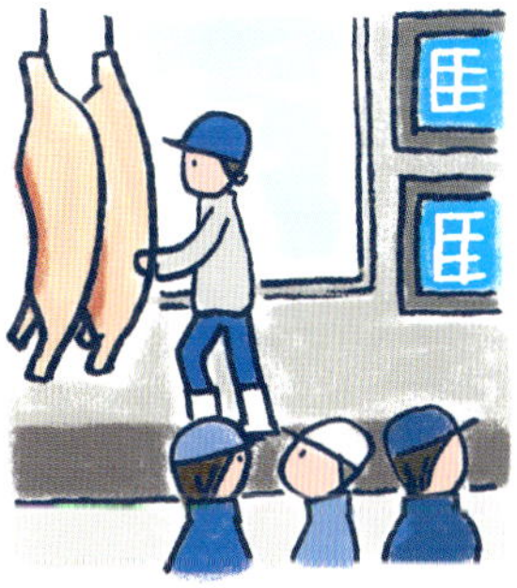

肉づきや脂肪《しぼう》の厚《あつ》みなどから、極上《ごくじょう》・上・中・並《なみ》・等外の5等級に格《かく》づけされた肉は、順番に競《せ》りにかけられる。

⑥ 加工

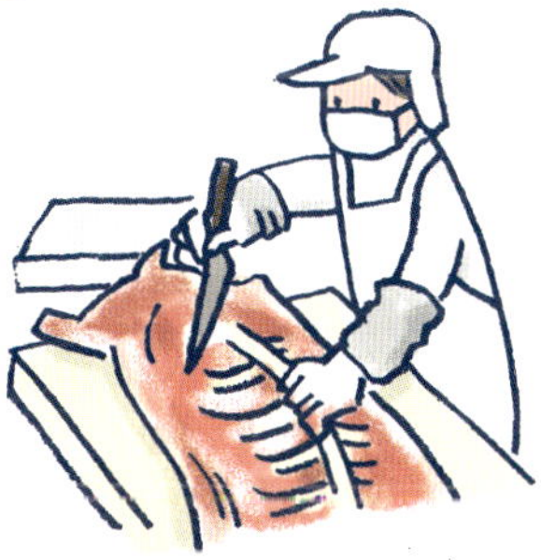

1日ほど冷蔵《れいぞう》して肉を熟成《じゅくせい》させる。その後、大きなかたまり肉から骨《ほね》や脂身《あぶらみ》をとりのぞき、切り分ける。

⑦ 店へ

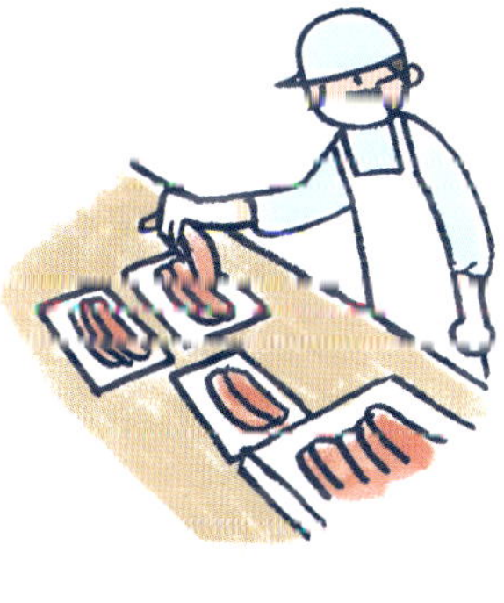

スーパーやお肉屋さんで、食べやすく切ったり、分けて包んだりする。

⑧ 売り場

分量や部位の説明、消費期限《きげん》、価格《かかく》などの表示《ひょうじ》をつけて、並《なら》べる。

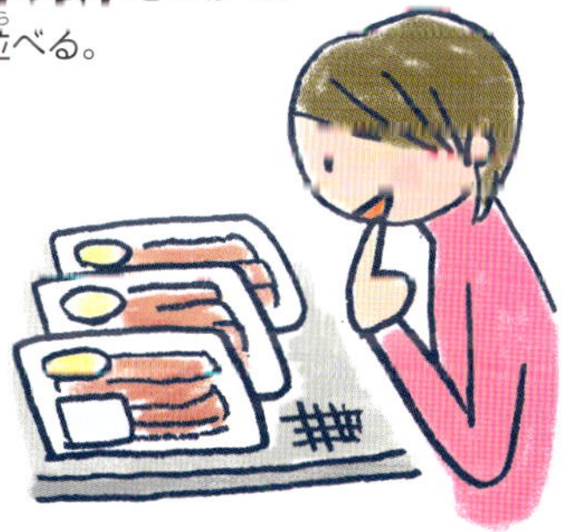

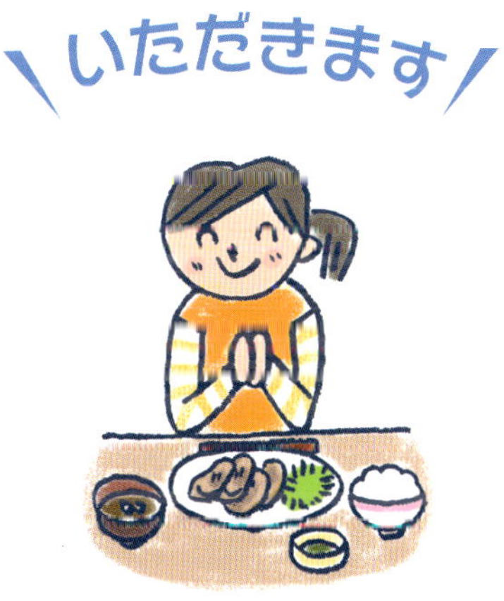

牛肉

価格《かかく》がぶた肉やとり肉にくらべて高いこともあり、昔はいっぱんの家庭で食べる機会は多くなかった。しかし、外国の牛肉が安く輸入《ゆにゅう》されたり、おいしい肉牛を育てる工夫が重ねられたりしたおかげで、好んで食べる人が増《ふ》えたんだよ。

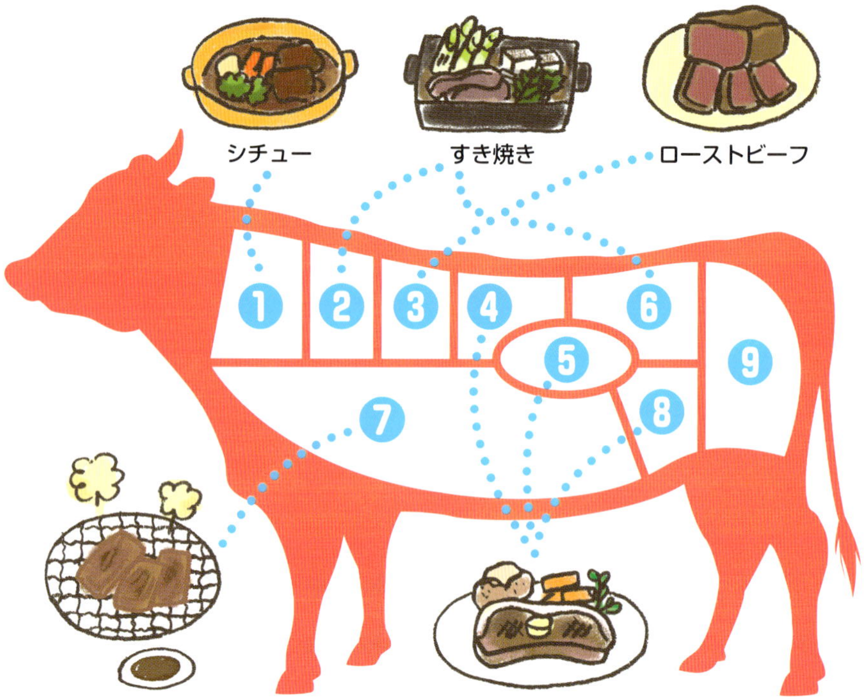
シチュー
すき焼き
ローストビーフ
1
2
3
4
5
6
7
8
9
焼き肉
ステーキ

どこを食べている？

❶ **かた** よく運動する部位なので、ややかたい。煮《に》こむとやわらかくなる。

❷ **かたロース** きめ細かくてやわらかい。脂肪《しぼう》が適度《てきど》に乗り、独特《どくとく》のうま味がある。

❸ **リブロース** 脂肪《しぼう》と赤身のバランスがよく、風味があってコクも感じられる。

❹ **サーロイン** 最高部位のひとつ。脂肪《しぼう》分が少なくてやわらかい。

❺ **ヒレ** きめが細かく、とてもやわらかな肉質《にくしつ》。脂肪《しぼう》が少ないので、上品な味わいが楽しめる。

❻ **ランプ** ももの中でもっともやわらかい部分。脂肪《しぼう》が少なく、きめ細かい肉質《にくしつ》が特ちょう。

❼ **ばら** 前あしに近い部位は「かたばら」、後ろのほうは「ともばら」。どちらも脂肪《しぼう》が多く、濃厚《のうこう》な味わい。

❽ **もも** いちばん脂肪《しぼう》が少ない赤身肉。きめはややあらいがやわらかく、あっさりとしている。

❾ **外もも** ももの中でも、いちばん運動する筋肉《きんにく》が集まっているため、赤身が多く、ややかたい。

データ

（ホルスタインのオスの場合）

体重：約800kg（出荷時）

1頭当たりの肉の量：約200kg

出荷されるまで：約30～33か月

※『食肉の基本』（誠文堂新光社）、長崎県食肉衛生検査所HP

品種いろいろ

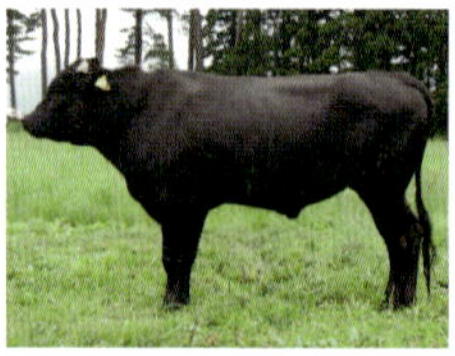
黒毛和牛

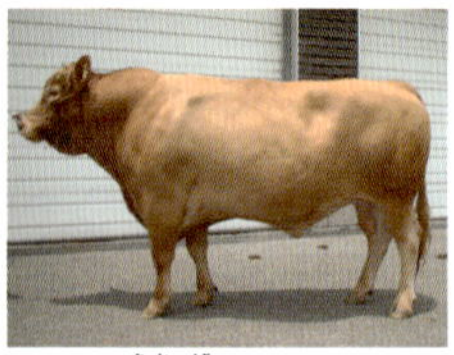
褐毛《あかげ》和牛

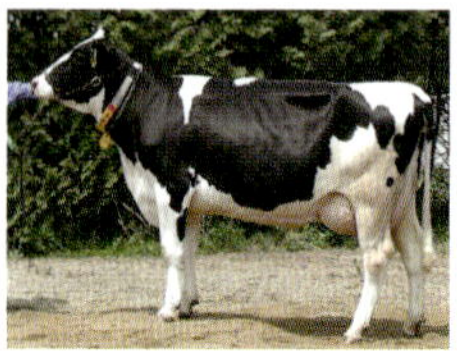
ホルスタイン

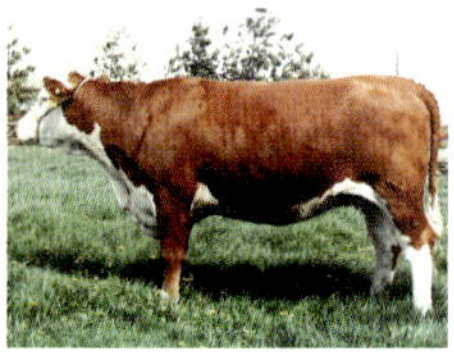
ヘレフォード

牛のまめ知識《ちしき》

牛は4つの胃を使い、食べものを消化する

人間では消化できない、草などのエサから栄養を吸収《きゅうしゅう》するため、牛は4つの胃を持っている。第1・第2・第3の胃の働きでエサを細かくして、第4の胃で消化するんだ。

ウンチもオシッコもさすがの量！

わたしたちの何倍も大きい牛。それだけウンチやオシッコの量も多い。約450kgの和牛で、1日のオシッコの量は7kg、ウンチは21kgにもなる。ウンチは農作物の肥料《ひりょう》にもなるよ。

「和牛」、「国産牛」のちがいがわかる？

「和牛」は、日本生まれ、日本育ちで、黒毛和牛などの決められた品種に当てはまる牛。「国産牛」は、日本で3か月以上飼育《しいく》され、育てられた期間がいちばん長い国が日本、という牛のこと。

牛なべ店が文明開化*で大流行

明治時代、文明開化とともに肉を食べる習慣《しゅうかん》が日本人に根づき始めた。特に牛なべは文明開化の象《しょう》ちょうとして大流行し、1877（明治10）年には、558けんもの牛なべ店が東京にできたんだ。

＊明治時代に西洋の文化が日本に入り、習慣《しゅうかん》や考えなどが大きく変わったこと。

牛が肉になるまで

スタート ① と畜場《ちくじょう》へ

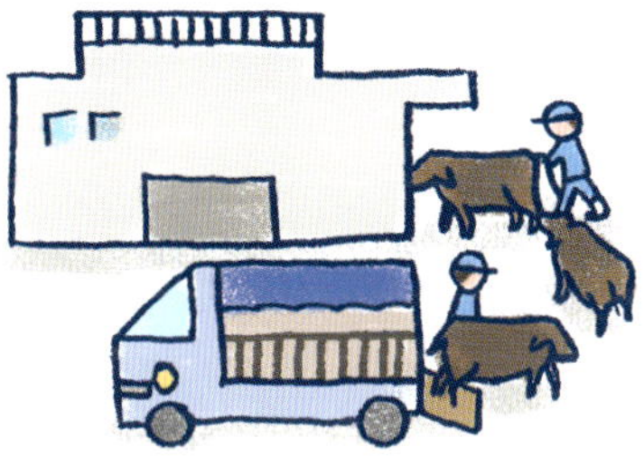

畜産《ちくさん》農家などで成長した牛を、大型トラックでと畜場《ちくじょう》へ運ぶ。日本各地から、次々に牛たちが運ばれてくる。

② と畜《ちく》

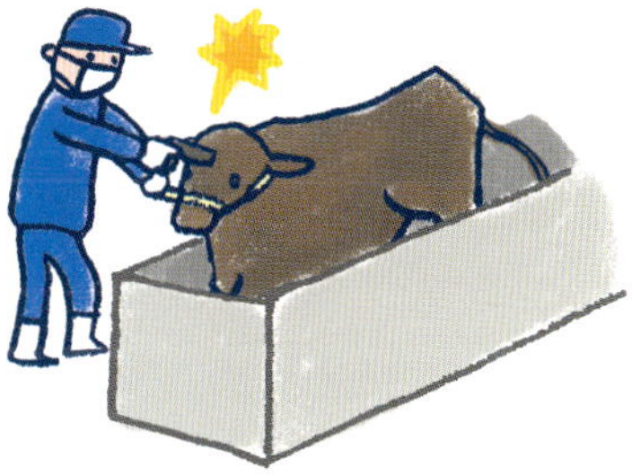

牛の頭に小さなじゅうのような器具を当てて気絶《きぜつ》させた後、血をぬく。できるだけ、痛《いた》みを感じさせないような方法で行う。

③ 解体《かいたい》

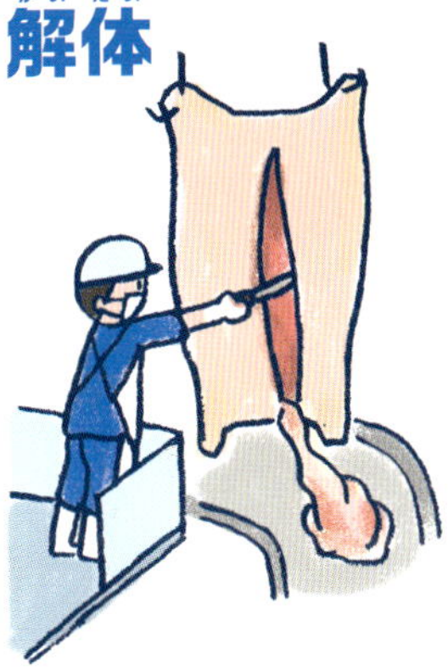

牛を後ろ足でつり下げる。新せんさを保《たも》つため、流れ作業で、素早《すばや》く内臓《ないぞう》をとり出すなどの処理《しょり》をする。

④ 検査《けんさ》

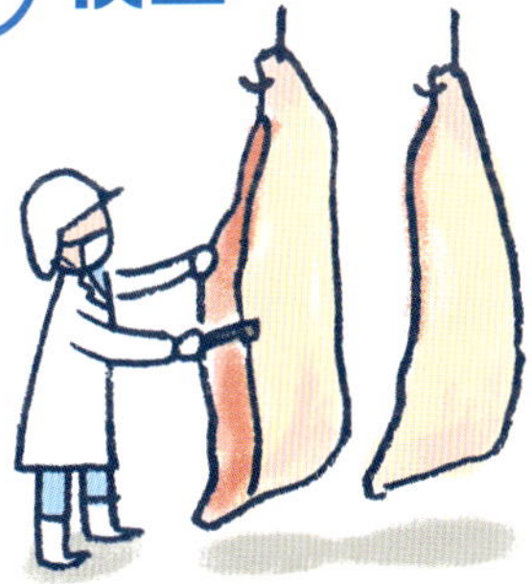

獣医《じゅうい》の検査員《けんさいん》が病気にかかった牛の肉がないか、各部位に異常《いじょう》がないかなどをチェックする。検査《けんさ》は、と畜《ちく》前にも行い、食の安全を守っている。

⑤ 競《せ》り

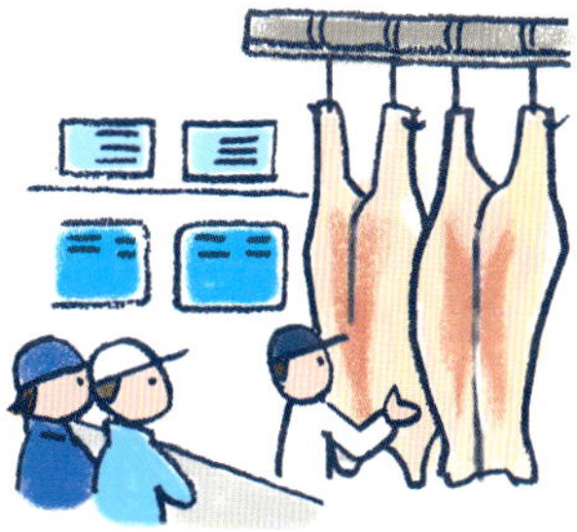

格《かく》づけ員といわれる肉の専門家《せんもんか》が、肉の厚みや色、脂肪《しぼう》のつき具合などで、15等級に格《かく》づけした後、肉は競《せ》りにかけられる。

⑥ 加工

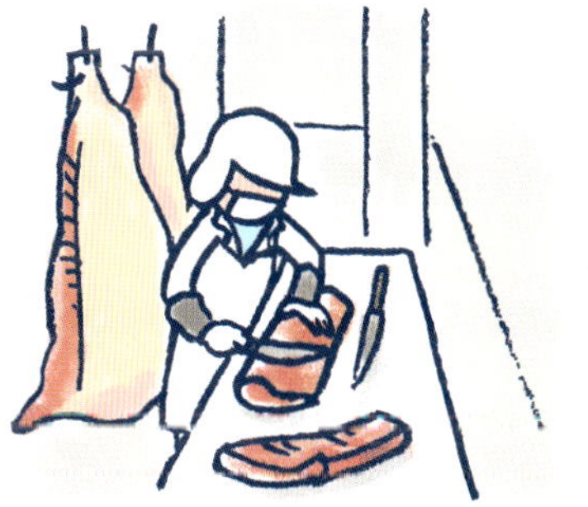

精肉《せいにく》業者は、競《せ》り落とした肉を冷蔵《れいぞう》した後、あつかいやすく切り分けてから、店などに運ぶ。

⑦ 店へ

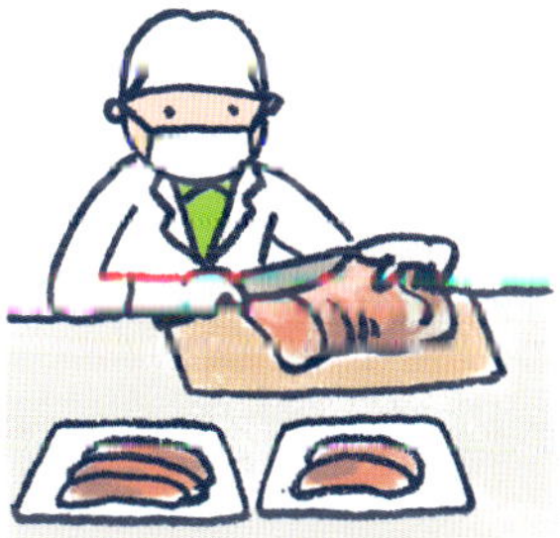

スーパーやお肉屋さんで、さらに切ったり、分けて包んだりする。

⑧ 売り場

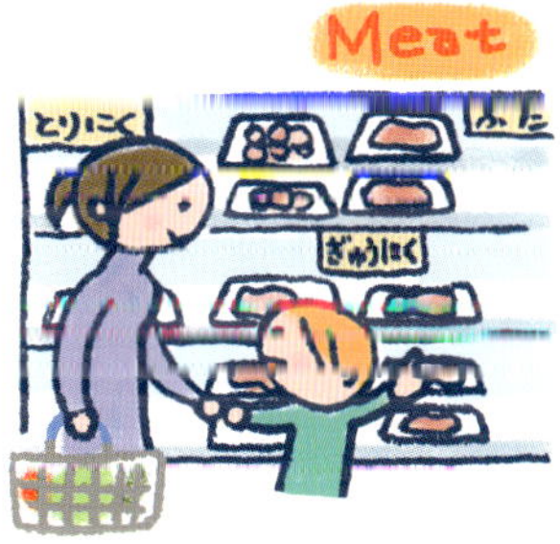

分量や部位の説明、消費期限《きげん》、価格《かかく》などの表示《ひょうじ》をつけて、並《なら》べる。

いただきます

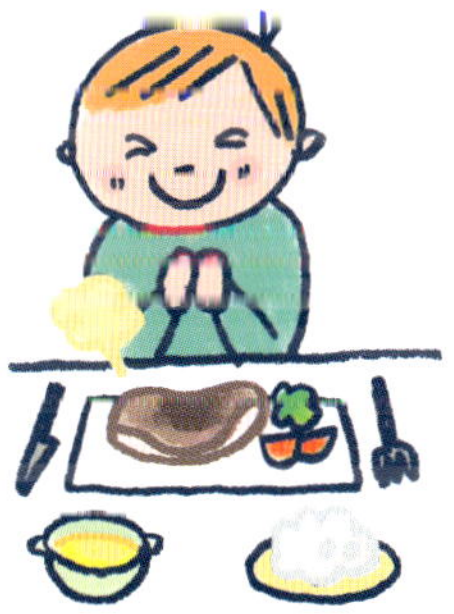

肉いろいろ

肉といえば、とり肉・ぶた肉・牛肉の3種類を思いうかべるけれど、日本はもちろん、世界中で、いろいろな動物の肉が食べられているよ。さしみにしたり、煮《に》こんだり、さまざまな料理に使われているんだ。

羊

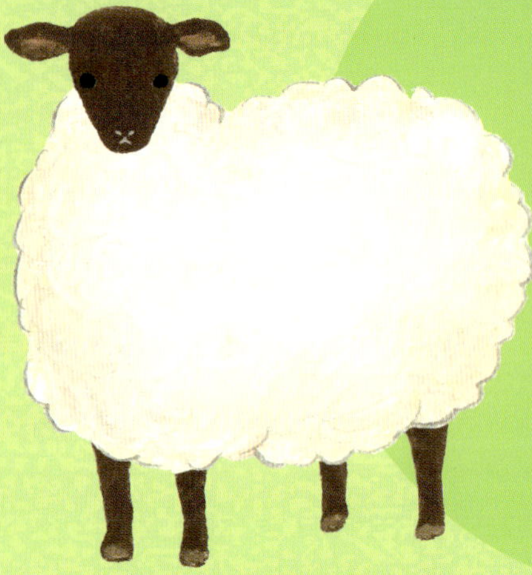

肉だけでなく、ミルクや羊毛もとれるとあって、世界中で飼育《しいく》されている。ラムはやわらかい食感でクセがなく、マトンは独《どく》特《とく》のかおりを持つ。

ラム…1歳《さい》未満、
マトン…1歳《さい》以上

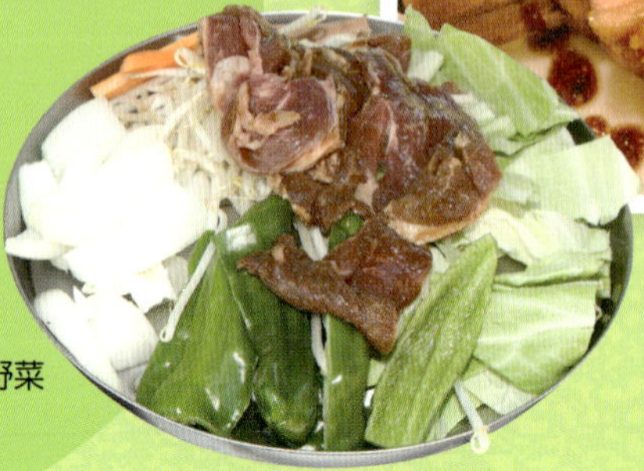

ジンギスカン
専用《せんよう》のなべで、たれにつけた羊肉を焼きながら、野菜といっしょに食べる。

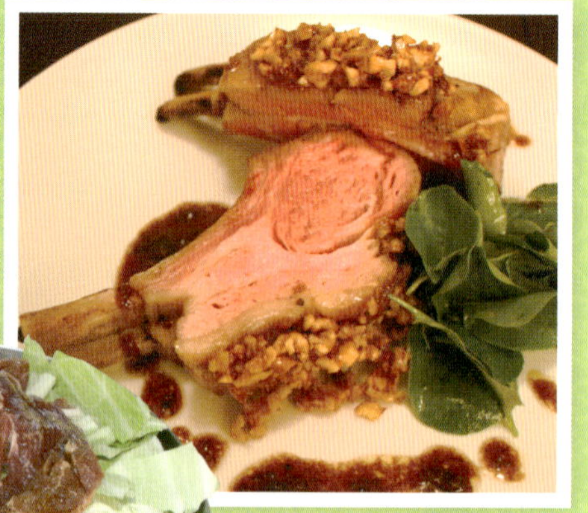

ラムのロースト
骨《ほね》つきの背肉《せにく》「ラムチョップ」を焼いたもの。

馬

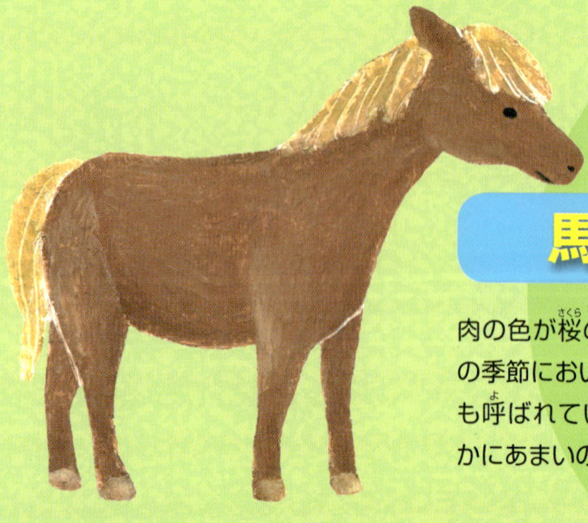

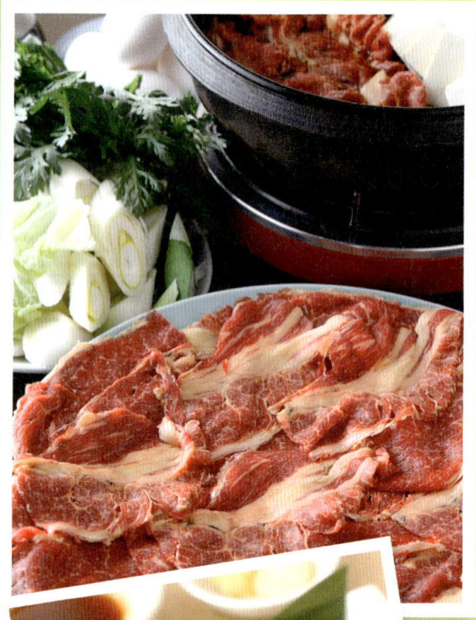

桜《さくら》なべ
馬肉をすき焼きのようにして食べるなべ料理。

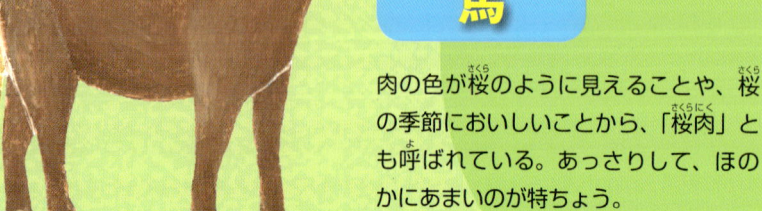

肉の色が桜《さくら》のように見えることや、桜《さくら》の季節においしいことから、「桜肉《さくらにく》」とも呼《よ》ばれている。あっさりして、ほのかにあまいのが特ちょう。

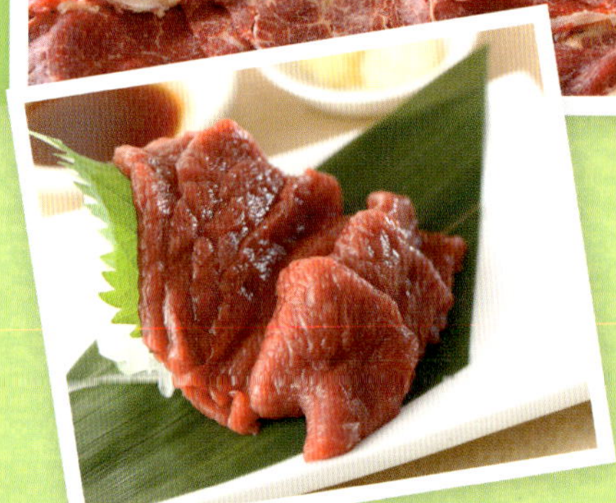

馬《ば》さし
馬肉《ばにく》のさしみのこと。しっかりした歯ごたえがあるよ。

いのしし

とり合わせがよいことの例え、「獅子《しし》に牡丹《ぼたん》」から、転じて「ぼたん肉」と呼《よ》ばれている。歯ごたえがあって、さっぱりとした味わいなんだ。

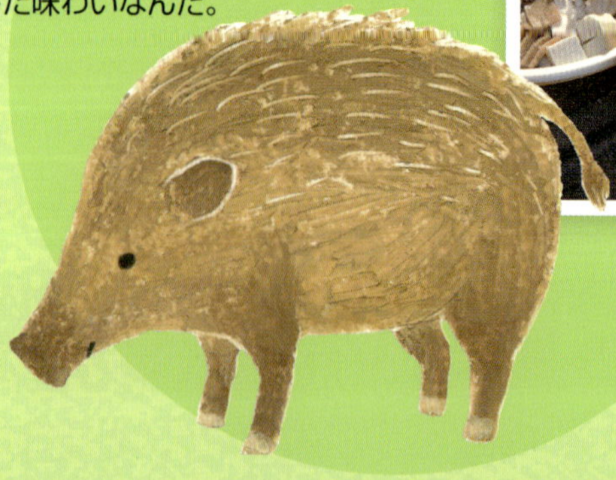

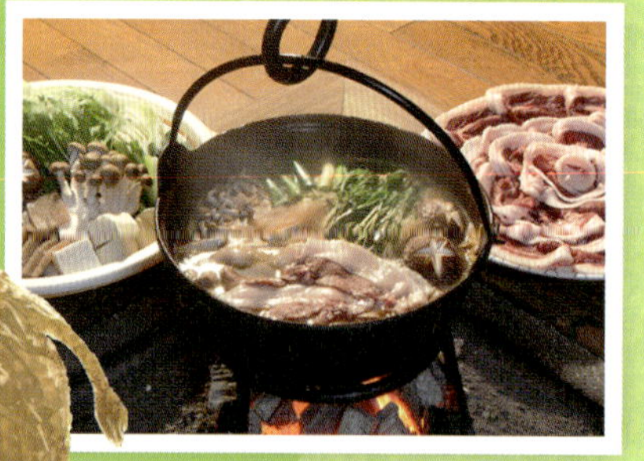

ぼたんなべ
長時間煮《に》こむと、うま味が出て、味が深くなるよ。

＊「桜肉《さくらにく》」「ぼたん肉」と呼《よ》ばれるようになった由来には、いくつかの説があります。

しか

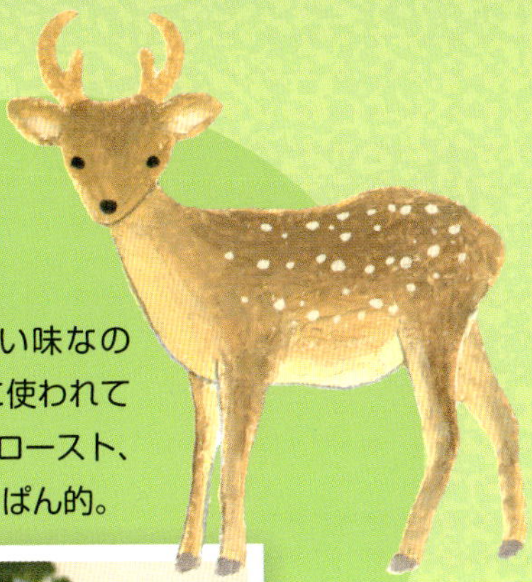

たんぱくでクセがない味なので、いろいろな料理に使われている。ヨーロッパではロースト、日本では、なべがいっぱん的。

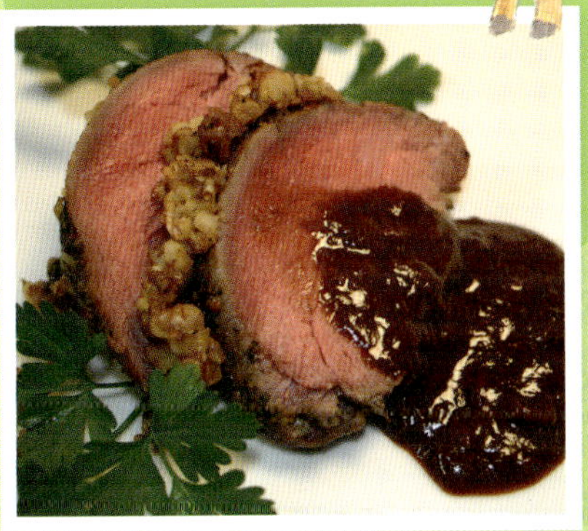

しか肉のロースト
じっくり火を通すと、やわらかい食感になる。

やぎ汁《じる》
沖縄《おきなわ》県の名物料理。お祝いの席で食べられることも。

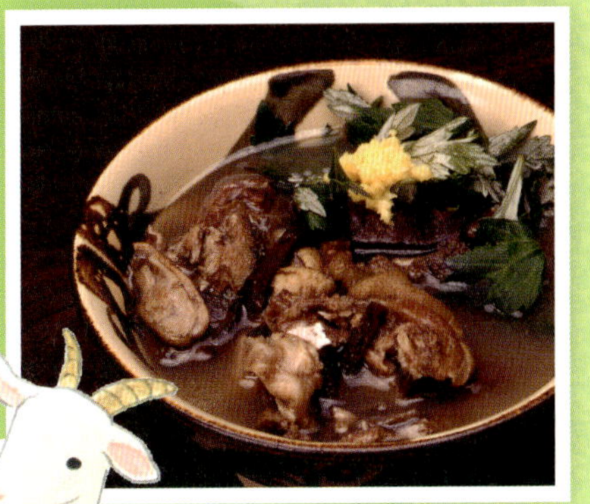

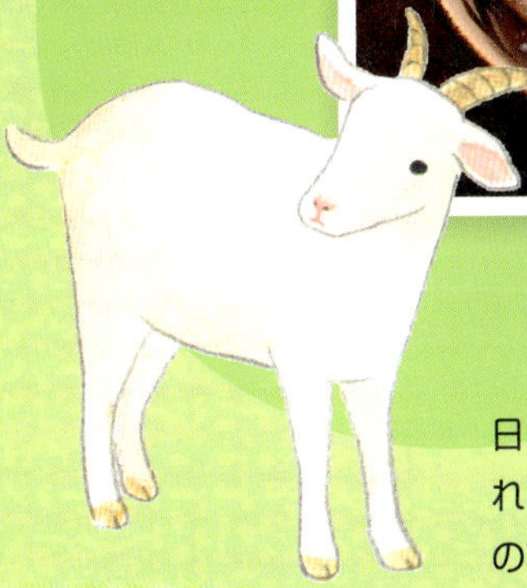

やぎ

日本では、沖縄《おきなわ》県などで食べられている。独特《どくとく》のかおりがするので、香草《こうそう》といっしょに、煮《に》こみながら料理することが多い。

わに

とり肉のようなあっさりとした味。食感はやわらかい。アフリカや南アメリカで、よく食べられているよ。

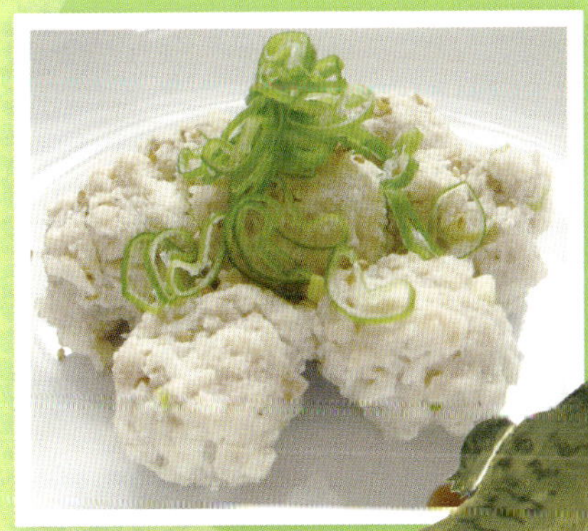

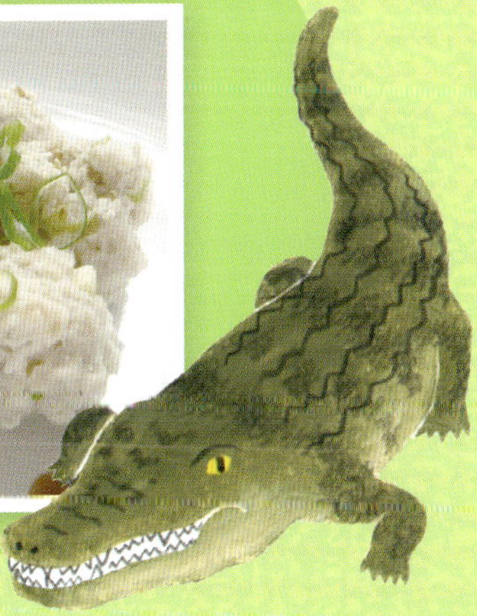

わにのミートボール
脂肪《しぼう》分が少ないわにの肉は、いろいろな料理で楽しめるよ。

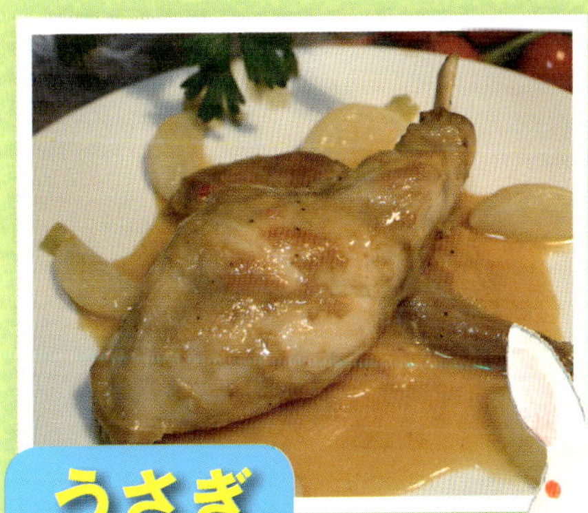

うさぎのシチュー
肉がややかたいので、ワインやハーブといっしょに煮《に》こんで、ふっくらとした食感に仕上げる。

うさぎ

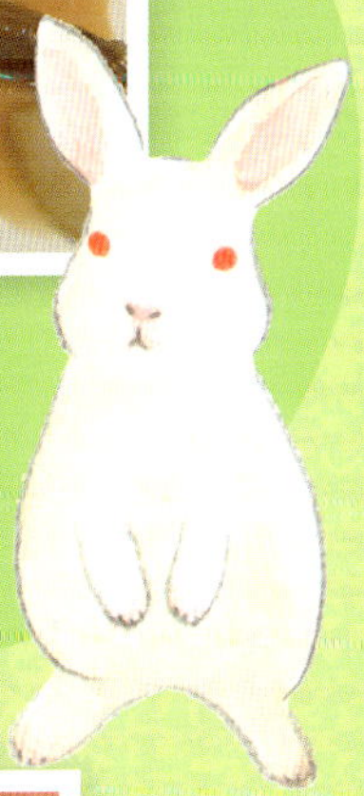

ヨーロッパでは昔からよく食べられているよ。とくにフランスでは、今でも市場やお肉屋さんで見かける、身近な食材なんだ。

かも

「真がも」と「合《あい》がも」がいるよ。野生の真がもはかおりが強い。真がもとあひるをかけ合わせた合《あい》がもは、クセがなく、やわらかいのが特ちょう。

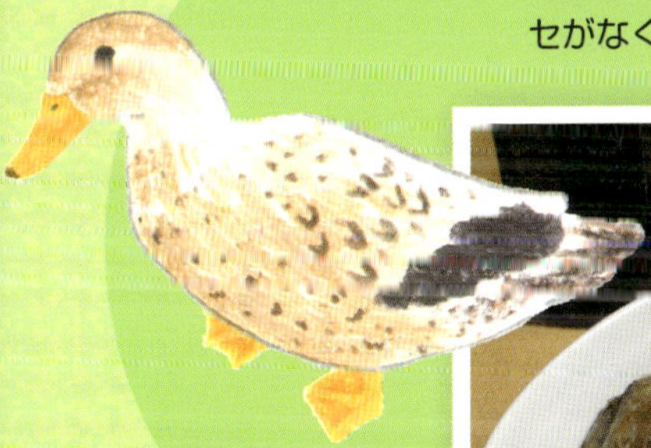

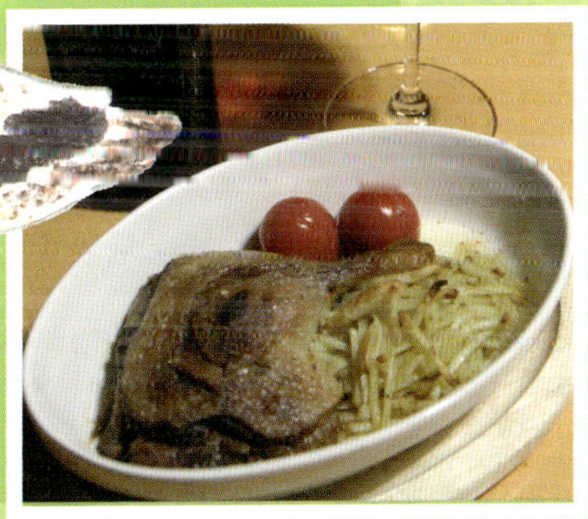

かものコンフィ
かもの脂肪《しぼう》に肉をひたし、じっくりと加熱した料理。

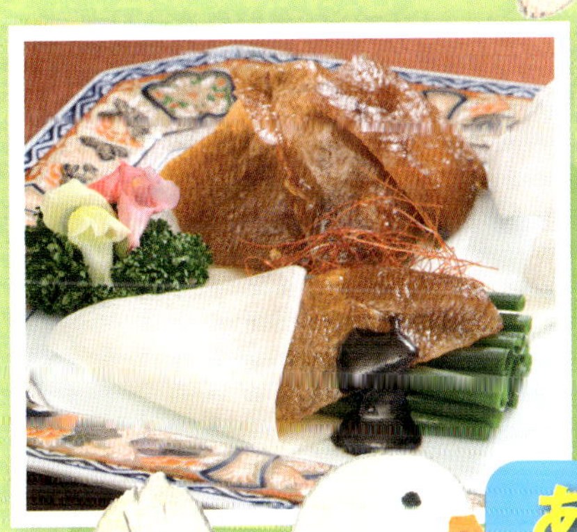

北京《ペキン》ダック
中国《ちゅうごく》料理の代表的なメニューのひとつ。

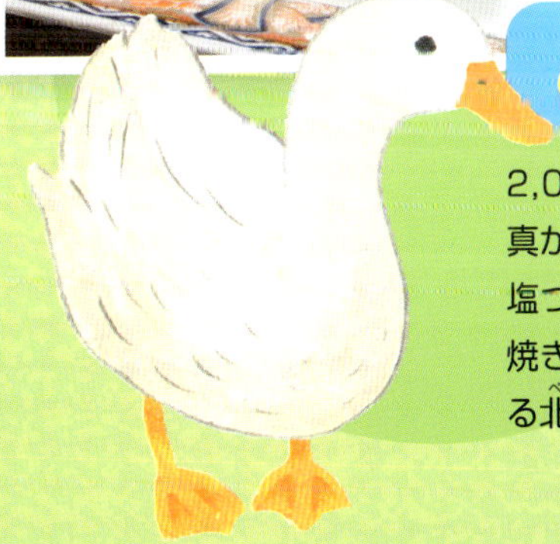

あひる

2,000年以上前に、野生の真がもを家畜化《かちくか》。いぶしたり、塩づけにしたりするほか、丸焼きにして、皮をそいで食べる北京《ペキン》ダックが有名。

肉・魚の

そのままでは日持ちのしない肉や魚を、保存《ほぞん》できるように工夫したのが加工品だよ。

ソーセージ

ひき肉に香辛料《こうしんりょう》で味をつけ、牛やぶた、羊の腸などにつめたもの。肉の種類や最初に生まれた場所によって、名前がちがうよ。

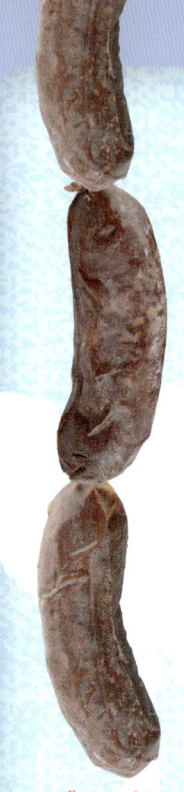

ブラッドソーセージ

ぶたの血にひき肉、たまねぎ、米などを加えてつくったソーセージ。

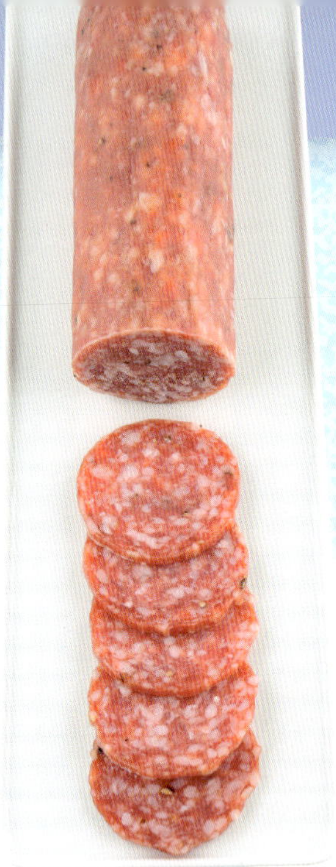

サラミ

ぶたのひき肉を腸につめ、くん煙《えん》*はしないで、2か月以上乾燥《かんそう》させてつくる。

香腸《シャンツァン》

中国《ちゅうごく》のソーセージ。ぶた肉に塩、しょうゆ、酒、花椒《かしょう》（山椒《さんしょう》）と砂《さ》糖《とう》で味つけしている。

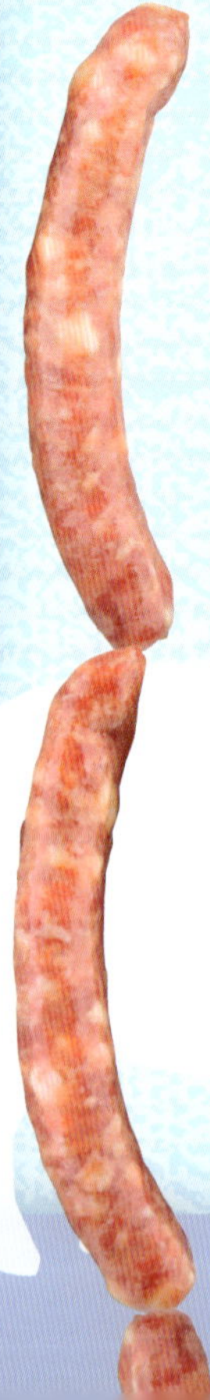

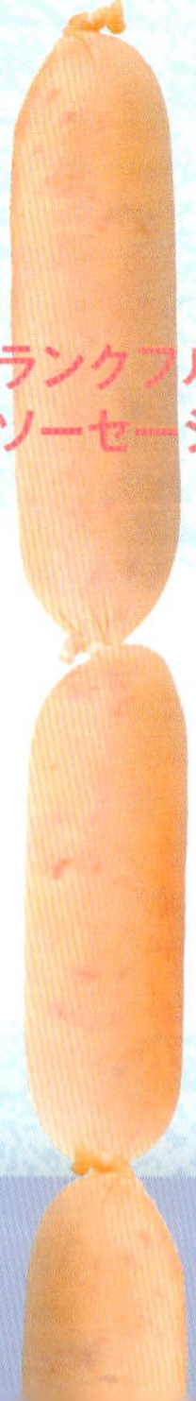

フランクフルトソーセージ

ぶた肉を細切りにして、ぶたの腸につめたもの。ドイツのフランクフルト生まれ。

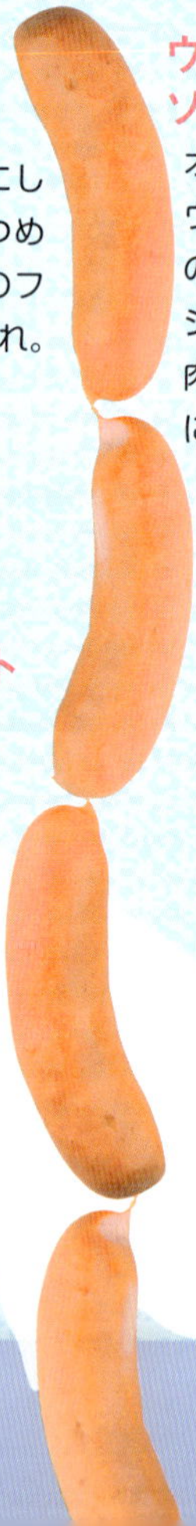

ウインナソーセージ

オーストリア・ウィーン生まれの小型ソーセージ。ぶた肉や牛肉を羊の腸などにつめてつくる。

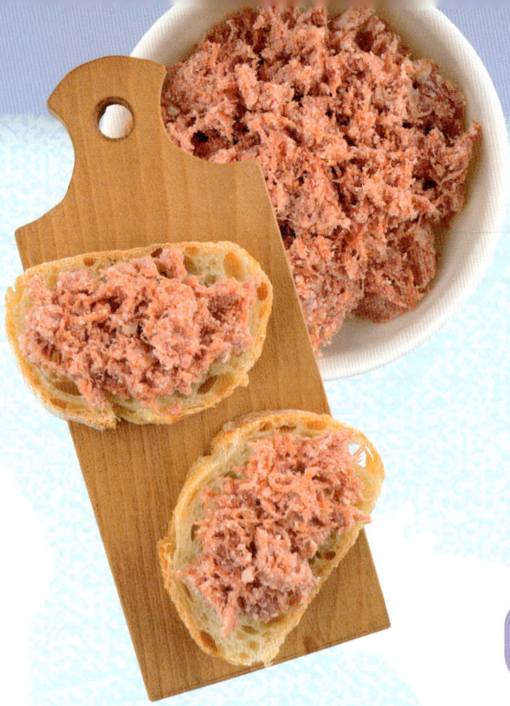

コンビーフ

塩づけした牛肉を煮《に》てほぐした後、ひき肉や油脂《ゆし》、塩、調味料などを加えたもの。

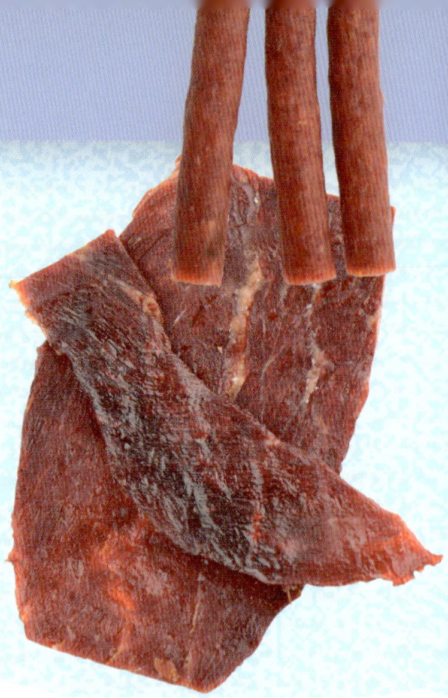

ビーフジャーキー

牛の赤身を塩づけにし、ひき肉にしてから板や棒状《ぼうじょう》にして加熱。乾燥《かんそう》させてくん煙《えん》*する。

ハム

ぶた肉を塩づけし、くん煙《えん》*してつくる。生ハムは低温でくん煙《えん》し、1～2年熟成《じゅくせい》させるよ。

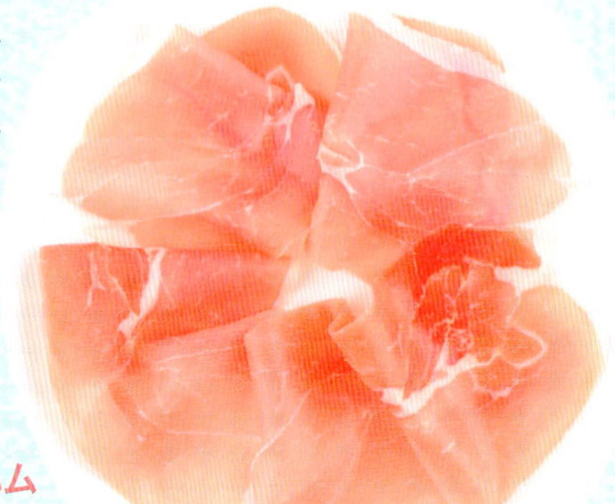

生ハム

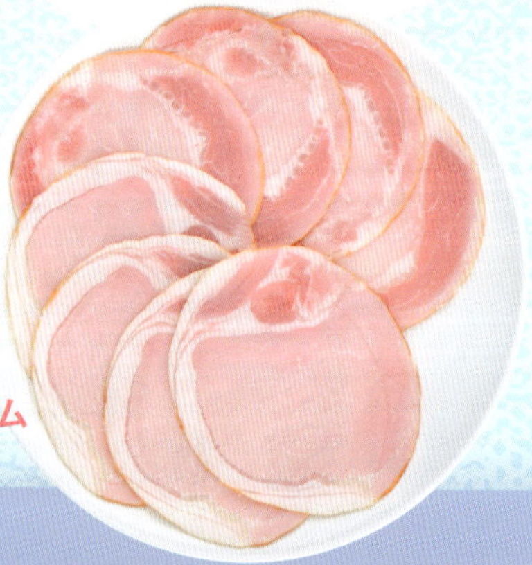

ロースハム

ベーコン

脂身《あぶらみ》の多い、ぶたのばら肉を塩づけした後、長時間くん煙《えん》*してつくる。

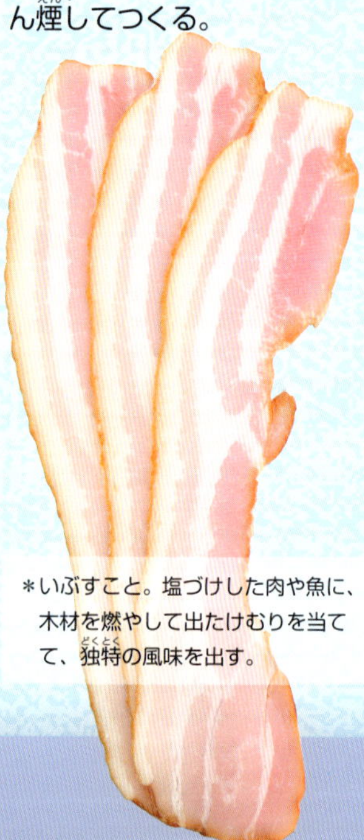

＊いぶすこと。塩づけした肉や魚に、木材を燃やして出たけむりを当てて、独特《どくとく》の風味を出す。

加工品

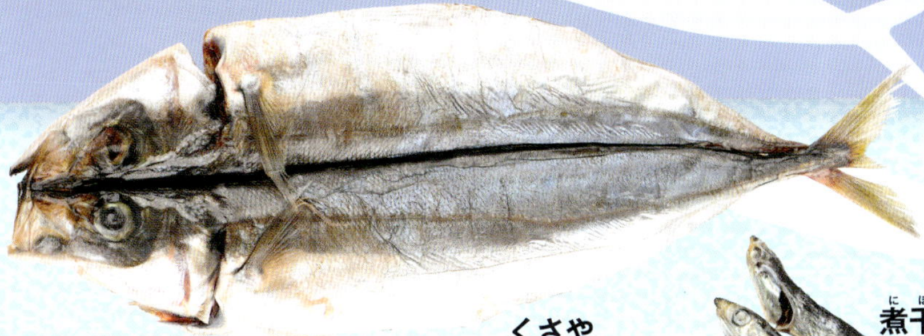

くさや

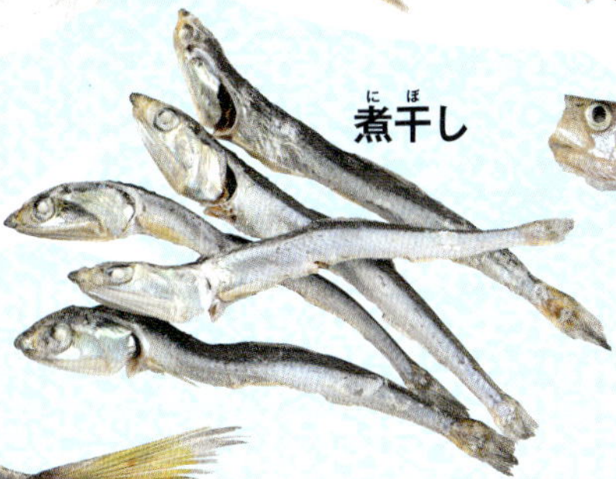

煮《に》干《ぼ》し

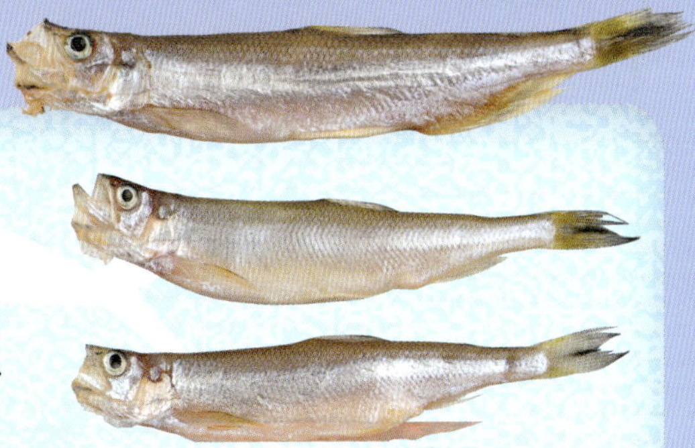

ししゃも塩干《ぼ》し

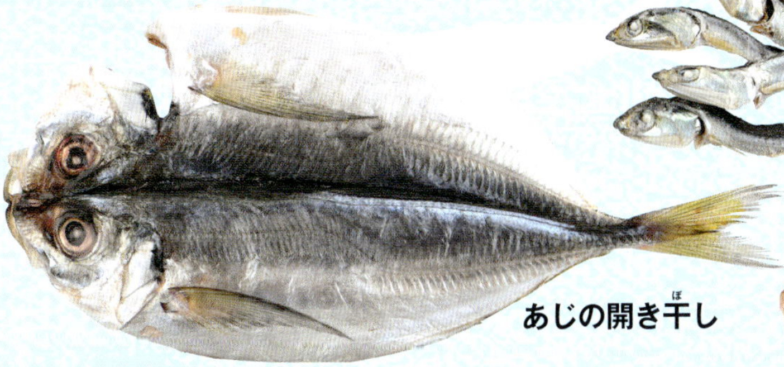

あじの開き干《ぼ》し

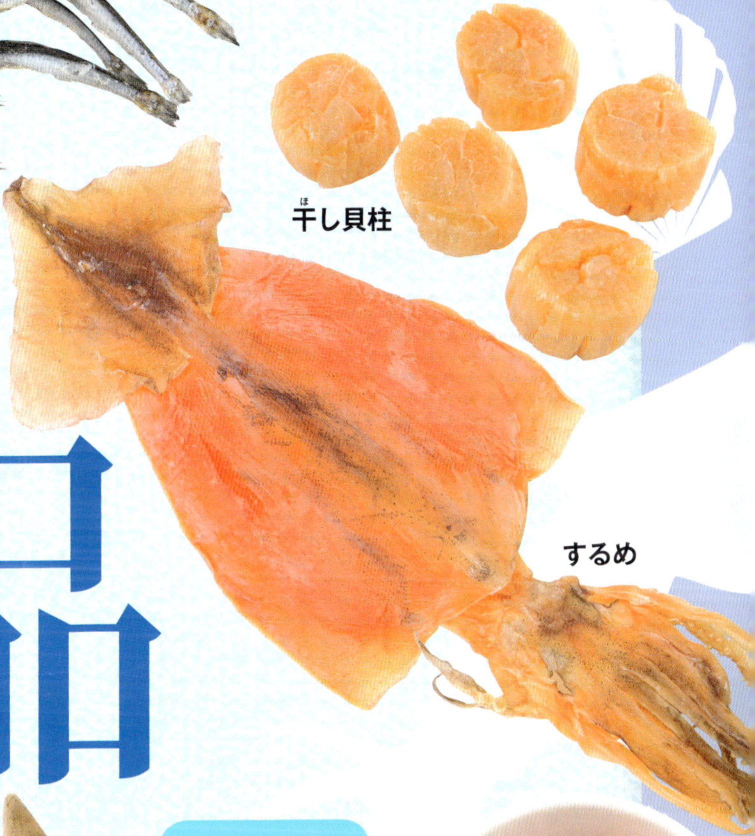

干《ほ》し貝柱

するめ

干《ほ》す

乾燥《かんそう》させると保存性《ほぞんせい》が高まるだけでなく、風味もよくなるんだ。

ねる

ちくわやかまぼこ、つみれは、魚のすり身を加熱してかためた、ねりものだよ。

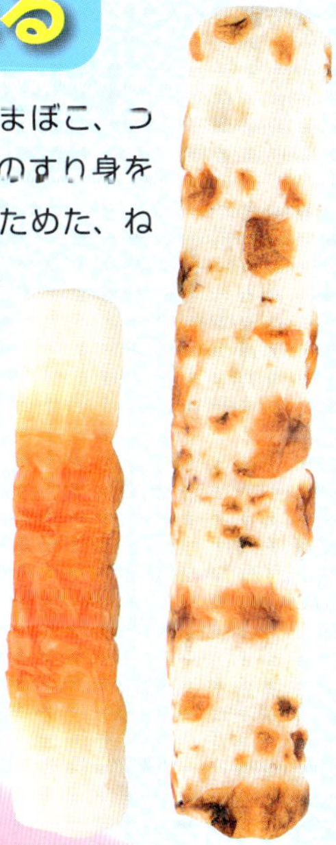

ちくわ

かまぼこ

いぶす

魚や肉の表面にけむりを当てることで、独特《どくとく》のかおりと風味が出るよ。

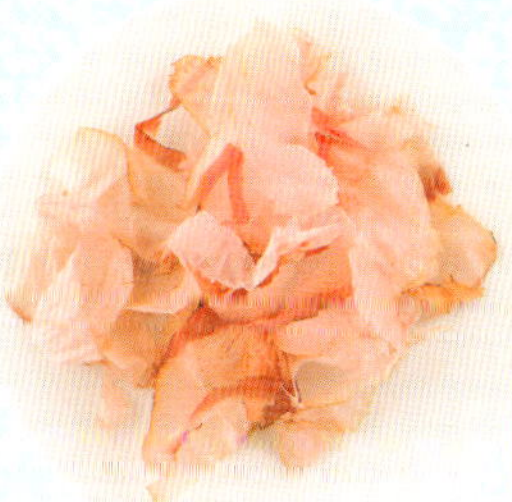

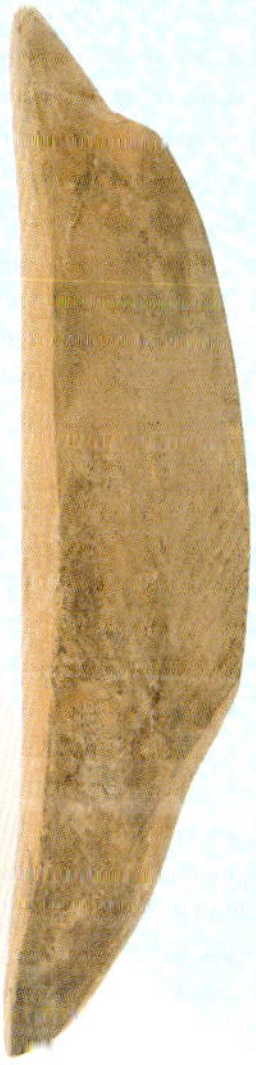

かつお節

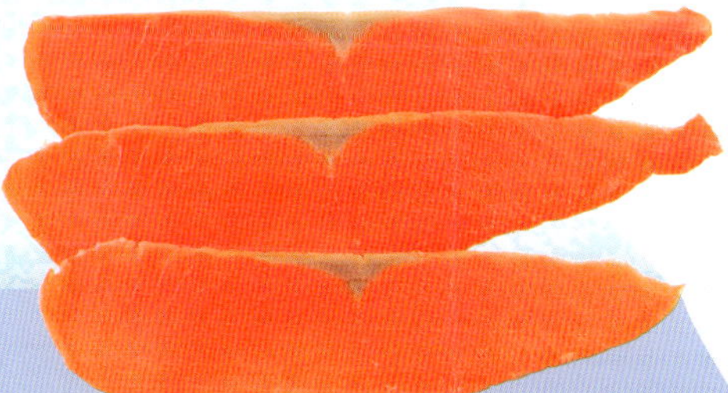

スモークサーモン

つける

魚や肉は塩、みそ、酢《す》などにつけるよ。塩からは、魚介《ぎょかい》を内臓《ないぞう》といっしょに塩づけして、発酵《はっこう》させたもの。

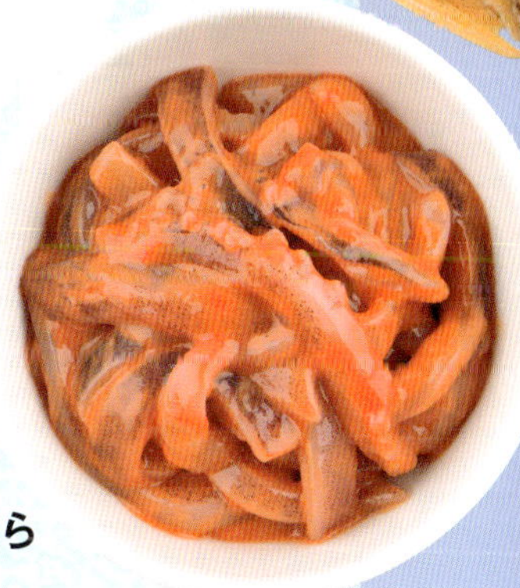

いかの塩から

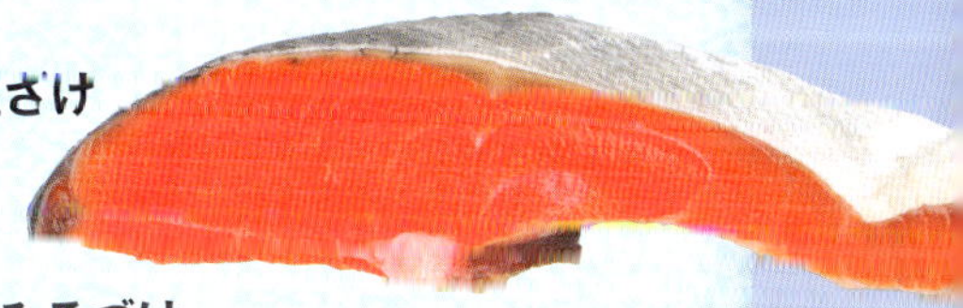

塩ざけ

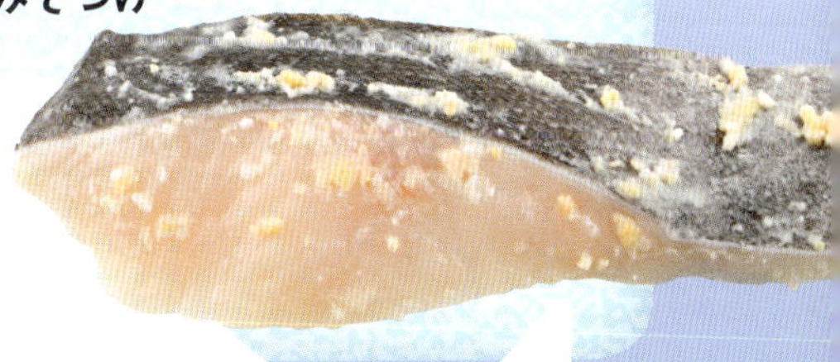

みそづけ

乳牛《にゅうぎゅう》の一生

わたしたちがふだん飲んでいる牛乳《ぎゅうにゅう》は、牛の乳《ちち》だということは知っているよね？ では、どんなふうに乳牛《にゅうぎゅう》から乳《ちち》をしぼるのか、乳牛《にゅうぎゅう》の一生とともに見てみよう！

① 誕生《たんじょう》

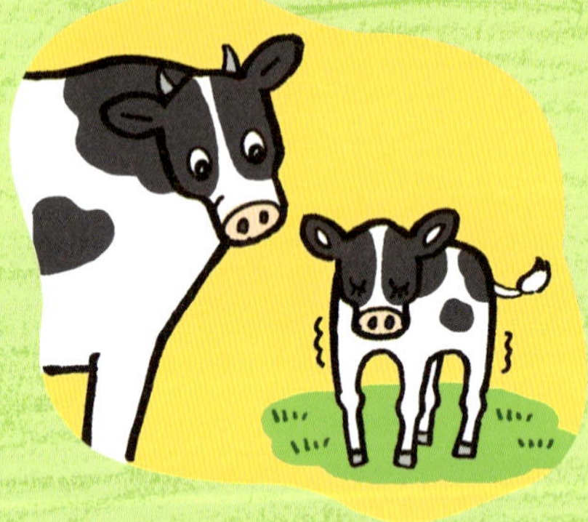

生まれたときの体重は約45kg。メスは乳牛《にゅうぎゅう》として、オスは別の牧場へ移《うつ》されて、肉牛として育てられる。

2か月間

② 離乳《りにゅう》

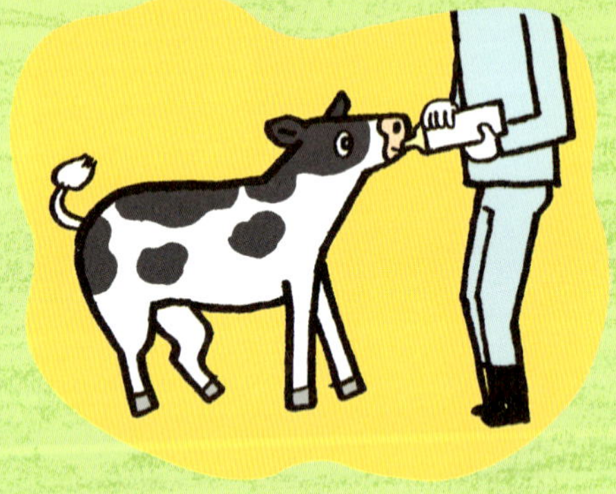

メスはすぐに母牛からはなされる。人間の手によって母牛の乳《ちち》をあたえられ、後に代用乳《にゅう》（粉ミルク）を飲むことになる。約2か月すると、乳《ち》ばなれをする。

③ 育成

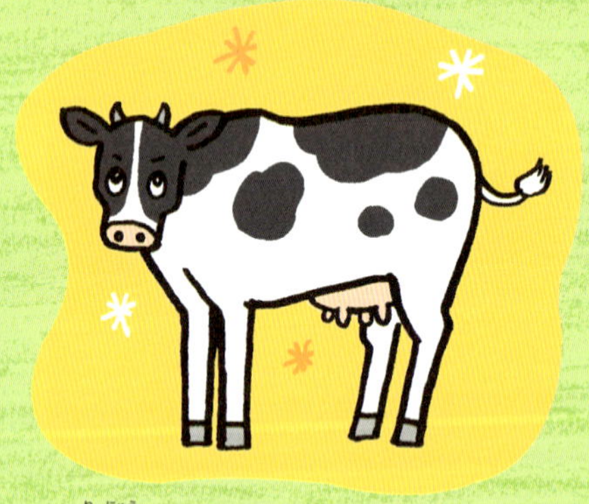

離乳《りにゅう》してからは、お産するための育成期間となる。じょうぶで健康な体づくりをするために、十分な栄養をとることが必要。体も大きくなり、体重は250～300kgに。

酪農家《らくのうか》の午前

＊午後も午前と同じような作業をくり返すよ。

5:00 そうじ

大量のウンチやオシッコをきれいに片《かた》づける。よい環境《かんきょう》を保《たも》ち、牛にストレスをかけないようにする。

6:00 さく乳《にゅう》

さく乳《にゅう》スペースに牛を移動《いどう》させる。ミルカーという、自動で乳《ちち》をしぼる機械を装《そう》着《ちゃく》して、乳《ちち》をしぼる。

7:00 エサやり

エサは牧草や穀類《こくるい》を混《ま》ぜたもの。大きい牛は１日に30～40kgのエサを食べることもあるよ。

10:00 子牛の世話

生まれたばかりの子牛がいる場合、人間がこまめにミルクをあげるなど、母牛に代わって世話をする。

11:00 健康チェック

牛を１頭ずつチェック。皮ふや毛のつや、動きや姿勢《しせい》などを見て、健康が保《たも》たれているかどうかを観察。

＊しょうかいしているのは一例で、牧場によって作業内容《ないよう》やスケジュールは変わります。

ほとんどの場合は、メスの牛が妊娠《にんしん》しやすい時期に合わせ、人工的に種づけ（オスの牛の精液《せいえき》をメスの体に注入）される。

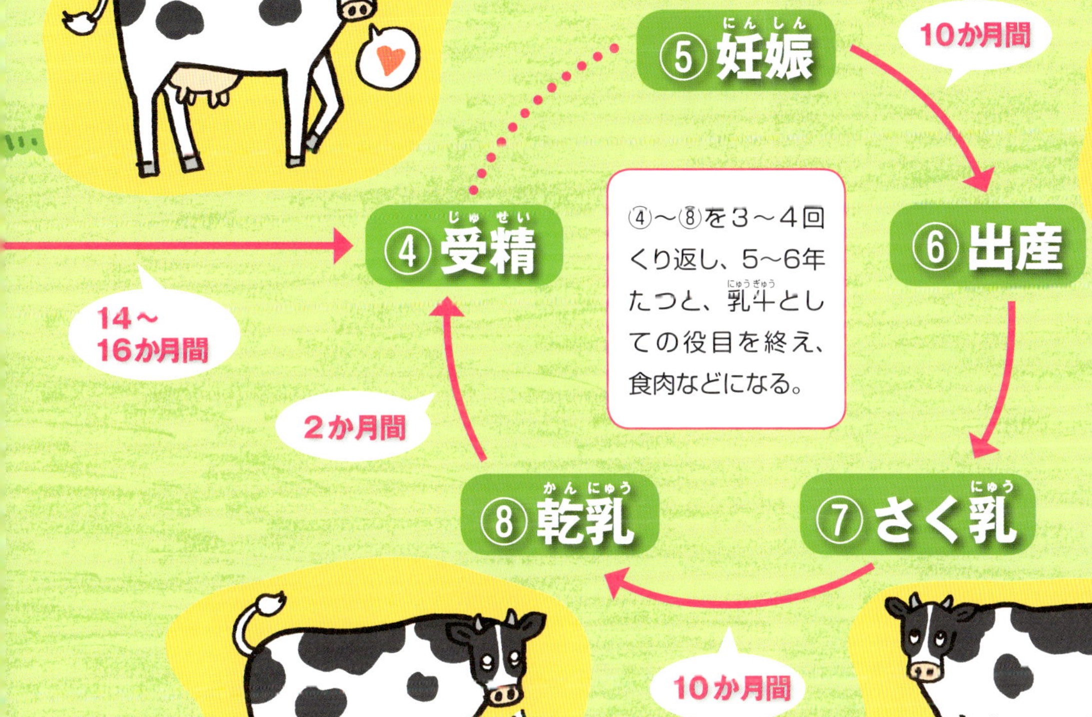
⑤妊娠《にんしん》
10か月間
⑥出産
⑦さく乳《にゅう》
10か月間
⑧乾乳《かんにゅう》
2か月間
④受精《じゅせい》
14～16か月間
④～⑧を３～４回くり返し、5～6年たつと、乳牛《にゅうぎゅう》としての役目を終え、食肉などになる。

出産をすませると、乳《ちち》が出る母牛となり、いよいよさく乳《にゅう》がスタート。

次の出産準備《じゅんび》がスタート。栄養を体にたくわえるため、さく乳《にゅう》を休む。

出産後2～3か月が乳《ちち》の量のピーク。もっとも多いときで、1日に1L入り牛《ぎゅう》乳《にゅう》パック20～25本分の乳《ちち》を出す。

さく乳《にゅう》のまめ知識《ちしき》

子牛の口の動きを機械で再現《さいげん》

昔のさく乳《にゅう》は、手で作業するものだったけれど、今ではほとんどが機械化されている。子牛が乳《ちち》を吸《す》うときの口の動きを機械が再現《さいげん》して、効率《こうりつ》よく乳《ちち》をしぼり出しているんだ。

おどろきの乳量《にゅうりょう》を出す「スーパーカウ」

牛が乳《ちち》を出す量は、平均《へいきん》すると１年で約8,000L。それだけでもすごい量だけれど、なかには１年間になんと２万～２万6,000Lも出す牛がいるんだって。その牛は「すごい乳牛《にゅうぎゅう》」という意味の英語「スーパーカウ」と、呼《よ》ばれているよ。

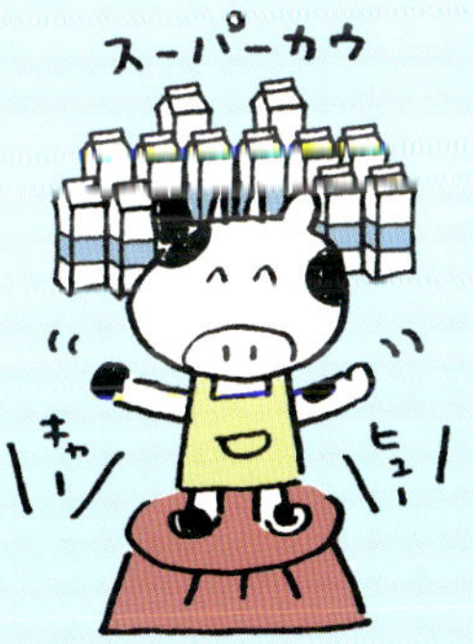
スーパーカウ

役目を終えたら肉牛として出荷

毎日たくさんの乳《ちち》を出す乳《にゅう》牛《ぎゅう》も、生後５～６年になると、乳《ちち》の量が減《へ》り、質《しつ》が落ちてしまう。そうなると、乳牛《にゅうぎゅう》としての役目は終わり、多くが肉牛として出荷されるんだ。

牛乳《ぎゅうにゅう》と乳製品《にゅうせいひん》

栄養《えいよう》たっぷりの牛乳《ぎゅうにゅう》は、加工乳《にゅう》とか、バターや生クリームといった乳製品《にゅうせいひん》に変身するんだ。

牛乳《ぎゅうにゅう》

牛からしぼった乳《ちち》「生乳《せいにゅう》」だけを使ったもの。人が飲めるように菌《きん》を殺したり、脂肪《しぼう》がかたまらないようにしたり、処理《しょり》している。

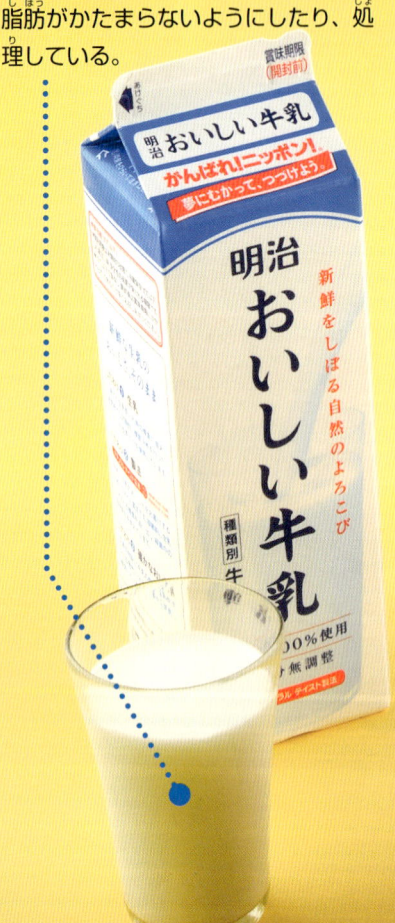

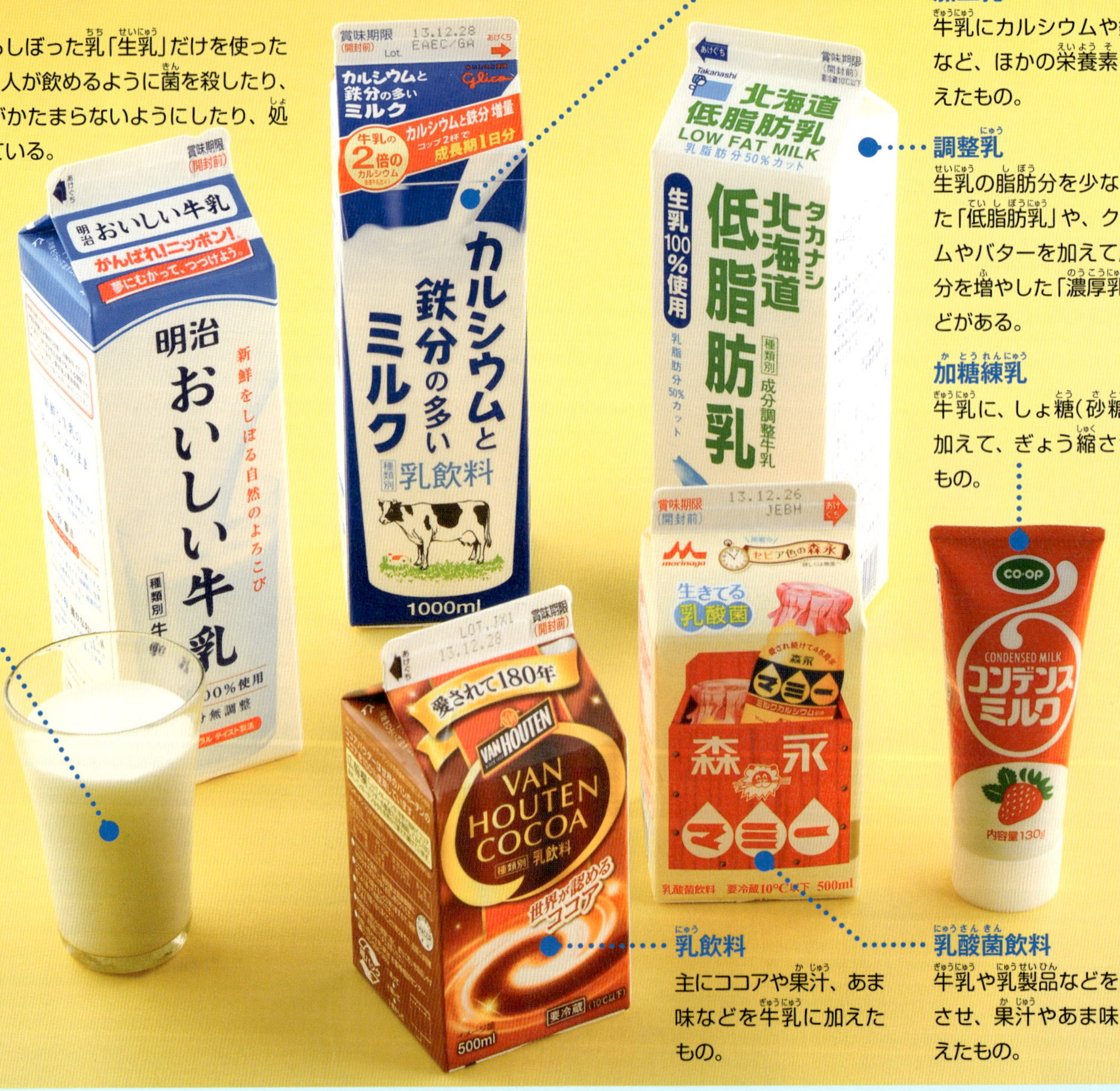

加工乳《にゅう》

牛乳《ぎゅうにゅう》にカルシウムや鉄分など、ほかの栄養素《えいようそ》を加えたもの。

調整乳《にゅう》

生乳《せいにゅう》の脂肪《しぼう》分を少なくした「低脂肪乳《ていしぼうにゅう》」や、クリームやバターを加えて脂肪《しぼう》分を増《ふ》やした「濃厚乳《のうこうにゅう》」などがある。

加糖練乳《かとうれんにゅう》

牛乳《ぎゅうにゅう》に、しょ糖《とう》(砂糖《さとう》)を加えて、ぎょう縮《しゅく》させたもの。

乳《にゅう》飲料

主にココアや果汁《かじゅう》、あま味などを牛乳《ぎゅうにゅう》に加えたもの。

乳酸菌《にゅうさんきん》飲料

牛乳《ぎゅうにゅう》や乳製品《にゅうせいひん》などを発酵《はっこう》させ、果汁《かじゅう》やあま味を加えたもの。

牛乳《ぎゅうにゅう》のまめ知識《ちしき》

赤ちゃん牛のための栄養《えいよう》がたっぷり

牛乳《ぎゅうにゅう》は、本当は赤ちゃん牛のためのもの。だから、子牛が育つのに必要なたんぱく質《しつ》やミネラルがたっぷりふくまれているんだ。子牛の代わりにいただくのだから、大事に飲みたいね。

昔は薬として重宝《ちょうほう》されていた

牛乳《ぎゅうにゅう》が日本に伝わったのは７世紀半ばごろ。初めて飲んだ天皇《てんのう》が「体にいい薬」と喜び、皇族《こうぞく》たちが飲むようになったといわれているよ。

税金《ぜいきん》代わりになったことも!?

８世紀ごろ、日本では、牛乳《ぎゅうにゅう》を煮《に》つめた「蘇《そ》」という乳製品《にゅうせいひん》を税《ぜい》として天皇《てんのう》に納《おさ》める決まりができた。蘇《そ》は今でいうバターかチーズのようなもの。この決まりは、12世紀末ごろまで続いたよ。

日本人には苦手な体質《たいしつ》の人が多い？

牛乳《ぎゅうにゅう》を飲むと、おなかがゴロゴロする人がいる。牛乳《ぎゅうにゅう》の中にある乳糖《にゅうとう》を分解《ぶんかい》するのが苦手な体質《たいしつ》の持ち主で、日本人に多いといわれているんだ。そんなときは、ゆっくりと飲むのがおすすめ。

チーズ

牛乳《ぎゅうにゅう》などをかためたり、発酵《はっこう》させたりしてつくる。カビや乳酸菌《にゅうさんきん》を使うなど、つくり方もさまざま。

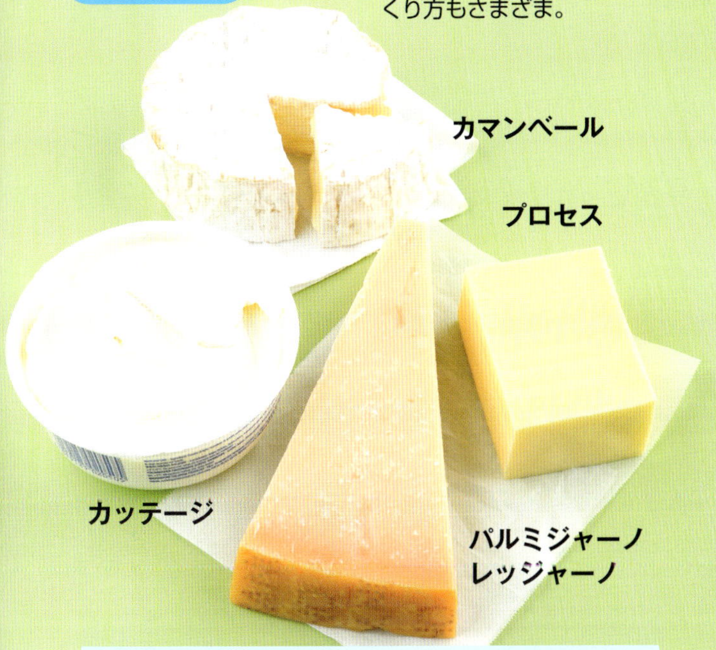
カマンベール
プロセス
カッテージ
パルミジャーノ
レッジャーノ

砂《さ》ばくの旅人がひつじの胃ぶくろに乳《ちち》を入れて旅したところ、ぐう然チーズができたのが始まりという伝説があるよ。

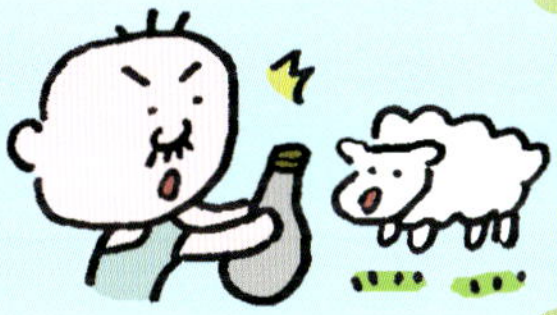

バター

牛乳《ぎゅうにゅう》から脂肪《しぼう》分をとり出し、かためたもの。風味豊《ゆた》かで、お菓子《かし》の材料にも使われる。

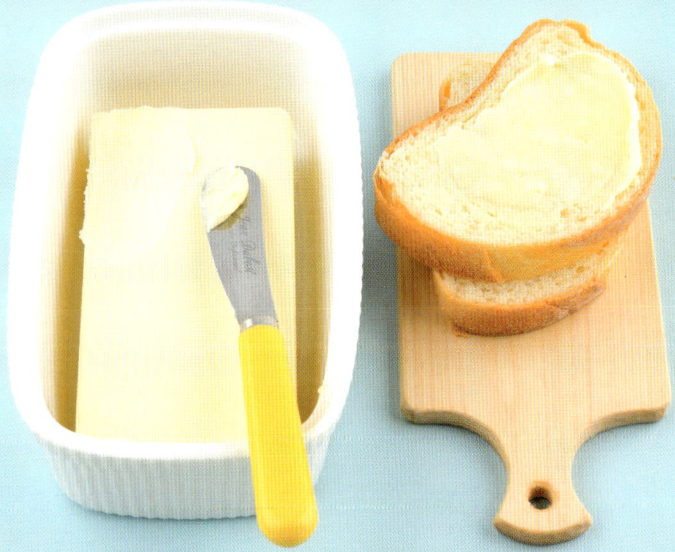

古代ローマでは、食用ではなく、皮ふをやわらかくする薬として、とくに小さな子どもにぬったんだって。

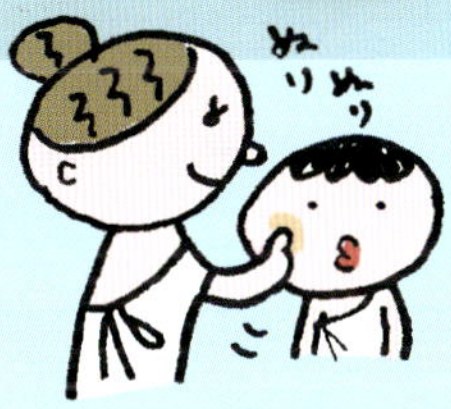
ぬりぬり

ヨーグルト

牛乳《ぎゅうにゅう》などに乳酸菌《にゅうさんきん》を入れて発酵《はっこう》させたもの。始まりはとても古く、数千年の歴史があるといわれている。

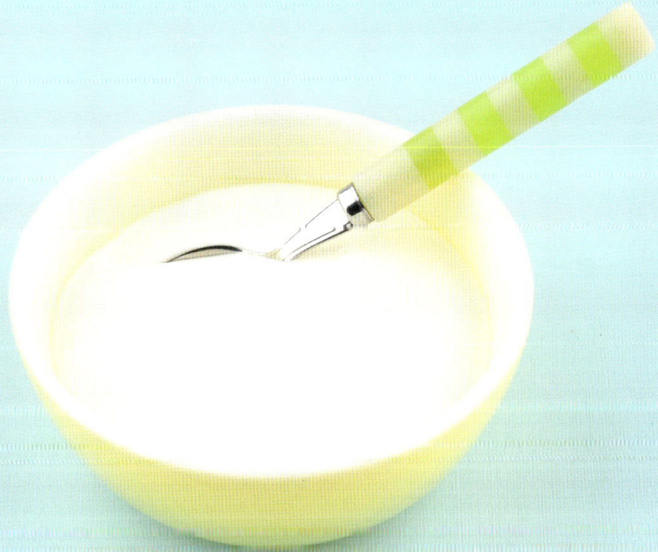

入れものに乳《ちち》を残しておいたら、ぐう然乳酸菌《にゅうさんきん》が入りこんで発酵《はっこう》し、ヨーグルトができたといわれているよ。

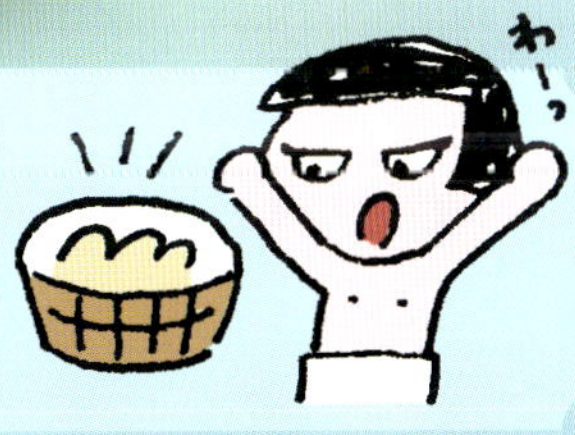
わーっ

生クリーム

牛乳《ぎゅうにゅう》の中の脂肪《しぼう》分をとり出したもの。砂糖《さとう》を加え、あわ立ててケーキなどにつけるほか、バターやアイスクリームの原料としても使われる。

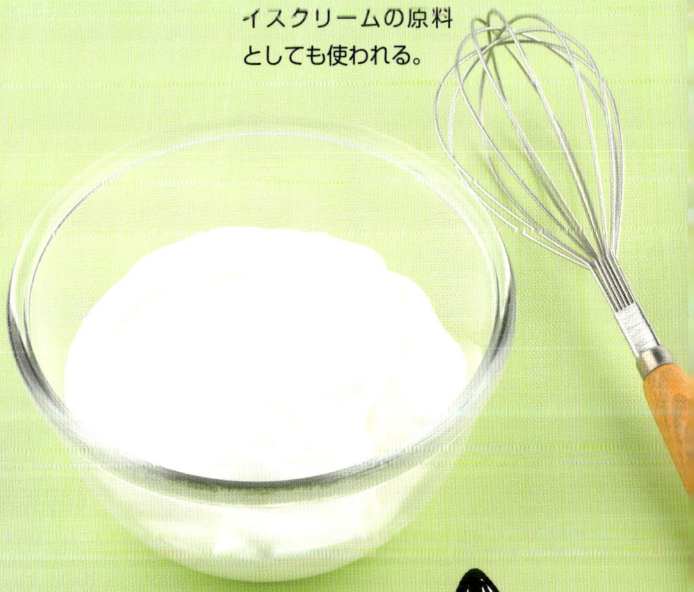

生クリームをびんに入れてふると、脂肪《しぼう》分のかたまりができる。これに塩を混《ま》ぜれば、手づくりバターの完成！

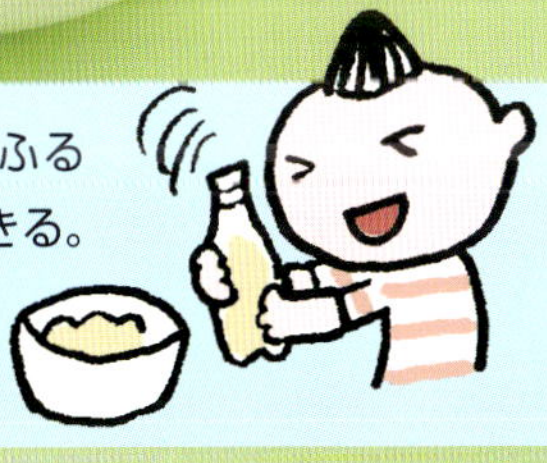

卵《たまご》いろいろ

どの家の冷蔵庫《れいぞうこ》にも必ずといっていいほど入っている卵《たまご》。小さいときから毎日のように食べている卵《たまご》に、どんなヒミツがかくされているのか、探《さぐ》ってみよう。

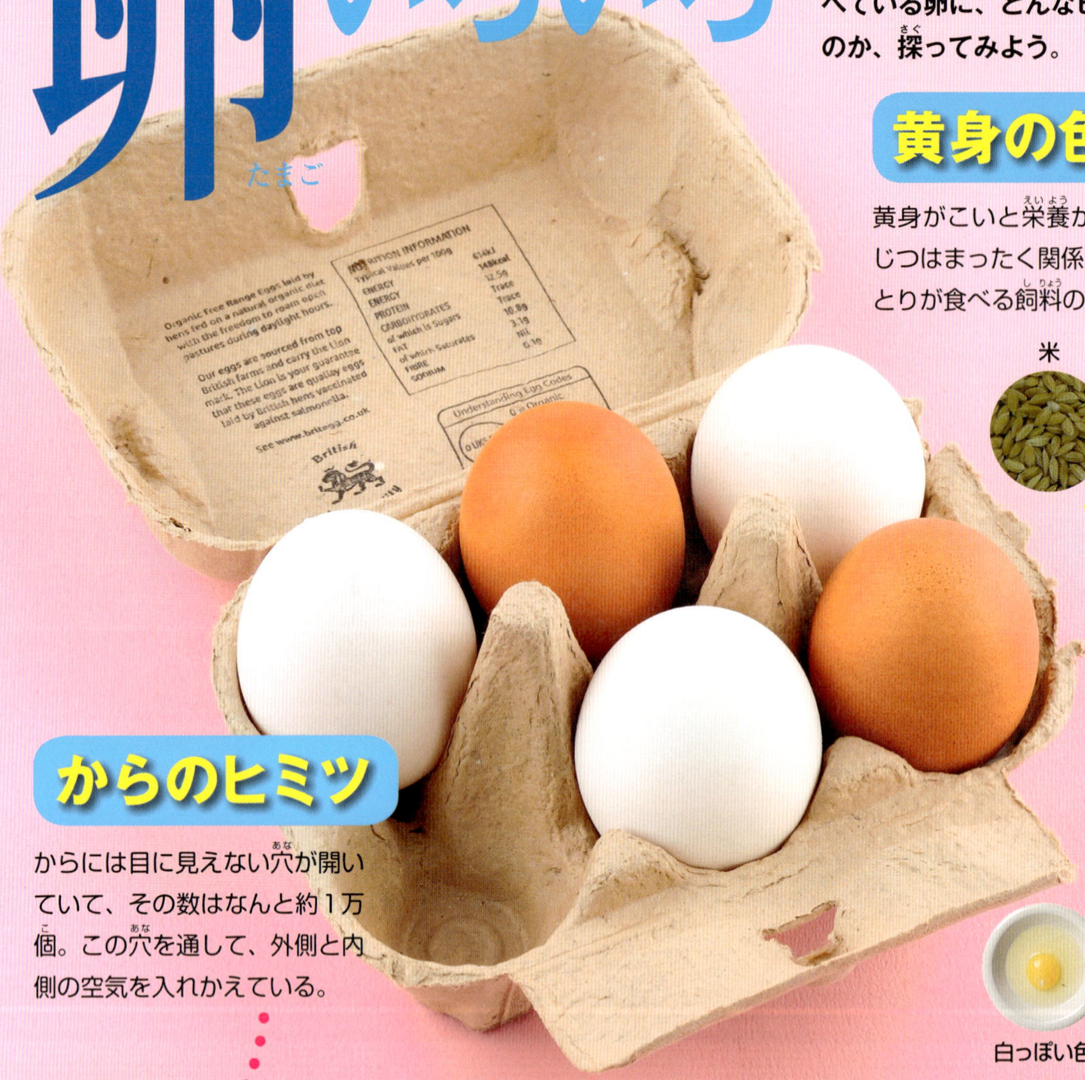

黄身の色のちがい

黄身がこいと栄養《えいよう》があると思われがちだが、じつはまったく関係がない。黄身の色は、にわとりが食べる飼料《しりょう》の色にえいきょうされる。

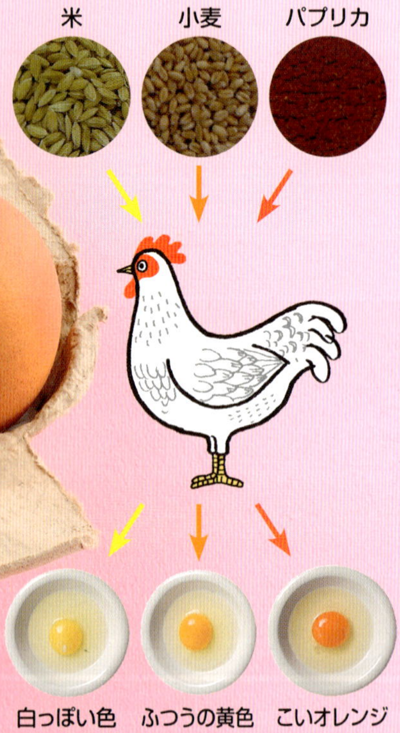
米
小麦
パプリカ
白っぽい色
ふつうの黄色
こいオレンジ

からのヒミツ

からには目に見えない穴《あな》が開いていて、その数はなんと約1万個《こ》。この穴《あな》を通して、外側と内側の空気を入れかえている。

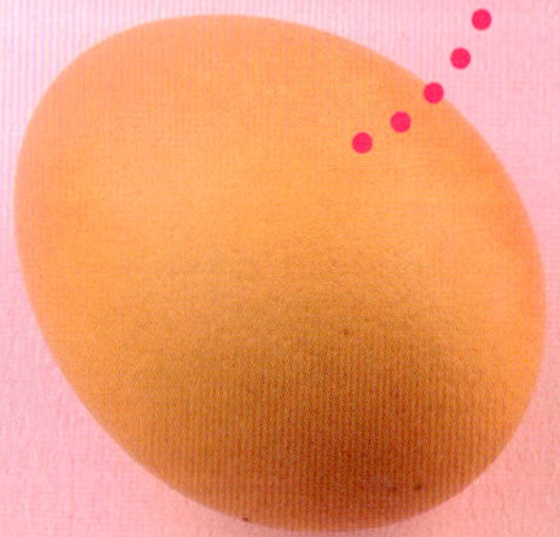

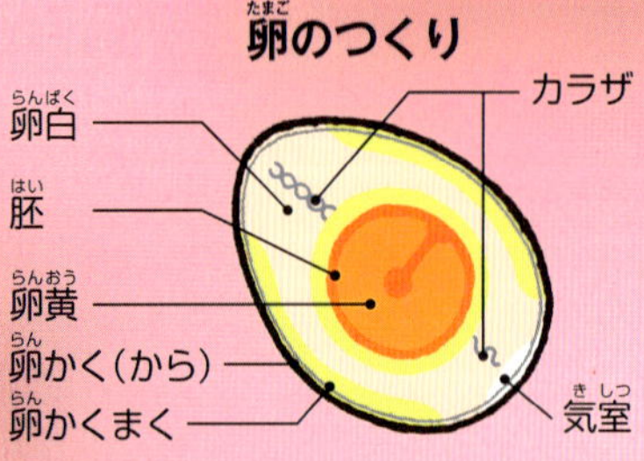
卵《たまご》のつくり
卵白《らんぱく》
胚《はい》
卵黄《らんおう》
卵《らん》かく(から)
卵《らん》かくまく
カラザ
気室《きしつ》

白いひもって？

黄身につながっている白いひもは、「カラザ」というもの。黄身があちこち動かないように支《ささ》える役目があるんだ。

卵《たまご》のまめ知《ち》識《しき》

にわとりの種類と卵《たまご》に注目！

白色レグホーン

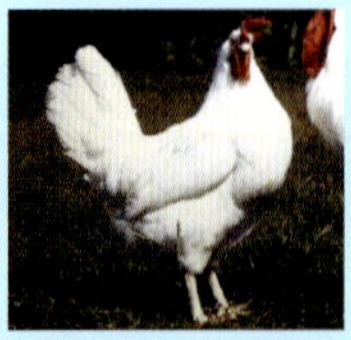

日本でいちばん多い。白い卵《たまご》を産む。

烏骨鶏《うこっけい》

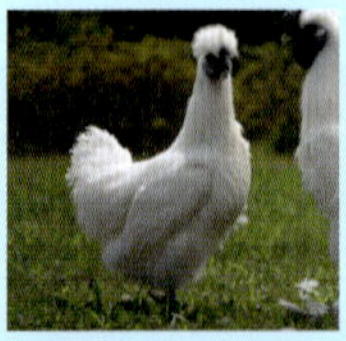

産卵数《さんらんすう》が少ないので、貴重《きちょう》とされる。

ロードアイランドレッド

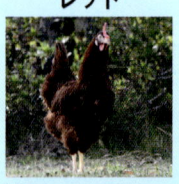

卵《たまご》用、肉用がいる。赤茶色の卵《たまご》を産む。

温めたらどうなる？

卵《たまご》にはひよこになるものと、ならないものがある。メスとオスのにわとりが交尾《こうび》してできた「有精卵《ゆうせいらん》」が、ひよこになる卵《たまご》。この卵《たまご》を温めたら、ひよこがかえるかも!?

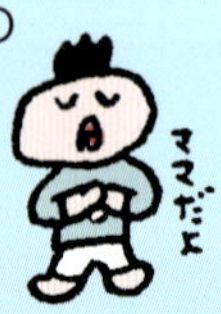
ママだよ

一生に産む卵《たまご》の数は約1,500個《こ》！

にわとりの寿命《じゅみょう》はだいたい10～20年。そのうち、卵《たまご》を産む期間は7年くらいなんだ。にわとりが1年間に産む卵《たまご》は200個《こ》以上だから、一生で1,500個《こ》ほどの卵《たまご》を産むことができる。

いろいろな卵《たまご》

わたしたちがふだん食べているにわとりの卵《たまご》以外でも、食材として利用されている鳥の卵《たまご》がある。どんな卵《たまご》なのか、大きさや利用法、味などの特ちょうをくらべてみよう。

だちょう

鳥の卵《たまご》の中で世界一大きく、重さは約1.5kgある。にわとりの卵《たまご》の約25～30倍。からの厚《あつ》さは約2mm。

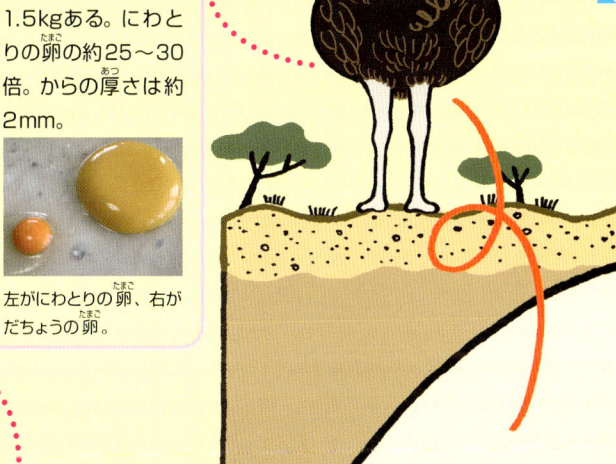

左がにわとりの卵《たまご》、右がだちょうの卵《たまご》。

あひる

卵《たまご》は生でなく、加工して食べる。中国《ちゅうごく》料理のピータンは、塩や石灰《せっかい》などを混《ま》ぜたドロで、あひるの卵《たまご》を包んで熟成《じゅくせい》させたもの。

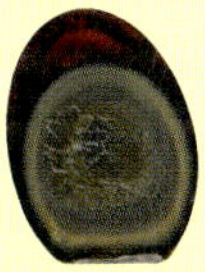

ピータン

七面鳥《しちめんちょう》

丸焼きはクリスマス料理の定番。卵《たまご》はからがかたく、味はあっさりしている。

にわとり

うずら

きじの仲間で、大人のにぎりこぶし大の鳥。卵《たまご》は生のほか、水《みず》煮《に》が売られている。

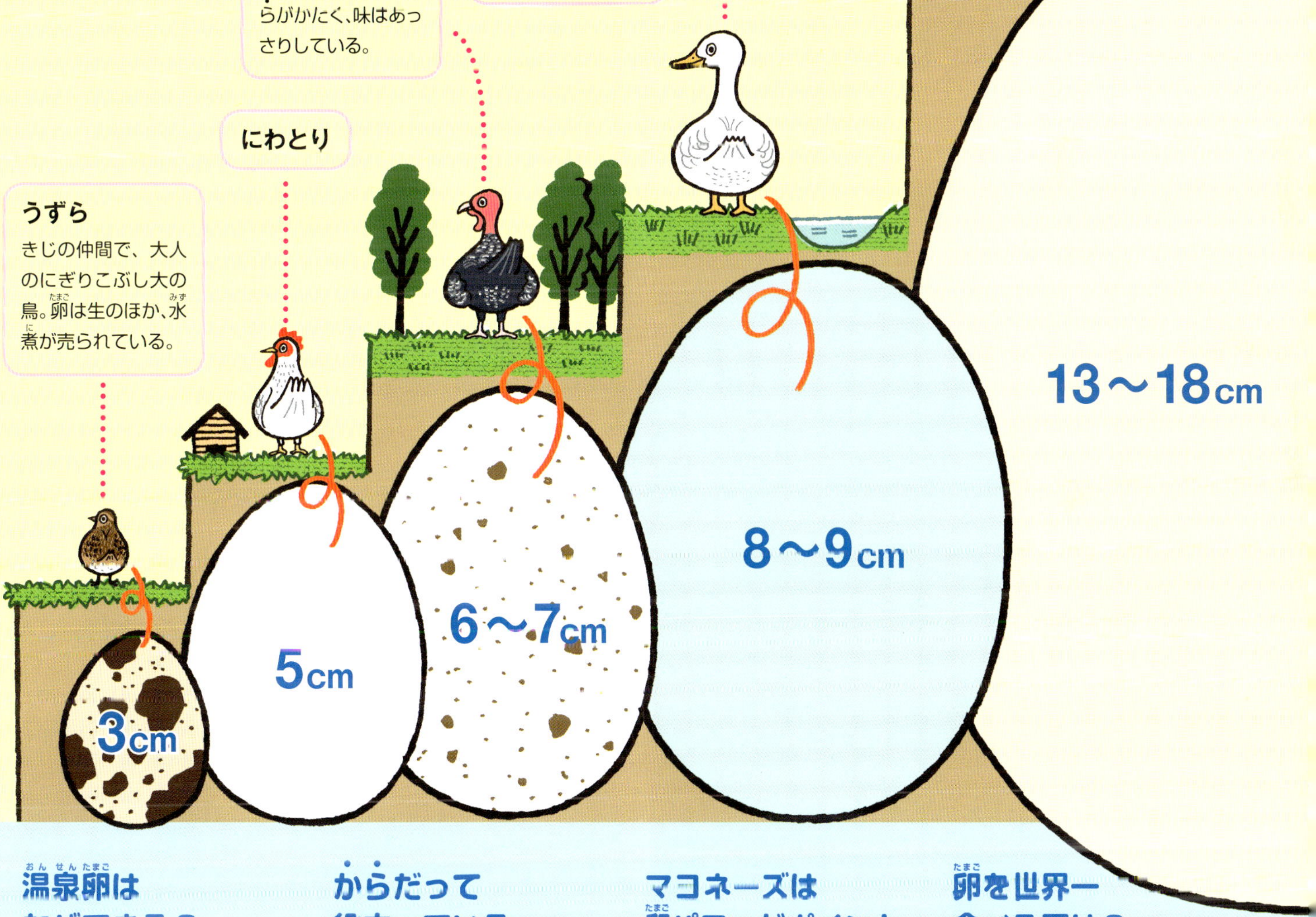

温泉卵《おんせんたまご》はなぜできる？

黄身が半熟《はんじゅく》で、白身はとろりとした温泉卵。ちがうかたさにできるのは、白身がかたまる温度(80℃)よりも、黄身のかたまる温度が低いから。70～75℃のお湯に15～25分つければ、温泉卵《おんせんたまご》ができるよ。

からだって役立っている

卵《たまご》を利用する食品工場では、大量のからが毎日出る。最近では、このからもゴミにはせず、黒板用のチョークやカルシウム剤《ざい》に利用する。からについているうすいまくも、化《け》粧品《しょうひん》の原料になっているよ。

マヨネーズは卵《たまご》パワーがポイント

油と酢《す》は混《ま》ざり合わない。ところがそこに、水とも油とも混《ま》ざりやすい卵《たまご》を加えると、3つの材料が完全に混《ま》ざり合うんだ。この性質《せいしつ》があるから、マヨネーズができるんだ。

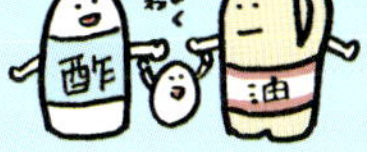

卵《たまご》を世界一食べる国は？

日本人は1年間に、1人当たり329個《こ》※も卵《たまご》を食べている。これは世界で2番目に多い数なんだ。世界一はメキシコ。年間1人358個《こ》※の卵《たまご》を食べているんだって。

※農林水産省「鶏卵需給等関係資料」(平成25年)

すし

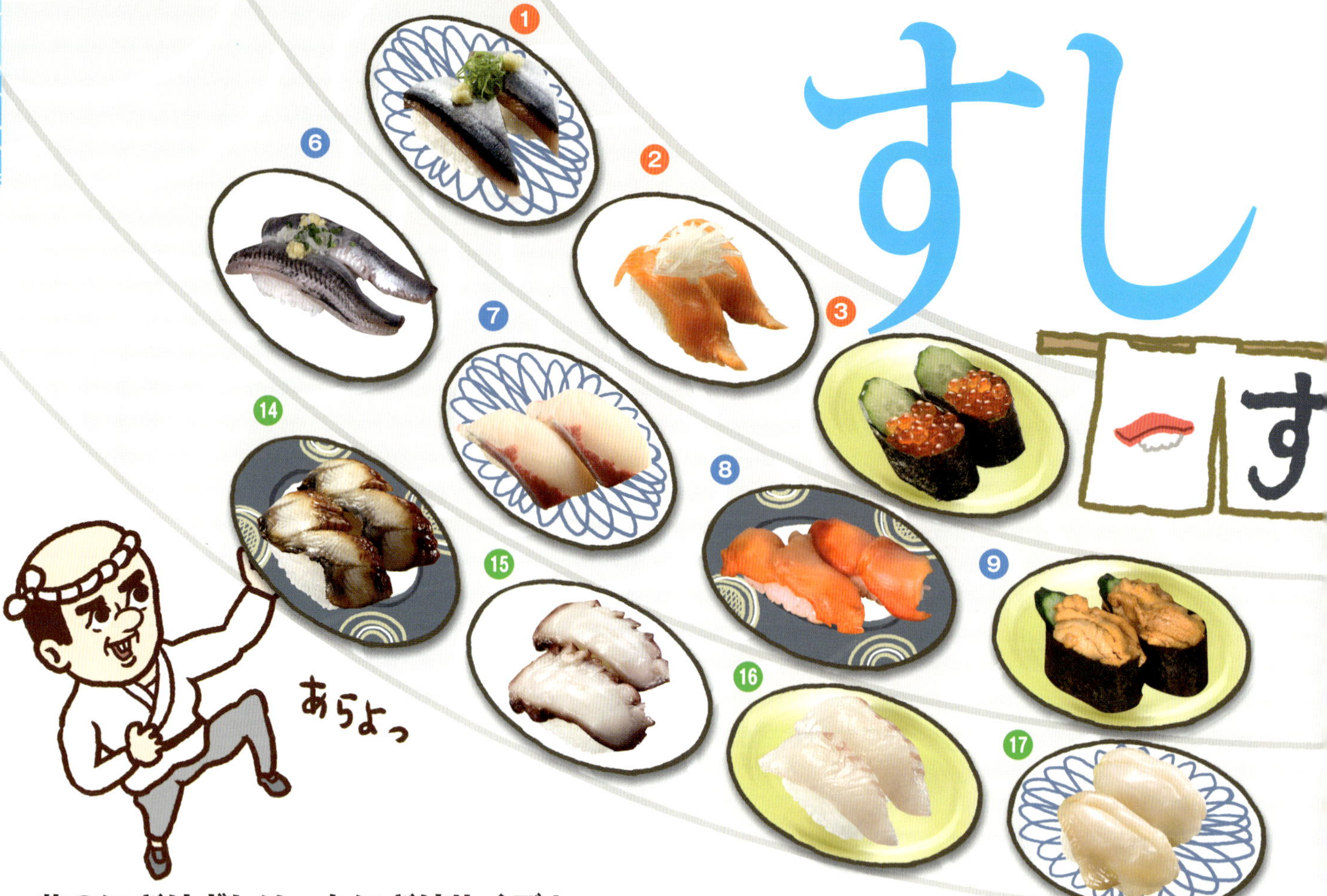
1
2
3
6
7
8
9
14
15
16
17
すし
あらよっ

昔のにぎりずしは、おにぎりサイズ！

江戸《えど》時代に生まれたといわれるにぎりずし。江戸《えど》でたちまち評判《ひょうばん》になって、ファストフードのように手軽に食べられるようになり、各地に広まったそうだ。といっても、当時のにぎりずしは、おにぎりくらいの大きさだったんだって。上にのっているすし種《だね》も、火を通したり、酢《す》や塩でしめたりしたものばかり。生の魚介《ぎょかい》類をのせるようになったのは、明治《めいじ》時代からなんだ。

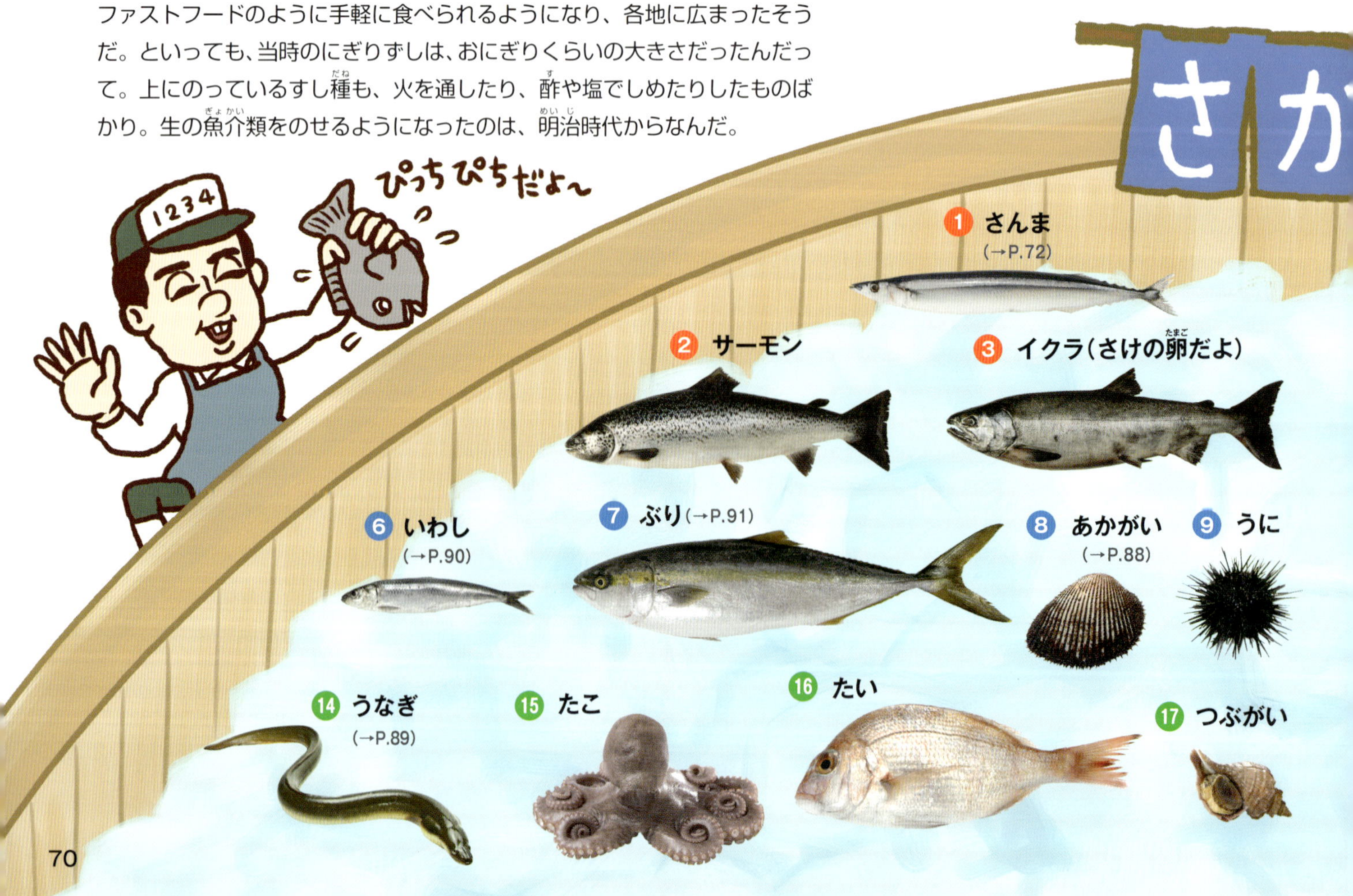
さか
ぴっちぴちだよ～
1234
1 さんま
(→P.72)
2 サーモン
3 イクラ(さけの卵《たまご》だよ)
6 いわし
(→P.90)
7 ぶり(→P.91)
8 あかがい
(→P.88)
9 うに
14 うなぎ
(→P.89)
15 たこ
16 たい
17 つぶがい

と魚

すしとは、魚介類《ぎょかい》と酢飯《すめし》を組み合わせた料理のこと。巻《ま》きずし、ちらしずしなどがあるけれど、にぎりずしはとくに人気があるね。すし種《だね》になる魚介類《ぎょかい》が元もとどんな姿《すがた》だったのかを見てみよう！

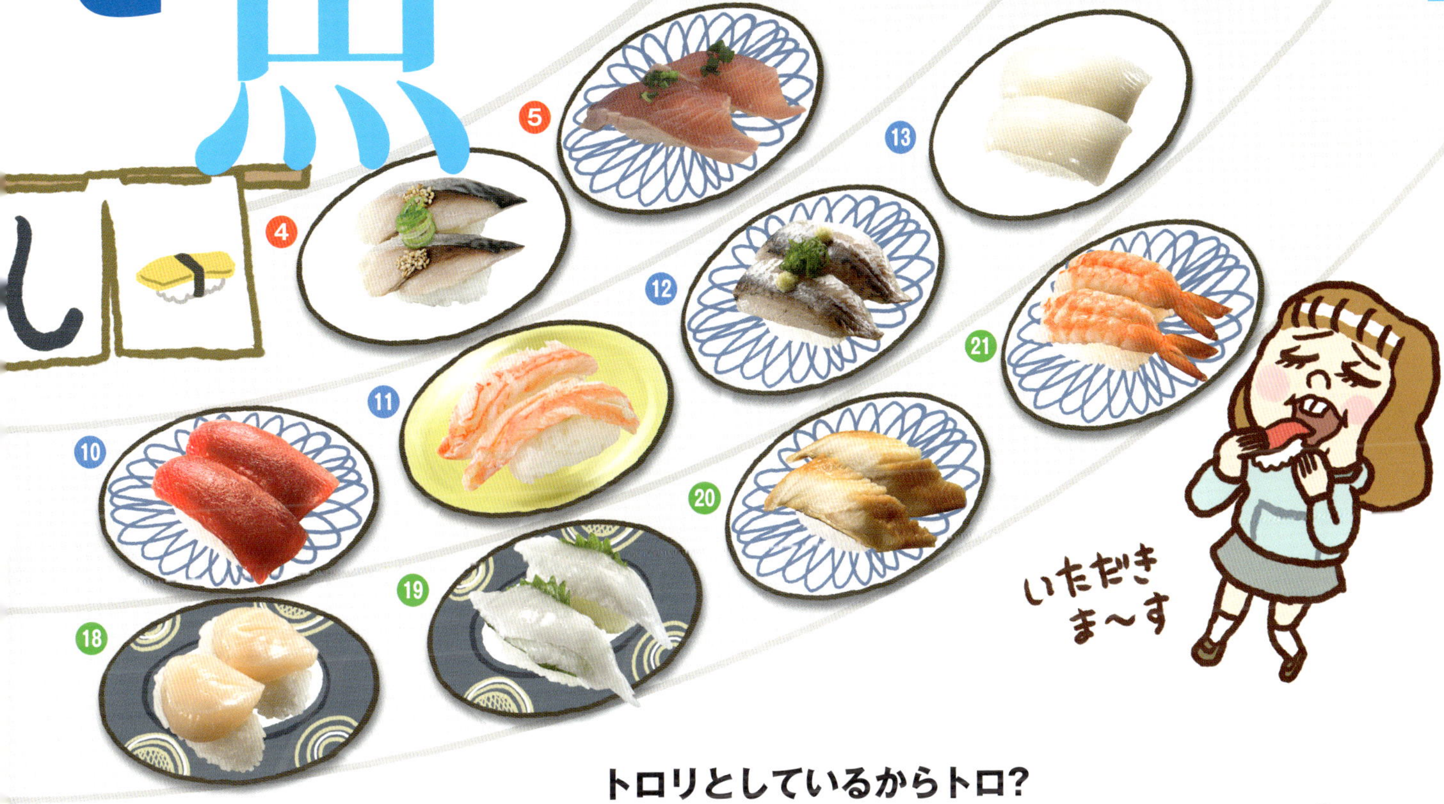
し
5
13
4
12
21
11
10
20
19
18
いただきま〜す

トロリとしているからトロ?

脂《あぶら》が乗ったまぐろのトロは、にぎりずしの中でも特別感のあるすし種《だね》だね。でも、江戸《えど》時代までは赤身しか食べず、トロは捨《す》てていたんだって。くさりやすく、脂《あぶら》が多すぎるので、「ねこもまたぐ」といわれたほどだったけれど、明治《めいじ》時代になってから食べるようになったそうだ。トロという名前は、トロリとした食感から、名づけられたともいわれているよ。

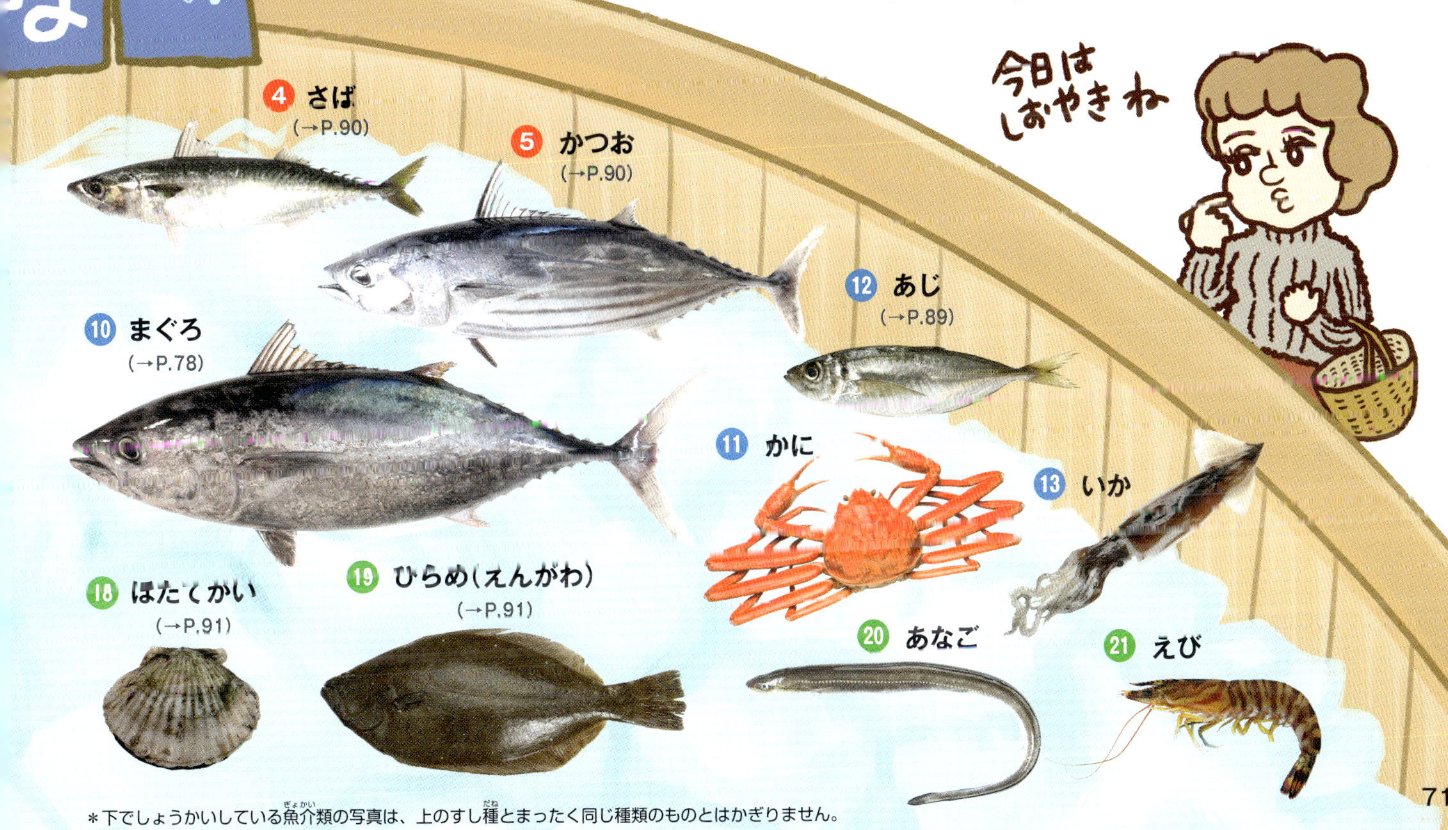
な
今日は しおやきね
4 さば
(→P.90)
5 かつお
(→P.90)
12 あじ
(→P.89)
10 まぐろ
(→P.78)
11 かに
13 いか
18 ほたてがい
(→P.91)
19 ひらめ(えんがわ)
(→P.91)
20 あなご
21 えび

＊下でしょうかいしている魚介《ぎょかい》類の写真は、上のすし種《だね》とまったく同じ種類のものとはかぎりません。

漁《りょう》に密着《みっちゃく》 ——さんま漁《りょう》

ふだん食べている魚が、どうやって海や川からとられているか知っている？ さんまの「棒受網《ぼううけあみ》漁《りょう》」に密着《みっちゃく》して、漁《りょう》の様子を見せてもらったよ。

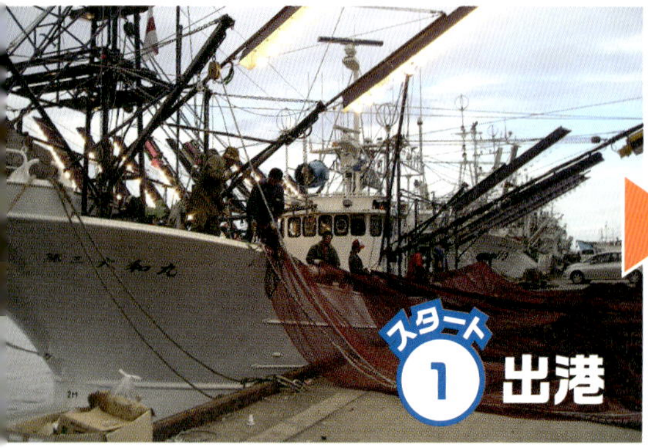

スタート 1 出港

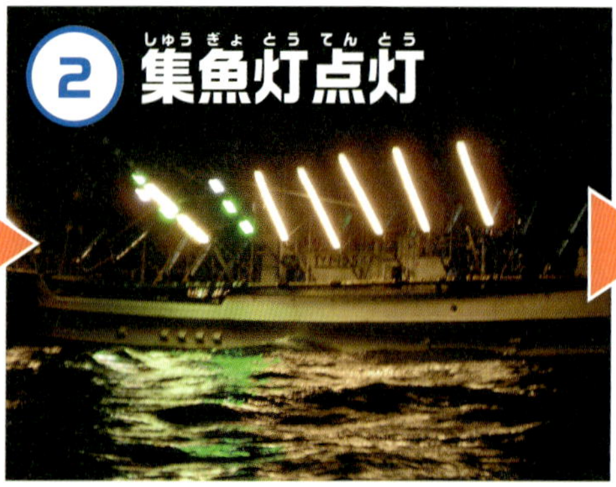

2 集魚灯点灯《しゅうぎょとうてんとう》

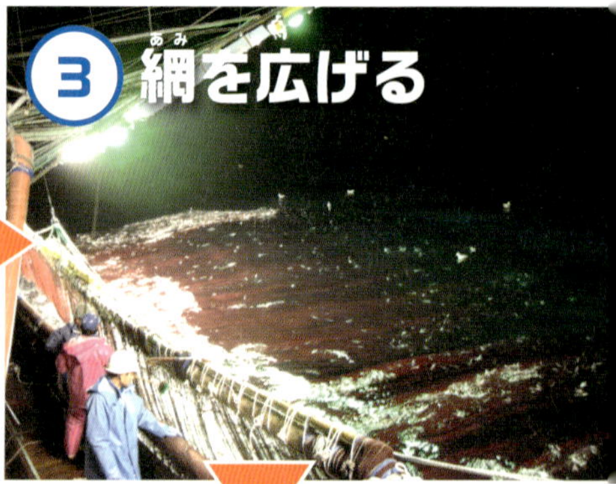

3 網《あみ》を広げる

棒受網漁《ぼううけあみりょう》って？

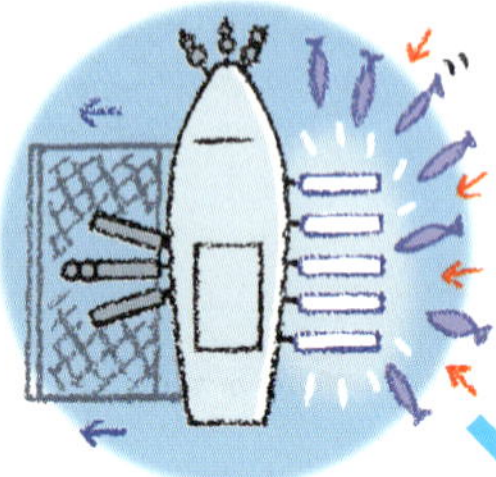

船の片側《かたがわ》の集魚灯《しゅうぎょとう》をつけて、さんまを集める。その間に反対側で、長い竹の棒《ぼう》につけた網《あみ》を広げる。

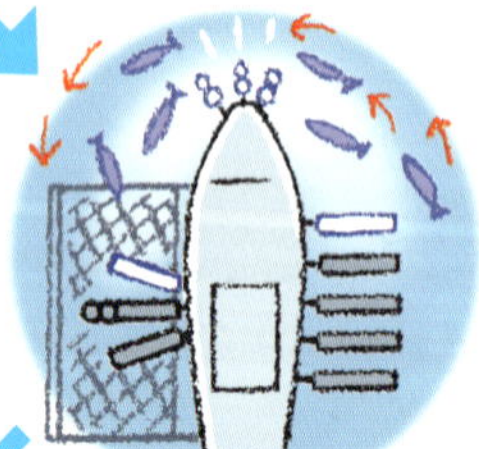

先につけた集魚灯《しゅうぎょとう》を順に消し、船の先と網《あみ》を張《は》った側の集魚灯《しゅうぎょとう》を順につけ、さんまを移動《いどう》させる。

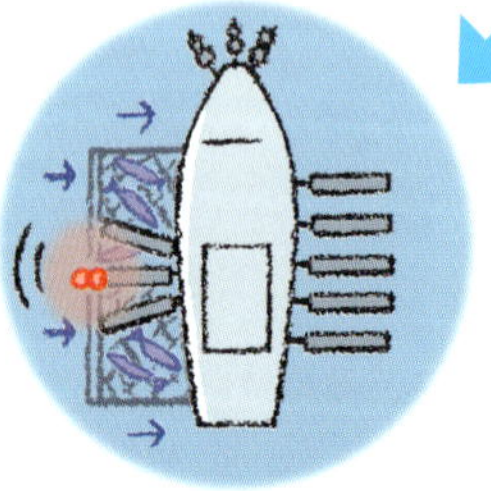

さんまが落ち着く赤色のライトをつけ、網《あみ》をたぐり寄《よ》せる。

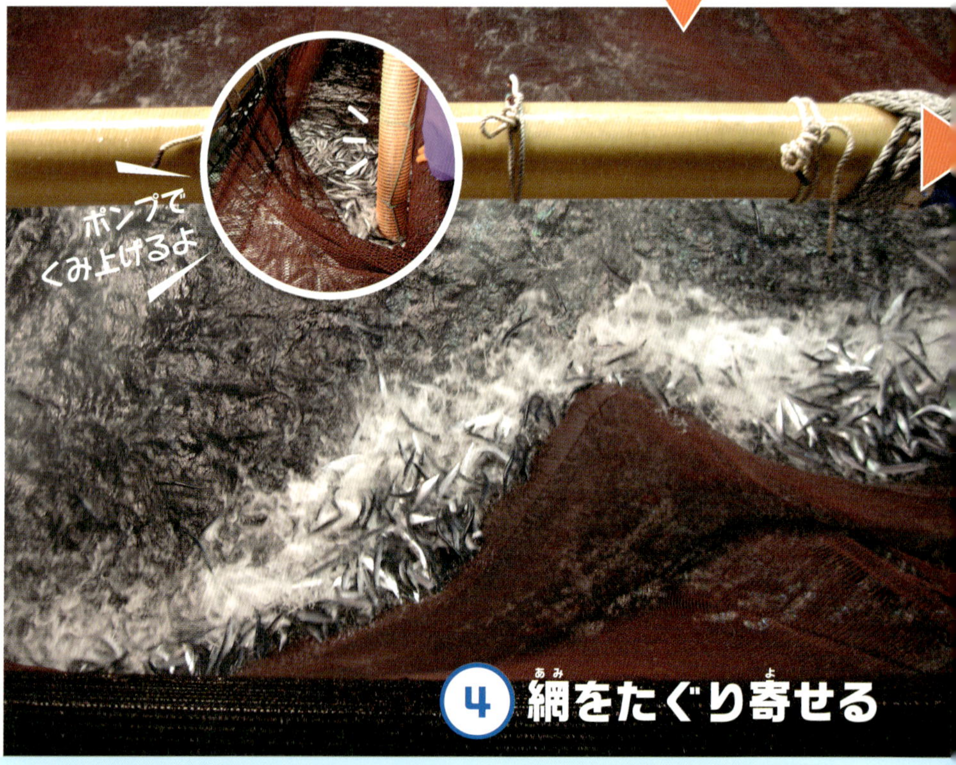

4 網《あみ》をたぐり寄《よ》せる

＊小型さんま棒受網船漁《ぼううけあみせんりょう》の一例をしょうかいしています。時間などは目安です。

さんま漁《りょう》の流れ

午後1時

出港

船を出す前に、さんまがとれやすい場所「漁場《ぎょじょう》」を下調べ。船や網《あみ》の手入れ、魚を集める「集魚灯《しゅうぎょとう》」のチェックなどをしたら、いざ出港！

午後4時

漁場探《ぎょじょうさが》し

群《む》れの場所を魚群探知機《ぎょぐんたんちき》などでチェックして船を移《い》動《どう》。大きいさんまが集まる漁場《ぎょじょう》を見つけることが、漁《りょう》の成功のカギなんだ。

午後6時

漁《りょう》のスタート

群《む》れが見つかったら、船の片側《かたがわ》の集魚《しゅうぎょ》灯《とう》をつけ、さんまを集める。たくさん集まったら、船の反対側に広げた網《あみ》へさそう。網《あみ》をたぐり寄《よ》せ、ポンプでくみ上げる。

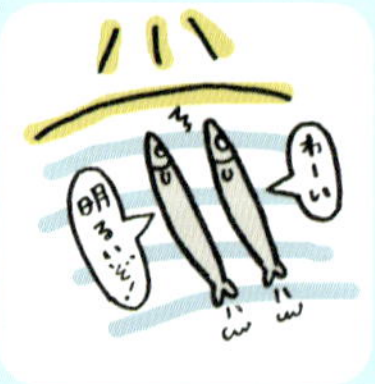

さんまは明るいところに集まる習性《しゅうせい》があるよ。

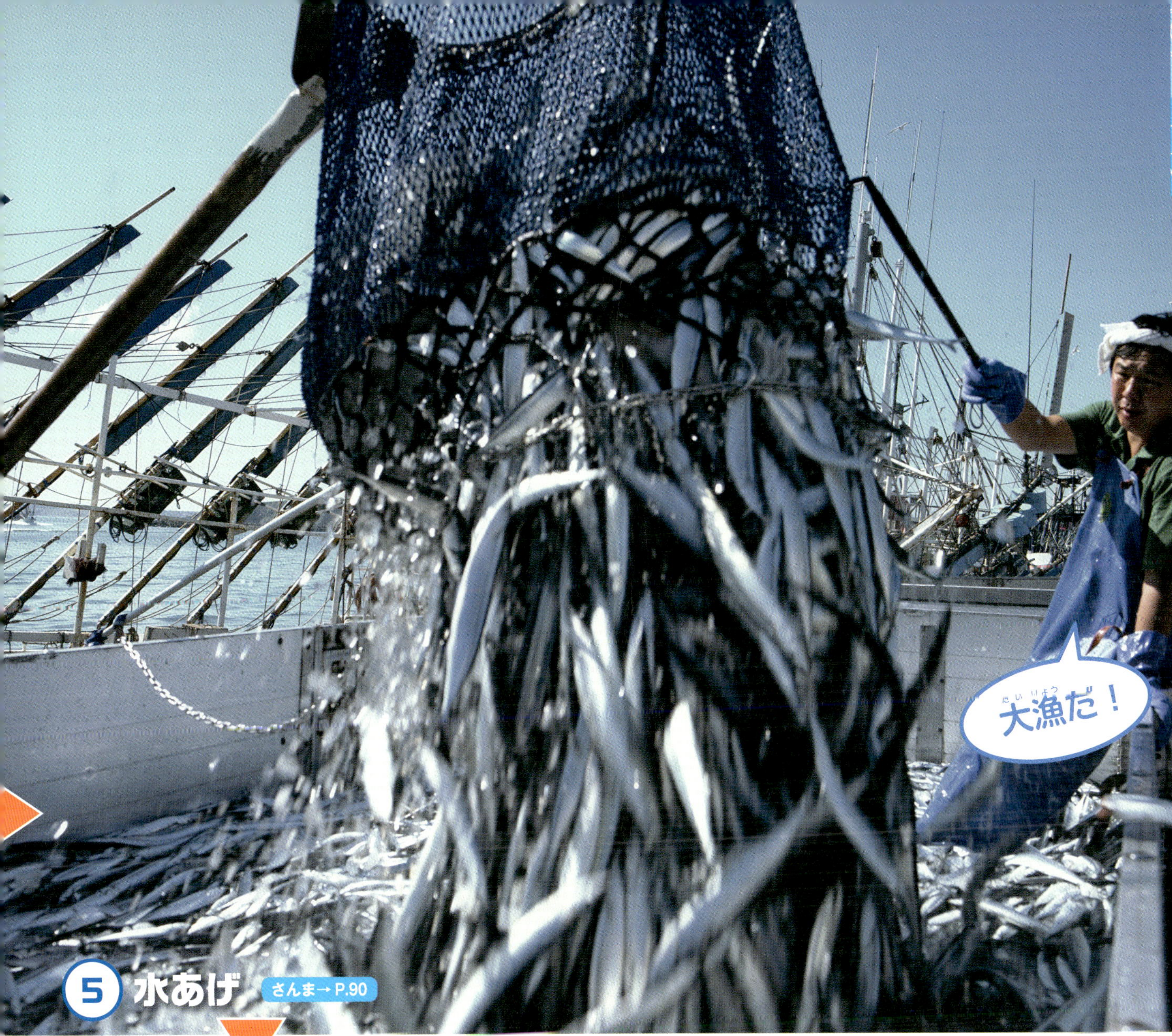
大漁《たいりょう》だ！
5 水あげ
さんま→P.90

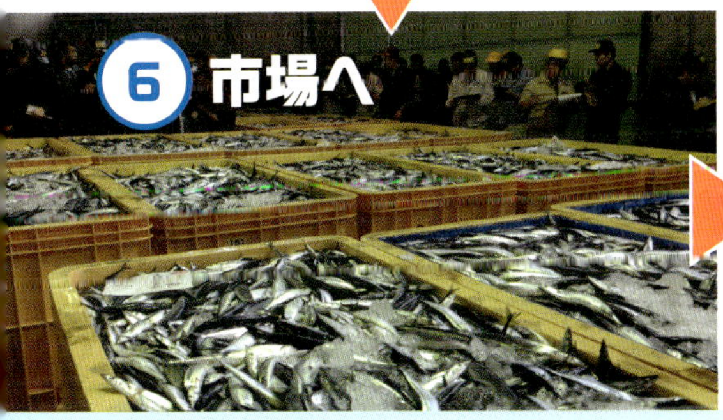
6 市場へ

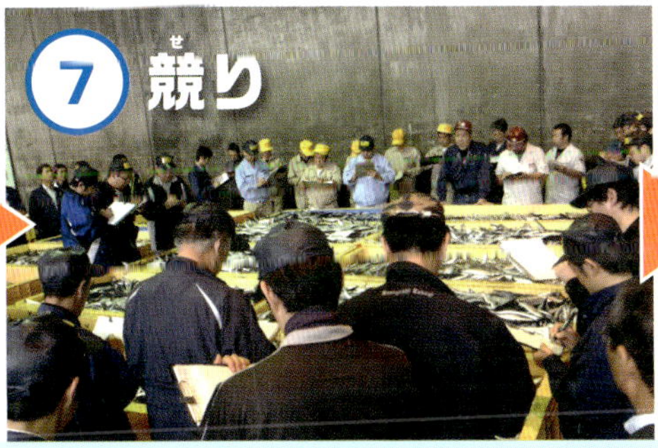
7 競《せ》り

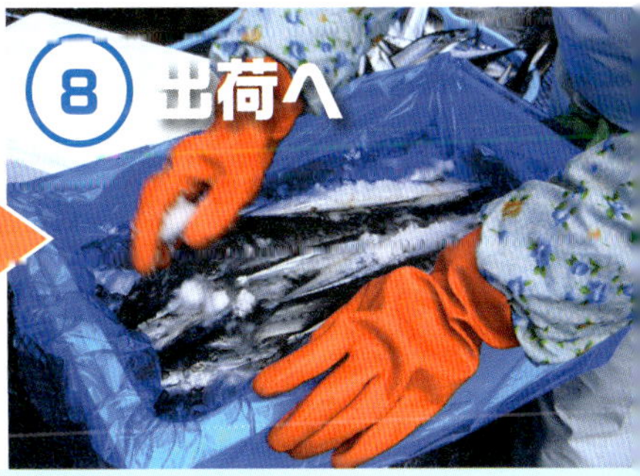
8 出荷へ

午前0時

帰港

1回の漁《りょう》は30分くらい。漁場《ぎょじょう》を移動《いどう》しながら、漁《りょう》を5～6回くり返し、魚を保《ほ》存《ぞん》する魚《ぎょ》そうがいっぱいになったら、港へ帰る。

午前4時

水あげ

港にもどったら、すぐに水あげ。大きな網《あみ》で魚《ぎょ》そうからさんまをすくい上げ、市場へ向かうトラックなどに移《うつ》しかえる。

午前5時

競《せ》りの準備《じゅんび》

市場へ運んださんまを計量するなどして、競《せ》りの準備《じゅんび》をする。コンテナ（箱）に移《うつ》しかえ、傷《いた》まないように氷などを入れる。

午前7時

競《せ》り

さんまをスーパーなどの店におろす、おろし売り業者の人が、とれたさんまをいくらで買うか競《きそ》い合うよ。これを「競《せ》り」と呼《よ》ぶんだ。

出荷へ

漁《りょう》いろいろ

四方を海に囲まれて、豊《ゆた》かな漁場《ぎょじょう》がたくさんある日本。昔から人々は、たくさん魚をとるために漁《りょう》を工夫してきた。魚の種類や魚のすんでいる場所によって、どんな漁《りょう》が行われているか見てみよう！

遠洋《えんよう》まぐろはえなわ漁《りょう》

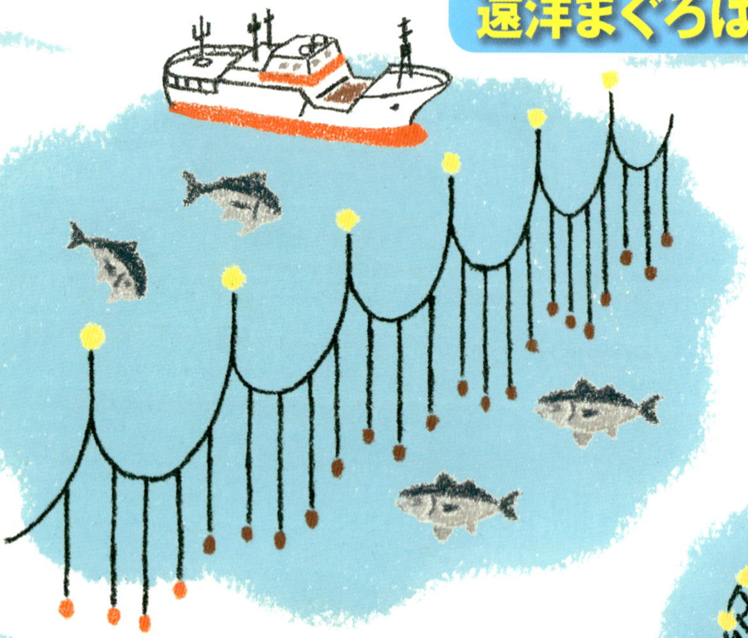

1回の航海は1年以上も！

長さが200kmもある幹《みき》なわに、約3,000本もの枝《えだ》なわをつけた、日本の伝統《でんとう》的なはえなわで漁《りょう》をする。大型船で1か月くらいかけて遠くの漁場《ぎょじょう》まで行き、1回の航海には、1年以上かかることもあるよ。

巻《ま》き網漁《あみりょう》

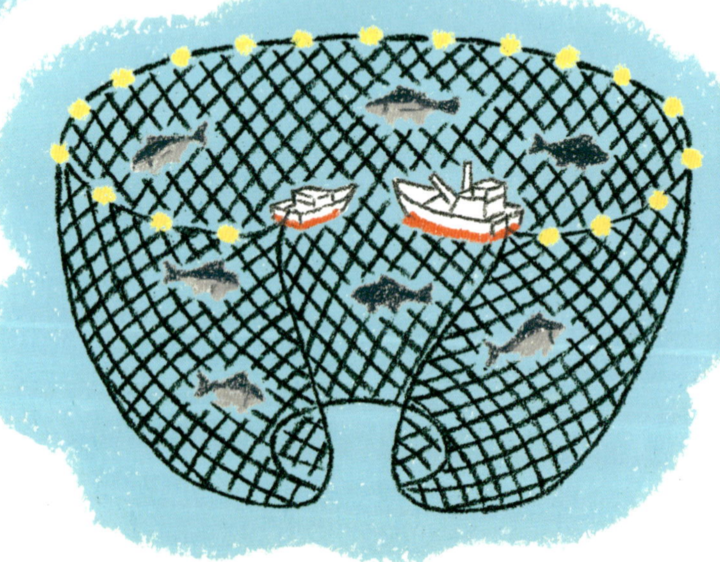

何そうかの船でチームを組む

魚の群《む》れを、きょ大な網《あみ》でぐるりと囲いこむ巻《ま》き網漁《あみりょう》。沖合《おきあい》や遠洋で魚の群《む》れを探《さが》す船、網《あみ》を積んだ船、とった魚を運ぶ船で船団《せんだん》をつくり、力を合わせて、あじやさば、いわし、かつおなどをとるよ。

定置網漁《ていちあみりょう》

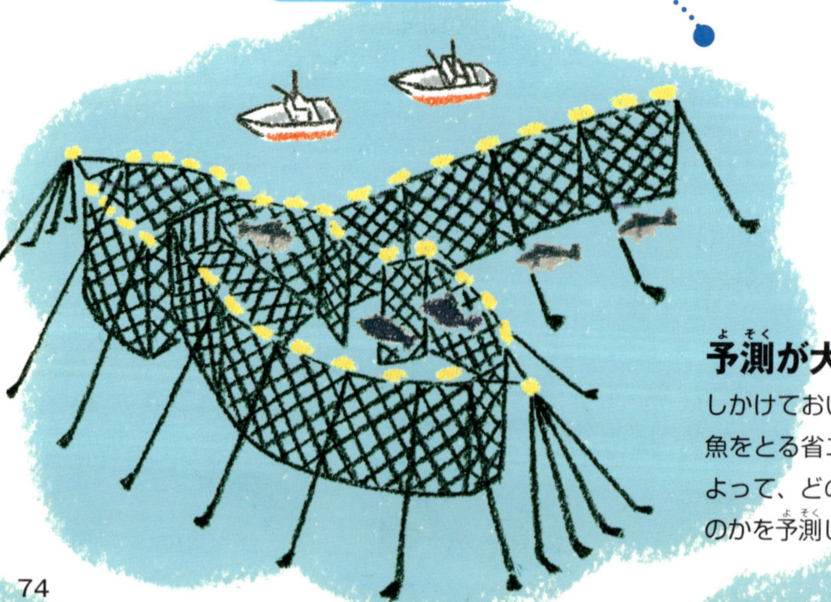

予測《よそく》が大事！ 省エネ漁《りょう》

しかけておいた網《あみ》を引きあげ、そこに入っていた魚をとる省エネ漁《りょう》。魚の習性《しゅうせい》や産卵《さんらん》、潮《しお》の流れによって、どの季節に、どこで、どんな魚がとれるのかを予測《よそく》して、網《あみ》を設置《せっち》するんだ。

近海《きんかい》かつお一本《いっぽん》づり漁《りょう》

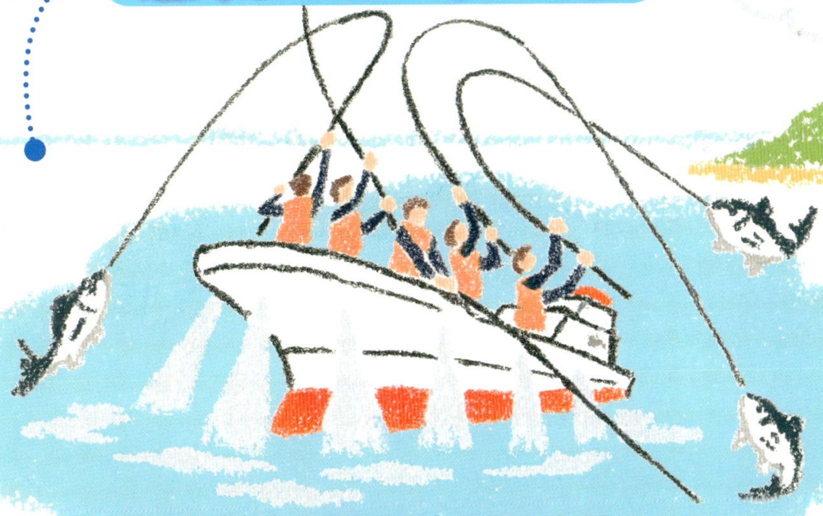

「はねづり」の習得には３年かかる！

かつおの群《む》れを追って移動《いどう》。投げ入れたエサに集まったかつおを、漁師《りょうし》さんたちが１尾《び》ずつ、短時間で一気につり上げる。針《はり》は手で外さず、つったかつおを頭上にはね上げた勢《いきお》いで外すから「はねづり」っていうんだ。

素《す》もぐり漁《りょう》

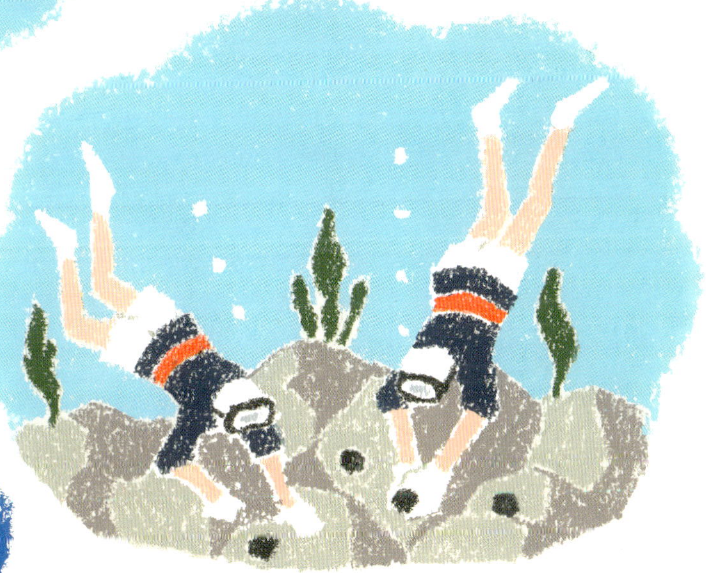

海にもぐってとるシンプルな漁《りょう》

よく知られているのは、海女《あま》さん（男性《だんせい》は海士《あま》さん）が、素《す》もぐりであわびやうにをとるという、古くから世界中で行われてきた方法。

いかつり漁《りょう》

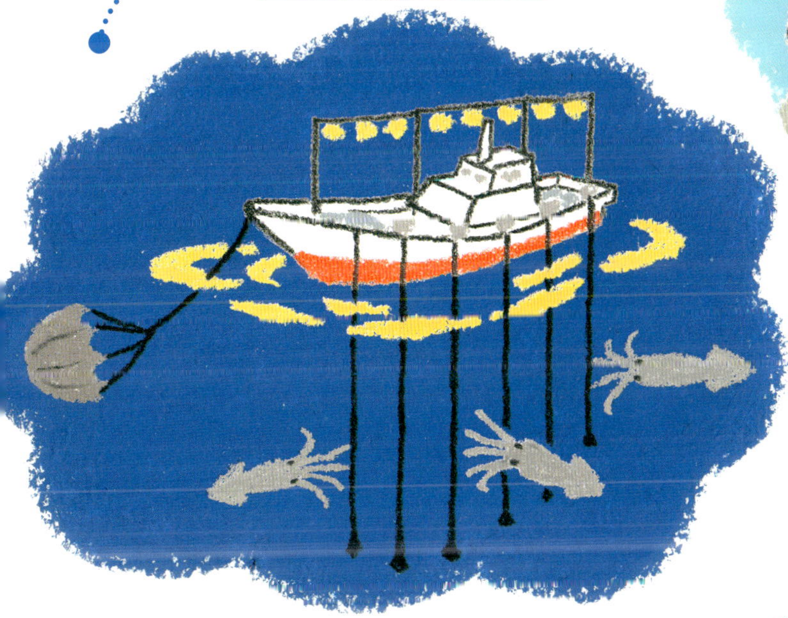

光に集まるいかの習性《しゅうせい》を利用する

まっ暗な夜の海を強い光で照らし、集まってきたいかをつり上げる。最近では、ほとんどの船がコンピューター制《せい》ぎょされた「自動いかつり機」を使っているんだ。空が明るくなるころに漁《りょう》は終わるよ。

育てる ——養殖《ようしょく》と栽培《さいばい》

漁業《ぎょぎょう》には、魚介《ぎょかい》類をとるほかに、養殖《ようしょく》や栽培《さいばい》という、育てる方法もあるよ。ここでは、銀ざけとさけを例にして、それぞれどんなふうに育てているかを見てみよう。

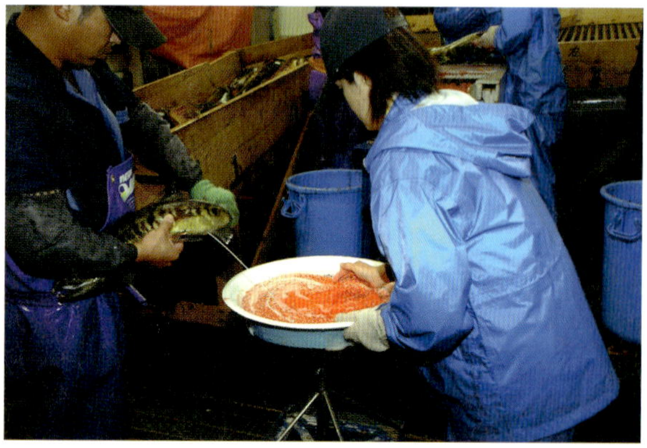

とり出した卵《たまご》に精子《せいし》をかけて、受精《じゅせい》させるよ。養殖《ようしょく》では、外国から輸入《ゆにゅう》した受精卵《じゅせいらん》を使うこともある。

しばらくは、おなかのふくろにある栄養だけで育つよ。

体重 約0.2g

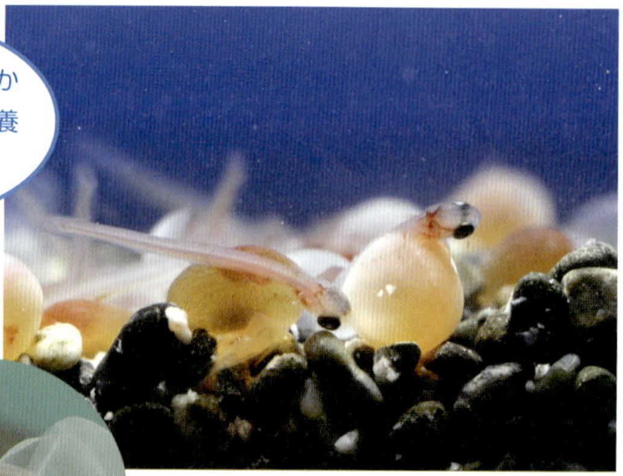

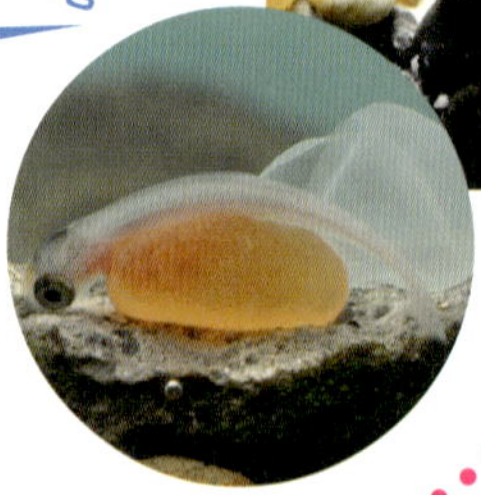

受精《じゅせい》から2か月くらいで、卵《たまご》からさけの赤ちゃんが出てくる。これをふ化というよ。

銀ざけの養殖《ようしょく》とさけの栽培《さいばい》

栽培漁業《さいばいぎょぎょう》では、ある程《てい》度《ど》育てたら川に放すけれど、養殖漁業《ようしょくぎょぎょう》では、成魚《せいぎょ》になるまで育てる。その手順を追ってみよう。

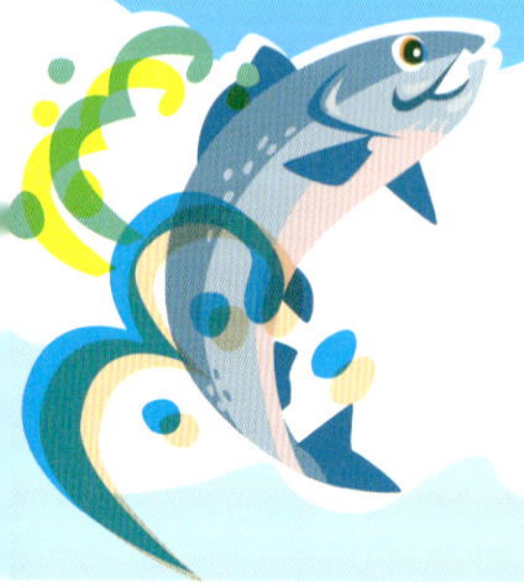

P.76の写真はさけの栽培《さいばい》の様子。

スタート → 受精《じゅせい》 → ふ化 → 稚魚《ちぎょ》を育てる

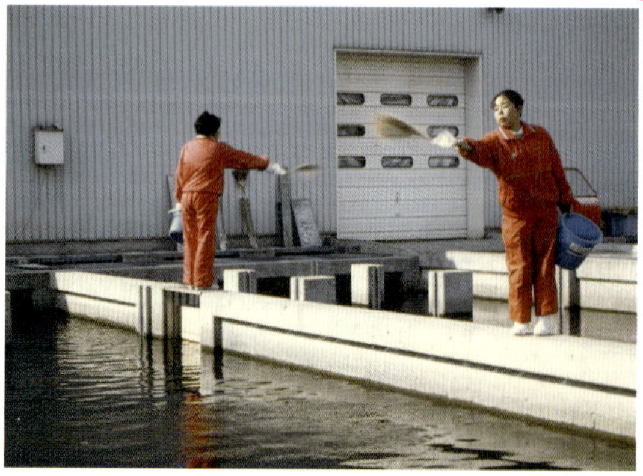

栄養《えいよう》の入ったおなかのふくろが消えたら、水質《すいしつ》を管理しながら、エサをあたえて育てるよ。

ふ化から2か月くらいで、おなかのふくろがなくなるよ。

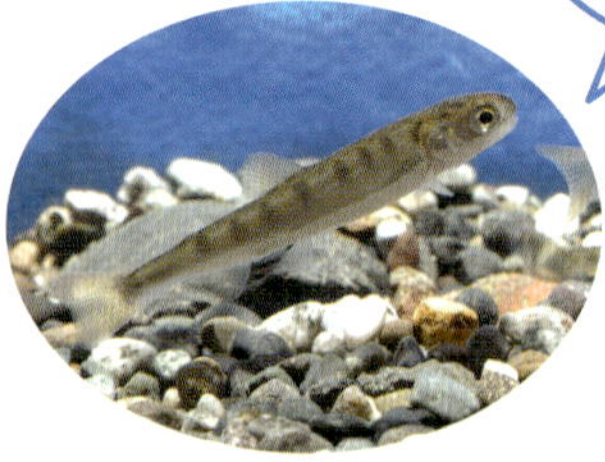

体重 約0.4g

養殖《ようしょく》されている海や川のもの

日本で収《しゅう》かく量が多いのは、海そう類。その次に貝類、ぶりやうなぎなどの魚類が続くよ。

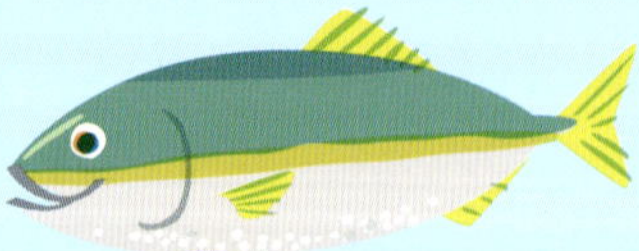

ぶり

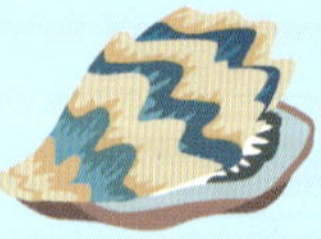

ほたてがいやかきなどの貝類

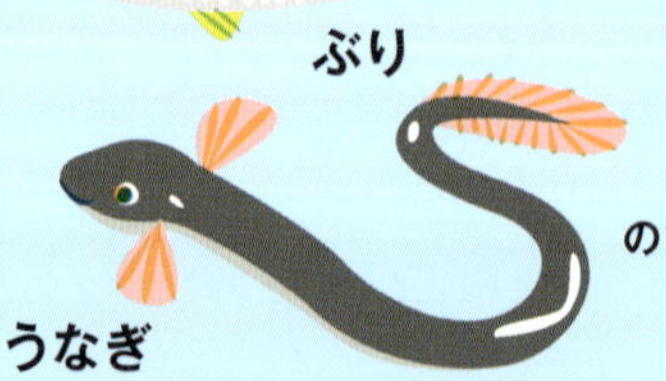

うなぎ

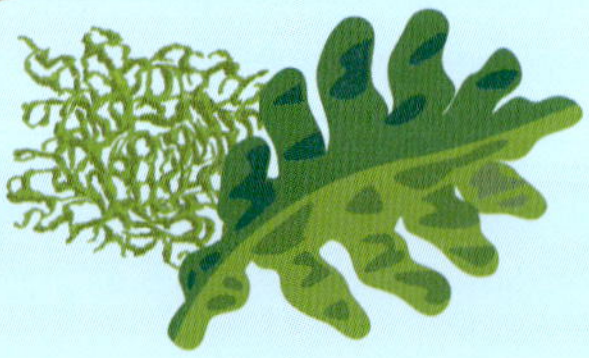

のりやわかめなどの海そう類

養殖漁業《ようしょくぎょぎょう》の利点と問題点

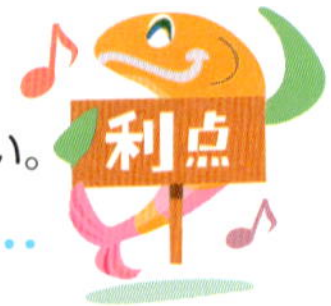

- 育てる量を調整できる。
- 売るときの価格《かかく》の変動が少ない。

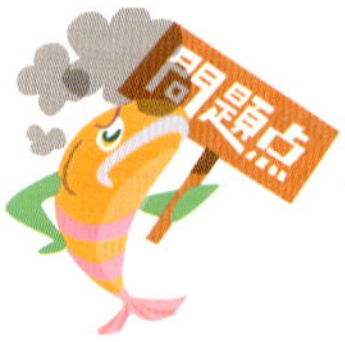

- 育てる時間と手間がかかる。
- いけすから流れ出たエサが海をよごすこともある。

栽培《さいばい》（さけ）

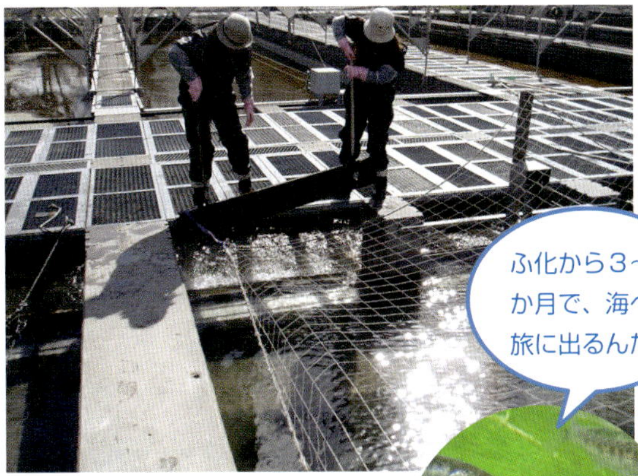
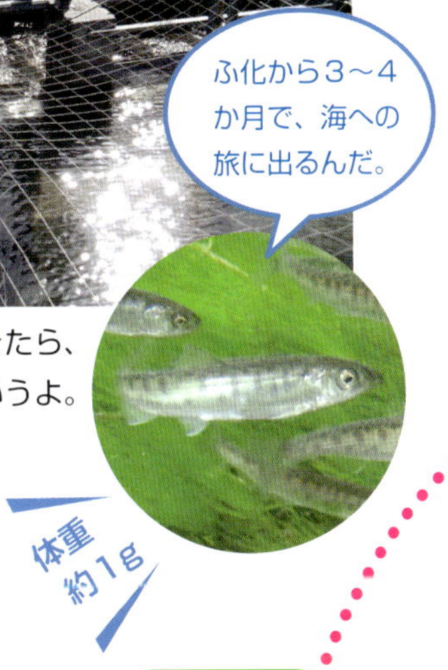
ふ化から３～４
か月で、海への
旅に出るんだ。
体重
約１g

春、水の温度が上がってきたら、川に放す。これを放流というよ。稚魚《ちぎょ》たちは、いっせいに海に向かって旅に出るよ。

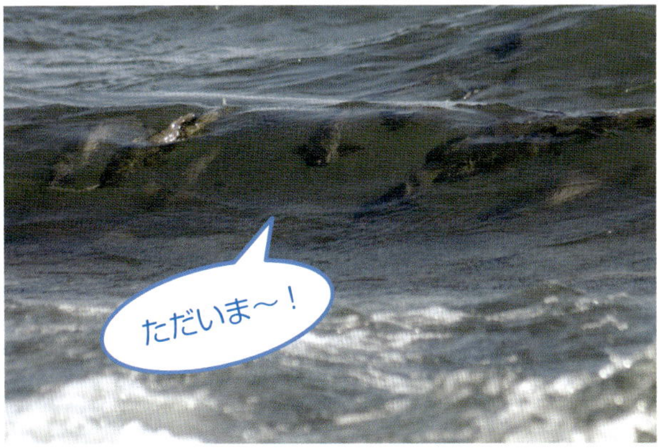
ただいま～！

さけは４年ほどかけて、アラスカ付近まで旅をして、やがて生まれた川へ帰ってくるよ（回帰）。体重は３～４kg。

放流

回帰

ゴール

水あげ

船から水あげしたら出荷・加工し、店に並べる。

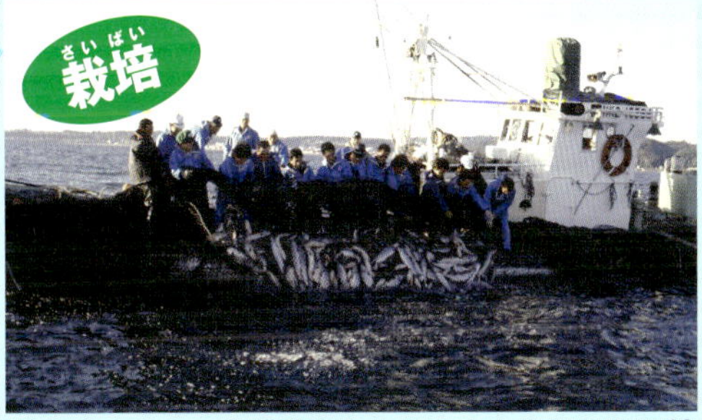
栽培《さいばい》

漁師《りょうし》さんが海に定置網《ていちあみ》をしかけ、さけが入った網《あみ》を一気に引き上げてとるよ。

さけ→ P.90

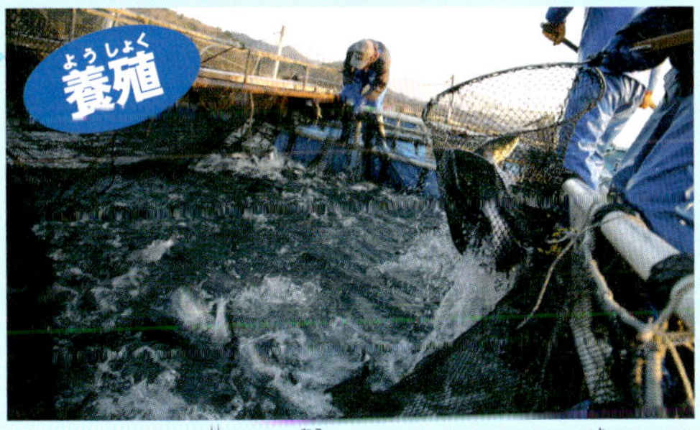
養殖《ようしょく》

いけすの中に張《は》った網《あみ》をゆっくりたぐり寄《よ》せて、銀ざけを船に引き上げるよ。

養殖《ようしょく》（銀ざけ）

いけすで育てる

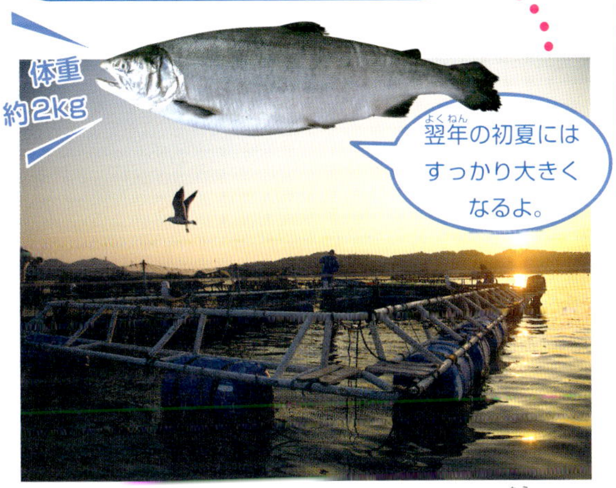
体重
約2kg
翌年《よくねん》の初夏には
すっかり大きく
なるよ。

海水の温度が下がった秋ごろ、海にいけすを設《もう》けて、その中で、出荷できる大きさになるまで育てるよ。

栽培《さいばい》されている海のもの

全国各地の栽培漁業《さいばいぎょぎょう》センターや漁師《りょうし》さんたちが稚魚《ちぎょ》を育てて、放流しているよ。

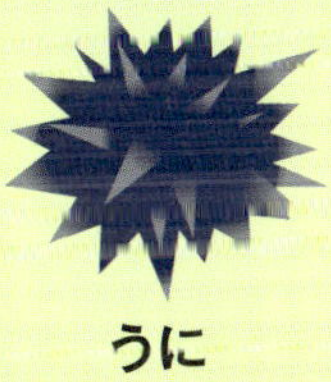
うに

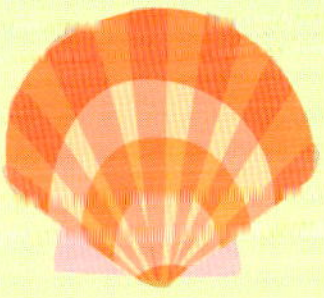
ほたてがい

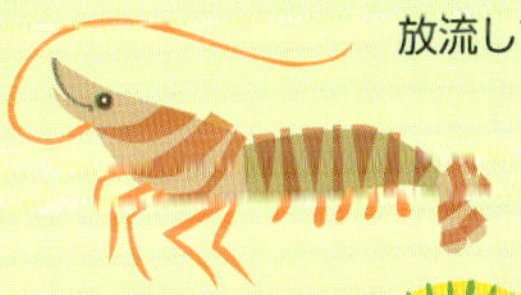
えび

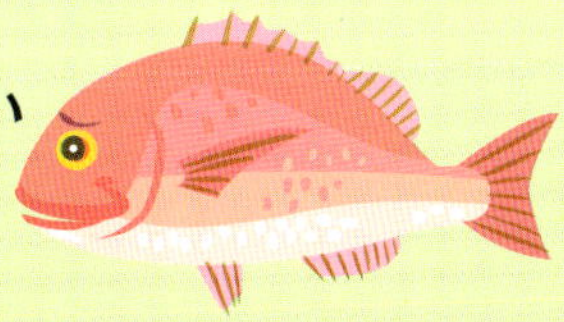
たい

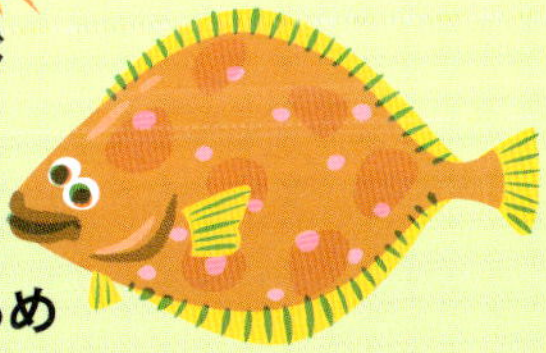
ひらめ

栽培漁業《さいばいぎょぎょう》の利点と問題点

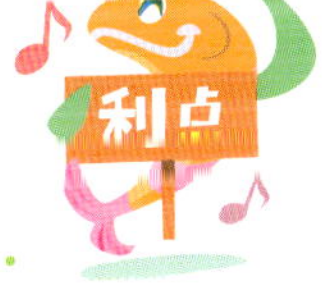
利点

- 卵《たまご》から稚魚《ちぎょ》になるまでの弱い期間、外敵に食べられることなく育つ。
- 養殖《ようしょく》にくらべて、エサの量が少ない。

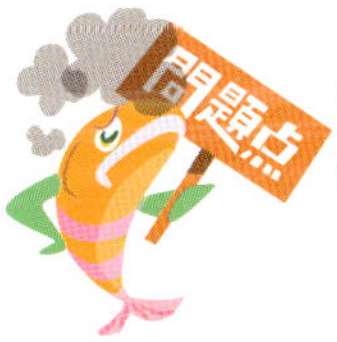
問題点

- 期待どおりに水あげできないこともある。
- ある種類の魚介《ぎょかい》類を大量に放流するので、ほかの生物へのえいきょうが心配。

知ってる？ ——魚のあれこれ

日本は南北に長い島国。周囲の海を暖流《だんりゅう》と寒流が流れ、四季折々の水産物を楽しめる。世界でもトップレベルの魚の消費国だ。魚は身近な存在《そんざい》だけれど、どれだけ知っているかな？

どこを食べている？

魚も肉と同じように、部位によっていろいろな名前がついている。黒みをおびた赤色の血合《ちあい》は、血を多くふくむ筋肉《きんにく》部分。おなかの下のほうには、たっぷり脂肪《しぼう》がついているよ。

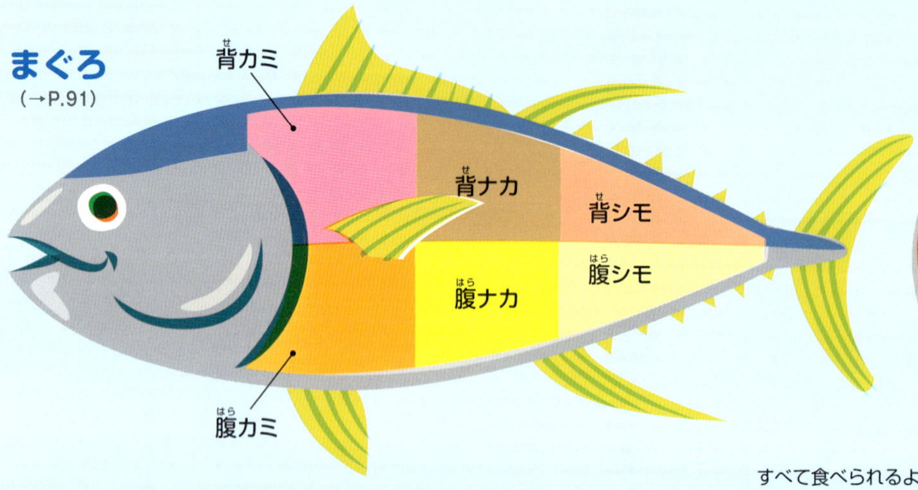

まぐろ
(→P.91)
背《せ》カミ
背《せ》ナカ
背《せ》シモ
腹《はら》ナカ
腹《はら》シモ
腹《はら》カミ

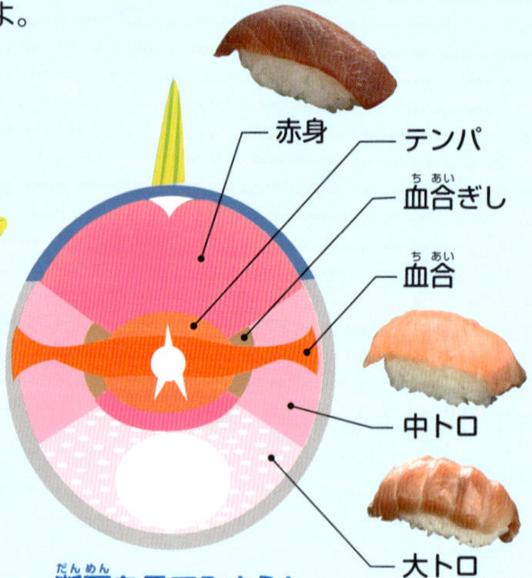

赤身
テンパ
血合《ちあい》ぎし
血合《ちあい》
中トロ
大トロ

断面《だんめん》を見てみよう！

すべて食べられるよ。赤身、中トロ、大トロは、おすしでもおなじみ！

赤身と白身のちがい

「赤身魚」は泳ぎ続ける魚。脂《あぶら》が乗っていて、味もこい。「白身魚」は、あまり動き回らないタイプ。脂肪《しぼう》分が少なくて、味もあっさりしているよ。

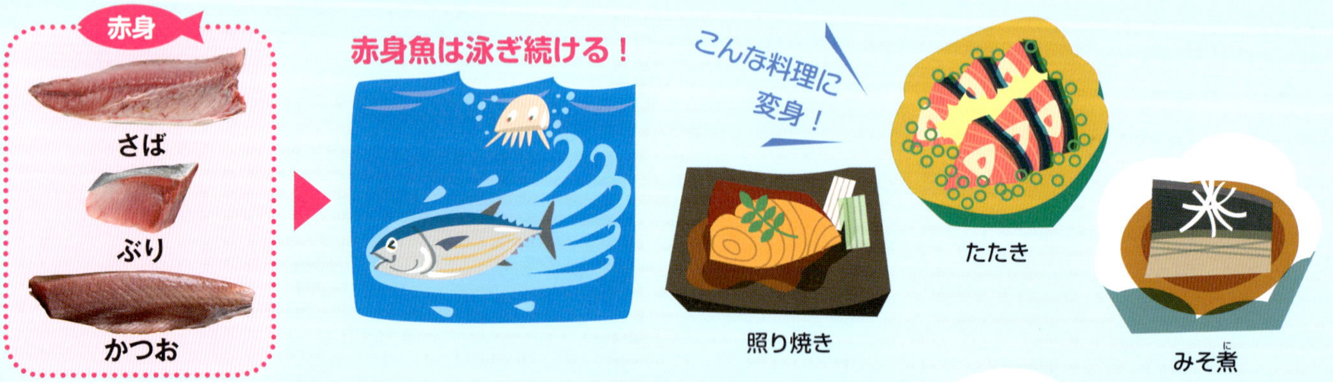

赤身
さば
ぶり
かつお
赤身魚は泳ぎ続ける！
こんな料理に変身！
照り焼き
たたき
みそ煮《に》

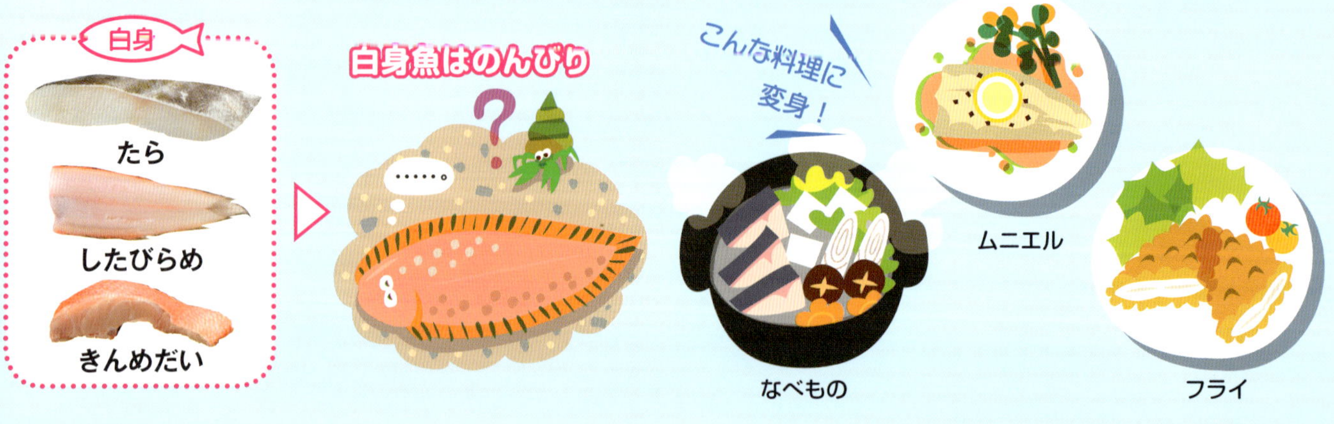

白身
たら
したびらめ
きんめだい
白身魚はのんびり
……。
こんな料理に変身！
なべもの
ムニエル
フライ

魚が出世する?

ぶりは稚魚《ちぎょ》から成魚になるまでに、成長の度合いによってちがう名前で呼《よ》ばれているよ。こういう魚を、「出世魚」というんだ。同じ魚なのに、おもしろいね。

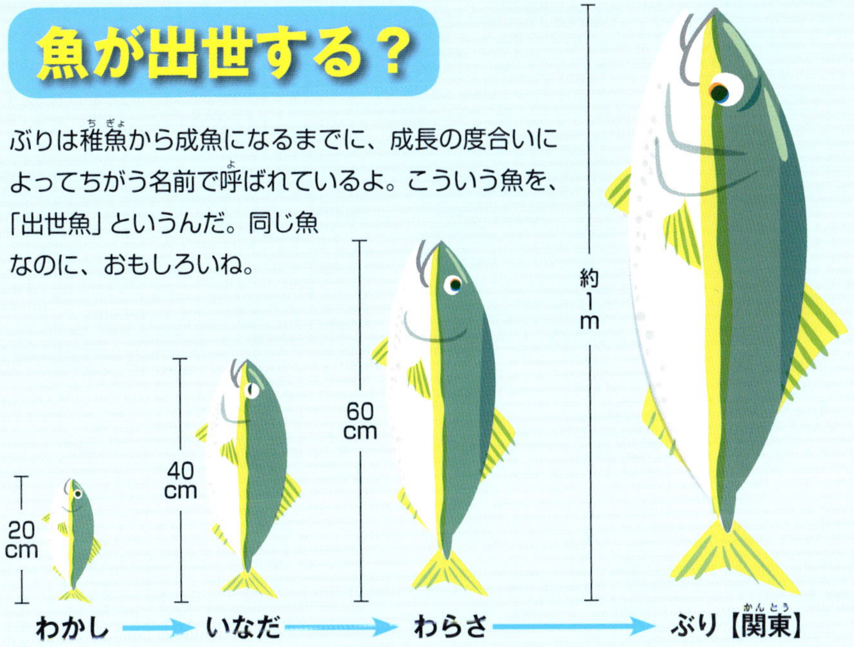
20 cm
40 cm
60 cm
約1m
わかし
いなだ
わらさ
ぶり【関東《かんとう》】

地域《ちいき》によっても呼《よ》び方がちがうよ!

もじゃこ⇨わかな⇨つばす⇨はまち⇨めじろ⇨ぶり【関西《かんさい》】

つばいそ⇨ふくらぎ⇨はまち⇨がんど⇨ぶり【北陸《ほくりく》】

そのほかの主な出世魚

●すずき
こっぱ⇨はくら⇨せいご⇨ふっこ⇨ちゅうはん⇨すずき

●ぼら
はく⇨おぼこ⇨すばしり⇨いな⇨ぼら⇨とど

●このしろ
しんこ⇨こはだ⇨ながつみ⇨このしろ

魚の色にはヒミツがある

魚の体の色は、外敵《がいてき》から身を守るための保護《ほご》色が多い。だから、海面の近くを泳ぐ魚の背《せ》は青いんだ。深いところにすんでいる魚は、黒と黒みがかった茶と赤色などが多い。海中では目立たないんだ。

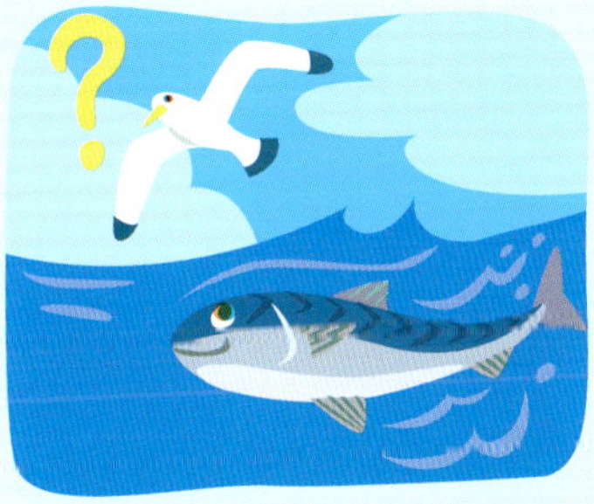

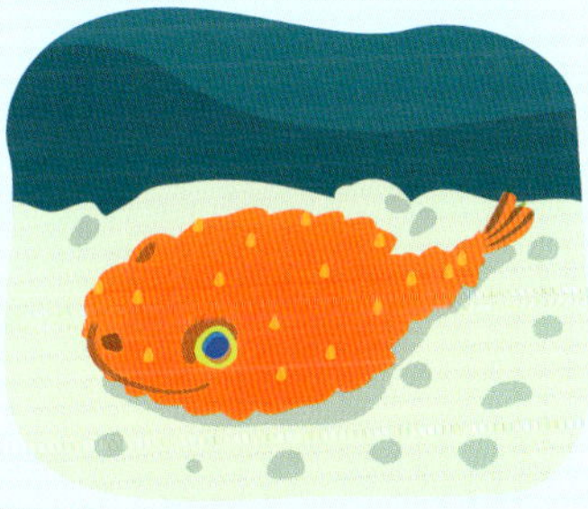

えびの色はなぜ変わる?

えびのからには、たんぱく質《しつ》とくっついている色素《しきそ》成分がある。それがゆでられてたんぱく質《しつ》とはなれると、赤色になるんだ。おふろで人間の顔が赤くなるのとはちがうよ。

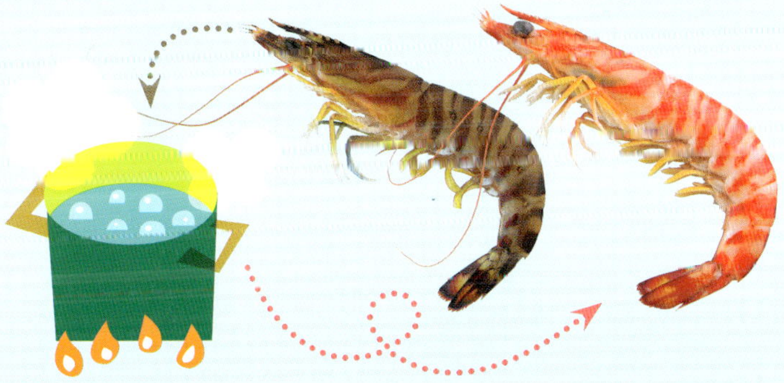

卵《たまご》いろいろ

イクラのお母さんは、さけ。では、にしんの卵《たまご》は?よく食べられる魚の卵《たまご》と親魚をしょうかいするよ。

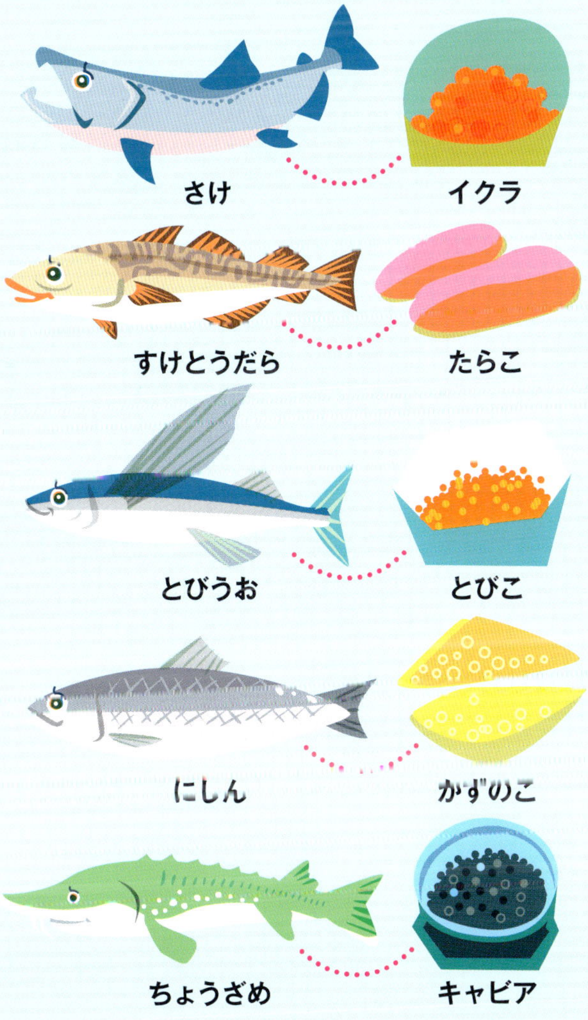
さけ
イクラ
すけとうだら
たらこ
とびうお
とびこ
にしん
かずのこ
ちょうざめ
キャビア

魚へんの漢字

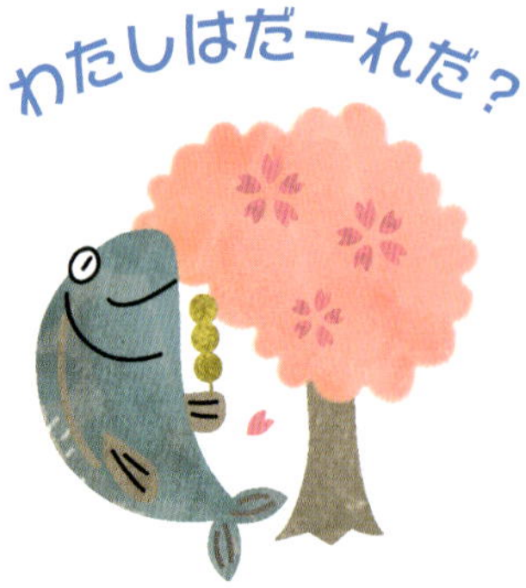

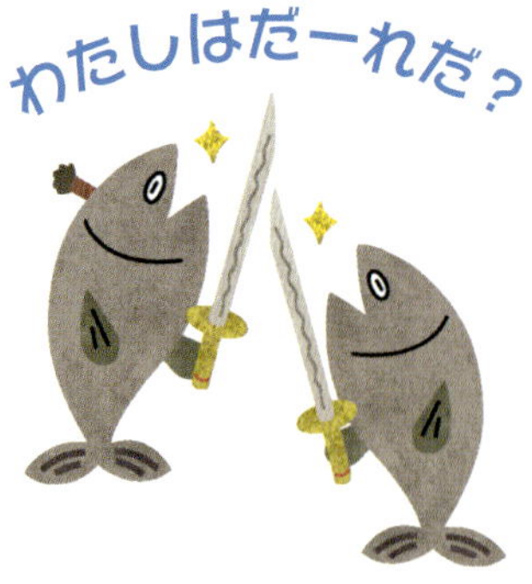

わたしたち日本人は、四季折々、さまざまな種類の魚を食べる。だから、魚を表す漢字もいろいろある。漢字の多くは、ずっと昔に中国《ちゅうごく》から伝わってきたものだけれど、魚へんの漢字には、日本でつくられた漢字(国字)も多い。右側(つくり)に注目してみると、おもしろいよ。

＊由来には諸説《しょせつ》あります。ちがう書き方がある字は、【　】でしょうかいしています。

「つくり」が魚の様子を表している漢字

背中《せなか》が青い色だから。

鯖《さば》【鯖】

干《ほ》すと堅《かた》くなる魚だよ。

鰹《かつお》

「有」は存在《そんざい》を表す。その大きな存在《そんざい》感から。

鮪《まぐろ》

陸にあげると、すぐに弱ってしまうから。

鰯《いわし》【鰯】 ほかの魚に食べられるからという説も。

「圭」には、形がよいという意味があるんだって。

鮭《さけ》

旬《しゅん》の始まりが３(参)月だから。

鯵《あじ》【鰺】

「きす」の「き」に「喜」の字をあてたもの。

鱚《きす》

あまり動かず、休んでいるように見えるから。

鮴《めばる》【目張】

土をほり起こすという意味の「利」をつけて。

鯏《あさり》 鯏は「うぐい」と読むこともある。

刀をイメージさせる細長い姿《すがた》から。

魛《たちうお》

番外編《へん》

「旨」は“うまい”という意味。

鮨《すし》【寿司】

「つくり」が季節・気象に関係している漢字

春が旬《しゅん》の魚。

鰆《さわら》

暑い夏においしい魚。

鱰《しいら》【粃】

秋が旬《しゅん》の魚。

鰍《かじか》 「いなだ」「どじょう」とも読《よ》む。

冬が旬《しゅん》の魚。

鮗《このしろ》【鮗】

12月(師《し》走《わす》)ごろが旬《しゅん》。

鰤《ぶり》

初雪の後にとれる。

鱈《たら》 白い身やまだら模様《もよう》の皮が雪のようだからという説も。

雷《かみなり》が鳴るような大荒《おおあ》れの海でとれる。

鱩《はたはた》【鰰】

日本の食

3

和食

ユネスコ無形文化遺産《いさん》登録

2013年12月、「和食」がユネスコ無形文化遺産《いさん》に登録された。世界中の料理が手軽に食べられるようになった今だからこそ、日本の伝統的《でんとうてき》な食文化を守り、未来に伝えていく必要があるんだね。

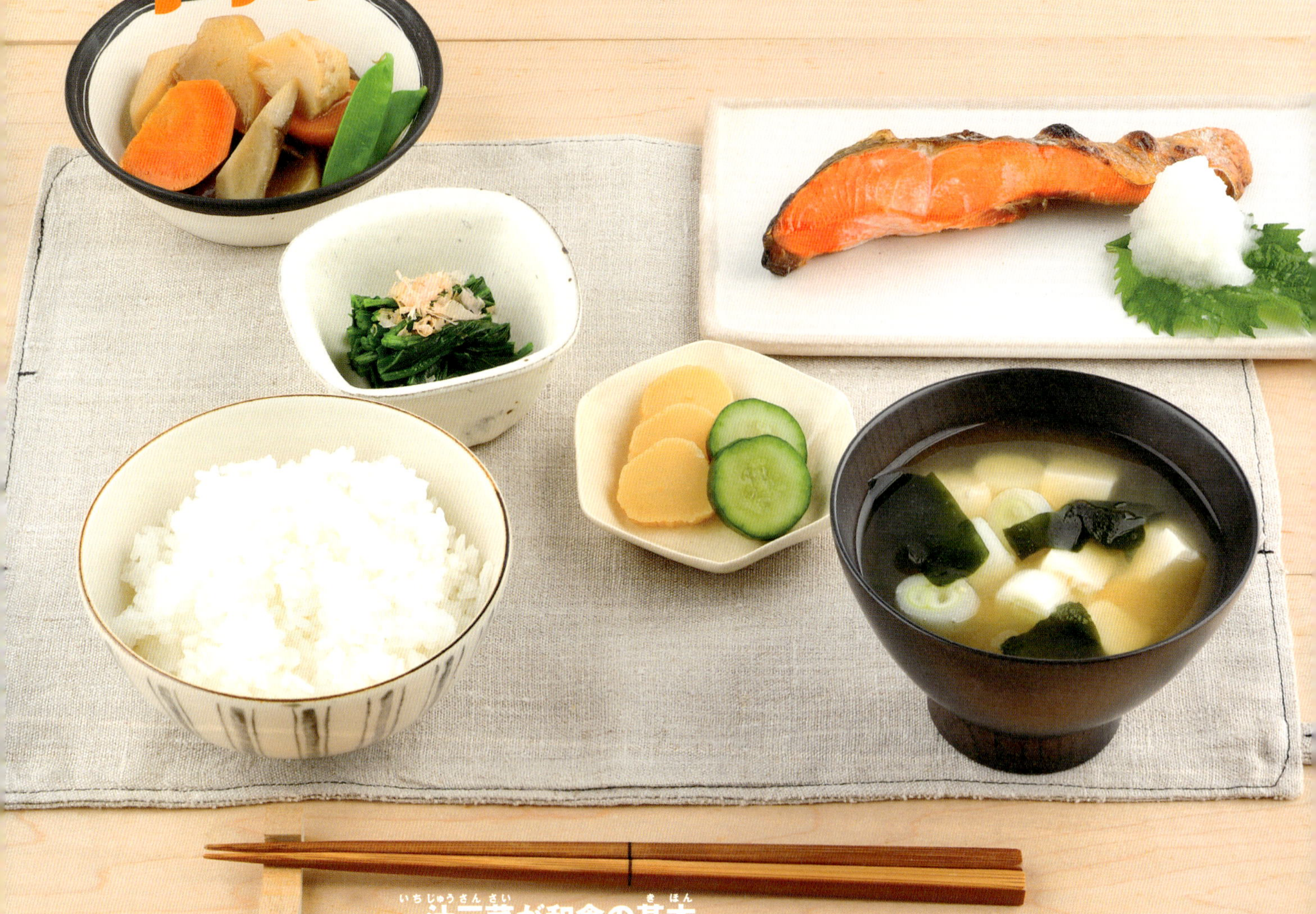

一汁三菜《いちじゅうさんさい》が和食の基本《きほん》

ご飯と香《こう》のもの（つけもの）に、汁《しる》ものと三品のお菜《さい》（おかず）。これが「一汁三菜《いちじゅうさんさい》」といわれる、昔ながらの和食のスタイル。カロリーを調節できて、栄養バランスもとりやすいんだ。

世界が認《みと》めた和食

無形文化遺産《いさん》って何？

長く受けつがれてきた慣習《かんしゅう》や芸能《げいのう》、工芸技術《ぎじゅつ》、行事など、形のないものを登録して守る仕組み。富士山《ふじさん》や原ばくドームなど、形のあるものは、「世界遺産《いさん》」として登録されているよ。

きっかけは料理人の危機感《ききかん》

登録のきっかけは、食育活動をしていた京都《きょうと》の料理人たちが、日本の伝統《でんとう》料理を知らない子どもがあまりに多いのに気づいたこと。すばらしい和食の文化を守ろうと、政府《せいふ》に働きかけた。

食の文化遺産《いさん》はほかの国々にも

食の文化遺産《いさん》は、和食以外にもある。「フランスの美食術《びしょくじゅつ》*」、「地中海の食事」や「メキシコの伝統《でんとう》料理」、「韓国《かんこく》のキムジャン（キムチづくり）文化」などが登録されているよ。

世界の人々が和食に注目

無形文化遺産《いさん》に登録される前から、世界の大きな都市を中心に、和食ブームは起きていた。21世紀に入ってから、健康的な食事に注目が集まり、和食がスポットライトを浴《あ》びているんだ。

＊長い時間をかけて食事を楽しむ食文化。

和食は日本の文化

①食材

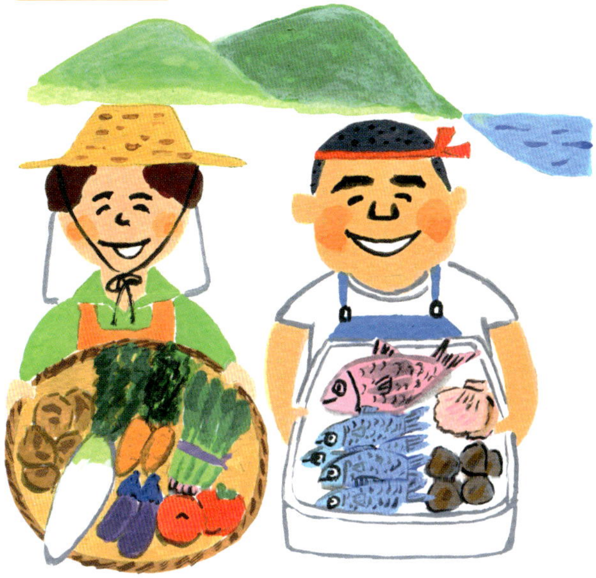

和食のいちばんの特ちょうは、食材の豊富《ほうふ》さ。全国各地でさまざまな野菜が栽培《さいばい》され、野山では山菜やきのこ、周囲をとり囲む海からは、さまざまな魚介《ぎょかい》類や海そうがとれる。新せんな食材の持ち味を生かしてつくる和食は、自然のめぐみに支《ささ》えられているんだ。

②バランス

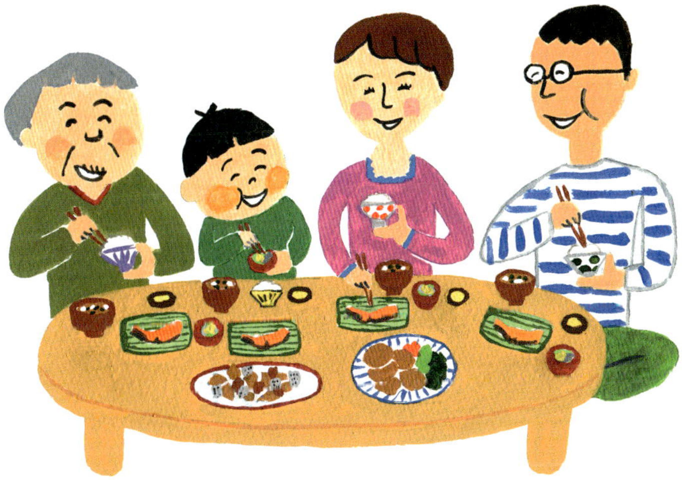

季節の食材を使ってつくる一汁三菜《いちじゅうさんさい》の和食は、おいしいだけではなく、栄養も満点。ご飯とつけもの（発酵《はっこう》食品）、肉や魚の主菜（メインのおかず）、野菜の副菜（おかず）二品に汁《しる》もの。この組み合わせで、毎日さまざまな栄養素《えいようそ》をバランスよくとることができるんだ。

③美しさ

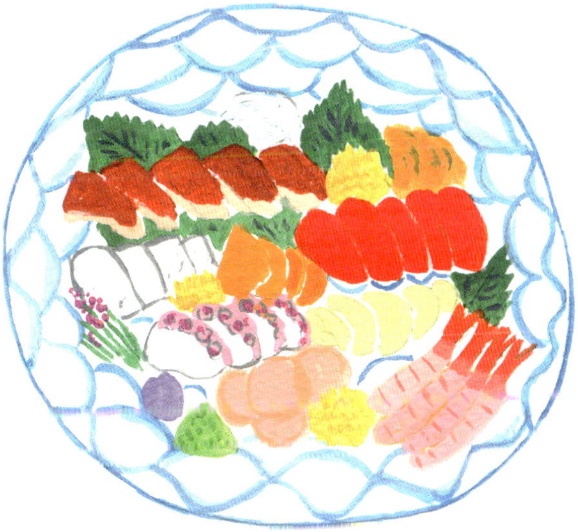

和食は舌《した》だけではなく、目でも楽しむ料理。季節や食材の色を考えながら、器《うつわ》を選ぶんだ。色とりどりの茶わんやはし、美しい模様《もよう》がえがかれた、さまざまな形の皿や器《うつわ》、そこに盛《も》りつけられる料理……食欲《しょくよく》をそそる美しいアートだね。美しい和食は、おもてなしの心を形にしたもの、ともいえるよ。

④行事

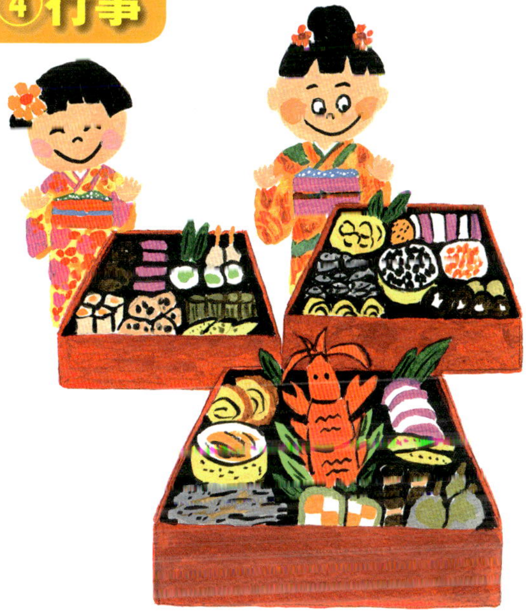

お正月のお雑煮《ぞうに》やおせち料理、ひな祭りのちらしずしやあま酒など、和食には、季節ごとのさまざまな行事や、地域《ちいき》の祭りと結びついた料理がたくさんある。ふだんとはちがう特別な料理をいっしょに食べることで、家族や地域《ちいき》の人たちとのきずなを深めていくんだ。

米づくり

わたしたちがふだん食べている米は、どんなふうに育てられているのかな？ 種から収《しゅう》かくされるまでの、約180日間を追いかけてみたよ。

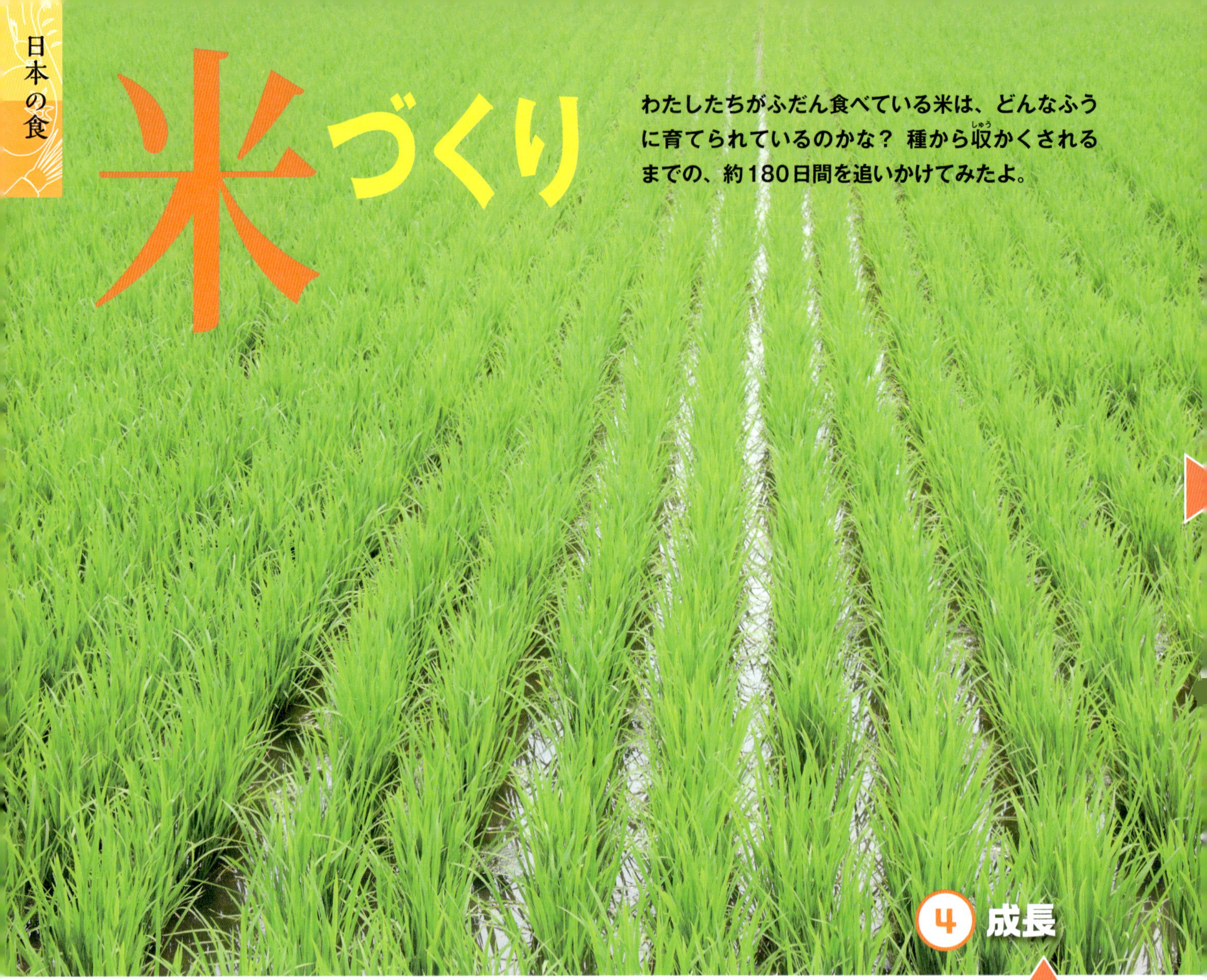

4 成長

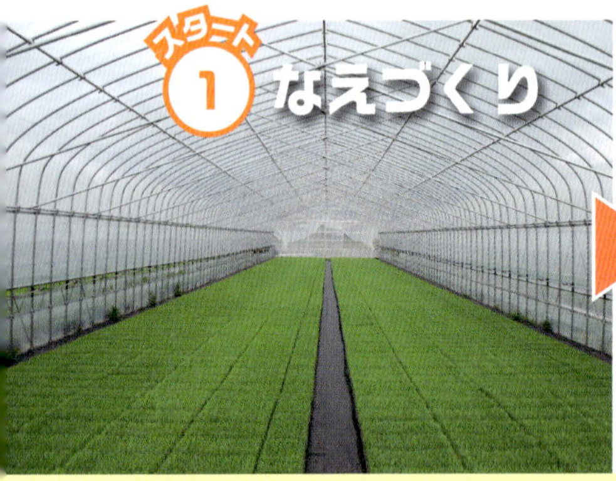

スタート
1 なえづくり

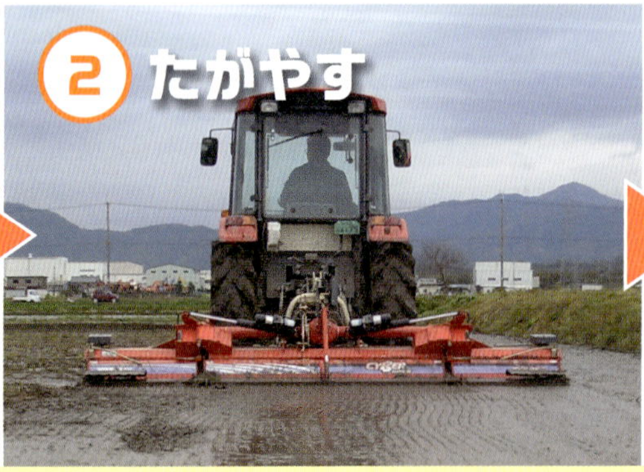

2 たがやす

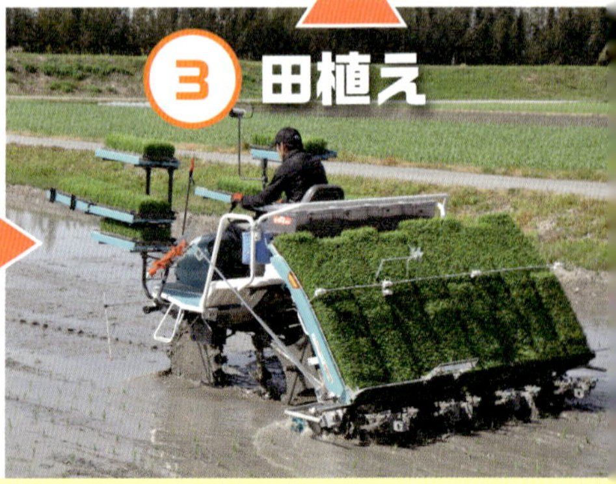

3 田植え

米ができるまで

3月 種まき

種になる米をお湯で消毒し、水に入れて休ませた後、専用《せんよう》の箱にまく。室温32℃くらいの場所に置き、約2日間で発芽させる。

4月 なえづくり

芽をビニールハウスに移《うつ》し、なえになるまで育てる。水をひんぱんにやり、室内の温度を細かく調整するのが、管理のポイント。

5月 たがやす

なえを育てながら、田んぼの準《じゅん》備《び》を進める。土を深くほり起こし、十分にやわらかくなったら、水を張《は》って平らにする。

6月 田植え

なえが十分に成長したら、田植えをスタート。管理しやすいように、また、日がよく当たるように、機械できれいに整列させながら植える。

＊時期や流れ、内容《ないよう》は、農家や地域《ちいき》によって異《こと》なります。

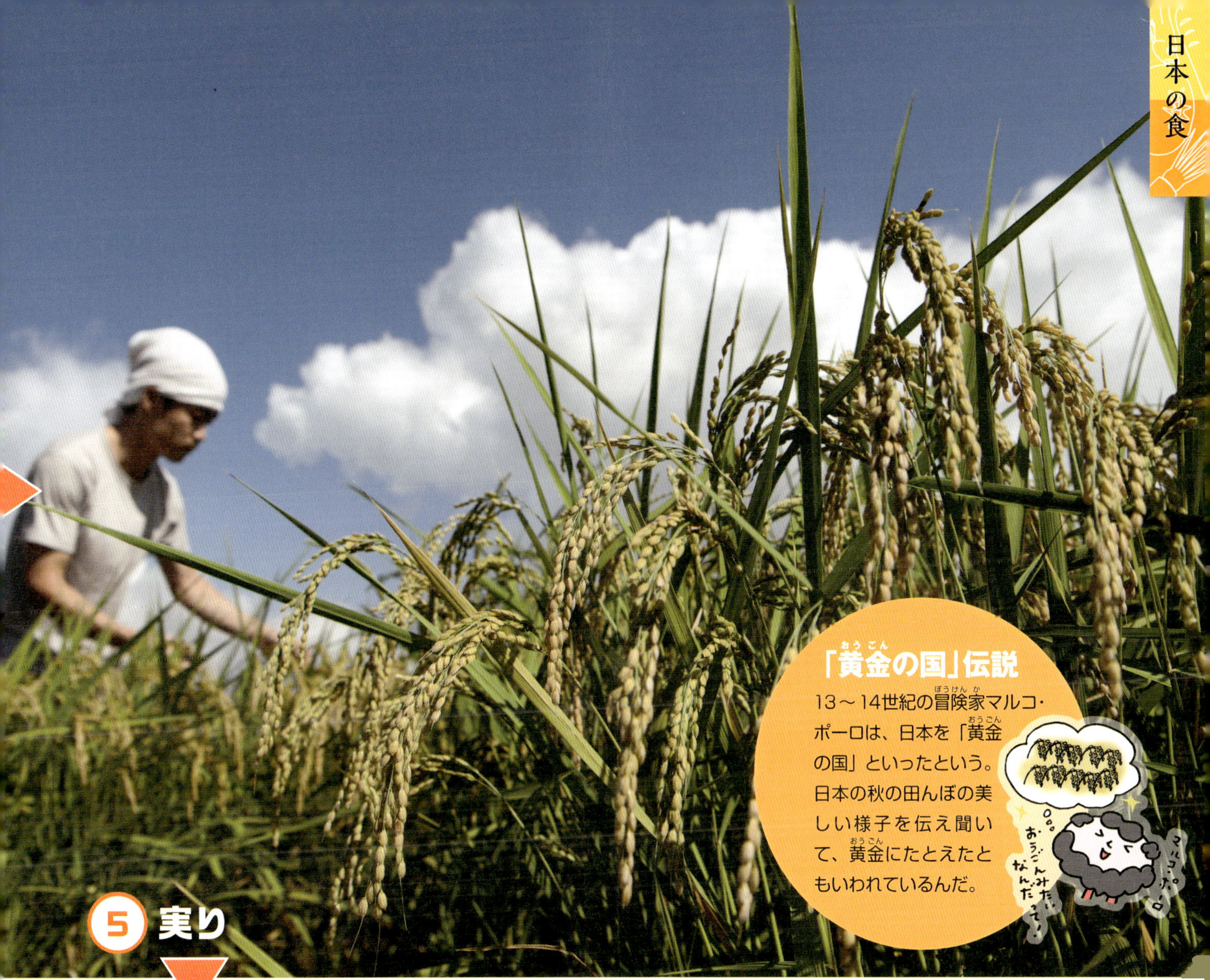
おうごんみたいなんだって！
マルコ・ポーロ

「黄金《おうごん》の国」伝説

13～14世紀の冒険家《ぼうけんか》マルコ・ポーロは、日本を「黄金《おうごん》の国」といったという。日本の秋の田んぼの美しい様子を伝え聞いて、黄金《おうごん》にたとえたともいわれているんだ。

⑤ 実り

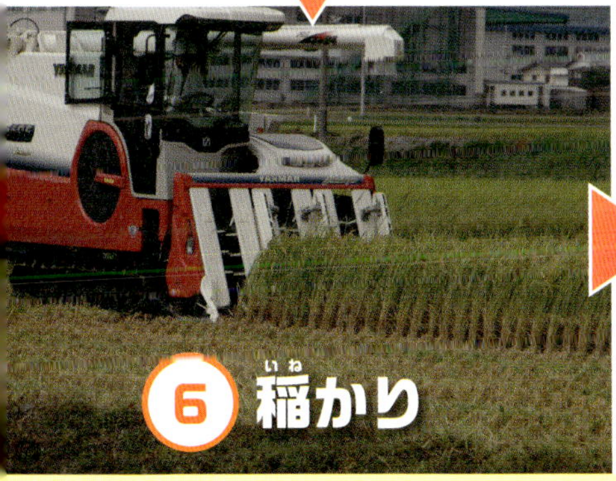

⑥ 稲《いね》かり

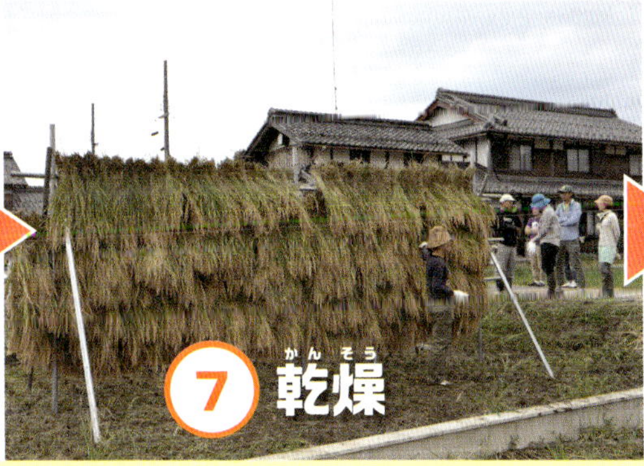

⑦ 乾燥《かんそう》

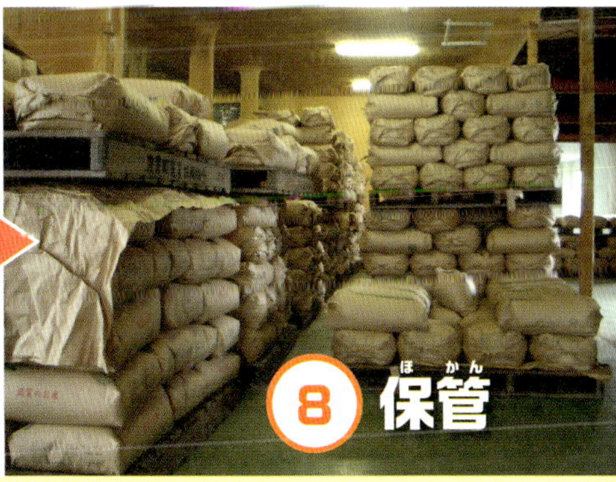

⑧ 保管《ほかん》

7月　8月　9月　10月

成長

田んぼの水の量を増《ふ》やしたり、減《へ》らしたり、雑草をとりのぞいたりする作業をくり返して、稲《いね》を成長させる。穂《は》が出てきたら、もうすぐ収《しゅう》かく！

収《しゅう》かく

穂《ほ》が重みで垂《た》れ、黄金色《こがねいろ》になったら、収《しゅう》かく時期。台風に打たれないうちに、機械でかりとっていくよ。

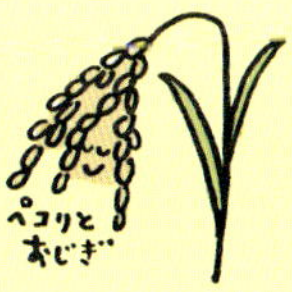
ペコリとおじぎ

乾燥《かんそう》

穂《ほ》をそのまま天日《てんぴ》で干《ほ》したり、もみ（→P.86）を倉庫に入れたりして、乾燥《かんそう》させる。ある程度《ていど》、水分をぬいて、カビなどの発生を防《ふせ》ぐんだ。

保管《ほかん》

もみがらやごみをとりのぞき、玄米《げんまい》の状態《じょうたい》でふくろづめ。温度管理した部屋で保管《ほかん》するよ。そして精米《せいまい》（→P.86）工場や店などへ出荷するんだ。

米いろいろ

米のこと、みんなはどれくらい知っている？
米の構造《こうぞう》や、種類、加工してできるものなど、
米に関する、いろいろな知識《ちしき》を集めてみたよ。

米の構造《こうぞう》

米は稲《いね》という植物の種の食べる部分のこと。とれたてはもみがらに包まれているので、「もみ」と呼《よ》んでいるよ。

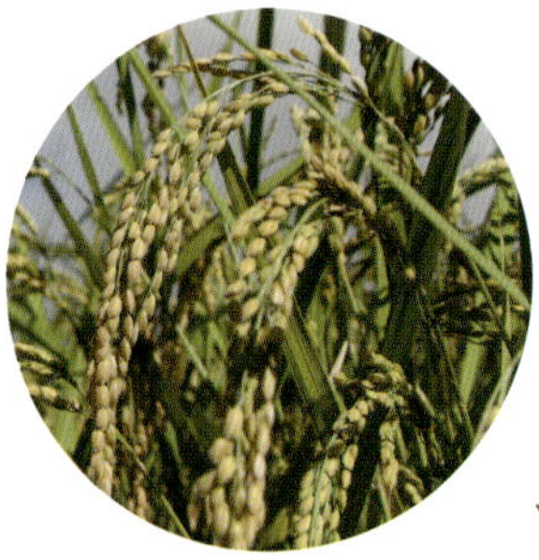

もみの断面《だんめん》

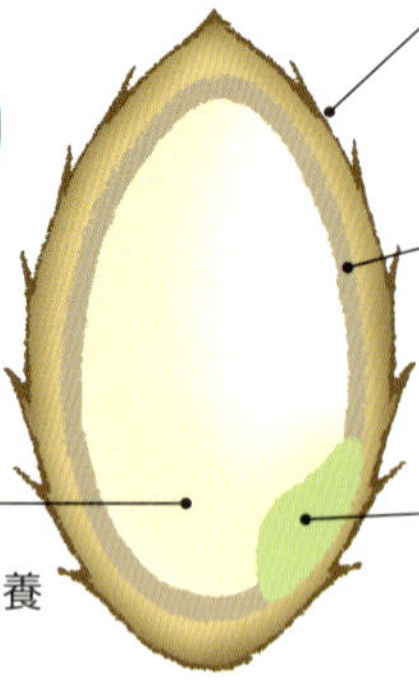

もみがら
外側のかたい皮のこと。胚芽《はいが》や胚乳《はいにゅう》を守る。

種皮
もみがらの内側にあるうすいまく。

胚乳《はいにゅう》
胚芽《はいが》が成長するための養分をたくわえている。

胚芽《はいが》
成長したときに、芽や根のもとになる。

もみが米になるまで（精米《せいまい》）

もみがらをとる……　**玄米《げんまい》**

↓

種皮をとる…………　**胚芽米《はいがまい》**

↓

胚芽《はいが》をとる………　**白米**

↓

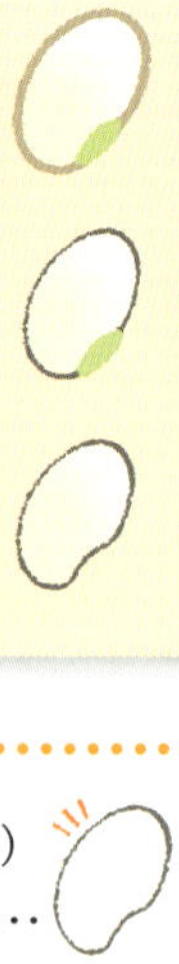

さらに

残ったぬか（種皮と胚芽《はいが》）をとる…………………　**無洗米《むせんまい》**

＊米をたく前にとぐのは、ぬかを洗《あら》い流すことなんだよ。

米の種類

世界中の人が食べている米。種類や食感、色もさまざまなんだ。ふだん、わたしたちが食べているのは、ジャポニカ米だね。

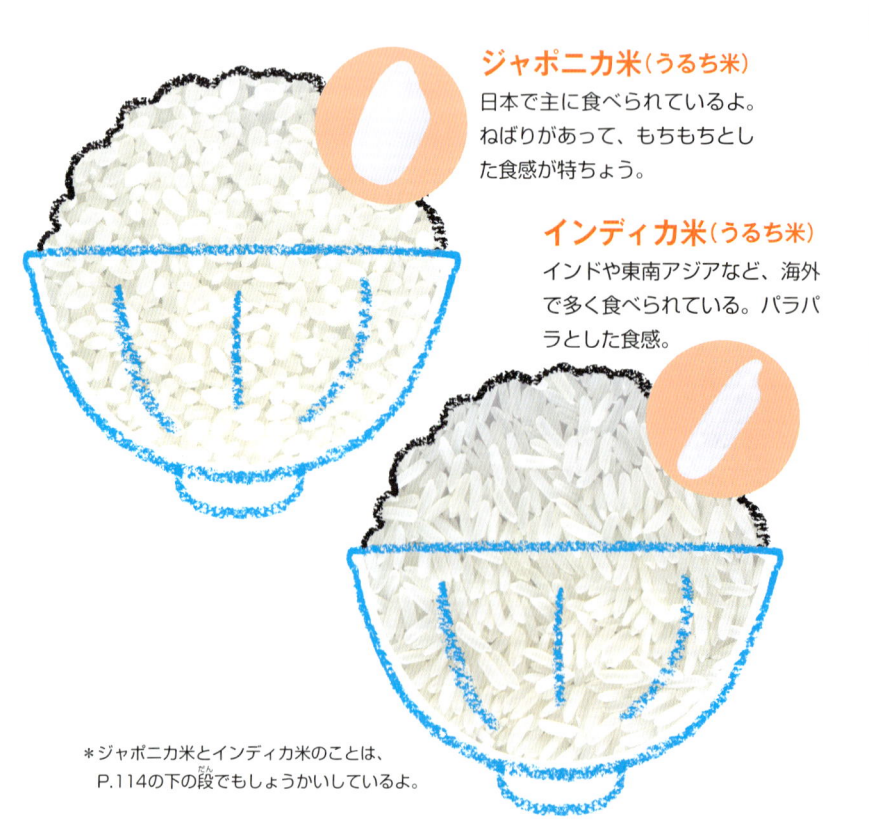

ジャポニカ米（うるち米）

日本で主に食べられているよ。ねばりがあって、もちもちとした食感が特ちょう。

インディカ米（うるち米）

インドや東南アジアなど、海外で多く食べられている。パラパラとした食感。

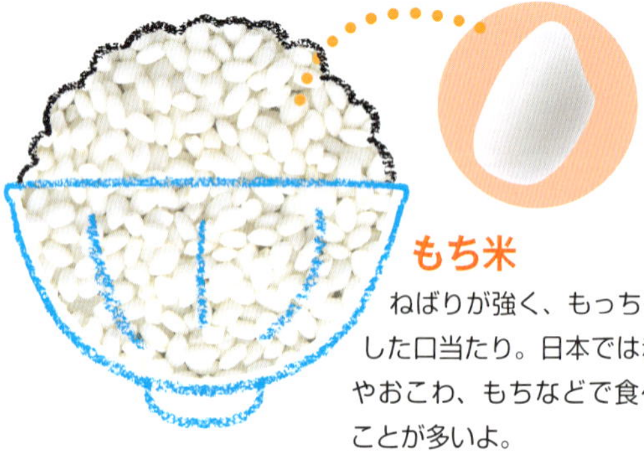

もち米

ねばりが強く、もっちりとした口当たり。日本では赤飯やおこわ、もちなどで食べることが多いよ。

古代米

大昔に栽培《さいばい》していた稲《いね》の特ちょうを持つ米だといわれている。日本の米の祖先《そせん》だと考えられているんだ。

黒米

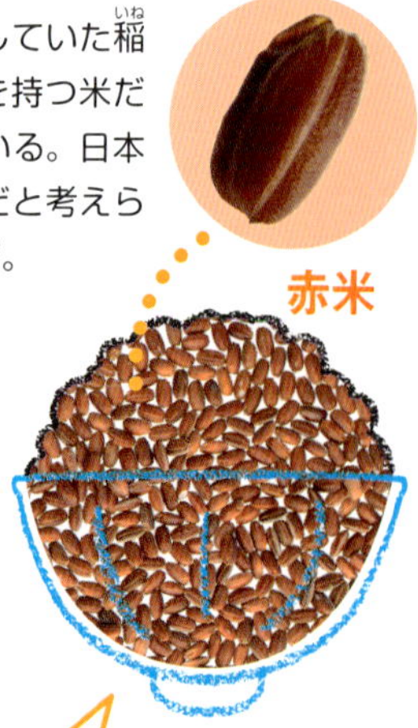

赤米

白米に混《ま》ぜてたくことが多いよ。

＊ジャポニカ米とインディカ米のことは、
P.114の下の段《だん》でもしょうかいしているよ。

米の変身

お菓子《かし》や調味料、粉類など、米はいろいろなものに加工されているよ。わき役としても大活やくしているんだ。

＊P.114の「"コメ"メニュー」では、世界で食べられている米料理をしょうかいしているよ。

米

もち米：蒸《む》す → つく →

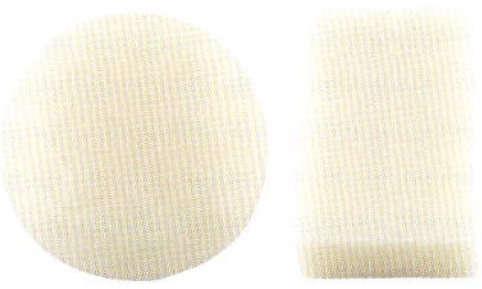

丸もち　角もち

もち
もち米を蒸《む》してつき、丸めたのが丸もち。さらに、のばしてかためて切ったのが角もち。

うるち米：粉にする → 蒸《む》す → 焼く →

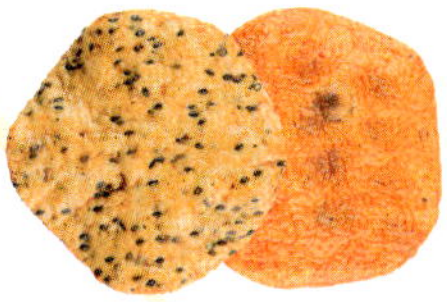

せんべい
生地《きじ》を型でぬき、おしながら焼く。

うるち米：粉にする → 蒸《む》す → あげる →

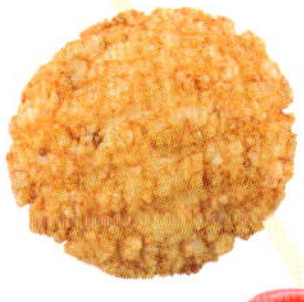

あげせんべい
油であげると、サクサクとした食感に。

うるち米：発酵《はっこう》させ米こうじをつくる →

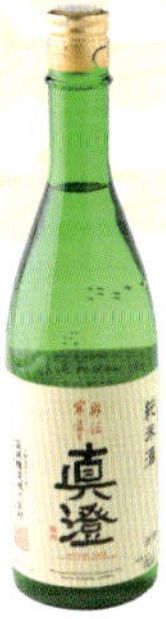

酒
蒸《む》した米に、こうじ菌《きん》を加えて米こうじをつくり、さらに水、酵母《こうぼ》を加えて発酵《はっこう》させる。

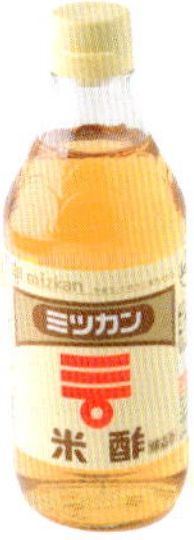

米酢《こめす》
酒に酢酸菌《さくさんきん》という菌《きん》を加えて発酵《はっこう》させ、すっぱくする。

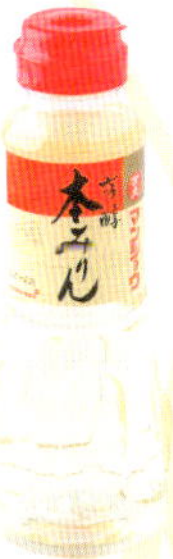

みりん
蒸《む》したもち米に、米こうじ、焼《しょう》ちゅう（または別のアルコール）を加えて、あま味を引き出す。

うるち米：粉にする →

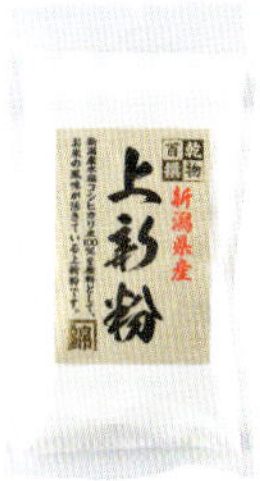

上新粉《じょうしんこ》
だん力があるので、主にだんごの生地《きじ》に使われる。

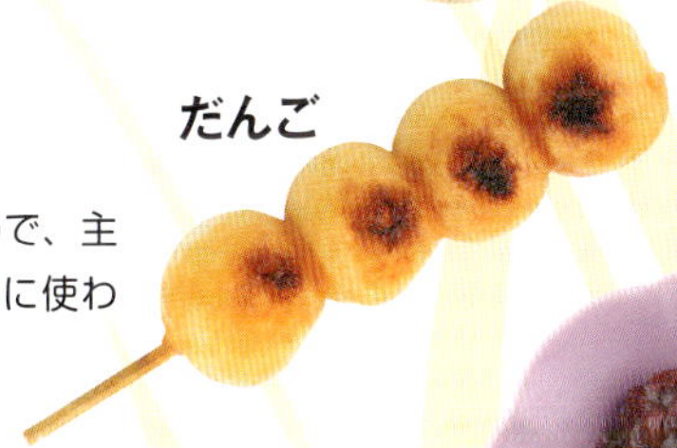

だんご

もち米：水にひたす → 粉にする →

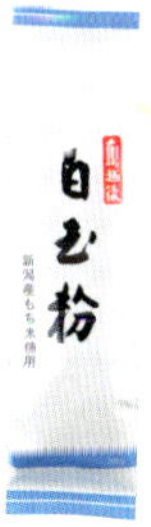

白玉粉
白玉だんごの材料としておなじみ。もちっとした生地《きじ》になる。

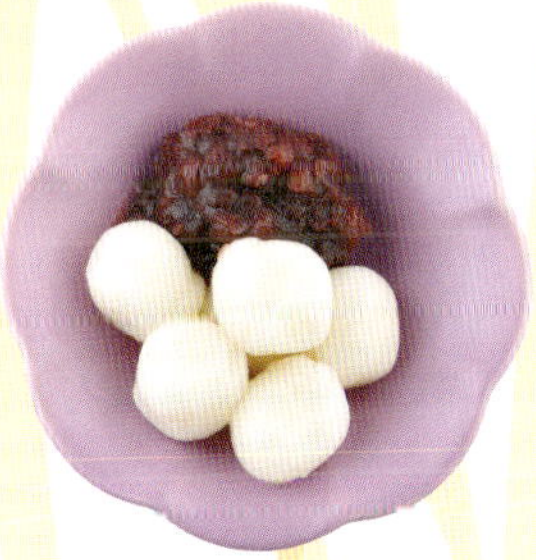

白玉だんご

もち米：蒸《む》す → あらくひく →

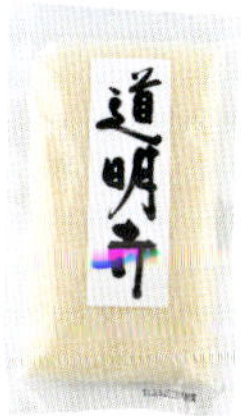

道明寺粉《どうみょうじこ》
さくらもちに使われることが多い。プチプチとした食感。

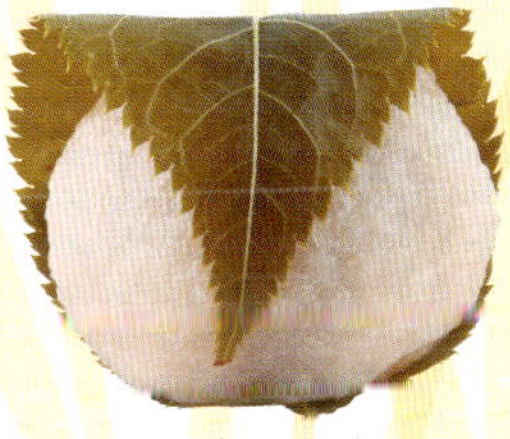

さくらもち

米粉メニューいろいろ

米からできた「米粉《こめこ》」を、小麦粉代わりに使うことが増《ふ》えている。パンやパスタなど、意外な食べものの材料にもなっているんだ。

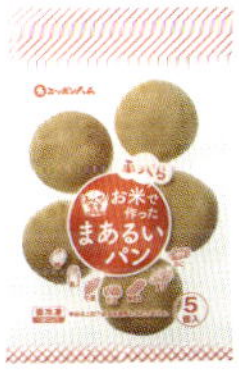

パン

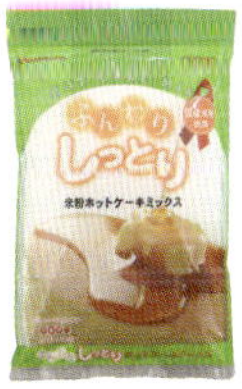

ホットケーキミックス

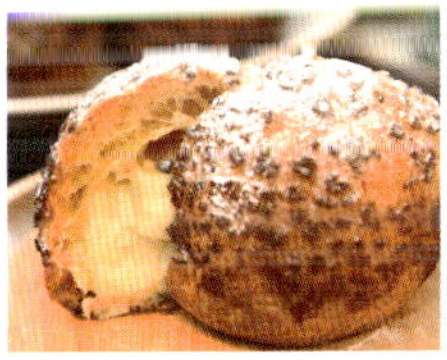

シュークリーム

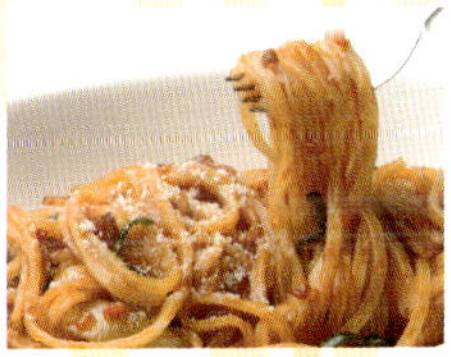

パスタ

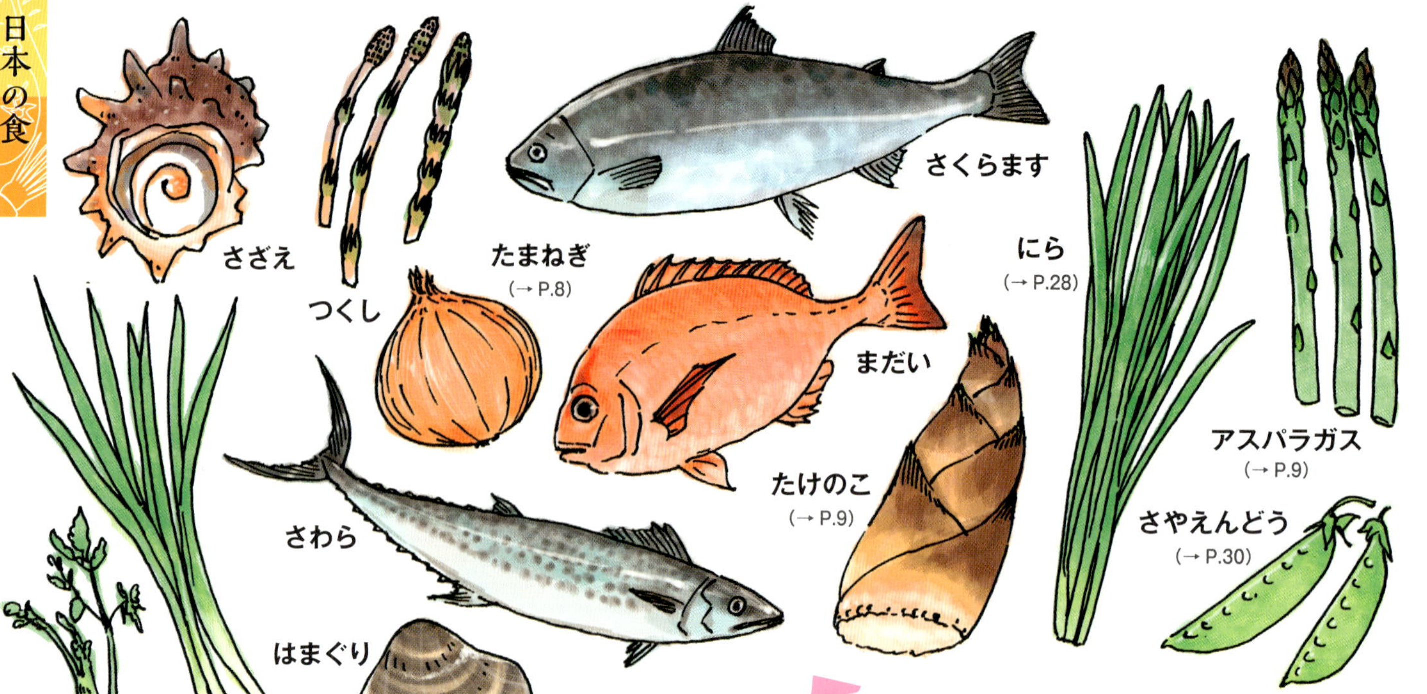
さざえ
つくし
たまねぎ
(→ P.8)
さくらます
にら
(→ P.28)
まだい
たけのこ
(→ P.9)
アスパラガス
(→ P.9)
さやえんどう
(→ P.30)
さわら
はまぐり

春の食材

寒い冬をこえて育った野菜や山菜、そして魚介《ぎょかい》類が、お祝いごとの多い春の食たくをいろどるよ。

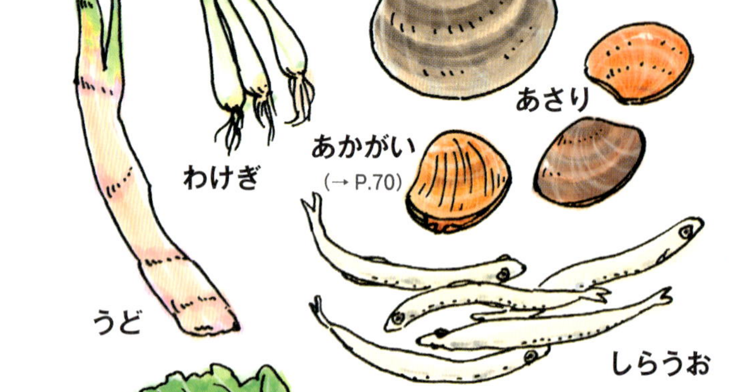
わけぎ
うど
あさり
あかがい
(→ P.70)
しらうお

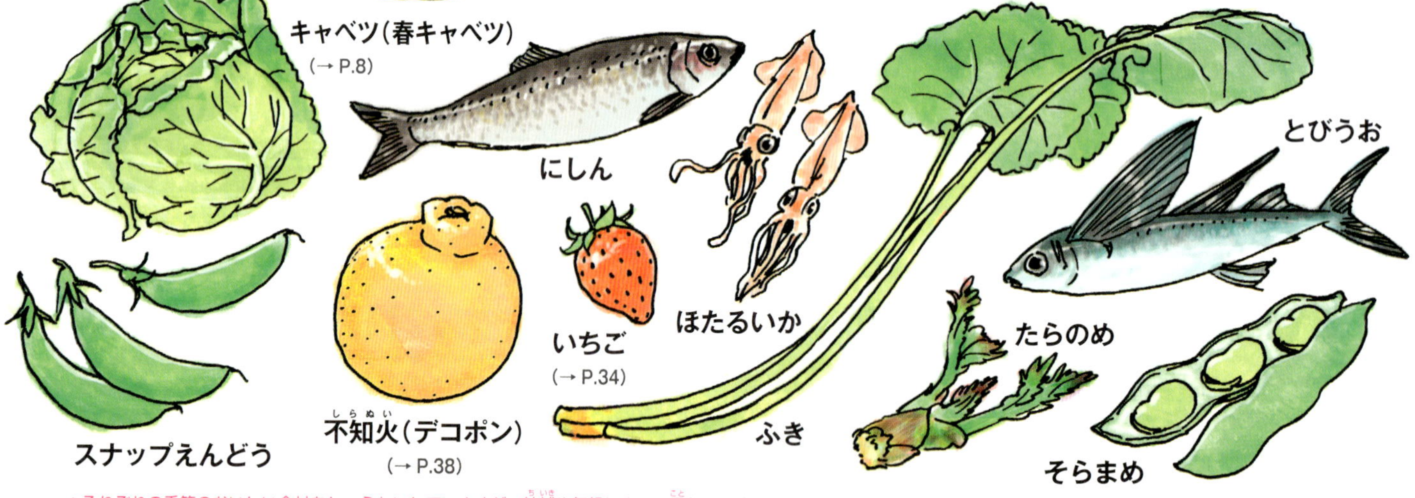
キャベツ（春キャベツ）
(→ P.8)
にしん
とびうお
ほたるいか
いちご
(→ P.34)
たらのめ
スナップえんどう
不知火《しらぬい》（デコポン）
(→ P.38)
ふき
そらまめ

＊それぞれの季節のおいしい食材をしょうかいしていますが、地域《ちいき》や気候によって異《こと》なります。

どうしてひな祭りにうしお汁《じる》＊を食べるの？

春が旬《しゅん》のはまぐりは、二枚貝《にまいがい》。二枚《にまい》の貝がらがぴったり合うことから、夫婦《ふうふ》円満の象ちょうとされているんだ。だから、女の子の幸せな結《けっ》こんを願う縁起《えんぎ》ものとして、食べるようになったといわれているよ。

桜《さくら》前線の後にたけのこ前線が！

たけのこは、頭の先がちょっと見えたらほり出さないと、すぐに竹になってしまう。その目安が「たけのこ前線」。桜《さくら》前線が通過《つうか》して7～10日後に、日本各地でたけのこが生え始めるんだって。

あまくてやわらかい春キャベツ

キャベツは一年中売られているけれど、3～5月に出回るものは「春キャベツ」と呼《よ》ばれているよ。春キャベツは葉がやわらかく、みずみずしくてあまいから、生で食べるのがおすすめだよ。

富山湾《とやまわん》に春を告げるほたるいかの群《む》れ

ほたるのように、まばゆい光を放つほたるいか。いつもは深海にすんでいるけれど、3～5月になると産卵《さんらん》のため、浅せにやって来る。その時期は、夜の海岸線が青白い光にふちどられるんだって。

＊魚介《ぎょかい》類でだしをとったお吸《す》い物。

夏の食材

太陽をたっぷり浴《あ》びた夏野菜は、カラフルでビタミンも豊富《ほうふ》。夏バテを防《ふせ》いでくれるんだ。

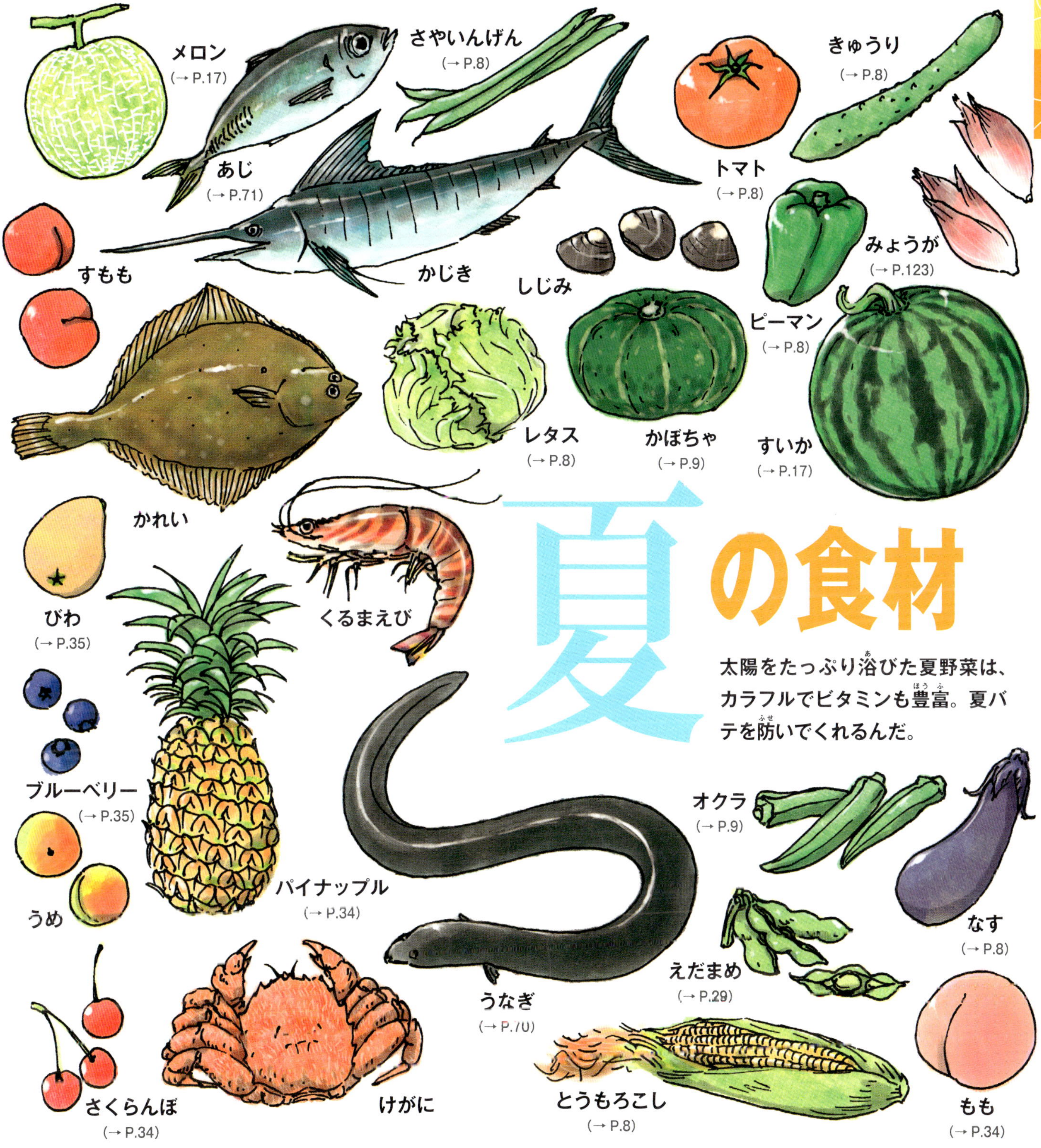
メロン
(→ P.17)
あじ
(→ P.71)
さやいんげん
(→ P.8)
かじき
トマト
(→ P.8)
きゅうり
(→ P.8)
すもも
しじみ
みょうが
(→ P.123)
ピーマン
(→ P.8)
かれい
レタス
(→ P.8)
かぼちゃ
(→ P.9)
すいか
(→ P.17)
びわ
(→ P.35)
くるまえび
ブルーベリー
(→ P.35)
うめ
パイナップル
(→ P.34)
オクラ
(→ P.9)
なす
(→ P.8)
えだまめ
(→ P.29)
うなぎ
(→ P.70)
さくらんぼ
(→ P.34)
けがに
とうもろこし
(→ P.8)
もも
(→ P.34)

とうもろこしは とれたてが理想的

夏のあまいおやつのとうもろこしは、収《しゅう》かくしてからたった数時間で、糖分《とうぶん》（あま味）が半分くらいに減《へ》ってしまうらしい。だから、とうもろこしは、とったらできるだけ早く食べるのが理想的なんだ。

えだまめと大豆《だいず》は 同じって知ってる？

夏の食たくによく顔を出すえだまめ。これは、えだまめという種類の豆ではなく、じつは大豆《だいず》。まだ青い果実を先どりして食べているんだ。畑で成熟《せいじゅく》させれば、秋には黄色い大豆《だいず》になるんだよ。

土用《どよう》の丑《うし》の日《ひ》[*1]に 食べるうなぎ

江戸《えど》時代、夏にお客が減《へ》って困《こま》っていたうなぎ屋が「本日、丑《うし》の日《ひ》」と書いた紙をはり出してみると、店はなぜか大《だい》はん盛《じょう》。それから、土用《どよう》の丑《うし》の日《ひ》にうなぎを食べるようになったという説[*2]があるよ。

梅干《うめぼ》しは 日光浴《にっこうよく》で殺菌《さっきん》！

梅干《うめぼ》しをつくるとき、塩づけにしていた梅《うめ》を、真夏の太陽のもとで3日ほど干《ほ》すよ。これは梅干《うめぼ》しづくりには欠かせない工程《こうてい》。強い紫外線《しがいせん》による殺菌効果《さっきんこうか》で、梅干《うめぼ》しは長期保《ほ》存《ぞん》できるようになるんだ。

＊1 立秋前の、夏のもっとも暑い時季。
＊2 丑《うし》の日《ひ》にうのつくものを食べると病気にならないという、いい伝えもある。

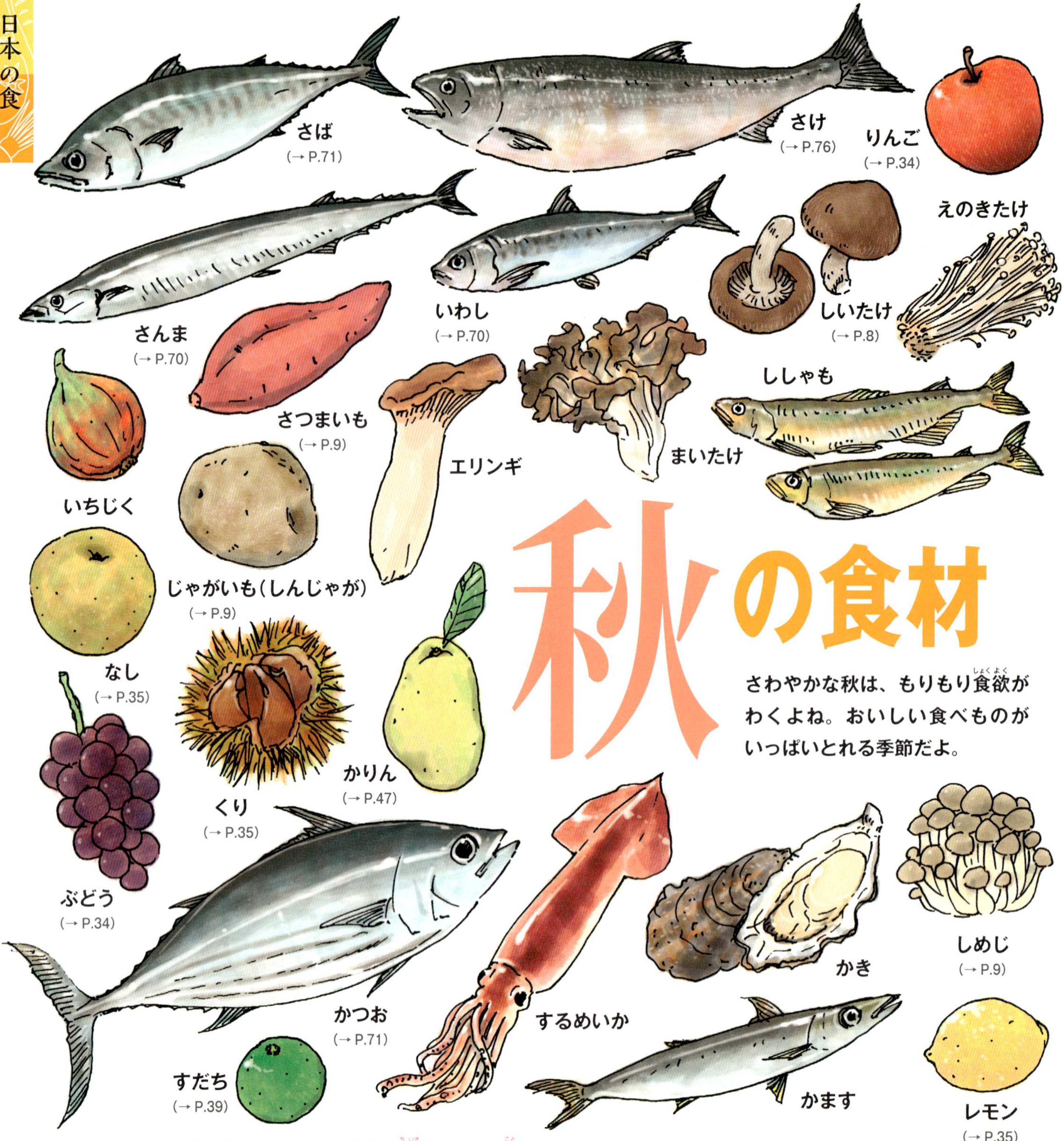
さば
(→ P.71)
さけ
(→ P.76)
りんご
(→ P.34)
さんま
(→ P.70)
いわし
(→ P.70)
しいたけ
(→ P.8)
えのきたけ
いちじく
さつまいも
(→ P.9)
エリンギ
まいたけ
ししゃも
じゃがいも（しんじゃが）
(→ P.9)
なし
(→ P.35)
くり
(→ P.35)
かりん
(→ P.47)
ぶどう
(→ P.34)
かつお
(→ P.71)
するめいか
かき
しめじ
(→ P.9)
すだち
(→ P.39)
かます
レモン
(→ P.35)

秋の食材

さわやかな秋は、もりもり食欲《しょくよく》がわくよね。おいしい食べものがいっぱいとれる季節だよ。

＊それぞれの季節のおいしい食材をしょうかいしていますが、地域《ちいき》や気候によって異《こと》なります。

ぎらりと光る刀のようなさんま

秋の魚といえば、さんま。寒い冬を前に、脂《あぶら》が乗っておいしくなるよ。青い背《せ》と銀色に光る腹《はら》、細長い体は、まるで日本刀のよう。だから、「秋刀《さん》魚《ま》」という漢字で表されるんだね。

かおりまつたけ味しめじ

秋らしい食べものの中でも、みんなが楽しみにしている高級食材が、まつたけ。でも、味ならしめじも負けてはいない。ほとんどが栽培《さいばい》ものだけれど、秋に生える天然ものは、かおりや歯ごたえがちがうよ。

秋にとれるからあきあじ（秋味）

さけは、おとなになって産卵《さんらん》の時期が近づくと、生まれ故郷《こきょう》の川にもどってくる。その時期が９～１１月。川を上るために、北海道《ほっかいどう》や東北《とうほく》地方の沿岸《えんがん》に寄《よ》ってきたさけは、あきあじと呼《よ》ばれているんだ。

お月見のおそなえいも名月とくり名月

十五夜のお月見は、別名「いも名月」。すすきとだんご、皮のまま蒸《む》したさといも（きぬかつぎ）をそなえるんだ。一方、十三夜は別名「くり名月」と呼《よ》ばれ、くりをそなえるんだよ。

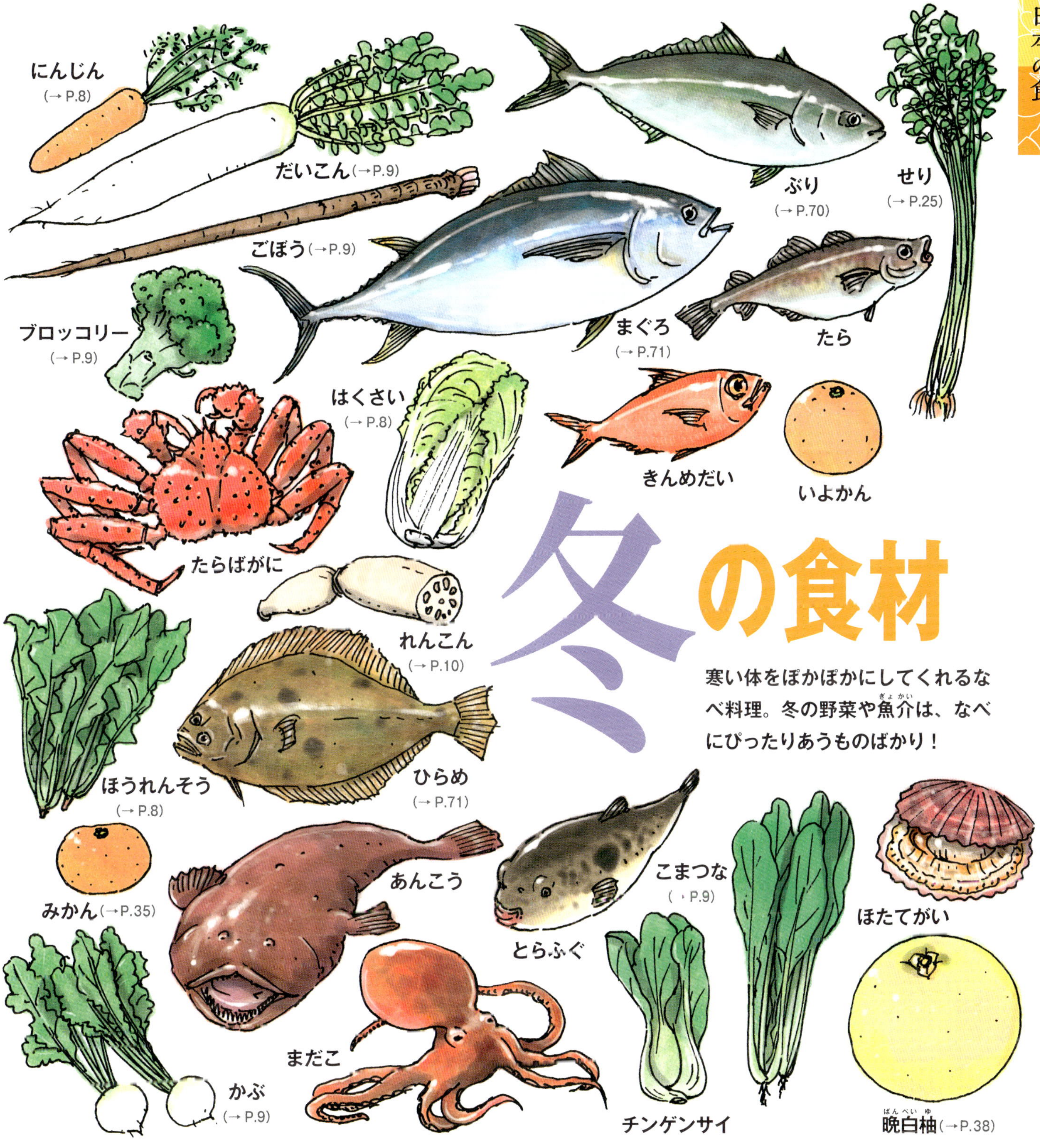
にんじん
(→ P.8)
だいこん(→ P.9)
ぶり
(→ P.70)
せり
(→ P.25)
ごぼう(→ P.9)
ブロッコリー
(→ P.9)
まぐろ
(→ P.71)
たら
はくさい
(→ P.8)
きんめだい
いよかん
たらばがに
れんこん
(→ P.10)
ほうれんそう
(→ P.8)
ひらめ
(→ P.71)
あんこう
こまつな
P.9)
ほたてがい
みかん(→ P.35)
とらふぐ
まだこ
かぶ
(→ P.9)
チンゲンサイ
晩白柚《ばんぺいゆ》(→ P.38)

冬の食材

寒い体をぽかぽかにしてくれるなべ料理。冬の野菜や魚介《ぎょかい》は、なべにぴったりあうものばかり！

1月7日は七草がゆの日

「春の七草」と呼《よ》ばれるのは「せり、なずな、ごぎょう、はこべ、ほとけのざ、すずな(かぶ)、すずしろ（だいこん)」。1月7日に、おかゆに入れて食べ、1年間無事で健康に過《す》ごせるよう願うんだ。

ふぐの別名は「てっぽう」

独特《どくとく》のうま味があるふぐは、冬を代表する高級魚。大阪《おおさか》では「てっぽう」とも呼《よ》ばれている。理由は、ふぐの毒《どく》が、てっぽう（鉄砲《てっぽう》）のように「当たると死んでしまうから」。それでも、昔から人気が高いんだ。

寒さに強いほうれんそう

ほうれんそうは夏が苦手。寒さに強い冬の野菜なんだ。ふくまれているビタミンCも、冬は夏の約3倍。収《しゅう》かく前に、わざと寒さにさらす「寒じめ」をすると、糖分《とうぶん》やビタミンCがさらに増《ふ》えるんだ。

はくさいは、なべに欠かせない野菜

冬のごちそうは、あったかいなべ料理。なべに欠かせない野菜といえば、はくさいだね。はくさいの葉がたくさん重なっているのは、すき間に空気の層《そう》をつくって、寒さから身を守るためなんだよ。

伝統《でんとう》の食①

和食に欠かせない調味料といえば、みそとしょうゆ。それぞれ、どのようにつくられているのか、どんな種類があるのかを見てみよう。

みそ

日本でみそが食べられるようになって1,300年以上。原料や味のちがう、さまざまなみそがつくられている。

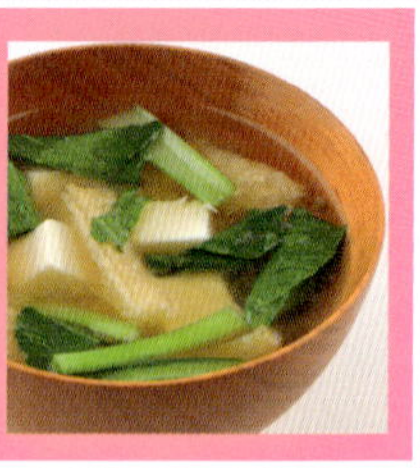

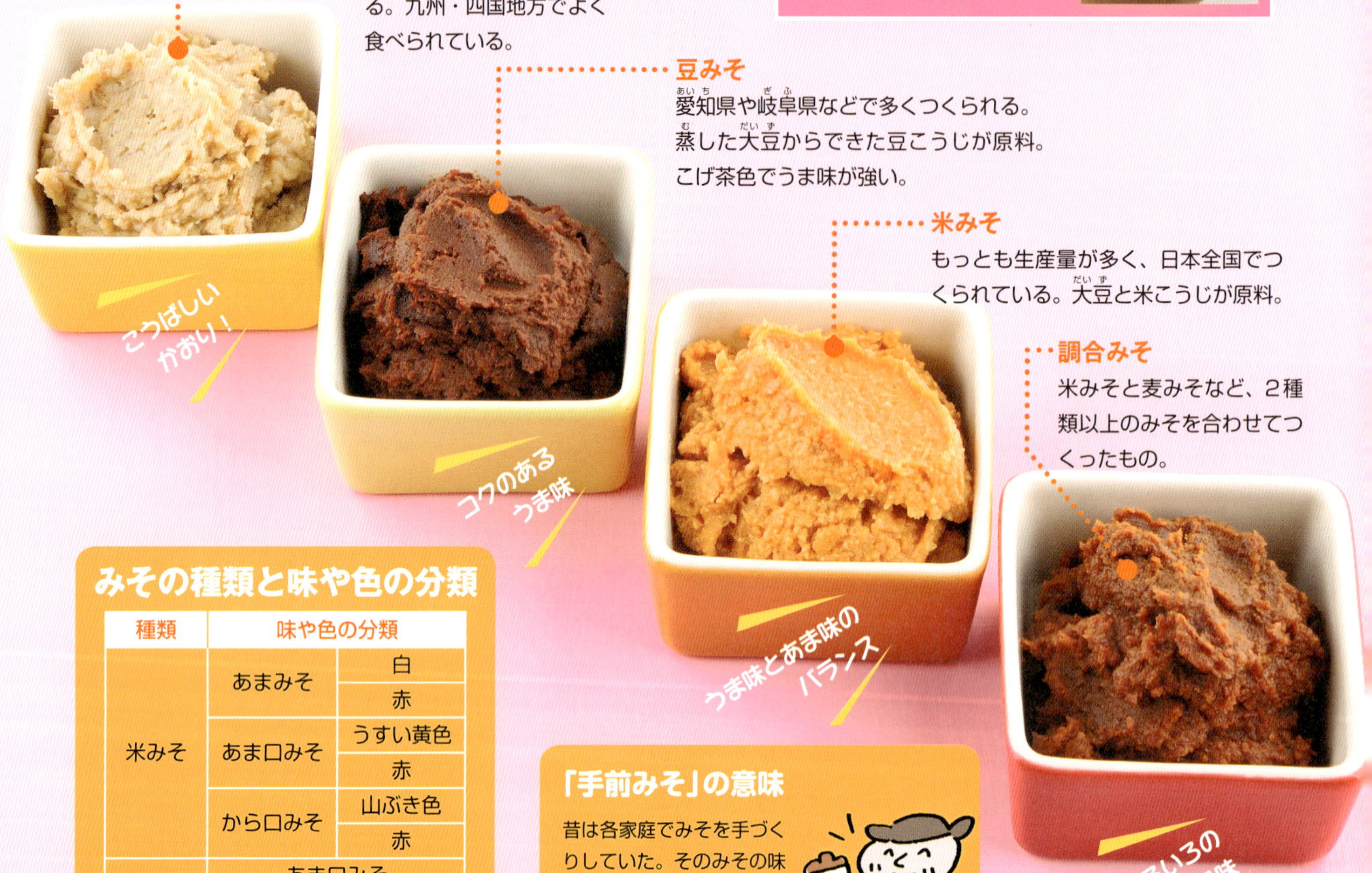
こうばしいかおり！
コクのあるうま味
うま味とあま味のバランス
個性《こせい》いろいろの風味

麦みそ

大豆《だいず》と麦こうじでつくられる。九州《きゅうしゅう》・四国《しこく》地方でよく食べられている。

豆みそ

愛知《あいち》県や岐阜《ぎふ》県などで多くつくられる。蒸《む》した大豆《だいず》からできた豆こうじが原料。こげ茶色でうま味が強い。

米みそ

もっとも生産量が多く、日本全国でつくられている。大豆《だいず》と米こうじが原料。

調合みそ

米みそと麦みそなど、2種類以上のみそを合わせてつくったもの。

みその種類と味や色の分類

種類	味や色の分類	
米みそ	あまみそ	白
		赤
	あま口みそ	うすい黄色
		赤
	から口みそ	山ぶき色
		赤
麦みそ	あま口みそ	
	から口みそ	
豆みそ	──	

「手前みそ」の意味

昔は各家庭でみそを手づくりしていた。そのみその味を自まんするところから、自分で自分をほめることを「手前みそ」というんだよ。

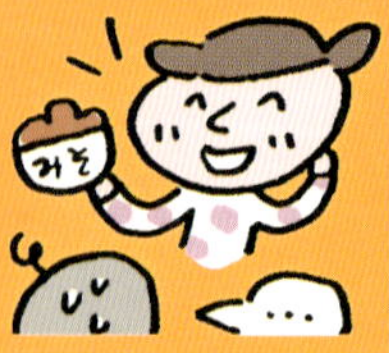
みそ

米みそができるまで

米こうじをつくる

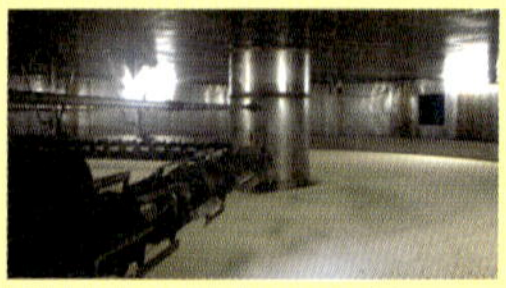

蒸《む》した米にこうじ菌《きん》をつけ、40～45時間かけて米こうじをつくる。

大豆《だいず》を蒸《む》す

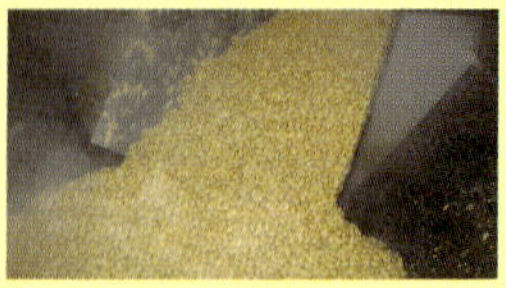

大豆《だいず》をよく洗《あら》ってから水につけ、蒸《む》す。その後、すりつぶす。

仕こみ

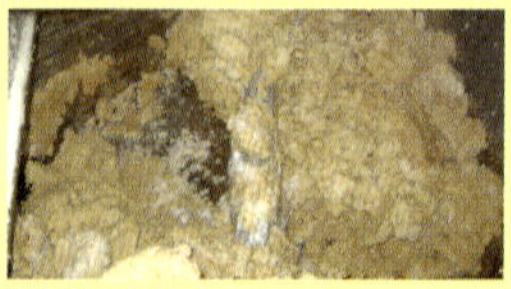

大豆《だいず》と米こうじ、食塩を混《ま》ぜる。酵母菌《こうぼきん》と乳酸菌《にゅうさんきん》を加えて、おけに入れる。

発酵《はっこう》

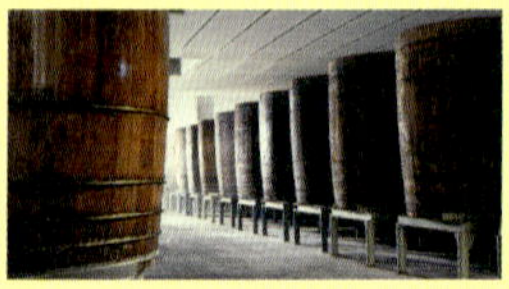

ひと夏かけて、じっくりと発酵《はっこう》させる。人工的に熱を加える方法もある。

できあがり！

しょうゆ

みそと同じように、大豆《だいず》からつくられるしょうゆ。色と味のちがう、５種類のしょうゆがある。

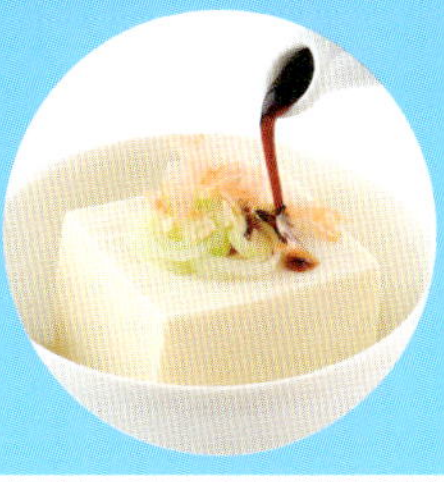

こい口しょうゆ

日本のしょうゆ生産量の８割《わり》以上をしめる。かおりが高いので、青魚の煮《に》ものや、しっかりした味つけにしたい煮《に》ものに向いている。

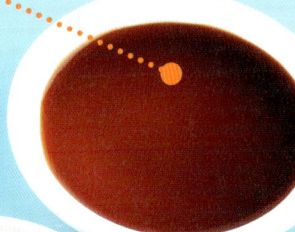

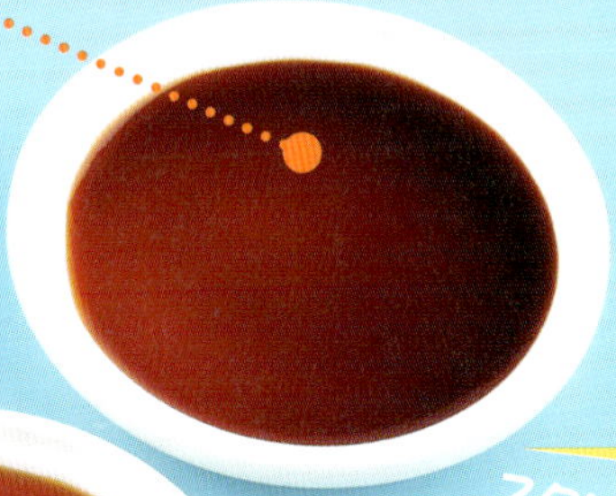

スタンダードな味

うす口しょうゆ

関西《かんさい》で生まれたしょうゆ。色がうすいので、食材の色や味をあまり変えずに、料理できる。塩分は、こい口より２%ほど高い。

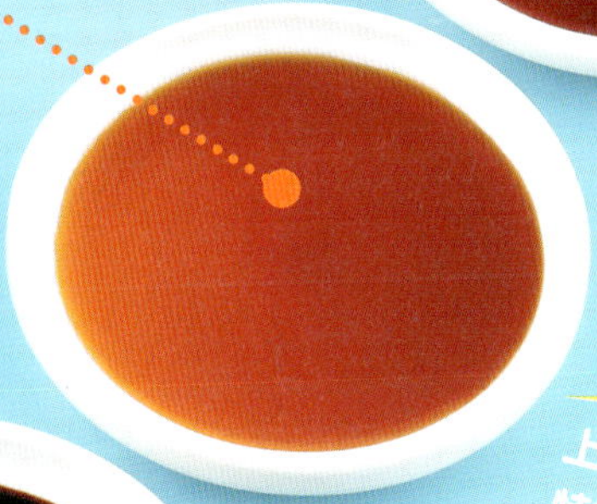

上品な色が特ちょう

たまりじょうゆ

とろみと強いうま味があり、さしみやすしによく使われる。主な産地は中部《ちゅうぶ》地方。

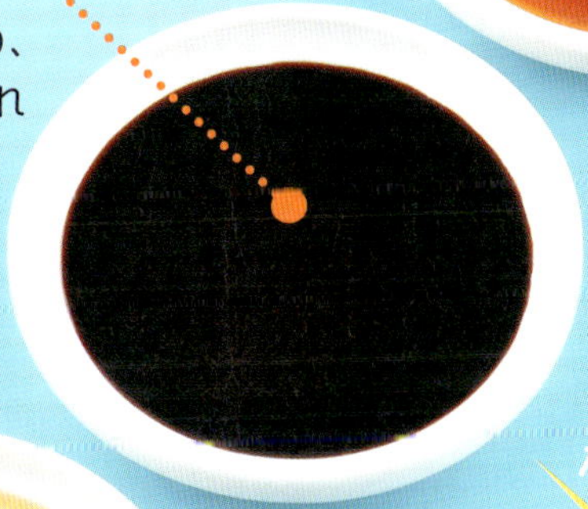

うま味たっぷり

白しょうゆ

あわい色を生かして、お吸《す》いものや茶わん蒸《む》しなどに使われる。愛知《あいち》県の特産品。

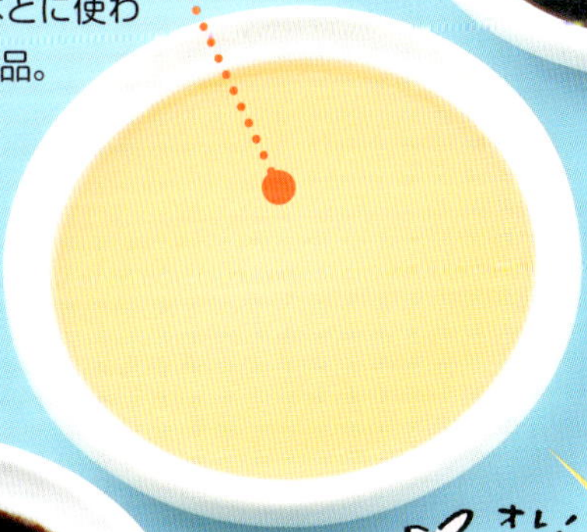

かくし味にぴったり

再《さい》仕こみしょうゆ

できあがったしょうゆに、さらにこうじを仕こむ。色、味、かおりがこい。

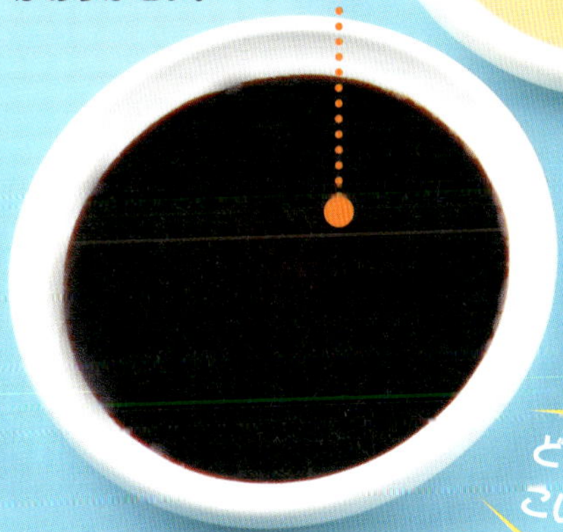

どろりとこい味

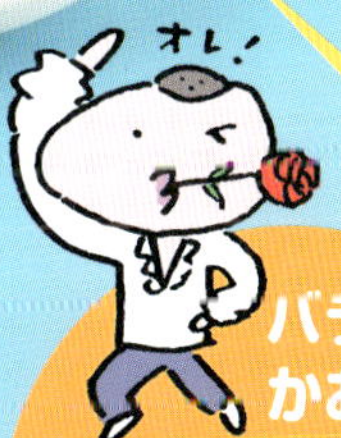

バラのかおり!?

しょうゆのかおりは、約300種類の成分で構成《こうせい》。中にはバラと同じかおりの成分も入っているよ。

しょうゆのおいしさのヒミツ

塩味

うま味

酸味《さんみ》

にが味

あま味

５つの味がせいぞろい！

しょうゆには塩味のほか、うま味、酸《さん》味《み》、にが味、あま味がバランスよくつまっているよ。

海外でも人気！

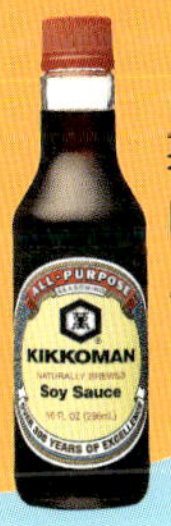

英語では、「ソイ（大豆《だいず》）ソース」というよ。

しょうゆができるまで

こい口しょうゆの場合

大豆《だいず》を蒸《む》す

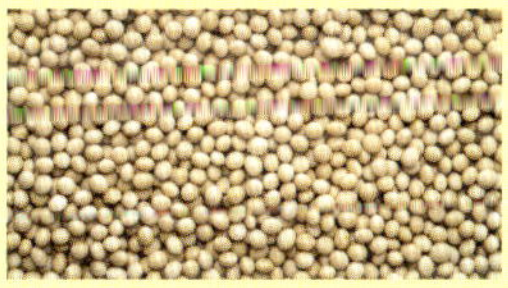

蒸《む》した大豆《だいず》と、火にかけてくだいた小麦を混《ま》ぜ、こうじ菌《きん》を加える。

しょうゆこうじをつくる

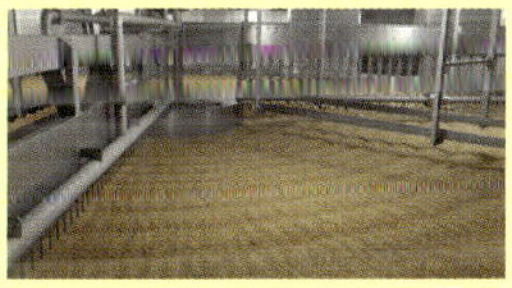

専用《せんよう》の部屋でこうじ菌《きん》を増《ふ》やし、３日かけてしょうゆこうじをつくる。

仕こみ

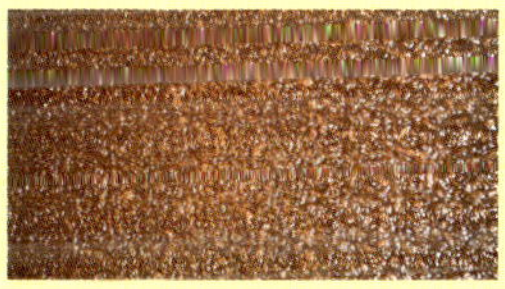

食塩水を加えて、もろみ*をつくり、タンクの中で発酵《はっこう》・熟成《じゅくせい》させる。

しぼる

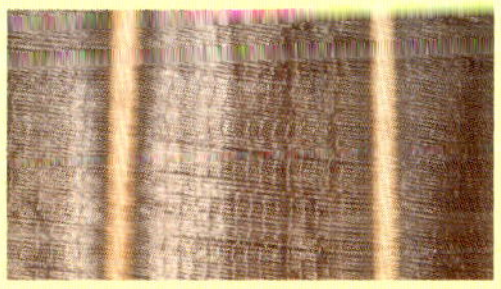

もろみを布《ぬの》で包み、しょうゆをしぼり出す。熱を加えて殺菌《さっきん》する。

できあがり！

＊しょうゆこうじに食塩水を加えると、おかゆのようなどろどろの状態《じょうたい》になる。これを「もろみ」と呼《よ》ぶ。

伝統《でんとう》の食②

日本人が昔からよく食べている食材をいくつか集めてみたよ。昔の人の知恵《ちえ》のつまった伝統的《でんとうてき》な食べもののよさや特ちょうを見直してみよう。

豆《とう》ふ

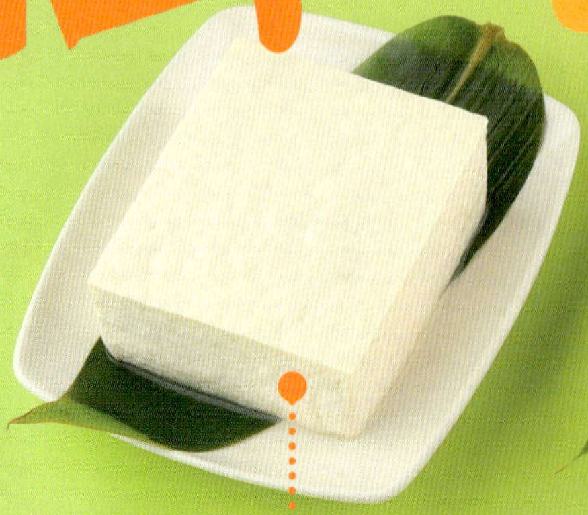

もめん豆《どう》ふ

昔ながらの豆《とう》ふで、もめんの布《ぬの》をしいた型でつくっていたから、この名がついた。食感はややかたい。

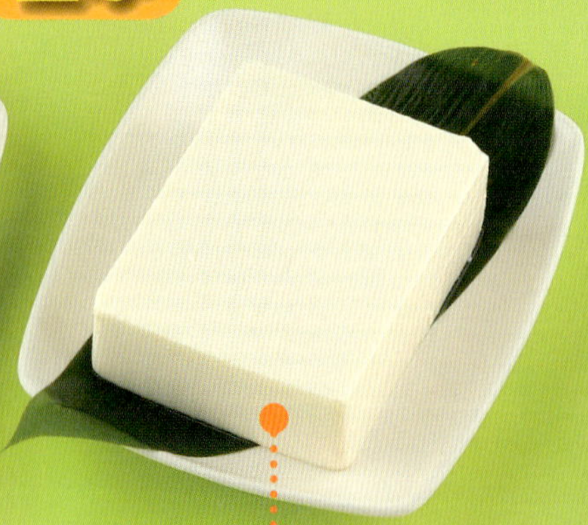

絹《きぬ》ごし豆《どう》ふ

もめん豆《どう》ふよりも水分が多い豆《とう》ふ。絹《きぬ》のようにきめが細かく、やわらかいのが特ちょうだよ。

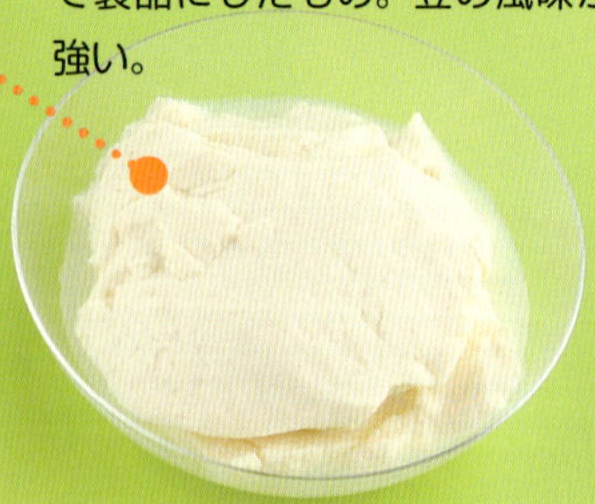

寄《よ》せ豆《どう》ふ（おぼろ豆《どう》ふ）

もめん豆《どう》ふをつくるとちゅう、型に入れないでそのまま器《うつわ》に盛《も》って製品《せいひん》にしたもの。豆の風味が強い。

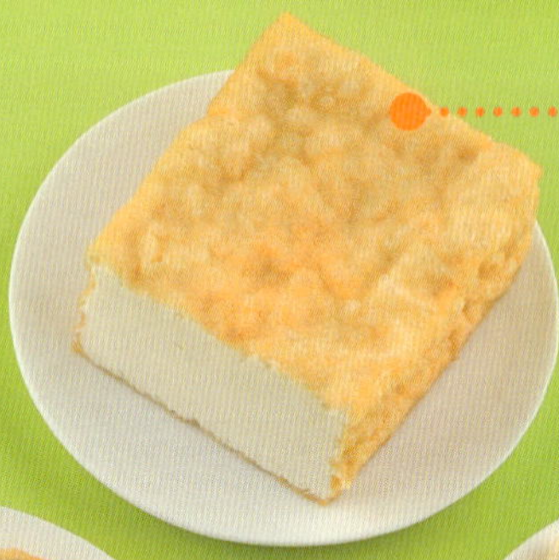

厚《あつ》あげ

もめん豆《どう》ふを水切りして、油であげたもの。おでんや煮《に》ものに使われ、「生あげ豆《どう》ふ」ともいう。

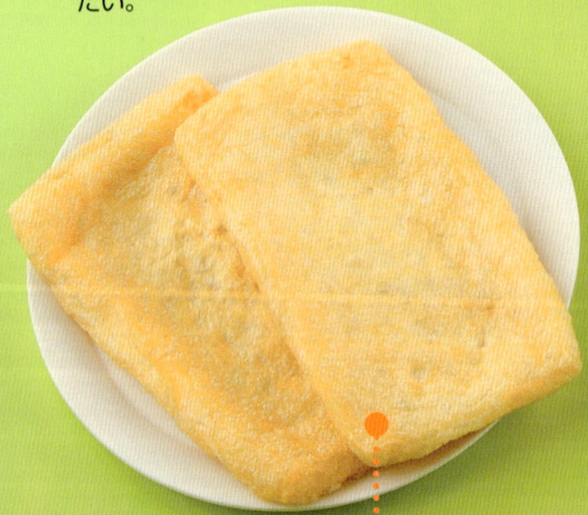

油あげ

油あげ専用《せんよう》のもめん豆《どう》ふをうすく切り、低温と高温の2つの温度の油で順にあげる。

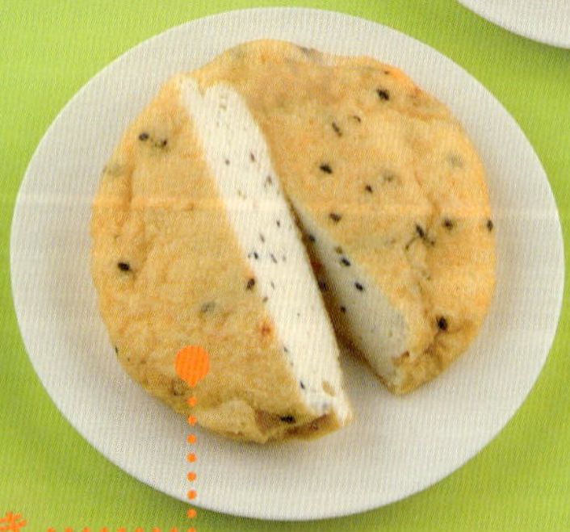

がんもどき

もめん豆《どう》ふをくずしてから水を切り、すりおろしたやまいもと具を混《ま》ぜてから、あげたもの。

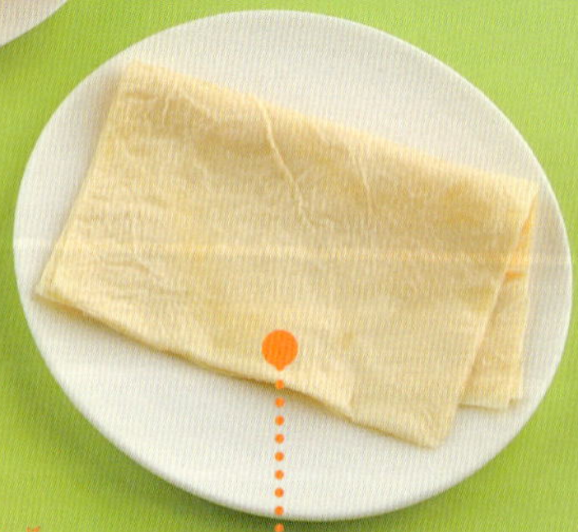

湯葉《ゆば》

豆《とう》ふのもととなる豆乳《とうにゅう》を加熱したときに表面にできるまくをとって、乾燥《かんそう》させたもの。

豆《とう》ふができるまで

もめん豆《どう》ふの場合

浸水《しんすい》

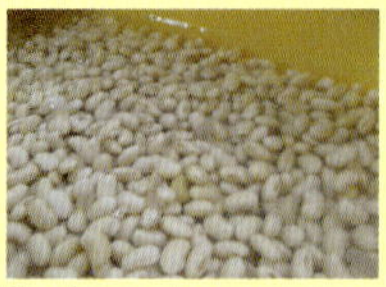

大豆《だいず》を水につける。水温の低い冬は、長めにつける。

ろ《ろ》過

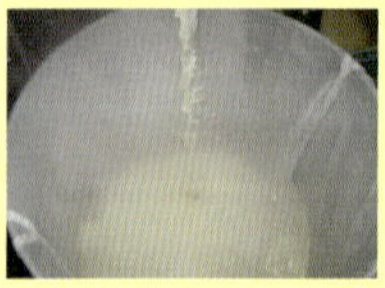

豆をすりつぶして煮《に》てから、おからと豆乳《とうにゅう》に分ける。

かためる

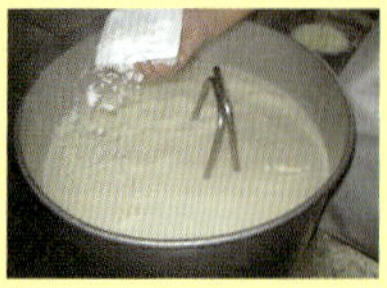

豆乳《とうにゅう》をかためる作用のある「にがり」を入れる。

箱盛《も》り

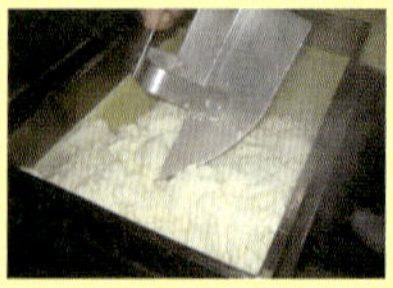

かたまった豆乳《とうにゅう》をくずしながら型に入れ、水分をぬく。

水さらし

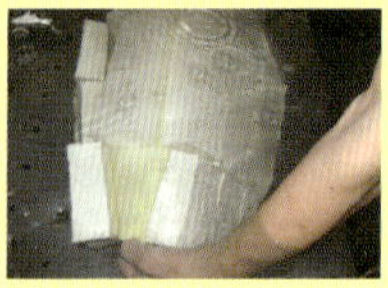

豆《とう》ふを型から出してカットし、水にさらして冷やす。

できあがり！

納豆《なっとう》

大豆《だいず》を発酵《はっこう》させてつくる。独特《どくとく》なにおいや、ねばりがある「糸引き納豆《なっとう》」がいっぱん的。また、乾燥《かんそう》・熟成《じゅくせい》させた「塩から納豆《なっとう》」もある。

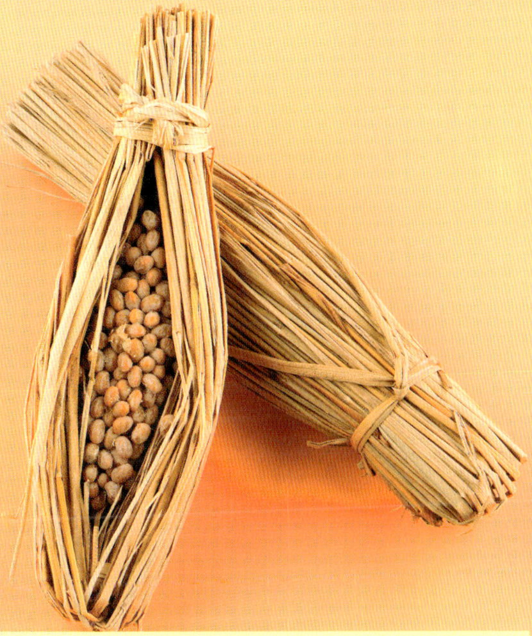

安土桃山《あづちももやま》時代の武将《ぶしょう》、加藤清正《かとうきよまさ》の軍が、馬のエサ用に運んでいた煮大豆《にだいず》が発酵《はっこう》し、ぐう然できたのが、始まりといわれている。

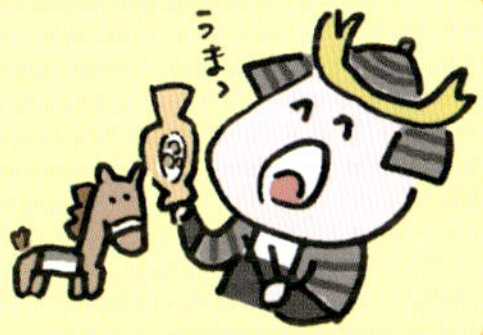

ねりもの

魚の身に調味料を加えてすりつぶし、形を整えて加熱したもの。ちくわやかまぼこなどがあるよ。

（→P.63肉・魚の加工品「ねる」）

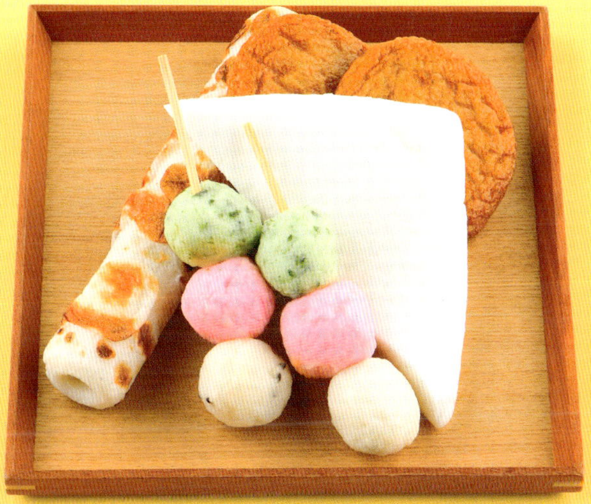

かまぼこは、平安《へいあん》時代にはすでに食べられていた。貴族《きぞく》の食べものだったんだ。ガマ（蒲）の穂《ほ》に形が似《に》ていることから、この名がついたといわれている。

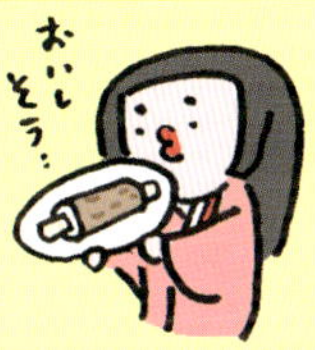

乾物《かんぶつ》

魚や野菜などを乾燥《かんそう》させて、長く保存《ほぞん》できるようにした食品。かつお節やこんぶなど、だしがとれるものも多いよ。

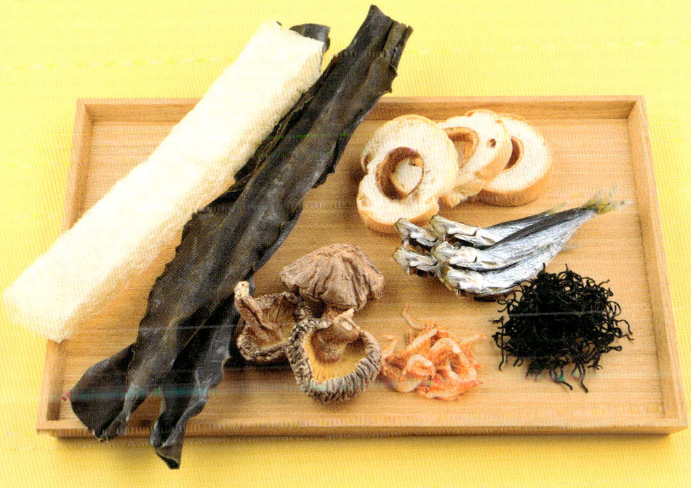

奈良《なら》時代の書物には、「４世紀初めごろ、日本武尊《やまとたけるのみこと》が霞ヶ浦《かすみがうら》（茨城《いばらき》県）に、たくさんのりが干《ほ》されているのを見た」と記録されているよ。

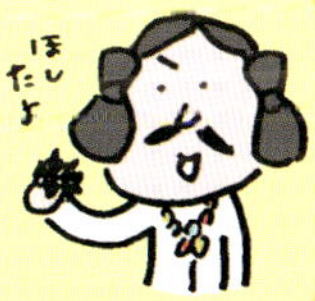

和菓子《わがし》

砂糖《さとう》や水あめ、米、あずきなどを原料に、日本で伝統的《でんとうてき》につくられているお菓子《かし》。季節が美しく表現《ひょうげん》されたものも多い。

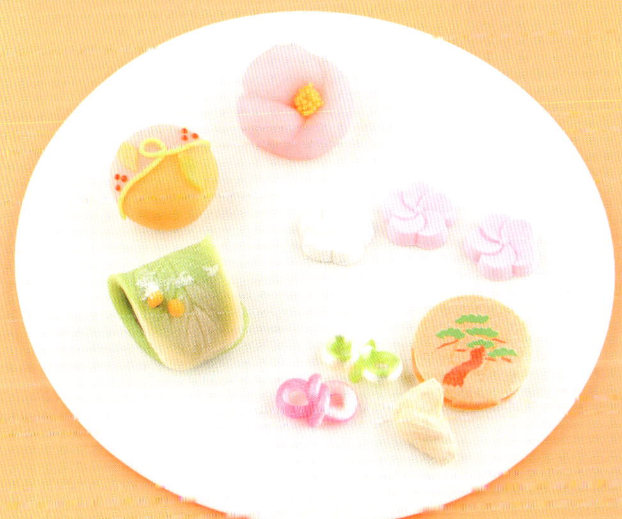

砂糖《さとう》が広まった江戸《えど》時代には、お菓子《かし》が多くつくられるようになり、今に続く、人気のあるお菓子《かし》屋さんもできた。

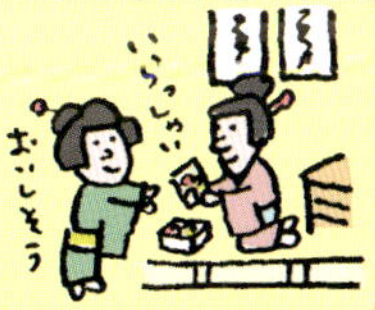

めん料理

日本各地に、そばやうどん、そうめんなど、めんを使った料理がたくさんあるね。その土地ならではのめん料理をしょうかいするよ。

日本のめんいろいろ①

そば

そば粉《こ》でつくっためんだよ。

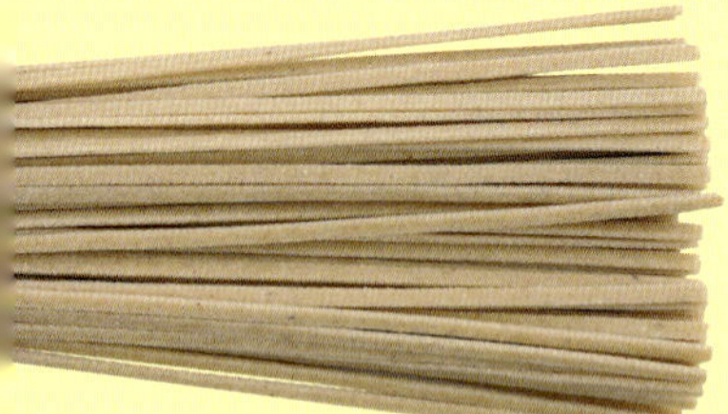

田舎《いなか》そば

そばの実を丸ごとひいた粉を使った、黒っぽく太いそば。

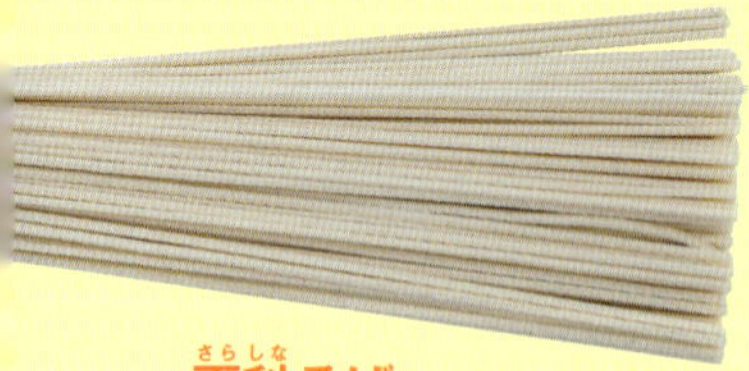

更科《さらしな》そば

そばの実の中心部分をひいた粉を使った、白く細いそば。

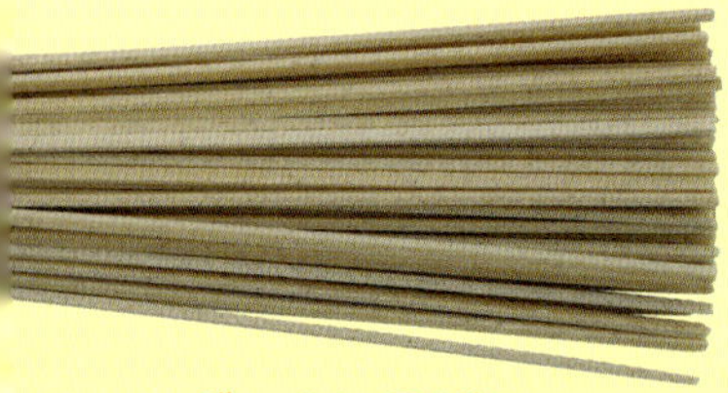

ダッタンそば

ふつうのそばより、にが味の強い種類の粉を使ったそば。

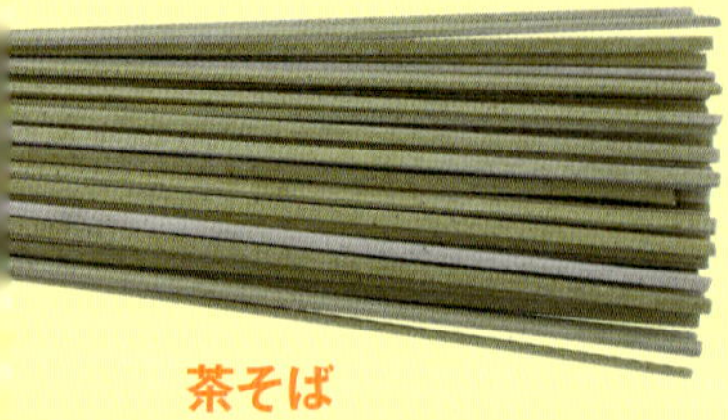

茶そば

まっ茶を混《ま》ぜてつくったそば。まっ茶のかおりがする。

島根《しまね》県

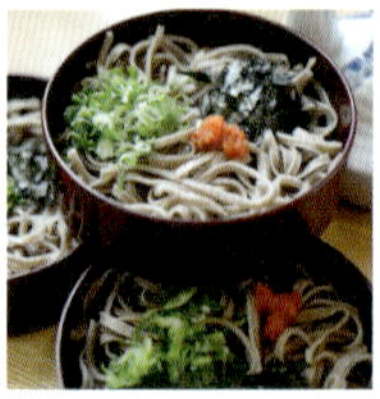

出雲《いずも》そば

黒くかおりの強いそば。3段《だん》の器《うつわ》に盛《も》って出す「割子《わりこ》そば」が有名。

新潟《にいがた》県

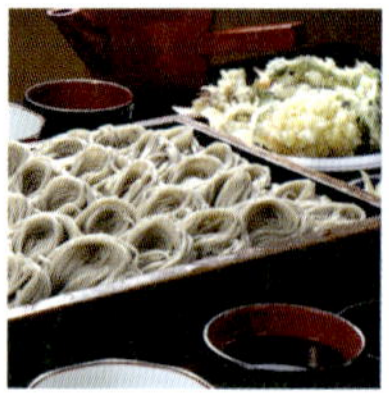

へぎそば

海《かい》そうの「ふのり」をつなぎに使ったそば。「へぎ」という器《うつわ》にそばを何人分も盛《も》りつける。

山口《やまぐち》県

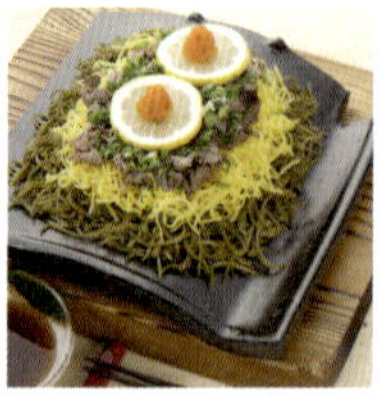

かわらそば

熱したかわらの上に、茶そばと、卵《たまご》や牛肉などの具をのせて出す料理。

三重《みえ》県

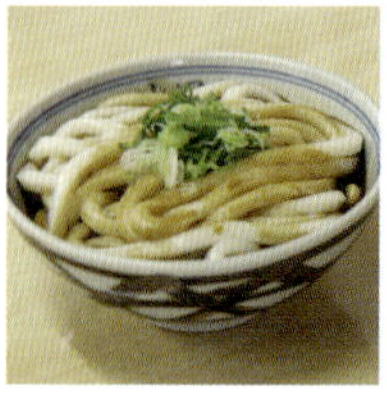

伊勢《いせ》うどん

太くやわらかいめんに、「たまりじょうゆ」（→P.93）を使ったたれをかける。

兵庫《ひょうご》県

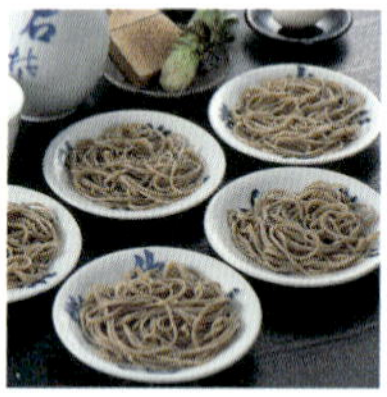

出石皿《いずしさら》そば

「出石焼《いずしやき》」という白い小皿に、そばを小分けに盛《も》って出す。薬味を変えて、何皿も食べる。

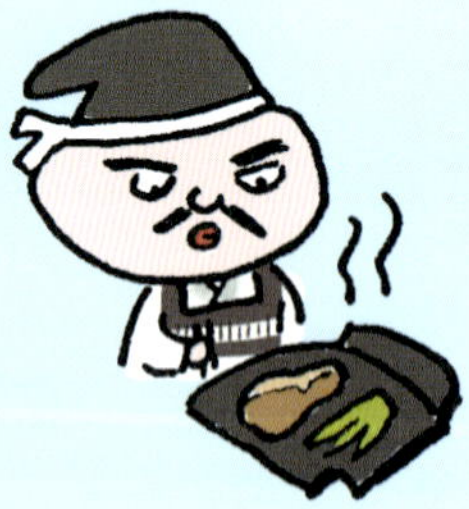

長崎《ながさき》県

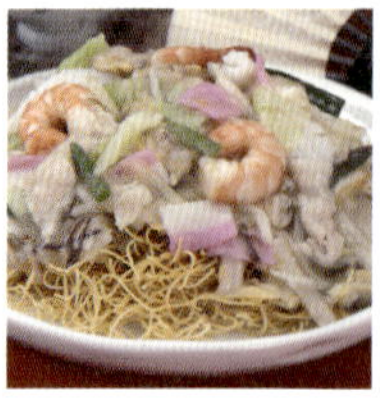

皿うどん

肉や魚介《ぎょかい》、野菜などをいためてとろみをつけたスープを、油であげためんにからめた料理。

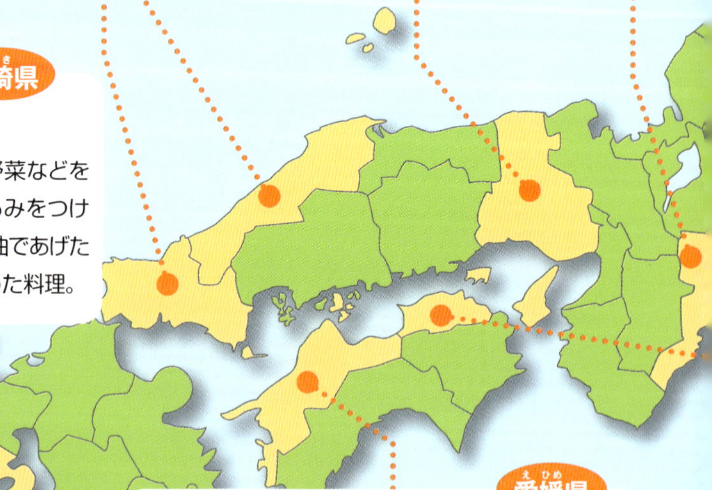

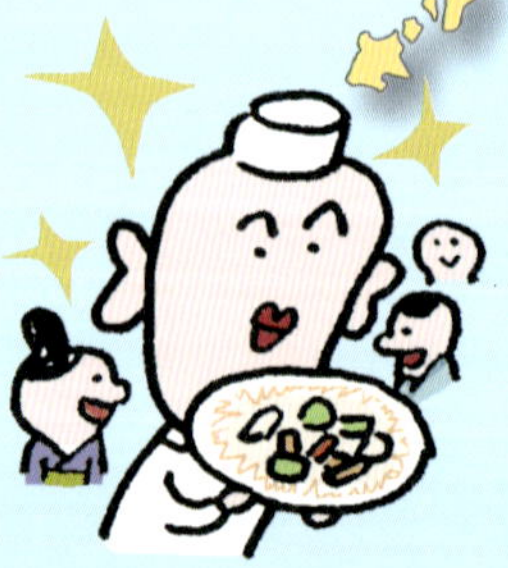

愛媛《えひめ》県

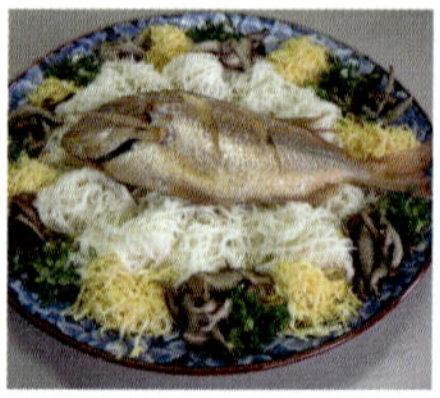

鯛《たい》そうめん

煮《に》た鯛《たい》とそうめんを大皿に盛《も》り、鯛《たい》の煮汁《にじる》につけて食べる。家族の祝いの席などに出す。

秋田県《あきた》

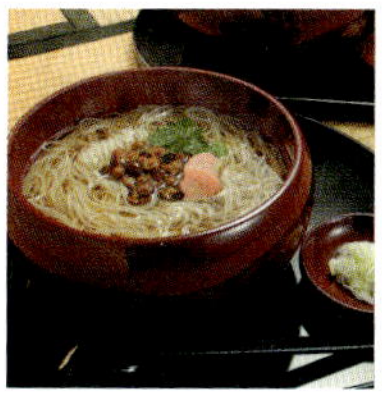

稲庭《いなにわ》うどん

そうめんのようにめんをのばして乾《かん》燥《そう》させた、細めのうどん。

岩手県《いわて》

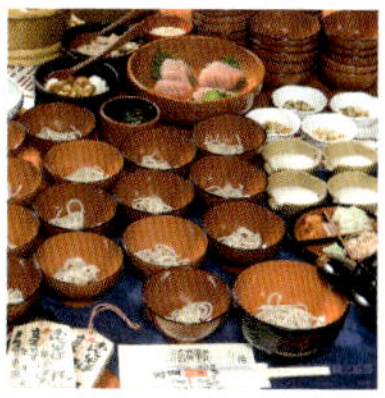

わんこそば

給仕さんが次々とおわんに投げこむそばを、お代わりしながら食べる。

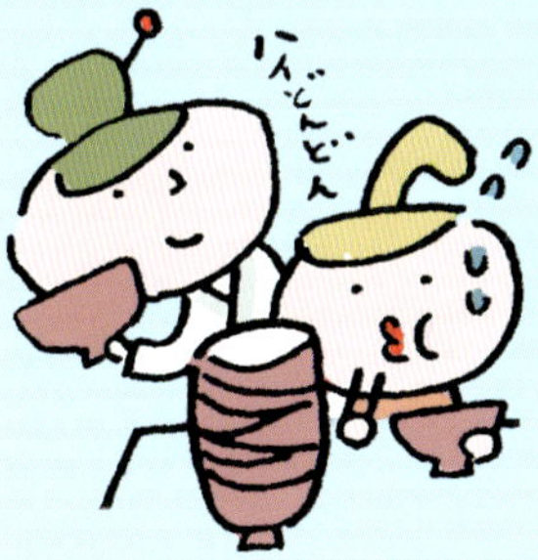

群馬県《ぐんま》

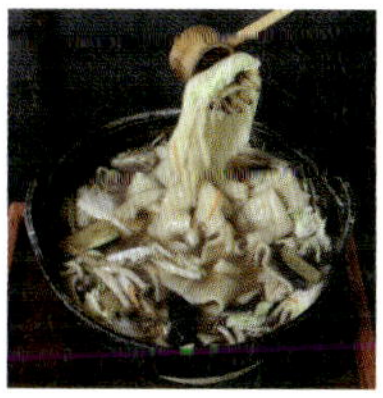

おっきりこみ

はばの広いめんを、野菜やきのこなどといっしょに直接《ちょくせつ》煮《に》こむ料理。「煮《に》ぼうとう」とも呼《よ》ばれる。

山梨県《やまなし》

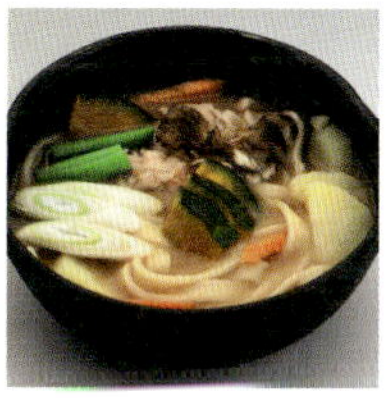

ほうとう

あらく切ったうどんを、かぼちゃや肉などといっしょにみそで煮《に》こむ料理。

ほうとうときしめんのちがいは？

きしめんは、塩水で打つことでコシが出るけれど、ほうとうは、水だけで打つのでやわらかいよ。

愛知県《あいち》

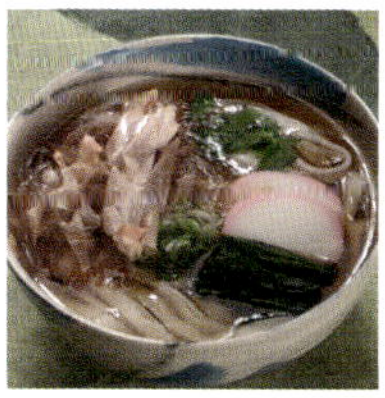

きしめん

平たくのばしためん。もっちりとした歯ごたえがある。「平打ちうどん」ともいう。

香川県《かがわ》

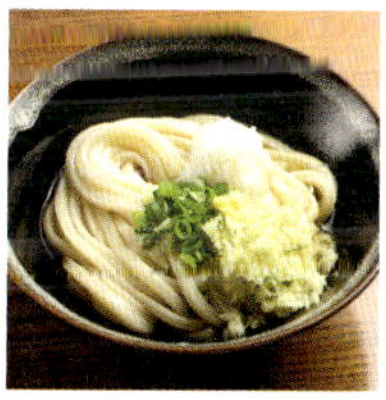

さぬきうどん

コシの強いうどん。ぶっかけ、かまあげなど、食べ方はさまざま。香川県《かがわ》では、めんをつくる会社がうどん店を出すこともある。

沖縄県《おきなわ》

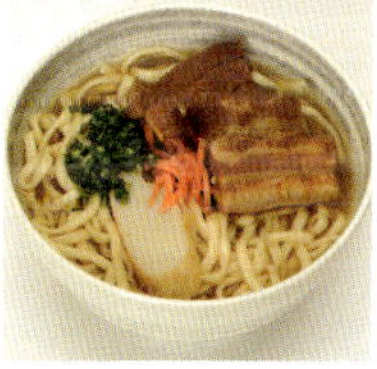

ソーキそば

名前にそばがつくけれど、小麦粉100%のめん。骨《ほね》つき肉がのっていて、和風でさっぱりしたスープ。

日本のめんいろいろ②

そのほか

小麦粉でつくっためんだよ。

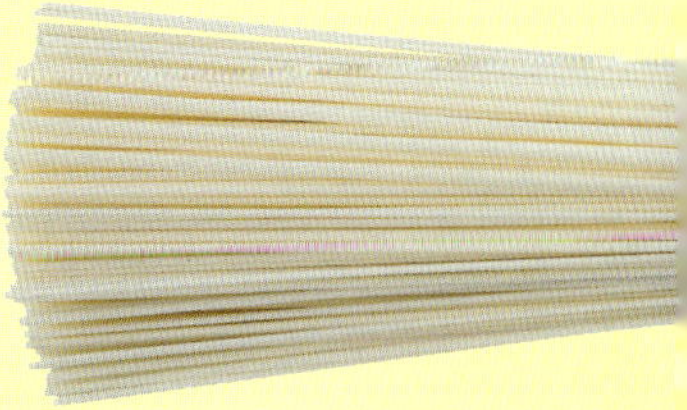

そうめん

太さが1.3㎜未満のめん。なめらかなのどごし。

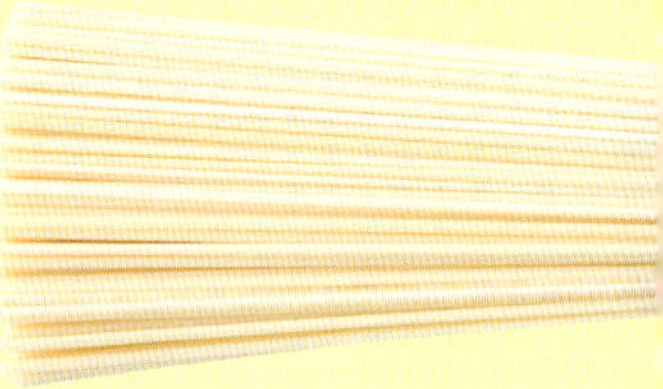

ひやむぎ

太さが1.3㎜以上1.7㎜未満の、そうめんに似《に》ためん。

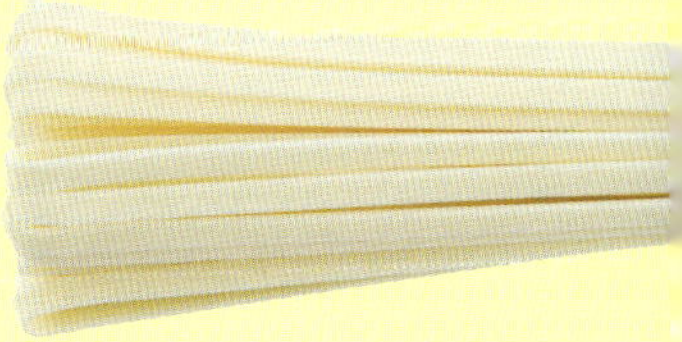

うどん

太さが1.7㎜以上のめん。食べ方はさまざま。

きしめん

はばが4.5㎜以上、厚《あつ》さが2㎜未満のめん。

保存の知恵
ほぞん　　ちえ

大切な食べものを長く保存《ほぞん》するために、人は昔から、いろいろな知恵《ちえ》を働かせてきたんだ。さまざまな保存《ほぞん》方法に注目してみよう。

つける

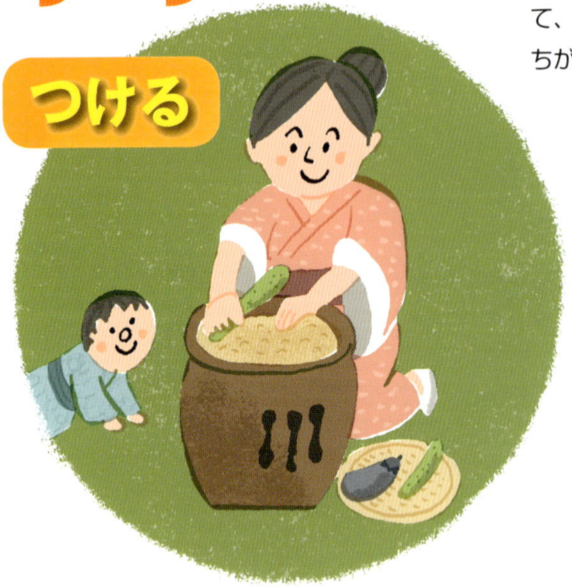

塩やみそなどに食べものをつけると、くさりにくくなる。この性質《せいしつ》を利用して、野菜がたくさんとれるときに、つけものにした。つけものは、昔の人たちが野菜のない季節に、栄養をとるのにうってつけだったんだ。

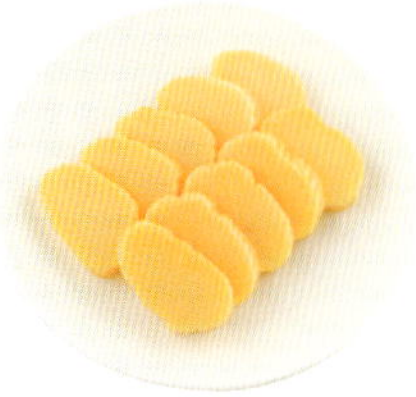

塩づけ（たくあんなど）

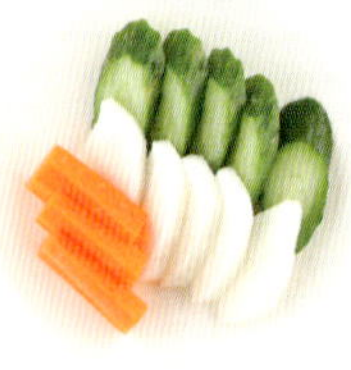

ぬかづけ

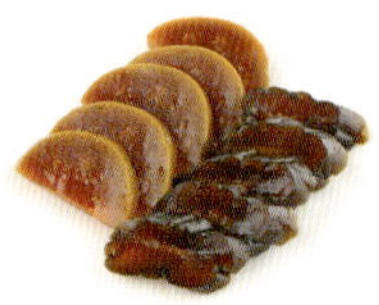

みそづけ

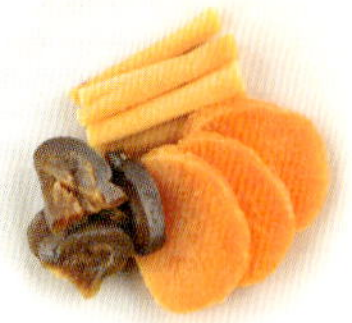

かすづけ

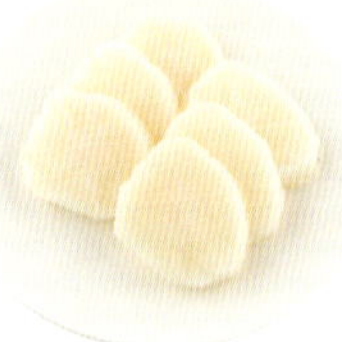

こうじづけ

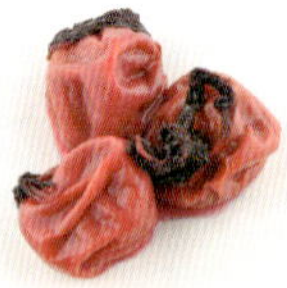

梅干《うめぼ》し

発酵《はっこう》させる

食べものを発酵《はっこう》させる「菌《きん》」が、保《ほ》存性《ぞんせい》を高めるうえ、独特《どくとく》の風味をつけて、うま味を増《ふ》やす。

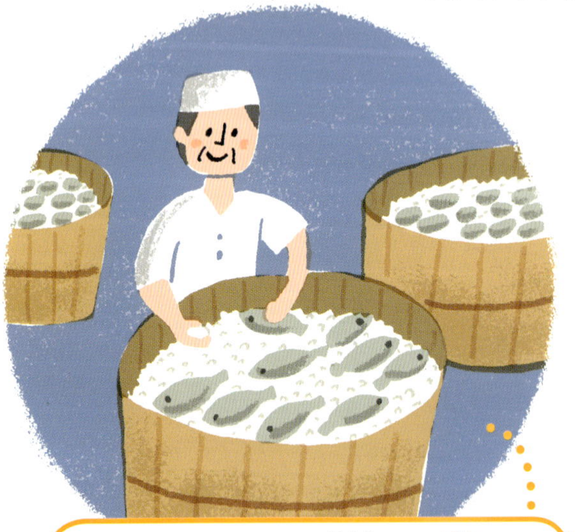

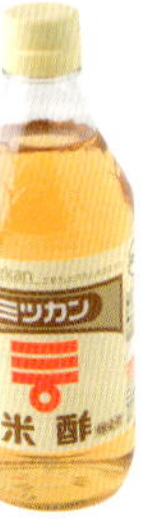

酢《す》

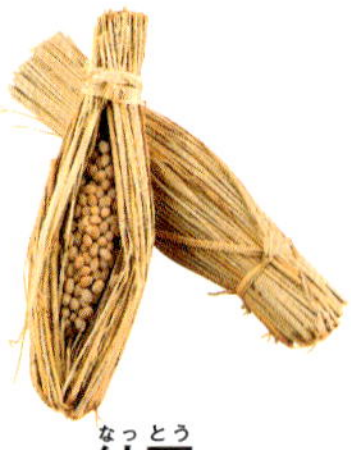

納豆《なっとう》

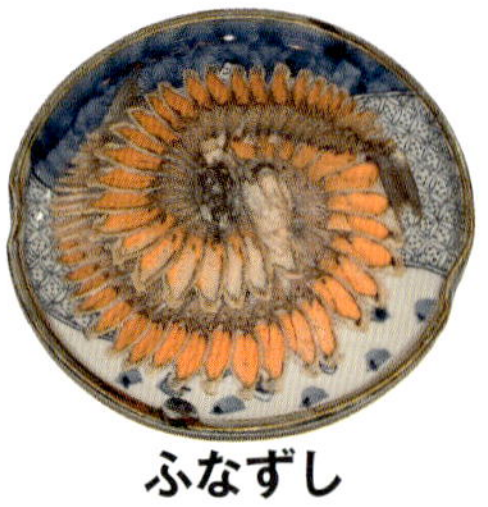

ふなずし

発酵《はっこう》って？

酵母菌《こうぼきん》や細菌《さいきん》などの菌《きん》が、食べものの中のでんぷんや糖質《とうしつ》などを、ほかのものに変えること。

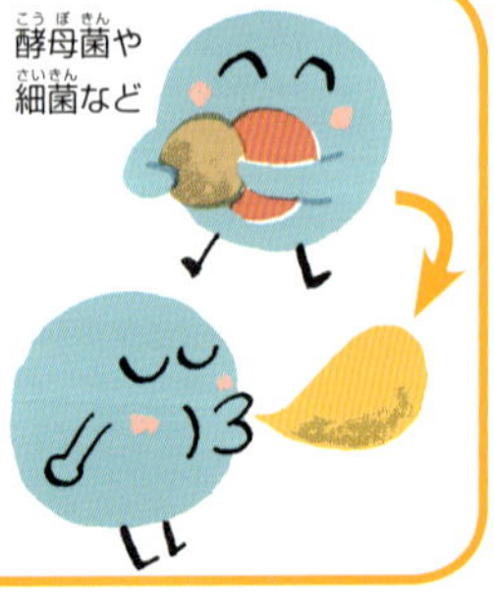

いぶす

食べものの表面にけむりを当てることによって、くさりにくくする方法。独特《どくとく》のかおりと風味がついて、おいしくなる。

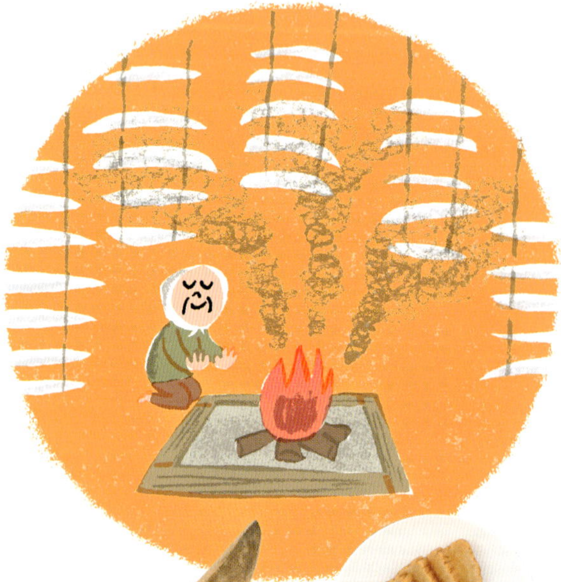

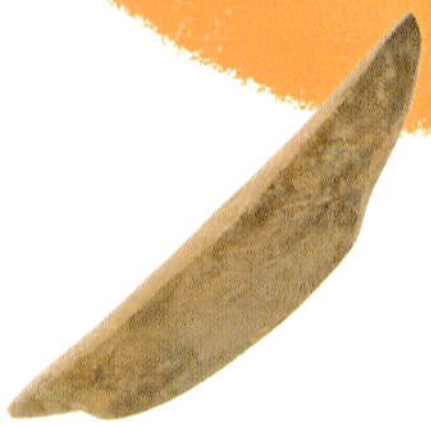

かつお節

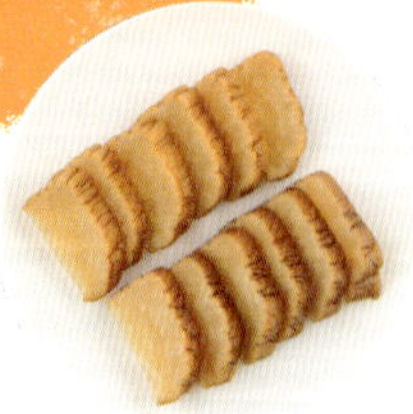

いぶりがっこ

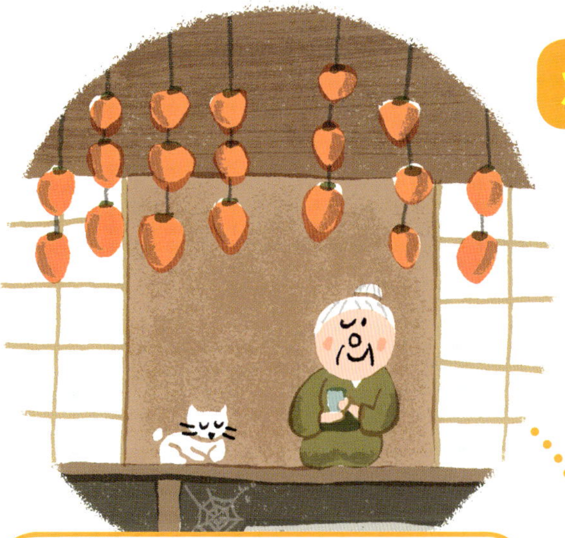

かわかす

日の光に当てるなどして、食べものをかわかすと、長持ちするようになる。そのうえ、水分がぬけて味がこくなるから、うま味も増《ふ》えるんだ。

高野豆《こうやどう》ふ

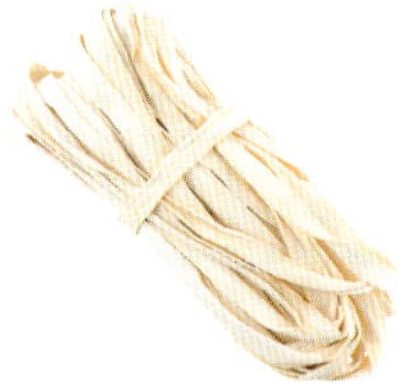

かんぴょう

寒天《かんてん》

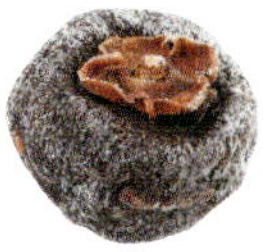

干《ほ》しがき

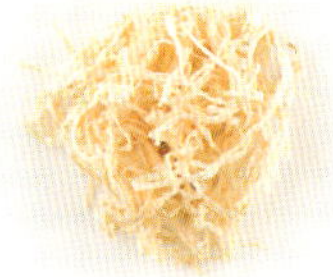

切《き》り干《ぼ》しだいこん

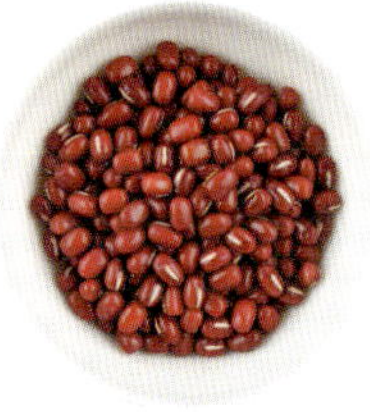

あずき

かわかす技術《ぎじゅつ》に世界が注目！

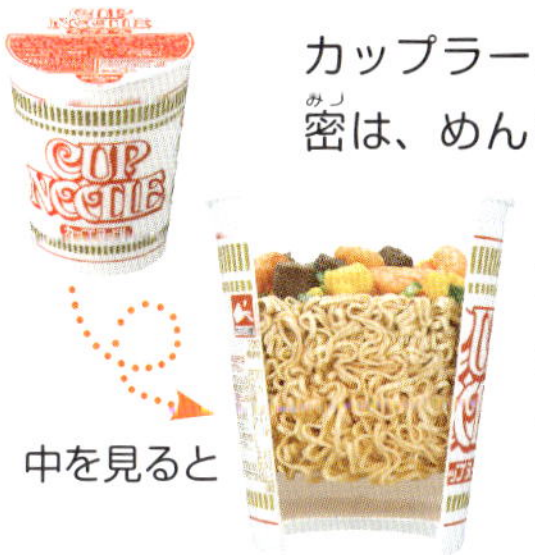

カップラーメンが長持ちする秘《ひ》密《みつ》は、めんを油であげてかわかしていること。この方法は日本で発明され、世界中に広まっていったんだ。

中を見ると

世界でも大人気

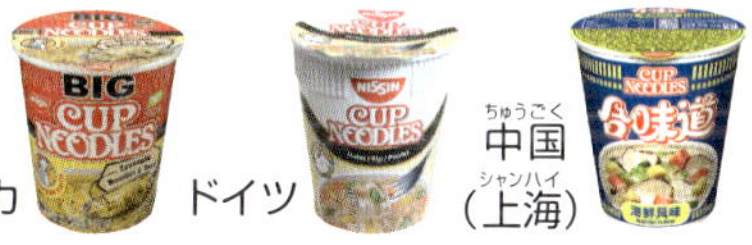

アメリカ　ドイツ　中国《ちゅうごく》（上海《シャンハイ》）

フリーズドライ

食べものを一気にこおらせて、乾《かん》燥《そう》させる方法。昔ながらの知恵《ちえ》が、現代版《げんだいばん》となって、より進歩したんだ。

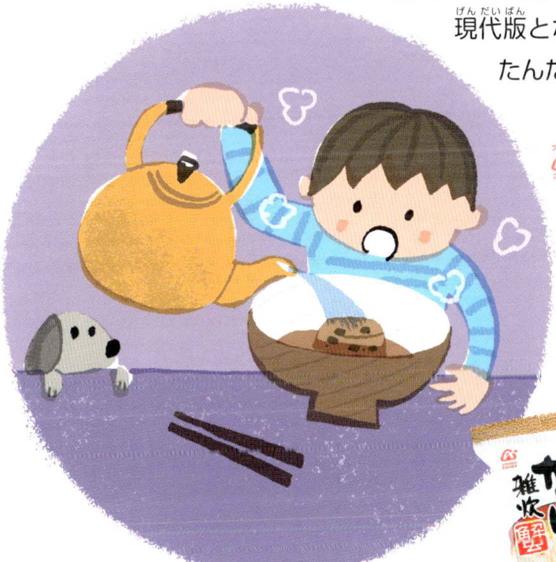

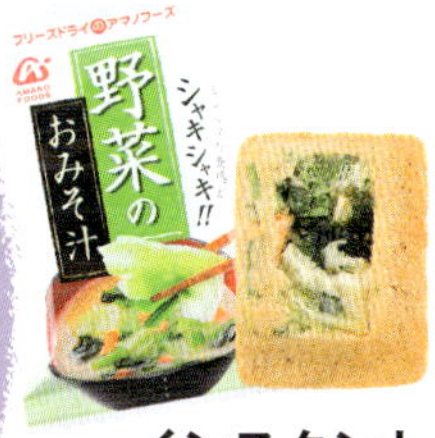

インスタントみそ汁《しる》

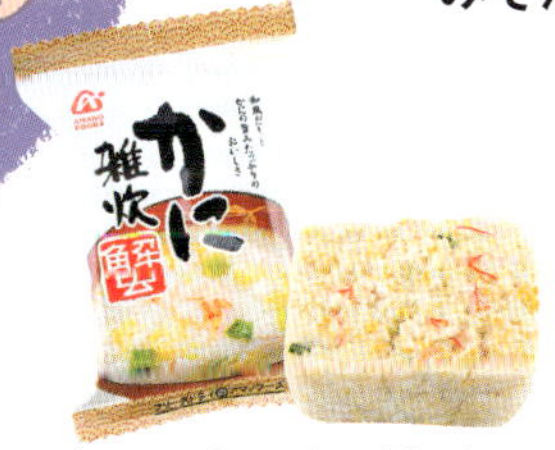

インスタントぞうすい

レトルト食品

アルミホイルなどでできたふくろに食べものを入れ、空気が入らないように閉《と》じて、レトルト（高圧《こうあつ》がま）で殺菌《さっきん》したのがレトルト食品だ。軍隊食用にアメリカで開発された技術《ぎじゅつ》だけれど、家庭用レトルト食品がはん売されたのは、日本が最初。

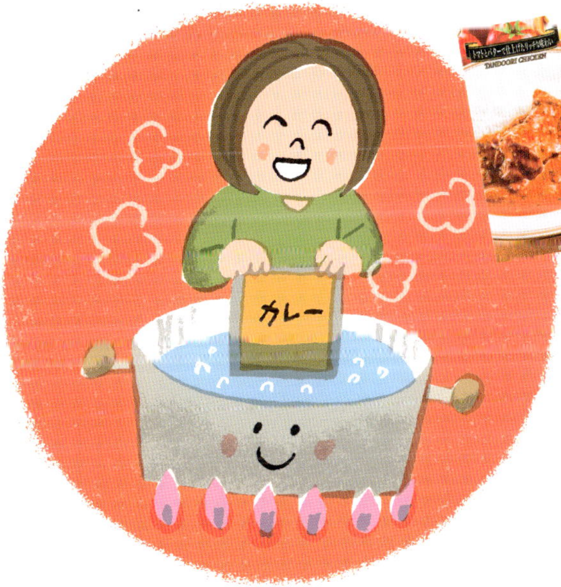

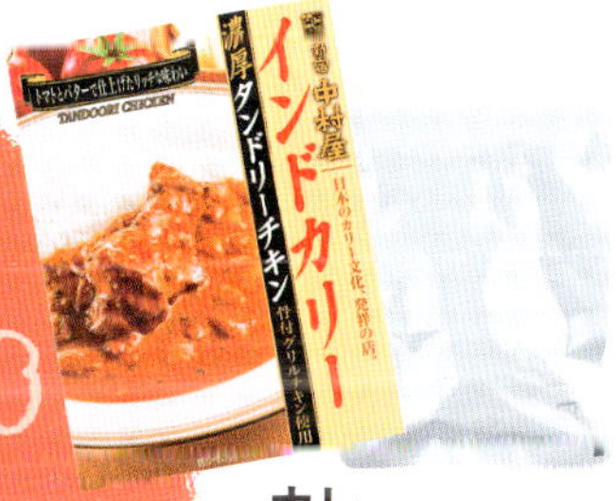

カレー

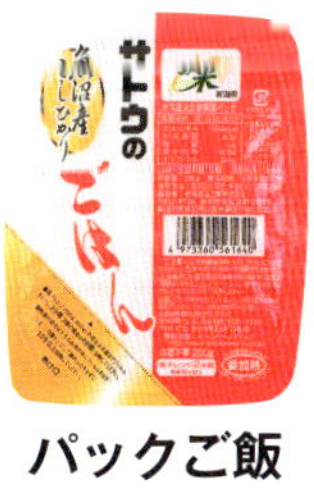

パックご飯

宇宙《うちゅう》へ行った日本食フリーズドライ

もちなどの日本食が、宇宙食《うちゅうしょく》用フリーズドライ食品になり、日本人宇宙《うちゅう》飛行士たちのおともをして、宇宙《うちゅう》へ行ったんだ。

ライスケーキ（もち）

宇宙食《うちゅうしょく》と同じフリーズドライ製《せい》法《ほう》でつくられたもち。

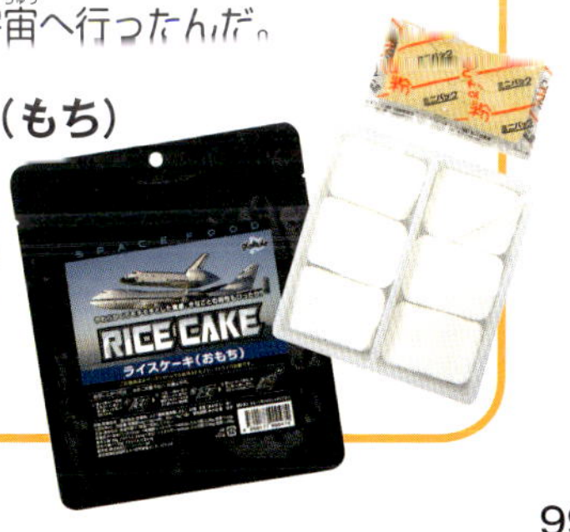

食料自給率《じきゅうりつ》

ふだん、わたしたちが食べているものは、どれくらい日本でつくられているのかな？　その割合《わりあい》を示《しめ》す数字に注目してみよう。

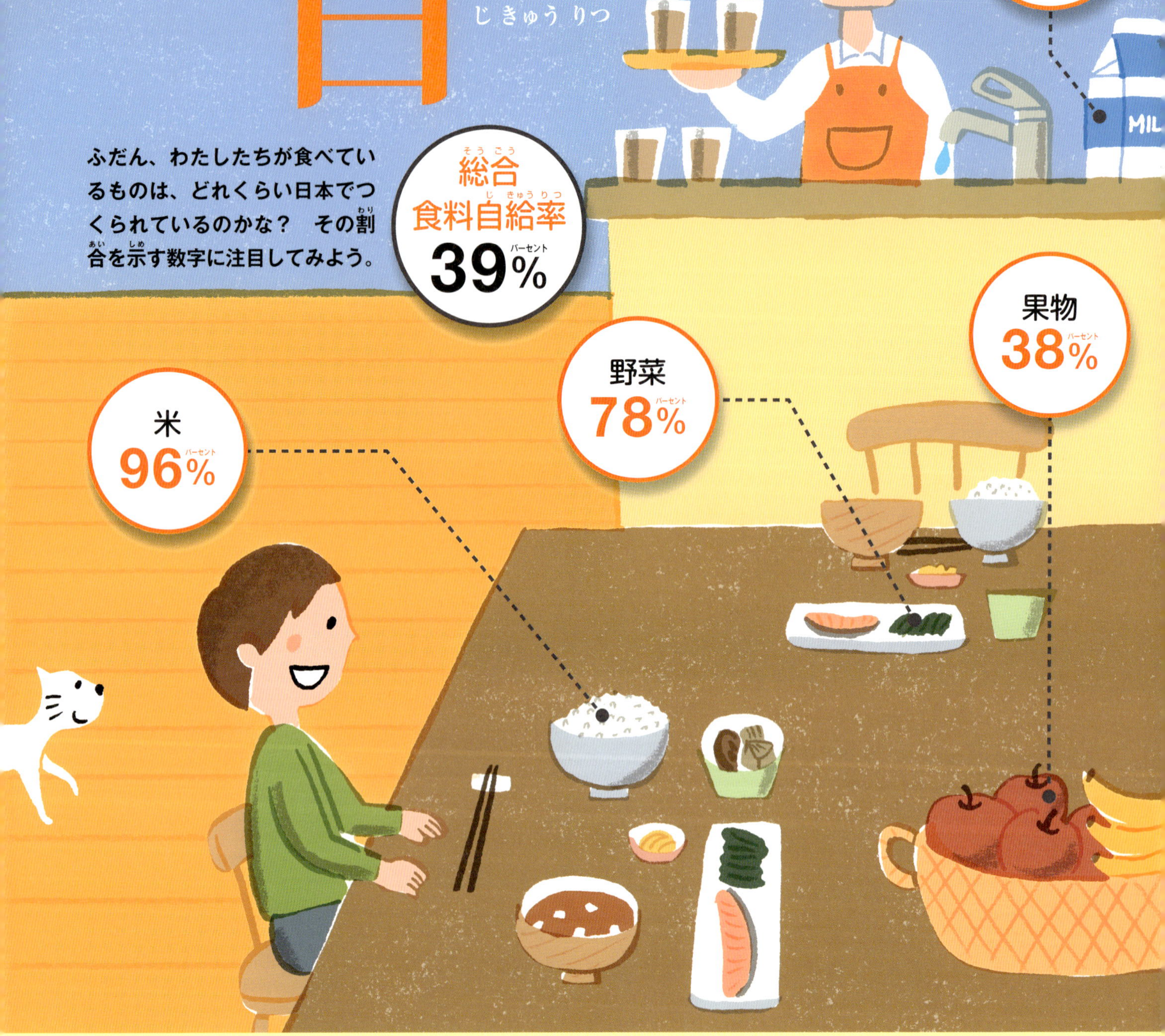

Q&A 食料自給率《じきゅうりつ》って？

Q 食料自給率《じきゅうりつ》って何のこと？

A ふだん食べているものが、その国だけで、どれだけつくられているのかを示《しめ》す割合《わりあい》のことを「総合《そうごう》食料自給率《じきゅうりつ》」と呼《よ》ぶよ。2種類あって、1つは今回とり上げた「カロリーベースの総合《そうごう》食料自給率《じきゅうりつ》」。もう1つは「生産額ベースの総合《そうごう》食料自給率《じきゅうりつ》」なんだ。

カロリーベースの総合《そうごう》食料自給率《じきゅうりつ》の計算式

942kcal《キロカロリー》（1人が1日に供給《きょうきゅう》される国産食品のカロリー）

2,430kcal《キロカロリー》（1人が1日に供給《きょうきゅう》される食品全体のカロリー）

942kcal ÷ 2,430kcal ×100＝約39%《パーセント》

Q 大豆《だいず》の自給率《じきゅうりつ》が低いということは…？

A 品目別の食料自給率《じきゅうりつ》もある。たとえば大豆《だいず》の食料自給率《じきゅうりつ》はわずか8%。和食には欠かせない、豆《とう》ふやみそなど、大豆製品《だいずせいひん》の多くが、外国産の大豆《だいず》から作られているということだ。輸入先の国が異常《いじょう》気象などで不作になり、生産が止まったら、毎日の食生活にも、えいきょうが出てくる可能性がある。

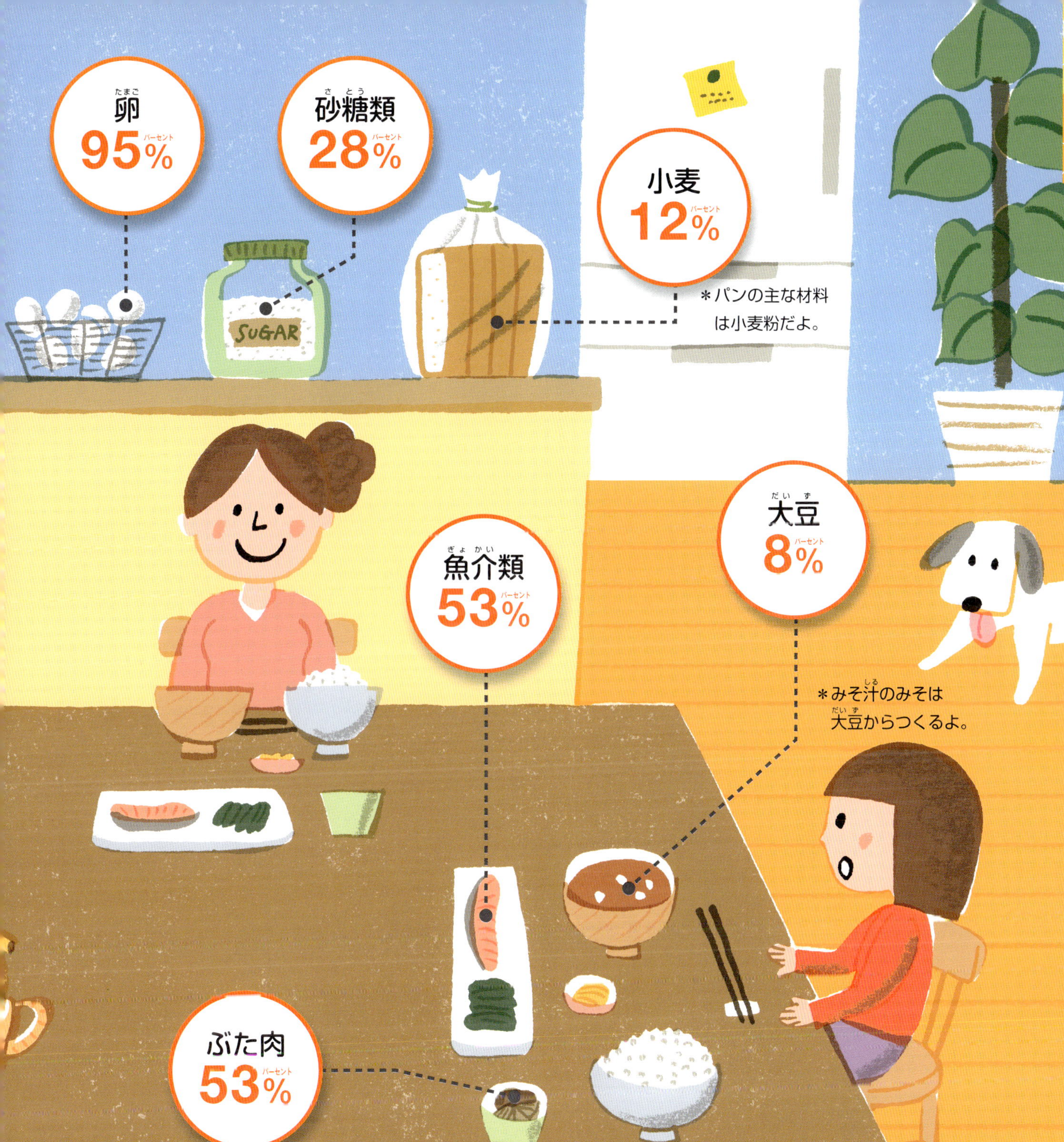
卵《たまご》
95%《パーセント》
砂糖《さとう》類
28%《パーセント》
SUGAR
小麦
12%《パーセント》
＊パンの主な材料
は小麦粉だよ。
魚介《ぎょかい》類
53%《パーセント》
大豆《だいず》
8%《パーセント》
＊みそ汁《しる》のみそは
大豆《だいず》からつくるよ。
ぶた肉
53%《パーセント》

※農林水産省「食料需給表」（平成 24 年度）
（自給率はカロリーベースで計算した数値。畜産物の数値は、飼料自給率を考慮していない）

Q 自分たちにできることは？

A 食べものを買うときに、日本でつくられたものかをチェックしたり、日本の季節に合った旬《しゅん》の食材を選んだり。１人ひとりが意識《いしき》することから始めよう。

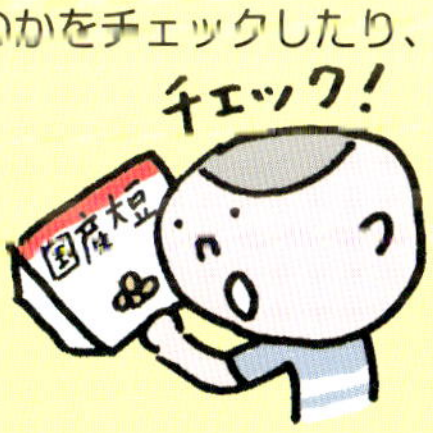
チエック！
国産大豆

Q 地元でとれたものを食べるといいの？

A 地元の野菜などを食べることは、その地域《ちいき》で働く農家を応《おう》えんすることになる。それは、地元だけでなく、日本の農業全体を支《ささ》えることにつながるんだ。

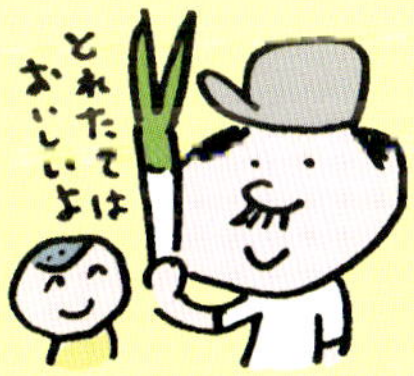
とれたてはおいしいよ

Q 自給率《じきゅうりつ》がアップするとどんないいことがある？

A これから将来《しょうらい》、世界では人口増加《ぞうか》などの理由で、食料不足になると考えられている。そんなときに自分たちが食べるものを、なるべく自分たちでつくるようになっていれば、安心だよね。みんなの未来に、自給率《じきゅうりつ》は大きく関係しているんだ。

給食ヒストリー

100年以上の歴史を持つ、学校給食。戦後のまだ貧《まず》しかった時代を経《へ》て、21世紀の現代《げんだい》まで、給食の役割《やくわり》やメニューは、ずいぶん変わってきたんだよ。

明治《めいじ》22年
（1889年）

<こん立《だて》例>

おにぎり
塩ざけ
菜のつけもの

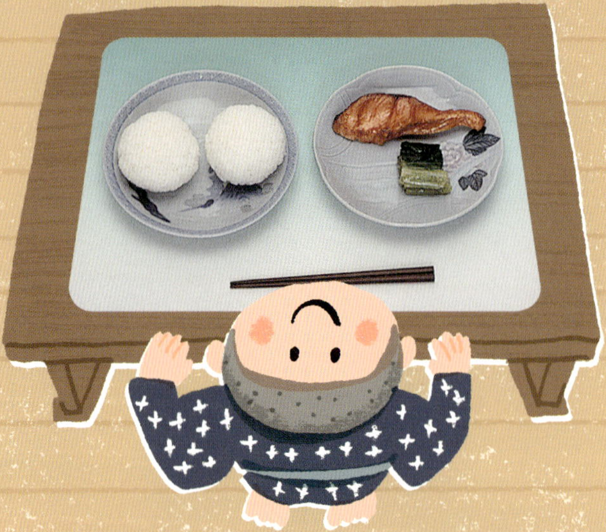

給食の始まり

山形《やまがた》県の私立忠愛《ちゅうあい》小学校で、お弁当を持ってこられない貧《まず》しい家庭の子を対象に、無料で出された昼食が、日本の給食の始まりといわれているよ。

大正《たいしょう》12年
（1923年）

<こん立《だて》例>

五色ご飯
栄養みそ汁《しる》

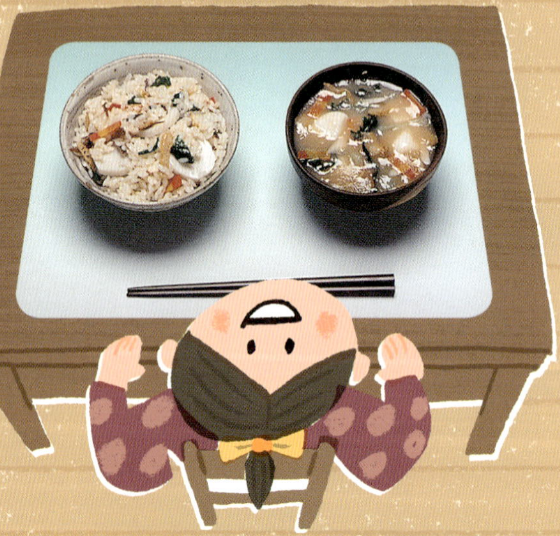

給食が広がり始める

大正《たいしょう》時代には、栄養改善《かいぜん》を目的に、給食が推《お》し進められるようになった。ご飯にはひき肉や野菜、みそ汁《しる》にもたくさんの野菜が入っていたんだ。

昭和《しょうわ》22年
（1947年）

<こん立《だて》例>

脱脂粉乳《だっしふんにゅう》
トマトシチュー

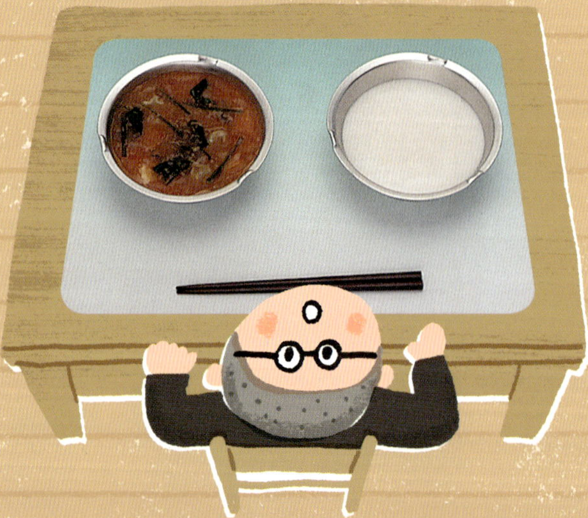

全国の都市でスタート

戦後の貧《まず》しさと食料難《なん》のせいで、栄養不足の子どもが多かった時代。まずは都市の児童300万人を対象に、給食が始まった。

そして、今、給食は……

給食の時間は今、さまざまなことを学ぶ時間として注目されている。バランスのよい食事とはどんな食事か、どんな食材を選んで食べるとよいかなど、給食はいろいろなことを教えてくれる。みんなが、自分の食事や健康を「自己《じこ》管理」できるようになることが、給食の目標《もくひょう》のひとつなんだよ。また、給食で食べるさまざまな食材に興味《きょうみ》を持ち、「これはどこでとれるのか、どうやって育てるのか」などと考えてみると、今まで知らなかった世界が広がって楽しいよ。

平成《へいせい》2年
（1990年）

＜こん立《だて》例＞
くわいご飯　牛乳《ぎゅうにゅう》
わかさぎのいそべあげ
相性汁《あいしょうじる》
切り干《ぼ》しだいこんの
サラダ　みかん

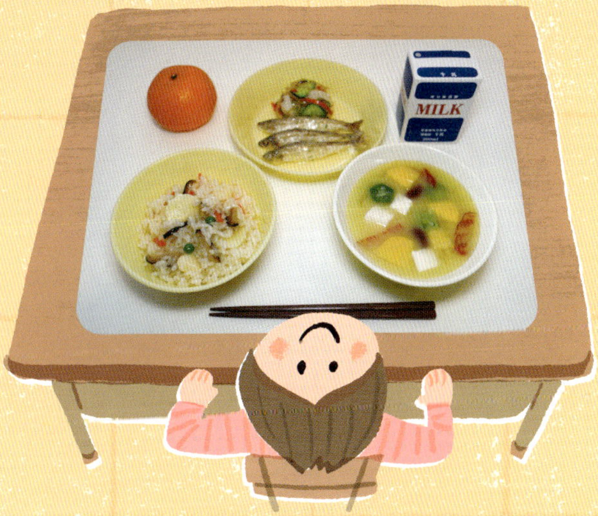

おいしく楽しく学ぶ給食

地元でとれる食材や郷土《きょうど》料理を生かしたこん立《だて》。自分たちで収《しゅう》かくした食材を使った給食やバイキング給食など、給食はさらにおいしく楽しく進化。

昭和《しょうわ》52年
（1977年）

＜こん立《だて》例＞
カレーライス
牛乳《ぎゅうにゅう》
塩もみ野菜
果物（バナナ）
スープ

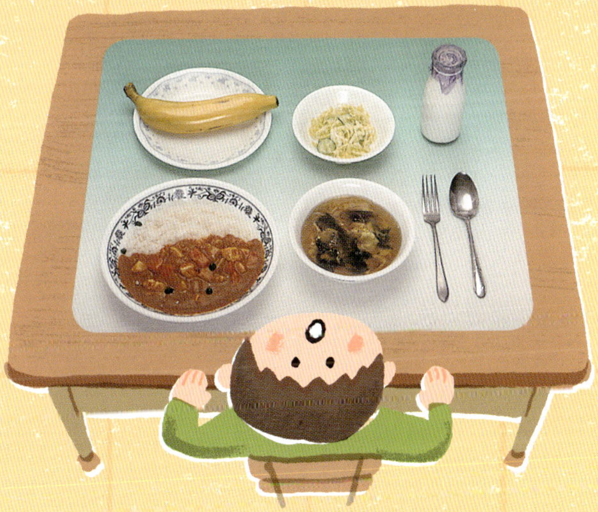

ご飯の登場

太平洋《たいへいよう》戦争後、パンとめんが主食だった給食に、ご飯が加わるようになった。カレーライスや五目ご飯など、メニューがぐんと豊富《ほうふ》になったよ。

昭和《しょうわ》30年
（1955年）

＜こん立《だて》例＞
コッペパン
脱脂粉乳《だっしふんにゅう》
あじフライ
サラダ
ジャム

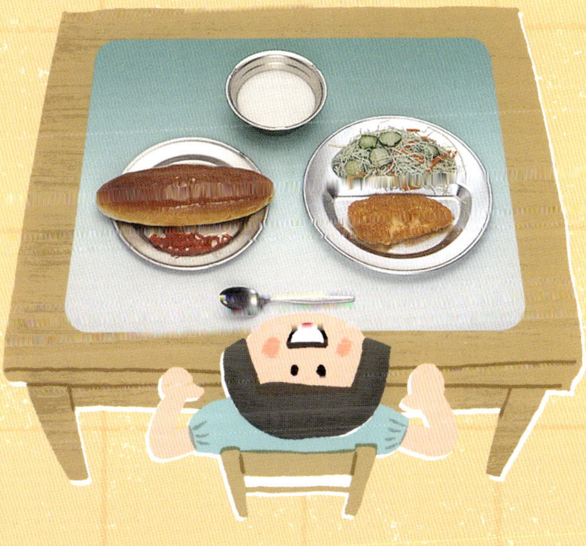

「学校給食法」で給食は教育活動に！

昭和《しょうわ》29年、給食は栄養を補《おぎな》い、空腹《くうふく》を満たすだけでなく、食に関する正しい知識《ちしき》や習慣《しゅうかん》を身につける教育活動の一環《いっかん》となったよ。主食はパン。ミルクは脱脂粉乳《だっしふんにゅう》だった。

――食べものと器《うつわ》――

和食を支《ささ》える器《うつわ》の美

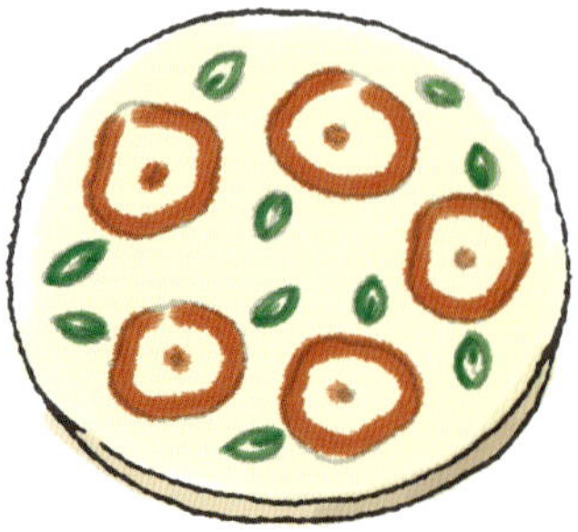

大皿

さしみなど、みんなで食べる料理を盛《も》る。

和食のおいしさと美しさは、料理と器《うつわ》やお皿とが一体になって表現《ひょうげん》される。西洋料理では、パン皿、スープ皿、ミート皿などが、同じデザインで統一《とういつ》されることが多いけれど、和食の器《うつわ》は、料理に合わせて自由に選ぶんだ。

四角い皿、丸い皿、おうぎ形の皿、ガラスばち、ぽってりとした茶わん、なめらかなうるしぬりのわんなど、和食器には材質《ざいしつ》も色も形も、数えきれないほどの種類があるよ。

春には、はなやかな色の器《うつわ》に、夏には冷やしたすずしげな器《うつわ》に、そして寒い季節には、温かみのある色と手ざわりの器《うつわ》に盛《も》られる日本の料理。わたしたちは、料理と器《うつわ》が一体となってえがかれる、美しい季節の絵を、目と舌《した》で味わっているんだね。

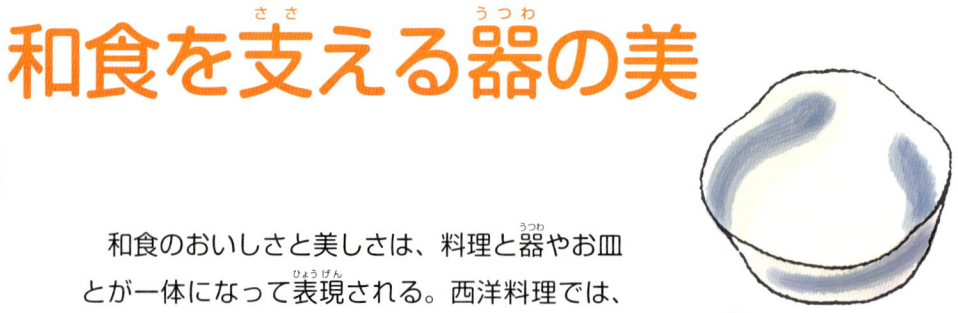

大《おお》ばち

みんなでとり分ける煮《に》ものなどを盛《も》りつける器《うつわ》。

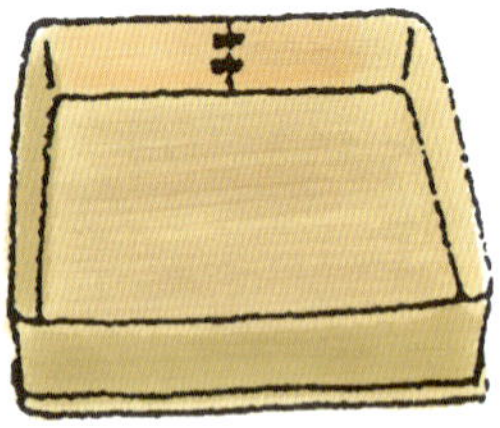

中皿（八寸《はっすん》）

直径や一辺が24cm程度《ていど》の大きさの皿。もとは、八寸《はっすん》（24cm）四方の杉板《すぎいた》の盆《ぼん》のこと。

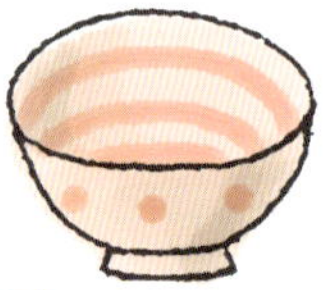

小《こ》ばち

深さのある小さめの器《うつわ》。

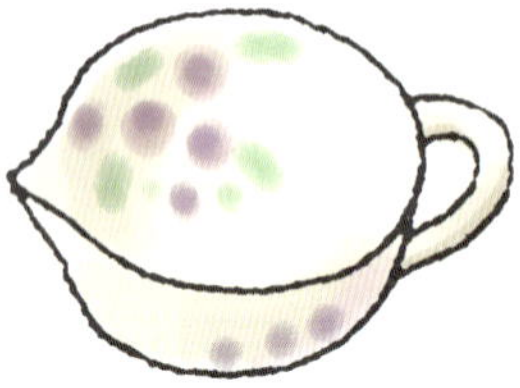

手つきばち

かざりの持ち手がついた器《うつわ》。

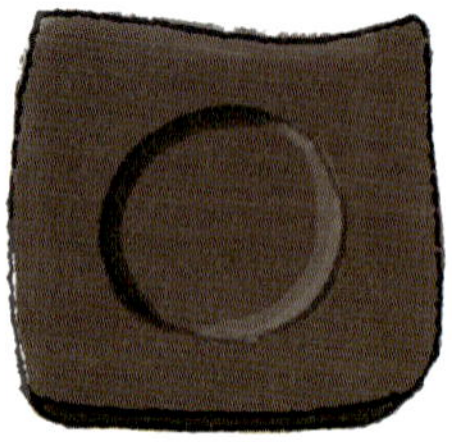

四方皿《しほうざら》

縦《たて》、横がだいたい同じ長さの皿。「四方皿《よほうざら》」ともいう。

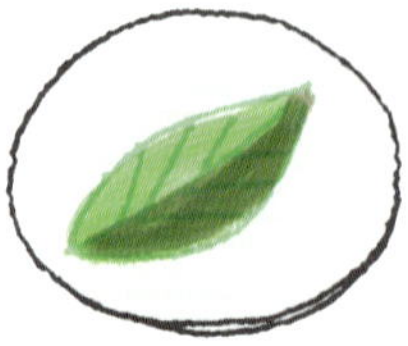

銘々皿《めいめいざら》

大皿の料理を取り分ける皿。

豆皿

直径5cm以下の皿。つくだ煮《に》など少量のものを入れる。

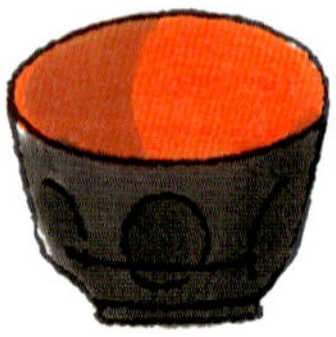

汁《しる》わん

吸《す》いものやみそ汁《しる》を入れる器《うつわ》。

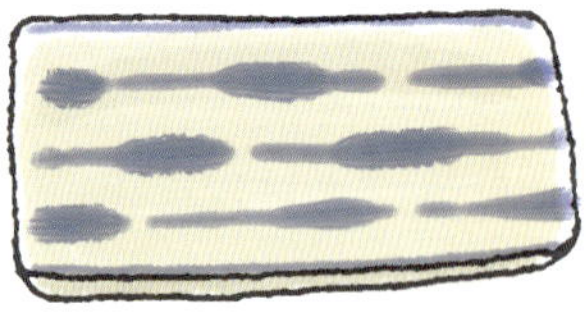

長角皿《ちょうかくざら》

長方形の皿。より細長い長皿や秋刀魚《さんま》皿もある。

小皿《こざら》（手塩皿《てしおざら》）

手のひらサイズの皿。塩、しょうゆ、薬味などを盛《も》る。

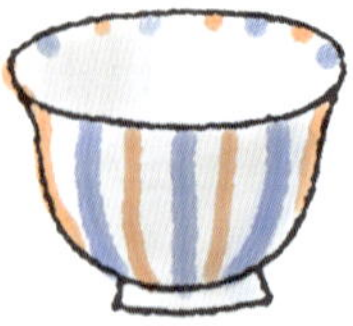

飯《めし》わん

ご飯《はん》を盛《も》る器《うつわ》。大型のものは、どんぶりという。

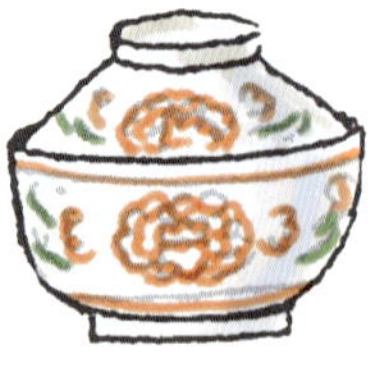

ふたもの

温かいうちに食べてほしい、煮《に》ものや、蒸《む》しもの（茶わん蒸《む》しなど）を入れる器《うつわ》。

はし置きいろいろ

器《うつわ》だけでなく、はし置きも和食を引き立てるよ。四季を感じさせる形をしたものが、いっぱいあるんだ。

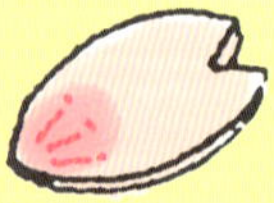

春

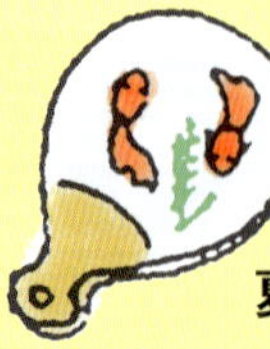

夏

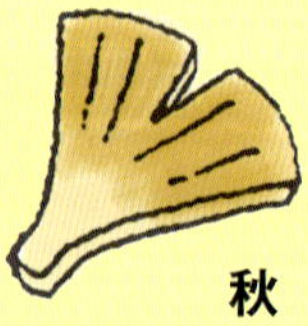

秋

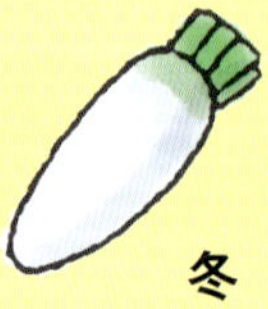

冬

世界の食 4

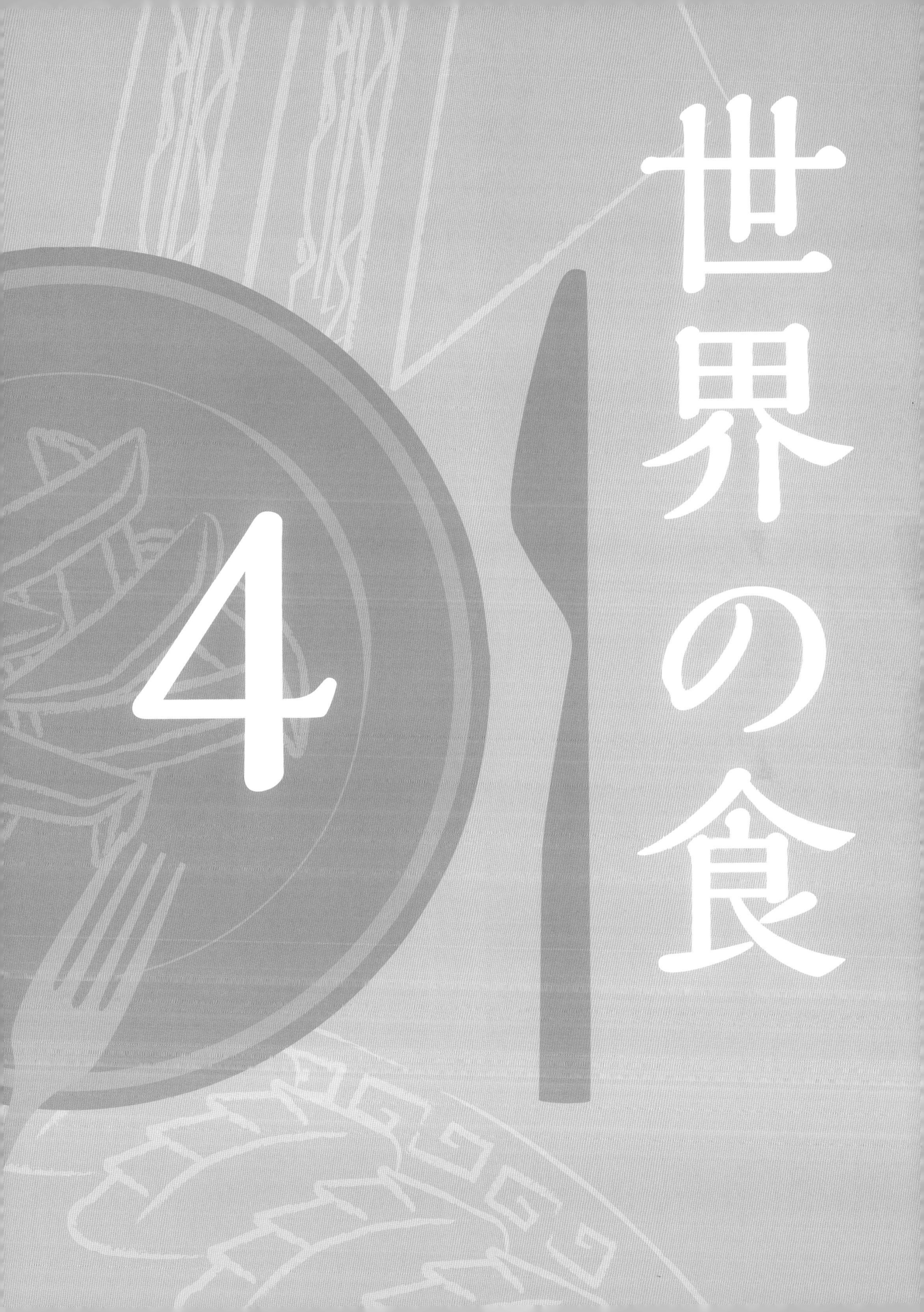

外国生まれのメニュー

家庭や給食でおなじみの料理や、レストランで目にするメニュー。もとをたどると、外国から来たものがいっぱいなんだ。日本人は、世界中の料理を自分たちの食生活にとりこんでいるんだね。

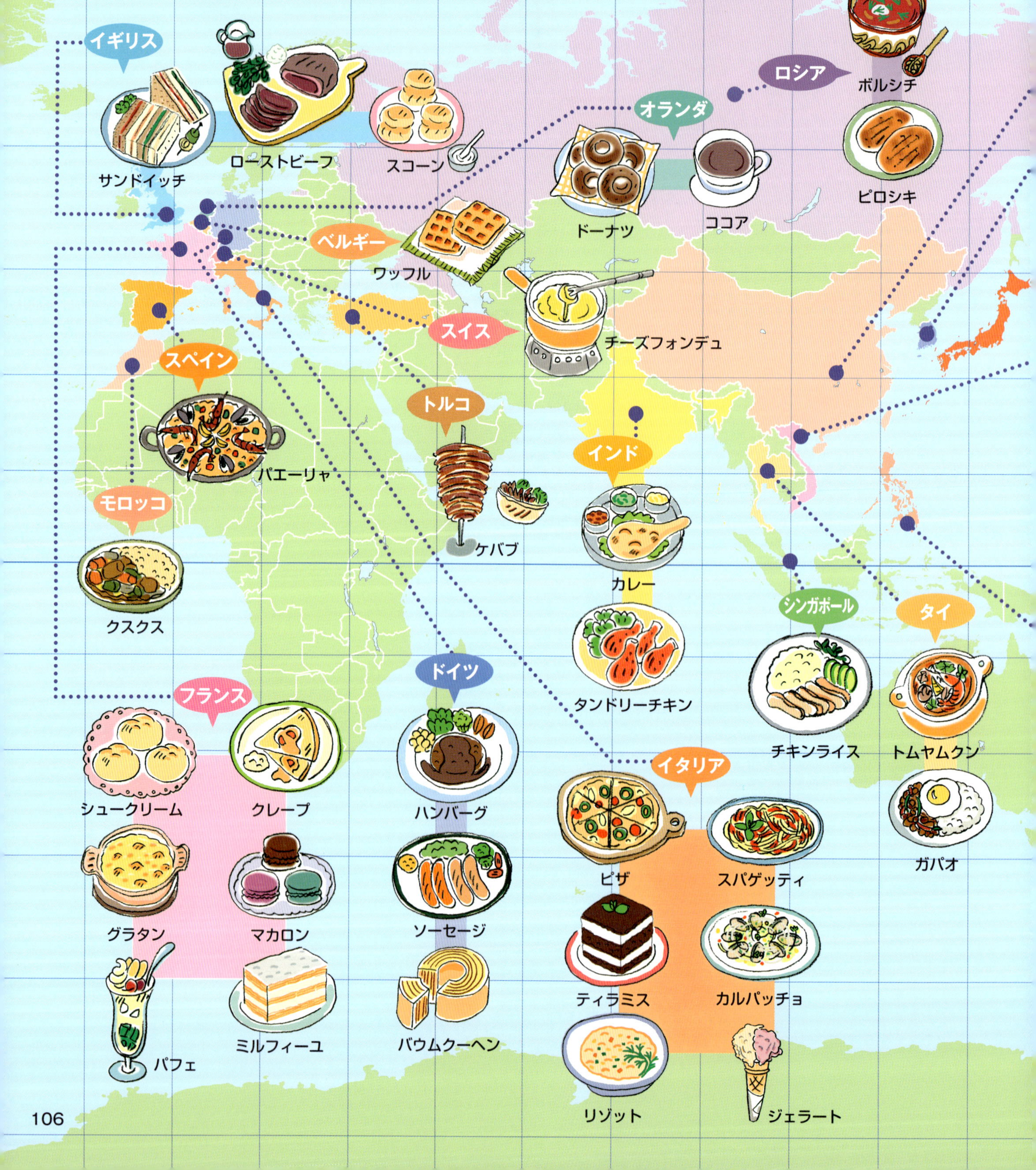
イギリス
サンドイッチ
ローストビーフ
スコーン
ロシア
ボルシチ
ピロシキ
オランダ
ドーナツ
ココア
ベルギー
ワッフル
スイス
チーズフォンデュ
スペイン
パエーリャ
トルコ
ケバブ
インド
カレー
タンドリーチキン
モロッコ
クスクス
シンガポール
チキンライス
タイ
トムヤムクン
ガパオ
フランス
シュークリーム
クレープ
グラタン
マカロン
パフェ
ミルフィーユ
ドイツ
ハンバーグ
ソーセージ
バウムクーヘン
イタリア
ピザ
スパゲッティ
ティラミス
カルパッチョ
リゾット
ジェラート

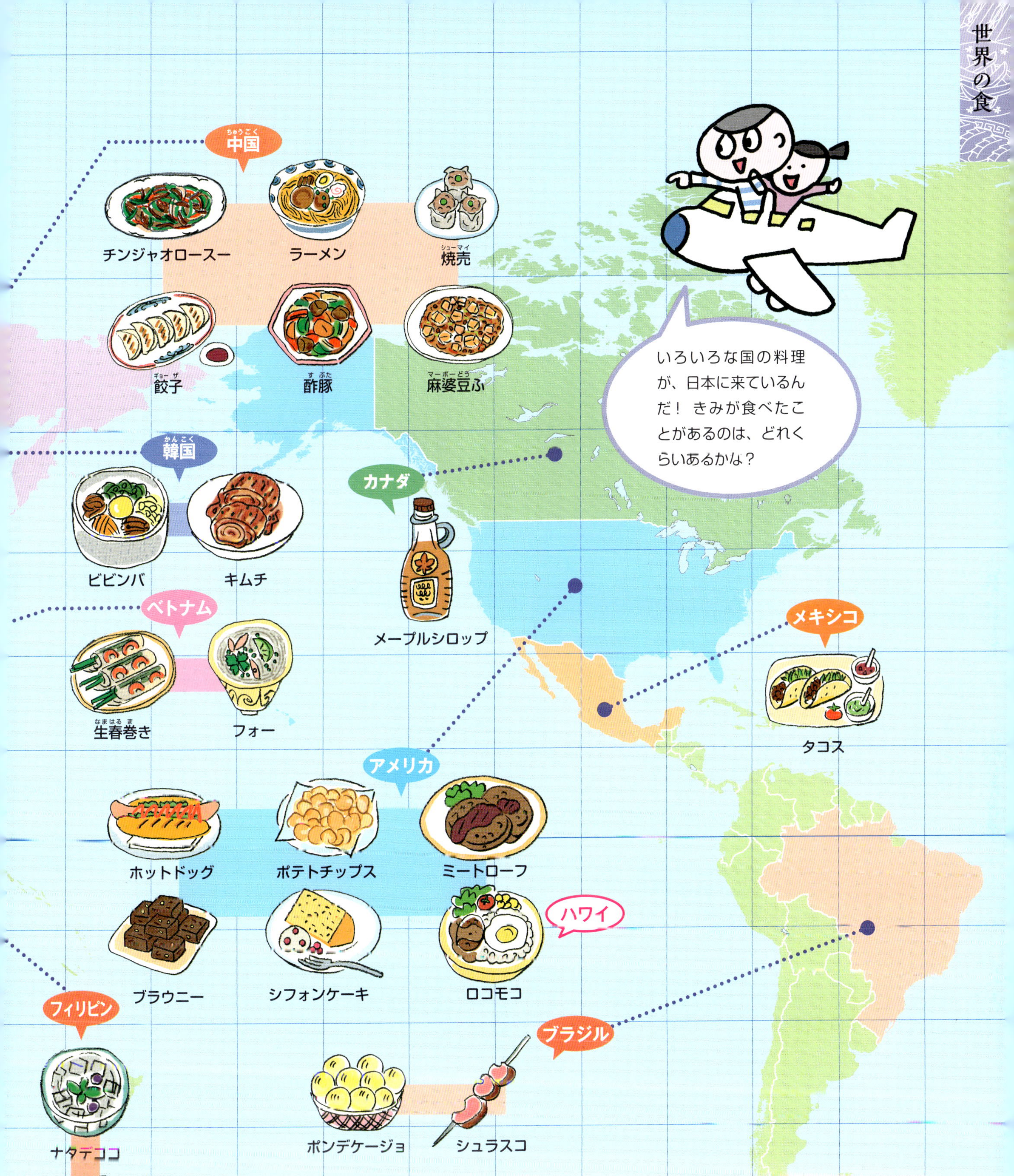

中国《ちゅうごく》
チンジャオロースー
ラーメン
焼売《シューマイ》
餃子《ギョーザ》
酢豚《すぶた》
麻婆豆《マーボーどう》ふ
いろいろな国の料理が、日本に来ているんだ！ きみが食べたことがあるのは、どれくらいあるかな？
韓国《かんこく》
ビビンバ
キムチ
カナダ
メープルシロップ
ベトナム
生春《なまはる》巻《ま》き
フォー
メキシコ
タコス
アメリカ
ホットドッグ
ポテトチップス
ミートローフ
ブラウニー
シフォンケーキ
ロコモコ
ハワイ
フィリピン
ナタデココ
ハロハロ
ブラジル
ポンデケージョ
シュラスコ

日本は外国グルメ天国！

レストランで、外国の料理を食べるチャンスはいっぱいあるよね。東京《とうきょう》には、約80か国の外国料理レストランがあるんだ。フランス、イタリア、中国《ちゅうごく》など、みんなもよく知っている国から、グルジア、ミクロネシア、レバノンなど、あまり聞き慣《な》れない国まで、その顔ぶれはさまざま。こんなにいろいろな国のレストランが集まっているところは、世界を見わたしても、あまりないらしいよ。

＊ここでしょうかいしたメニューの一部は、別の国のものとする説もあります。

市場探検《たんけん》

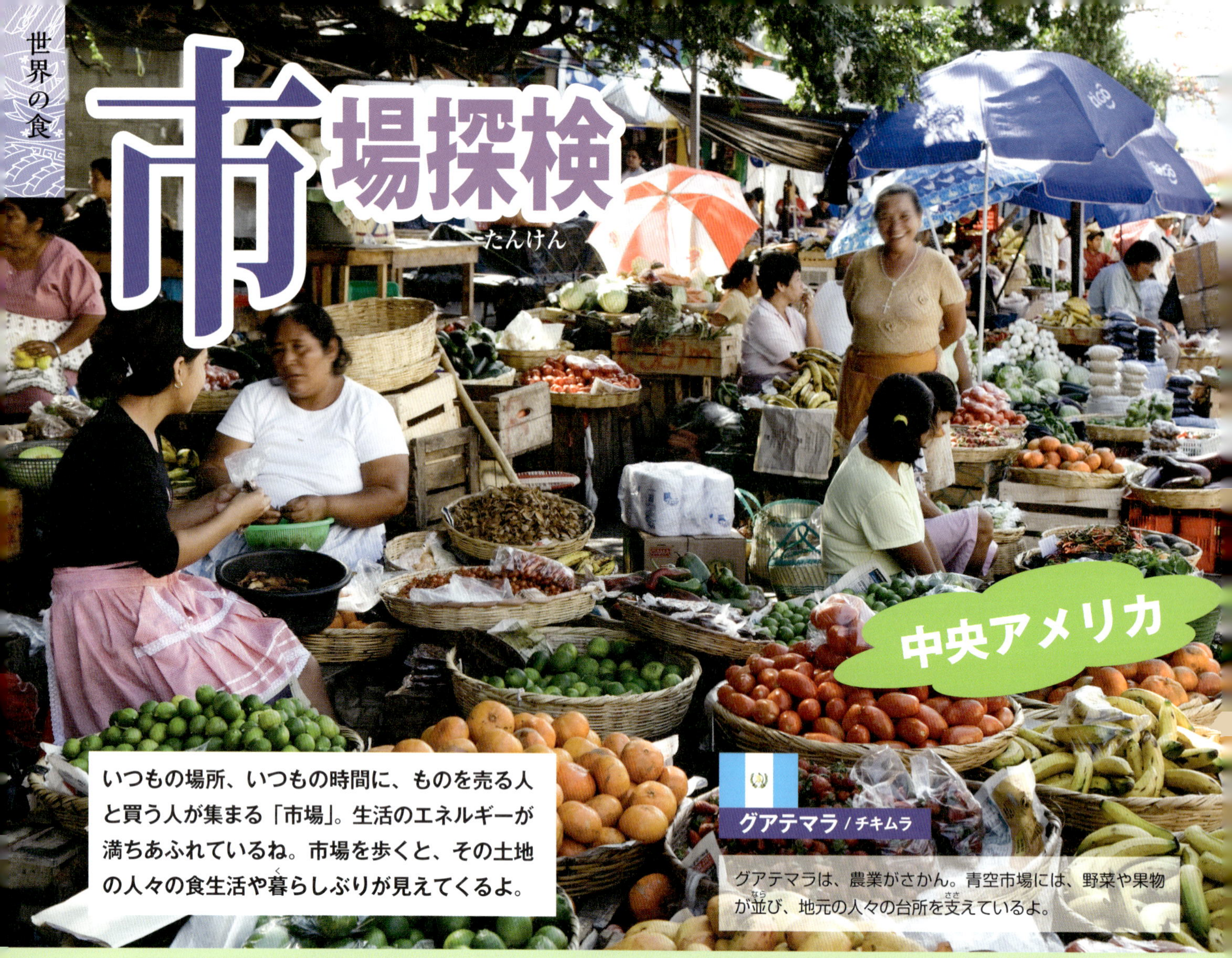

いつもの場所、いつもの時間に、ものを売る人と買う人が集まる「市場」。生活のエネルギーが満ちあふれているね。市場を歩くと、その土地の人々の食生活や暮《く》らしぶりが見えてくるよ。

中央アメリカ

グアテマラ / チキムラ

グアテマラは、農業がさかん。青空市場には、野菜や果物が並《なら》び、地元の人々の台所を支《ささ》えているよ。

ヨーロッパ

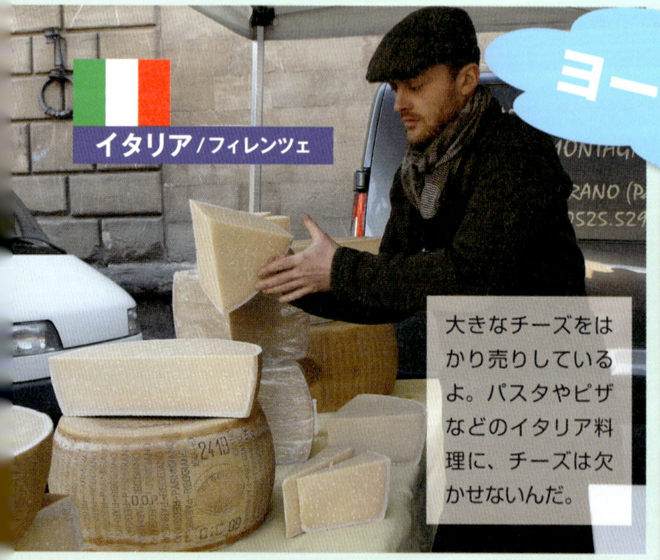

イタリア / フィレンツェ

大きなチーズをはかり売りしているよ。パスタやピザなどのイタリア料理に、チーズは欠かせないんだ。

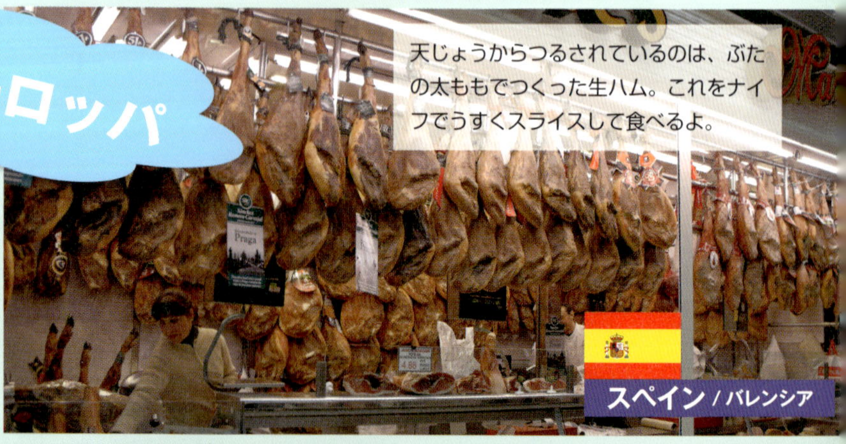

天じょうからつるされているのは、ぶたの太ももでつくった生ハム。これをナイフでうすくスライスして食べるよ。

スペイン / バレンシア

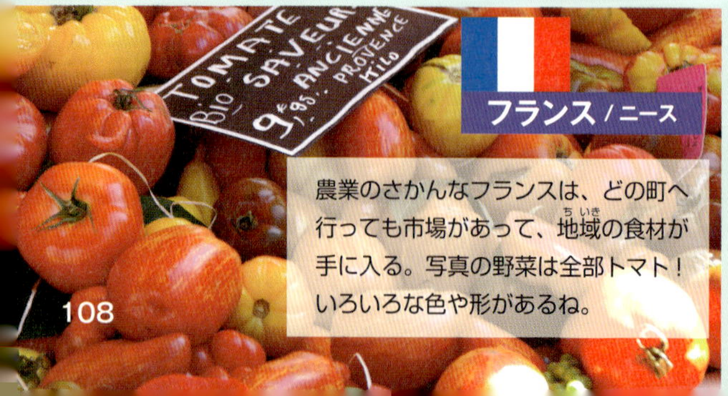

フランス / ニース

農業のさかんなフランスは、どの町へ行っても市場があって、地域《ちいき》の食材が手に入る。写真の野菜は全部トマト！いろいろな色や形があるね。

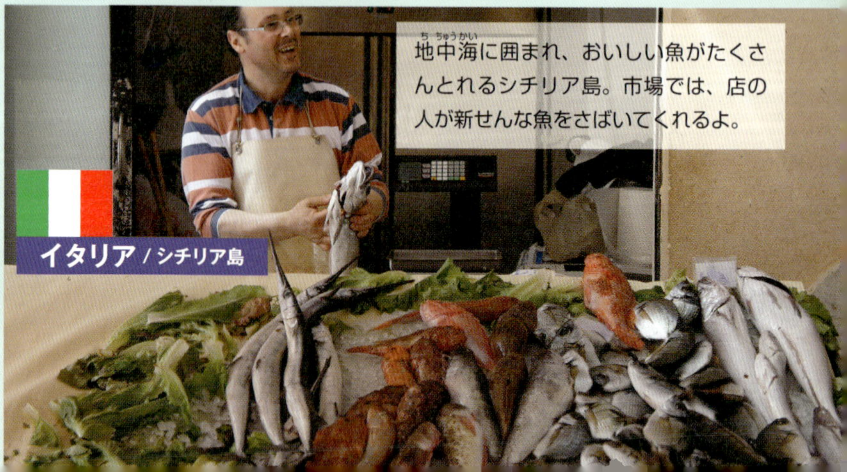

地中海《ちちゅうかい》に囲まれ、おいしい魚がたくさんとれるシチリア島。市場では、店の人が新せんな魚をさばいてくれるよ。

イタリア / シチリア島

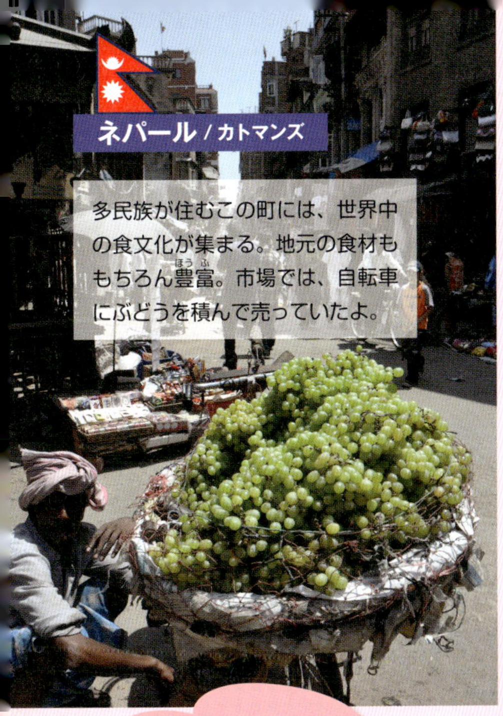

ネパール / カトマンズ

多民族が住むこの町には、世界中の食文化が集まる。地元の食材ももちろん豊富《ほうふ》。市場では、自転車にぶどうを積んで売っていたよ。

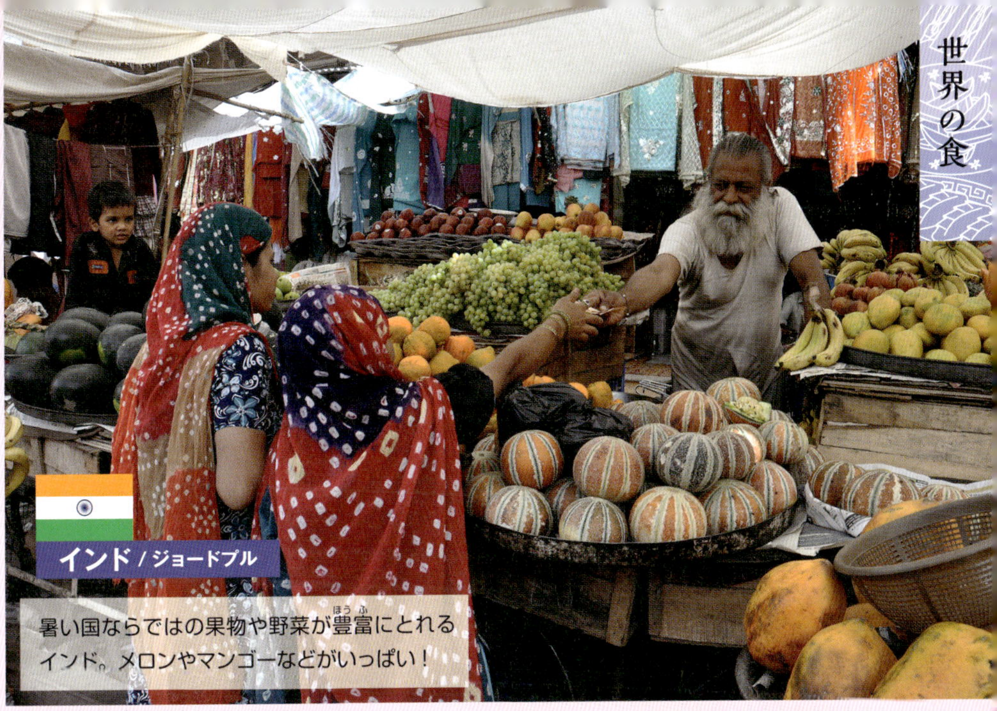

インド / ジョードプル

暑い国ならではの果物や野菜が豊富《ほうふ》にとれるインド。メロンやマンゴーなどがいっぱい！

アジア

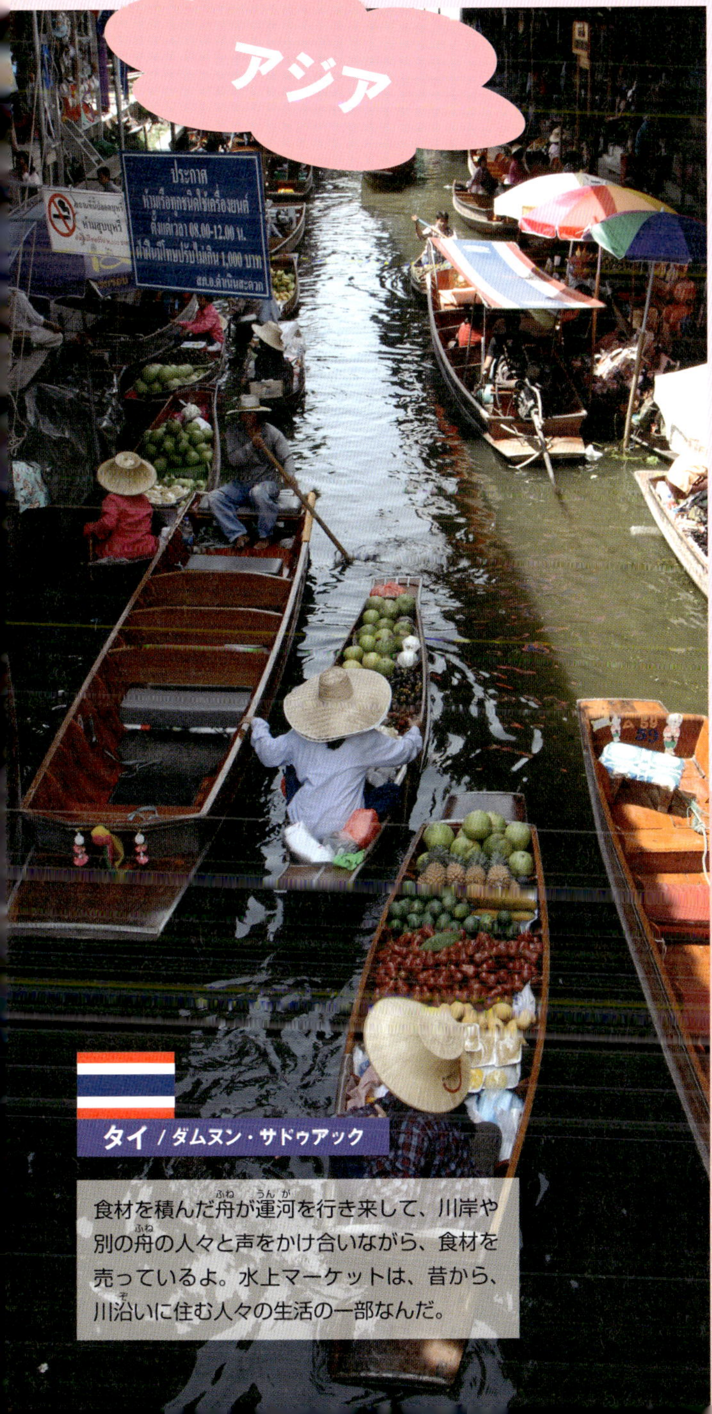

タイ / ダムヌン・サドゥアック

食材を積んだ舟《ふね》が運河《うんが》を行き来して、川岸や別の舟《ふね》の人々と声をかけ合いながら、食材を売っているよ。水上マーケットは、昔から、川沿《そ》いに住む人々の生活の一部なんだ。

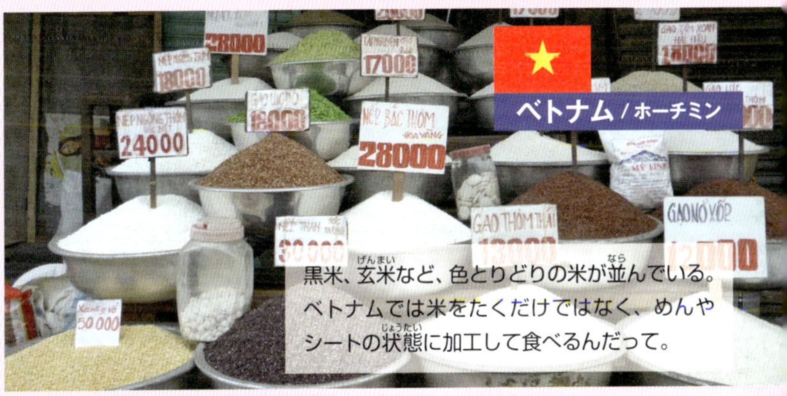

ベトナム / ホーチミン

黒米、玄米《げんまい》など、色とりどりの米が並《なら》んでいる。ベトナムでは米をたくだけではなく、めんやシートの状態《じょうたい》に加工して食べるんだって。

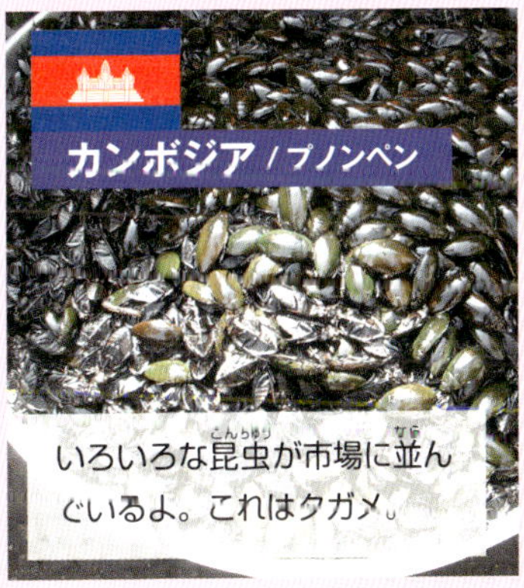

カンボジア / プノンペン

いろいろな昆虫《こんちゅう》が市場に並《なら》んでいるよ。これはタガメ。

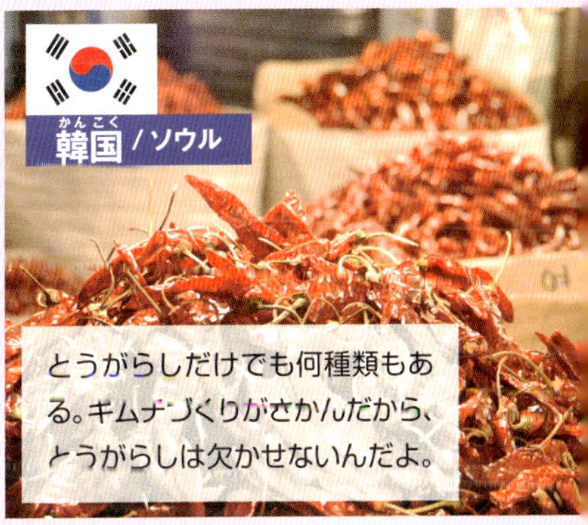

韓国《かんこく》 / ソウル

とうがらしだけでも何種類もある。キムチづくりがさかんだから、とうがらしは欠かせないんだよ。

北アフリカ

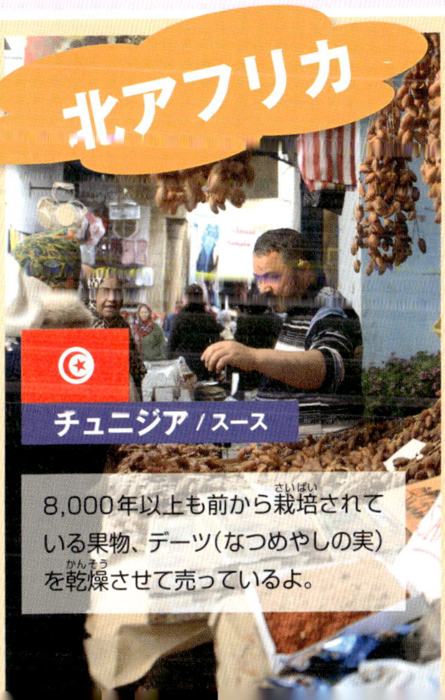

チュニジア / スース

8,000年以上も前から栽培《さいばい》されている果物、デーツ(なつめやしの実)を乾燥《かんそう》させて売っているよ。

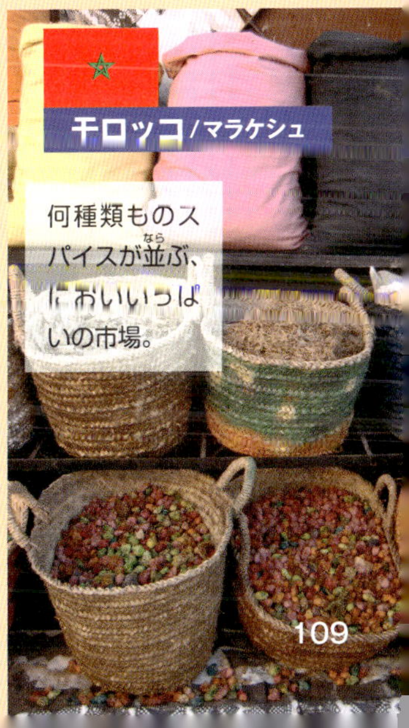

モロッコ / マラケシュ

何種類ものスパイスが並《なら》ぶ、においいっぱいの市場。

祭りと行事

祭りや季節の行事で、食べものが大切な意味を持っていることがある。祭りや行事のために、どんな食べものが用意されているのかを見てみよう。

シンガポール

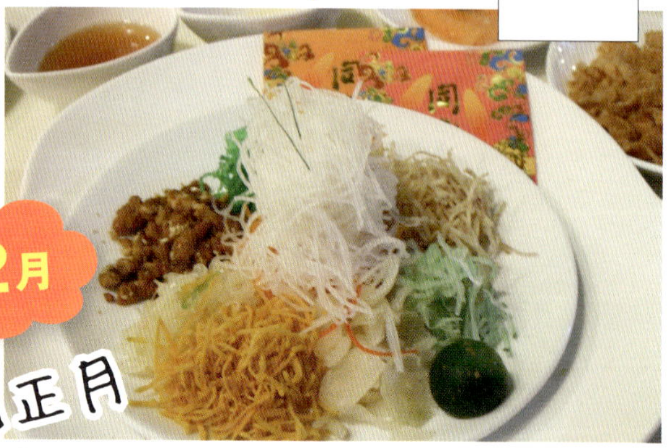

2月 旧正月《きゅう》

旧《きゅう》れきの正月を祝う日。この日には、**ユーシェン（魚生）**というさしみのサラダを食べる習慣《しゅうかん》がある。各自が大きな皿に、さしみやだいこん、にんじんなどの野菜をのせて、ガーリックオイルやソースをかけ、かき混《ま》ぜて食べる。大皿に食材をのせるとき、「望みがかないますように」とか、「商売がうまくいきますように」など、縁起《えんぎ》のよい言葉をかけ合うのが習慣《しゅうかん》なんだって。

ロシア

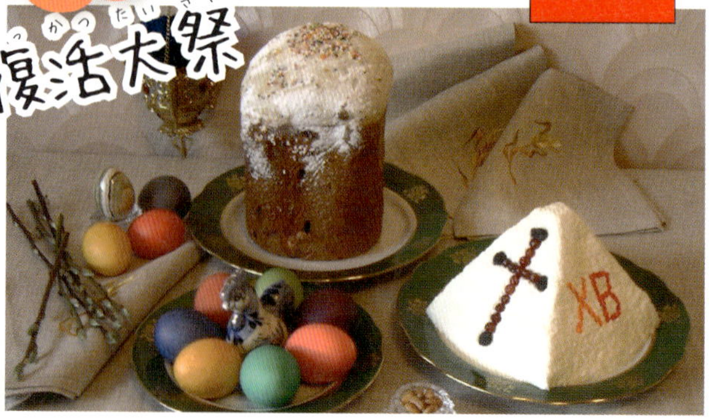

4月 復活大祭《ふっかつたいさい》

イエス・キリストの復活《ふっかつ》を祝う祭り「復活大祭《ふっかつたいさい》」は、ロシアでパスハと呼《よ》ばれている。パスハのときには、円とう形で上部が丸くなっているパン、**クリーチ**をつくるんだ。頭に砂糖《さとう》をかけたあまいパンで、復活祭《ふっかつさい》の期間、朝食のときに少しずつ食べるよ。そのほか、ピラミッド形のフレッシュチーズのケーキ、**パスハ**(祭りの名前と同じ！)がお祝いの定番だよ。

中国《ちゅうごく》

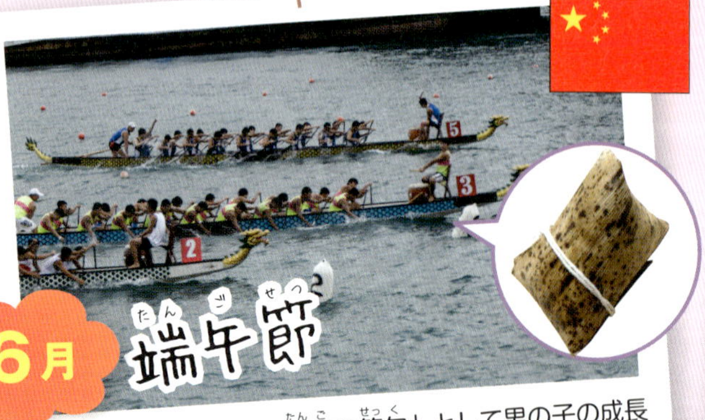

6月 端午節《たんごせつ》

日本では、5月5日は「端午《たんご》の節句《せっく》」として男の子の成長を祝うけれど、端午節《たんごせつ》は、もともと中国《ちゅうごく》から伝わったもの。中国《ちゅうごく》では、旧《きゅう》れきの5月5日が端午節《たんごせつ》で、**ちまき**を食べるのが習わし。中国《ちゅうごく》のちまきは、もち米に具を入れて、竹の皮で包み、蒸《む》してつくる。肉を入れてしょうゆで味つけしたものや、あずきを入れてあまくしたものなど、地方や家庭によって、さまざまだよ。

スペイン

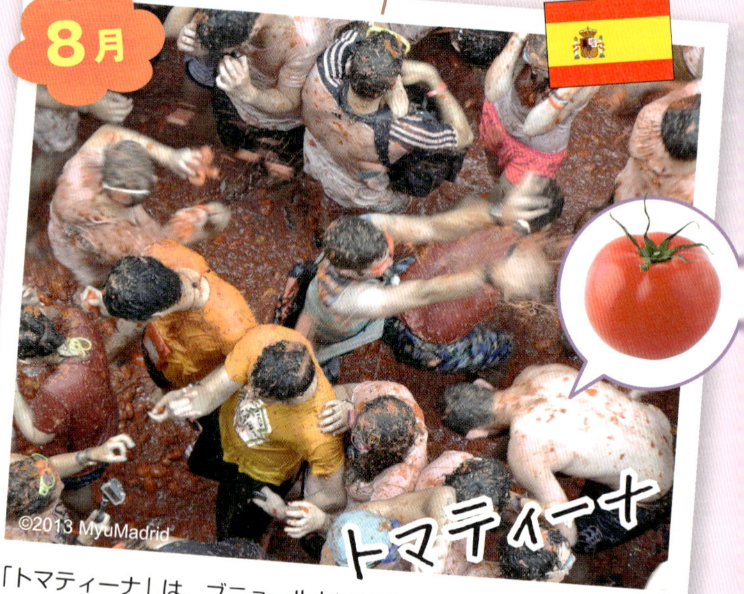

8月 トマティーナ

「トマティーナ」は、ブニョールという町で開かれる大きな祭り。みんなで**トマト**を投げ合って、人も町もトマトだらけに！ 人口約1万人の町に、4万人もの人々が世界中から集まるんだって。

特派員《とくはいん》レポート！

イギリス

5月 チーズを追いかけろ！

イギリスにも、ユニークな祭りがある。坂の上から大きな丸い**チーズ**を転がして、それを追いかける祭り。最初にゴールラインをこえた人が優勝《ゆうしょう》！ チーズは、すごいスピードで転がっていくよ。

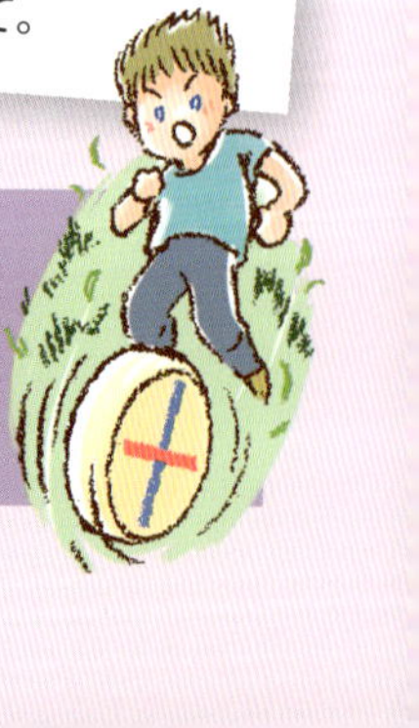

9月 ベトナム

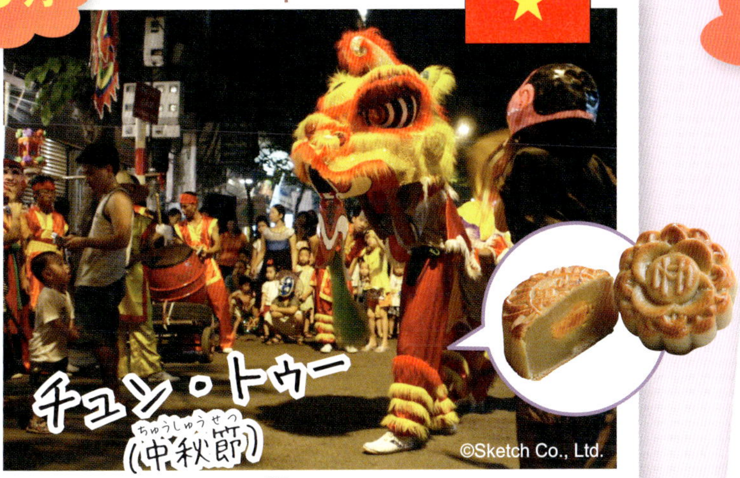

©Sketch Co., Ltd.

チュン・トゥー（中秋節《ちゅうしゅうせつ》）

「チュン・トゥー」は、秋の訪《おとず》れを祝い、月をたたえる祭り。この時期には、**月餅《げっぺい》**というお菓子《かし》を売る店がたくさん出てにぎやかだよ。月餅《げっぺい》の中には、塩づけにしたあひるの卵《たまご》の黄身が入っていて、幸運を表すといわれているんだ。形もさまざまで、丸や四角、ぶたの形の月餅《げっぺい》もあるんだって。

11月 アメリカ

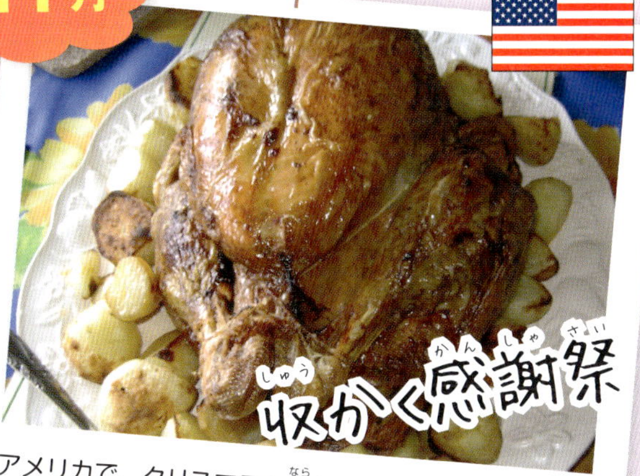

収《しゅう》かく感謝祭《かんしゃさい》

アメリカで、クリスマスと並《なら》んで大切にされている行事が「収《しゅう》かく感謝祭《かんしゃさい》」。これは、秋の収《しゅう》かくに感謝《かんしゃ》する日とされていて、家族や親せきが集まって、みんなでごちそうを食べるんだ。メインディッシュは**七面《しちめん》鳥《ちょう》の丸焼き**。あっさりとした味の七面鳥《しちめんちょう》に、クランベリーという小さな赤い実をジャムのように煮《に》た、あまいソースをかけて食べるよ。

12月 クリスマス

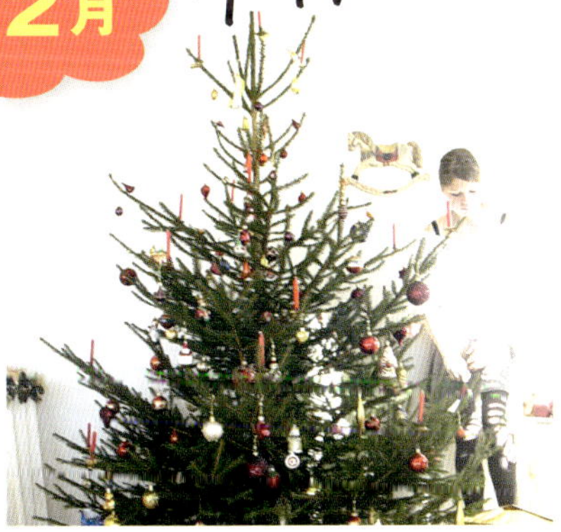

イエス・キリストの誕生《たんじょう》を祝う祭り。今は世界中で楽しまれているね。クリスマスに食べるケーキやお菓子《かし》には、キリスト教の風習にちなんだものが多いんだ。

ドイツ

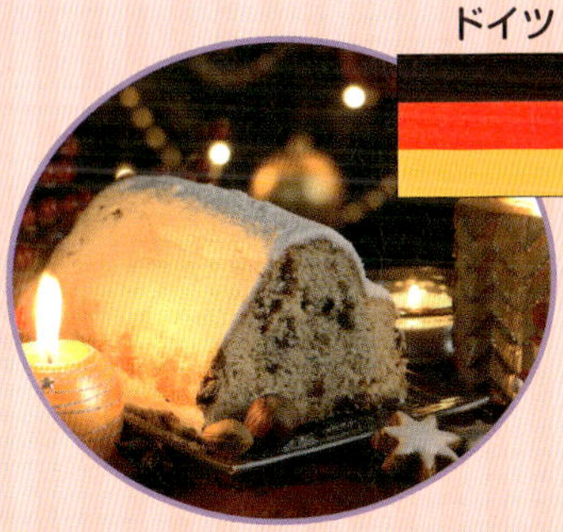

シュトーレンは、ドライフルーツなどをバターといっしょにねりこんで焼いた、パンのような焼き菓子《がし》。クリスマスの1か月くらい前から、12月25日まで、少しずつ食べる習慣《しゅうかん》があるんだ。

フランス

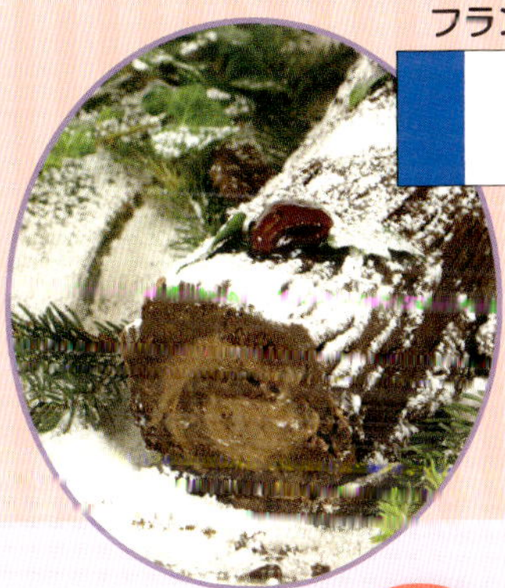

クリスマスの定番ケーキ、**ブッシュ・ド・ノエル**。ブッシュは日本語でまき、ノエルはクリスマスを意味するので、「クリスマスのまき」という名前のケーキだ。クリスマス・イブの夜、ひと晩中《ばんじゅう》、暖《だん》ろでまきを燃《も》やした習慣《しゅうかん》に由来するんだって。

12月 スウェーデン

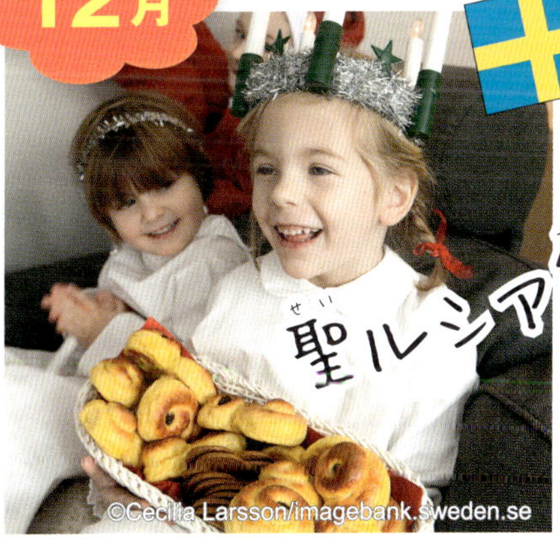

©Cecilia Larsson/imagebank.sweden.se

聖《せい》ルシア祭《さい》

「聖《せい》ルシア祭《さい》」は、キリスト教の聖人《せいじん》、聖《せい》ルシアの祝日で、光の祭りでもある。サフランで色をつけ、干《ほ》しぶどうを入れたあまいパン、**ルッセカッテル**をつくるよ。白い衣《い》装《しょう》を着て、ろうそくのかんむりをのせた少女たちが、このパンやコーヒーを配って回る習慣《しゅうかん》があるんだ。

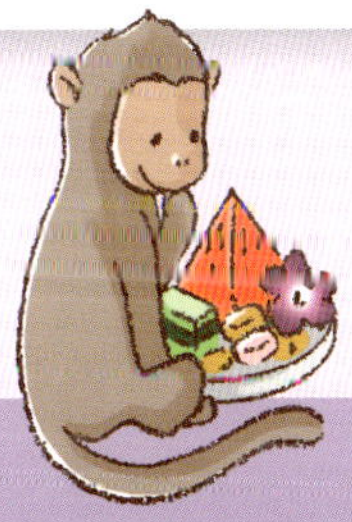

特派員《とくはいん》レポート！

11月 タイ

おさるさんにもごちそう!?

タイの首都バンコクの北にあるロッブリーでは、さるのための祭りがある。この町にはたくさんのさるがいて、町のシンボルになっている。祭りでは、**果物**や**お菓子《かし》**が山のように用意されるんだ。おさるさんも大喜びだね！

小麦粉料理

混《ま》ぜたり、こねたり、まぶしたり。世界中で食べられている小麦粉は、さまざまに姿《すがた》を変えて使われているよ。

平たくする

小麦粉の生地《きじ》（小麦粉に水などを加えてこねたもの）をのばして広げ、料理に使うんだ。

中国《ちゅうごく》

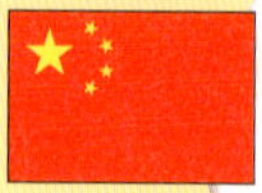

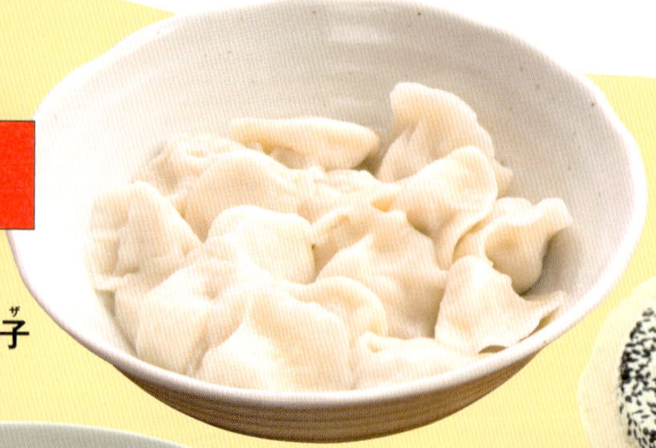

餃子《ギョーザ》

フランス

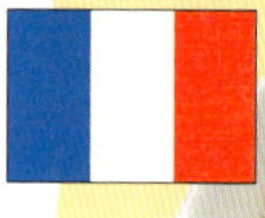

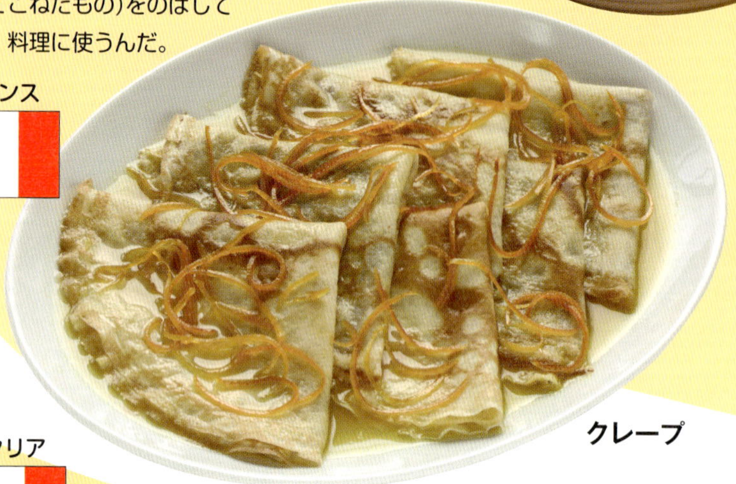

クレープ

せんべい

米でつくるせんべいのほかに、小麦粉でつくるものもあるよ。

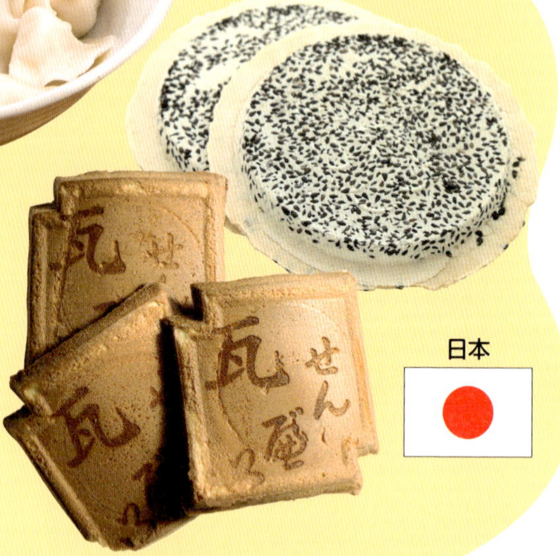
瓦
せん
瓦
瓦

日本

長くする

小麦粉の生地《きじ》を細くのばすよ。汁《しる》やスープといっしょに食べたり、ソースにからめて味わったりするんだ。

イタリア

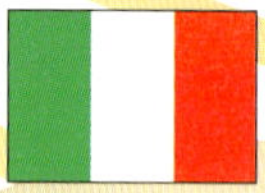

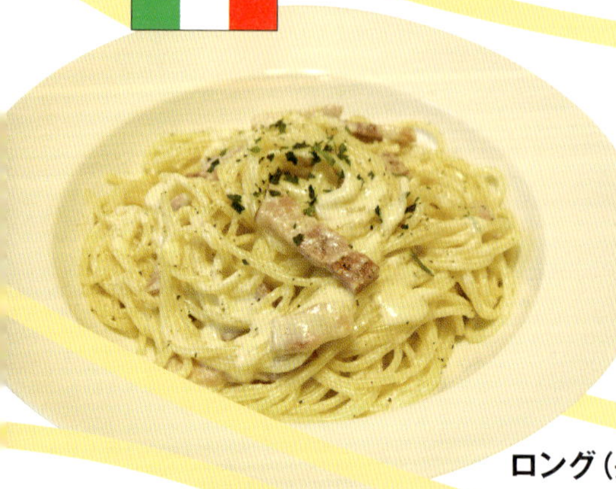

ロング（長い）パスタ

ウズベキスタン

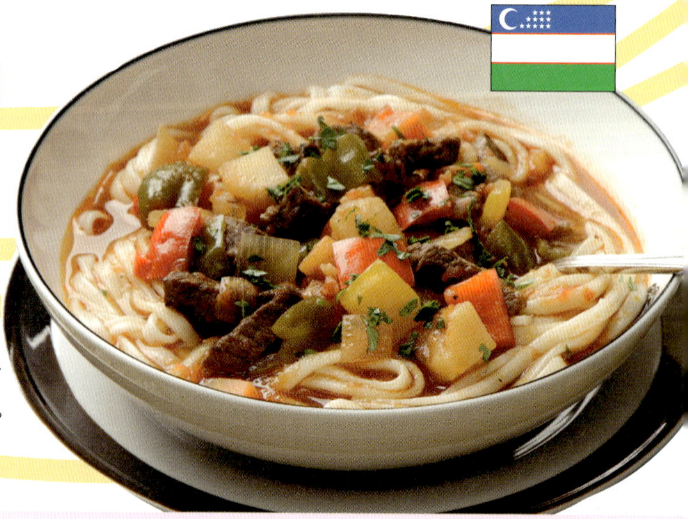

ラグマン

手のべめんのこと。

小麦粉のまめ知識《ちしき》

古くからつくられ食べ続けられている

小麦は人類最古の作物のひとつ。約１万年前には、すでに栽培《さいばい》が始められていたといわれている。粒《つぶ》がやわらかくもろいので、粉にひいて食べるのに適《てき》しているんだ。

小麦の構造《こうぞう》

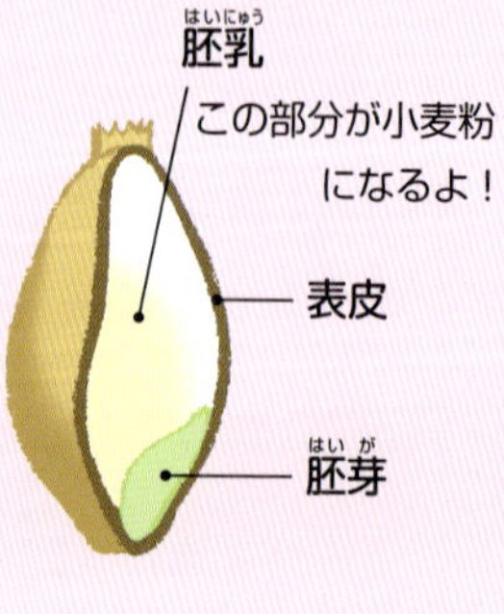
胚乳《はいにゅう》
この部分が小麦粉になるよ！
表皮
胚芽《はいが》

世界三大穀物《こくもつ》のひとつ

世界で栽培《さいばい》されている穀物《こくもつ》の中で、とうもろこし、米に次いで３番目に多い。この３つの穀物《こくもつ》を合わせて、「世界三大穀物《こくもつ》」と呼《よ》んでいるんだ。

小麦の生産量 国別割合《わりあい》（2010年）

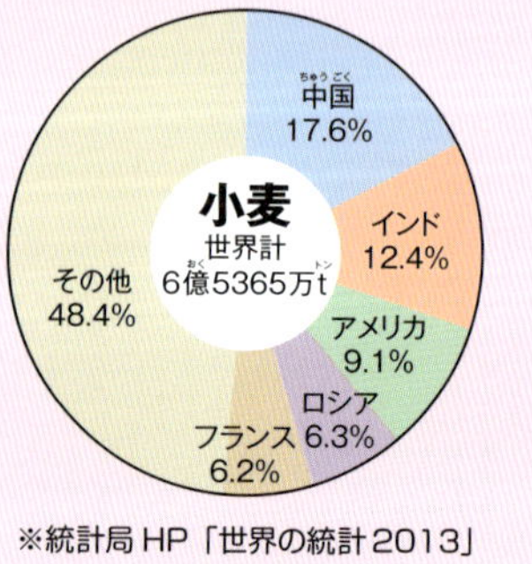
中国《ちゅうごく》
17.6%
インド
12.4%
アメリカ
9.1%
ロシア
6.3%
フランス
6.2%
その他
48.4%
小麦
世界計
6億《おく》5365万t《トン》

※統計局 HP「世界の統計 2013」

衣《ころも》にする

小麦粉に水や卵《たまご》を加えて食材にからめるよ。主にあげもの料理で使うんだ。

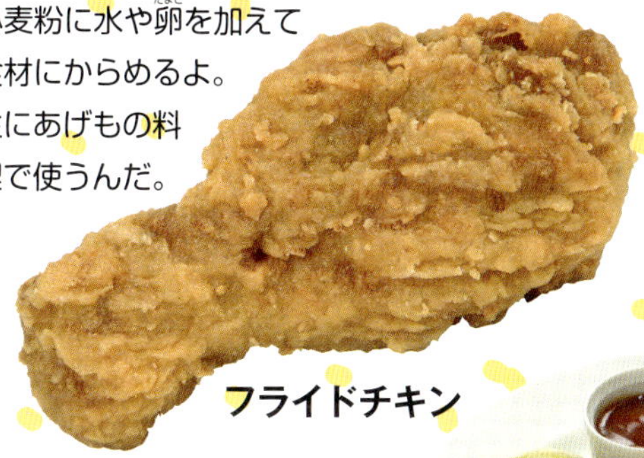

フライドチキン

アメリカ

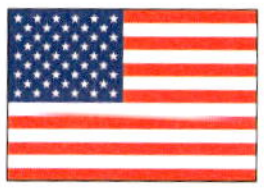

イタリア

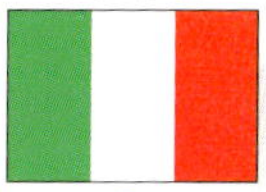

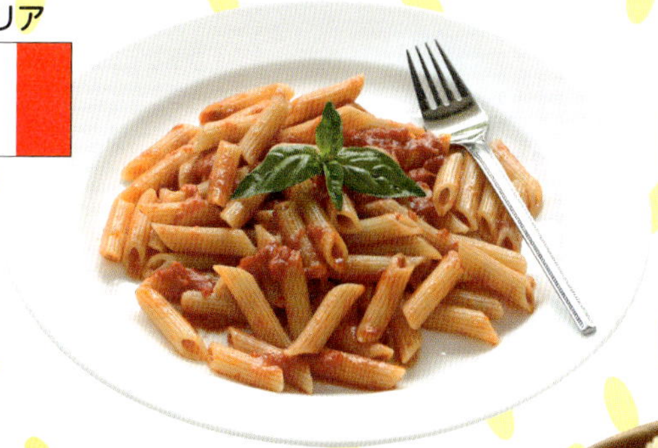

ショート（短い）パスタ

イタリア

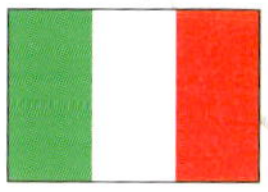

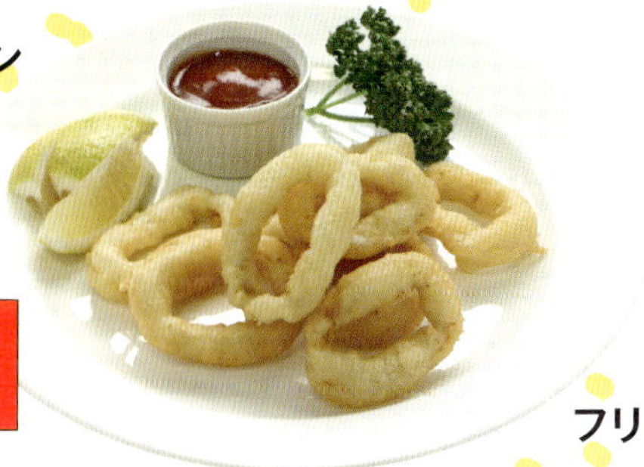

フリット

あげもののこと。卵白《らんぱく》を入れて、ふんわりサクサクした食感。フリッターともいう。

形づくる

小麦粉の生地《きじ》を食べやすいサイズに丸めたり、形づくったりすることもできるんだ。

モロッコ

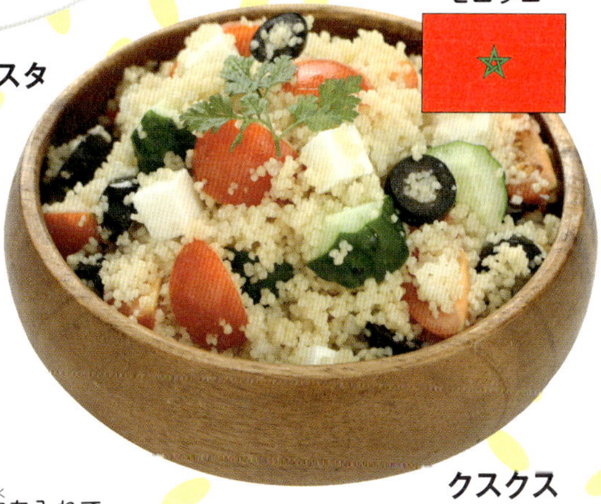

クスクス

あらくひいた小麦粉に水をふくませた生地《きじ》を、粒《つぶ》のように丸めたもの。

ふくらませる

小麦粉の生地《きじ》は焼いたり、ゆでたり、発酵《はっこう》させたりして、いろいろな食感が楽しめるよ。

インド

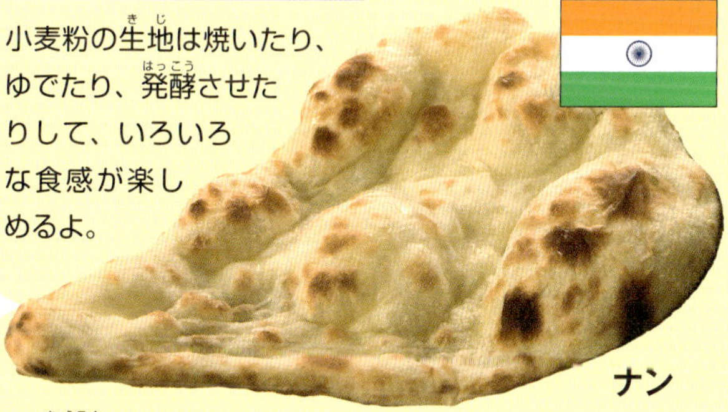

ナン

チェコ

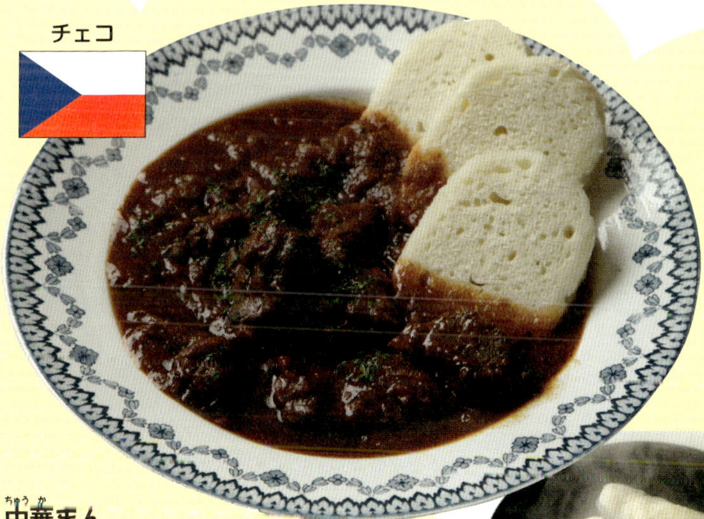

中国《ちゅうごく》

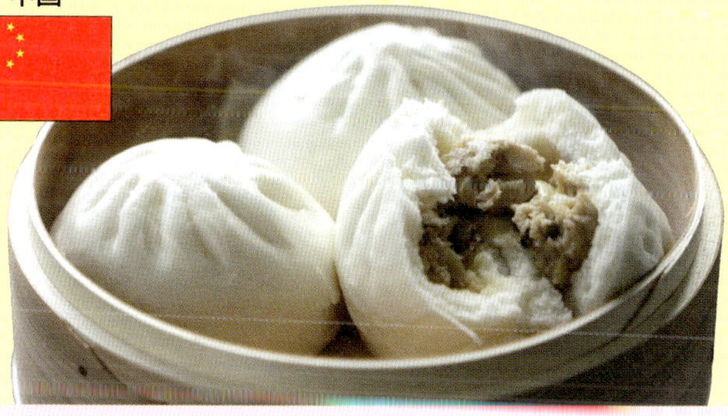

中華《ちゅうか》まん

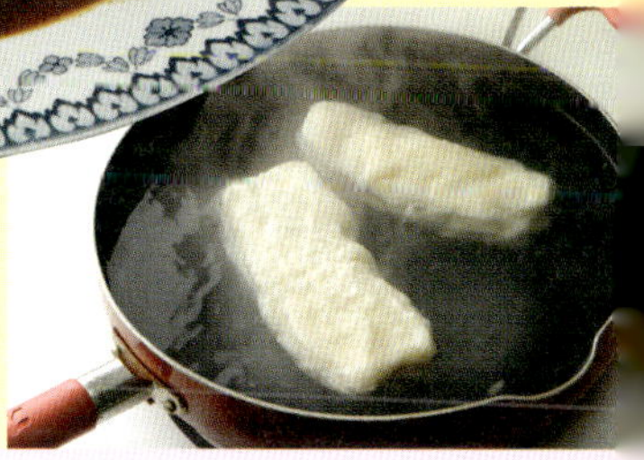

クネドリーキ

発酵《はっこう》させた小麦粉の生地《きじ》をお湯でゆでるんだ。大きくふくらみ、ふわふわになる。

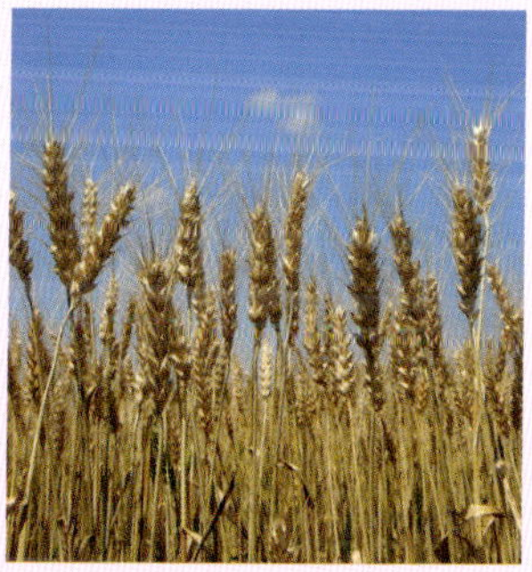

冬に種をまき、初夏に収《しゅう》かく。

名前の由来は「小さい麦」？

「小麦」の名前の由来は、古くから栽培《さいばい》されていた「古麦」や、粉にする麦「粉麦」から「小麦」になったという説や、奈《な》良《ら》時代に中国《ちゅうごく》から伝来した大麦と区別しようとしたためという説など、いろいろあるよ。

からをとりのぞくのに牛が大活やく!?

古代フェニキア（現在《げんざい》のレバノンのあたり）では、脱《だっ》こくする（からをとりのぞく）ために、穂《ほ》を１列に並《なら》べて、その上を牛に歩かせていた。インドなど、今でもこの方法で脱《だっ》こくが行われている地域《ちいき》があるよ。

パンづくりの始まりはなんと約9,000年前！

今から約9,000年前に、メソポタミア（現在《げんざい》のイラク）では、小麦粉の生地《きじ》を平たくしただけのパンを焼いていた。以後3,000年を経《へ》た約6,000年前の古代エジプトで、ふんわりふくらんだ発酵《はっこう》パンがつくられるようになったんだ。

“コメ”メニュー

米はとても日本的な食べものと思いがち。ところが、インディカ米（→P.86）**という種類の米を使った料理は、外国にたくさんあるよ。米は世界中で愛されているんだね！**

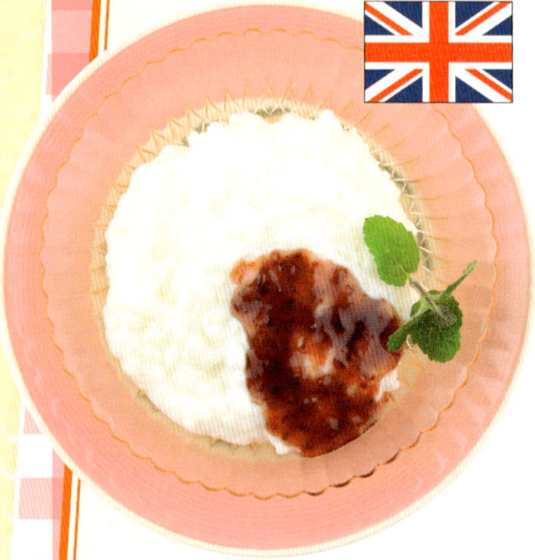

イギリス

あまーいデザート！

ライスプディング
(rice pudding)

米を牛乳《ぎゅうにゅう》と砂糖《さとう》で煮《に》こんだ、あまいおかゆのようなデザート。オーブンで焼くタイプもあるよ。イギリス以外では、ドイツ、アメリカ、トルコ、東南アジアなどで食べられている。

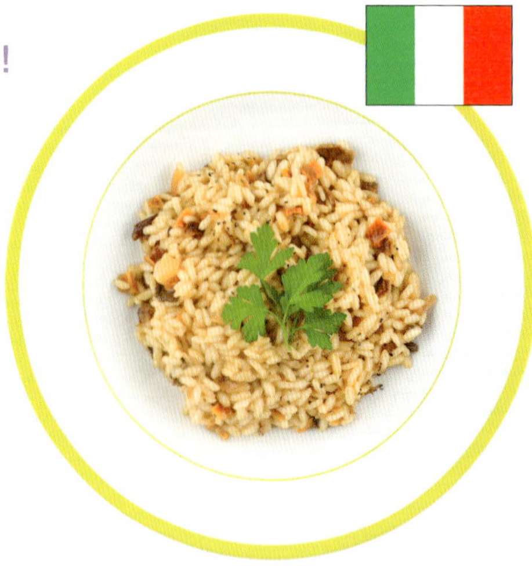

イタリア

いためてスープで煮《に》た

リゾット
(risotto)

米をいためてスープを注ぎ、混《ま》ぜながら煮《に》た料理。とろりとしている。米の中心に芯《しん》が残るくらい、かために仕上げるよ。

サフランでたいた黄色いご飯

パエーリャ
(paella)

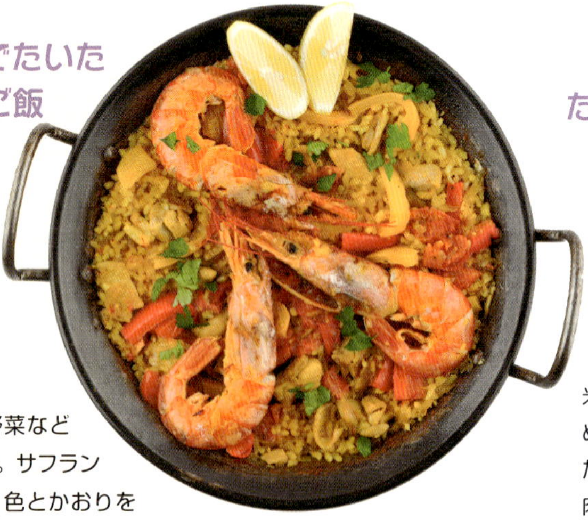

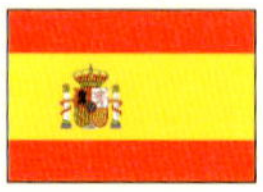

スペイン

米を肉や魚介《ぎょかい》、野菜などとともにたく料理。サフランという香辛料《こうしんりょう》で、色とかおりをつけるんだ。専用《せんよう》の浅いなべでつくるよ。

パラパラのたきこみご飯

ピラウ
(pilav)

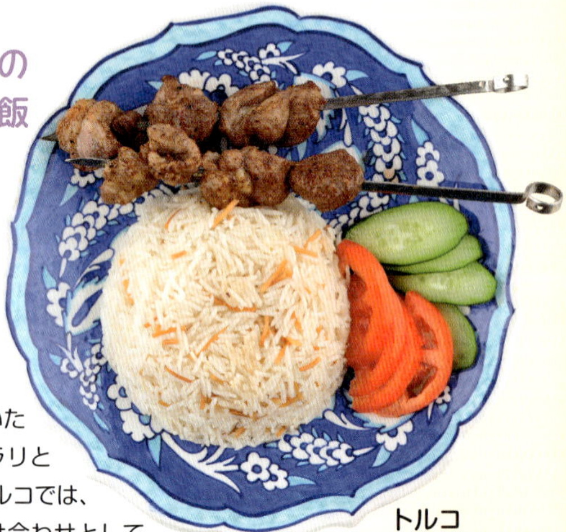

米をバターでいためてから、パラリとたいたもの。トルコでは、肉や野菜のつけ合わせとして食べる。日本では、「ピラフ」(フランス語)と呼《よ》ばれることが多い。

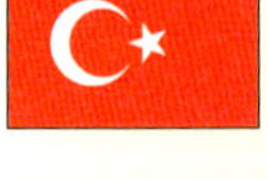

トルコ

コメのまめ知《ち》識《しき》

稲作《いなさく》の始まりで暮《く》らしが激変《げきへん》!?

稲作《いなさく》が中国《ちゅうごく》大陸から日本に伝わってきたのは、約2,700年前の縄文《じょうもん》時代後期。食べるものを求めて移動《いどう》する暮《く》らしから、米をつくることで、安定した暮《く》らしに変わり、村も生まれたんだよ。

世界の米の生産を支《ささ》えるアジア

アメリカ大陸やヨーロッパなど、世界中で広くつくられているけれど、何といっても、生産量が多いのはアジア。中国《ちゅうごく》とインドの2か国で、世界の米の生産量の半分をつくっているよ。

国別 米の生産量ランキング

	世界	72,276
1位	中華人民共和国《ちゅうかじんみんきょうわこく》（中国《ちゅうごく》）	20,267
2位	インド	15,570
3位	インドネシア	6,574
4位	バングラデシュ	5,063
5位	ベトナム	4,233
11位	日本	840

（単位は万t《トン》）

※国際連合食糧農業機関（FAO）2011年

もっちりよりあっさり派《は》が多い!?

世界で生産される米の多くが、インディカ米。細長くてパラパラして、あっさり味。日本でつくられるジャポニカ米は、ねばり気があり、もっちり派《は》だよ。

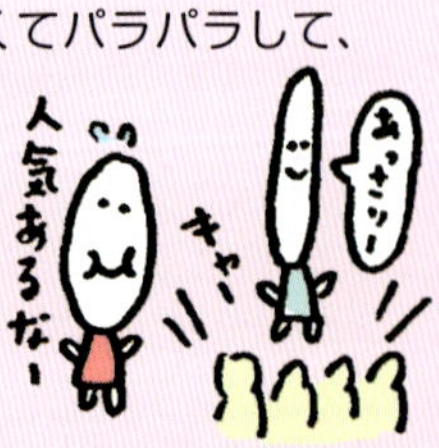

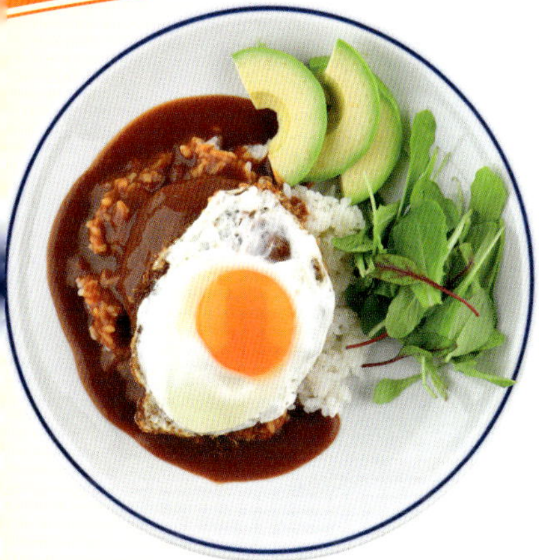

アメリカ

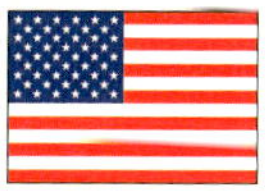

日本でも人気のハワイ名物

ロコモコ
(loco moco)

白いご飯にハンバーグや目玉焼きをのせて、グレービーソース(肉の焼き汁《じる》をこして、味やとろみをつけたソース)をかけたもの。ハワイで有名な料理のひとつだよ。

アメリカ

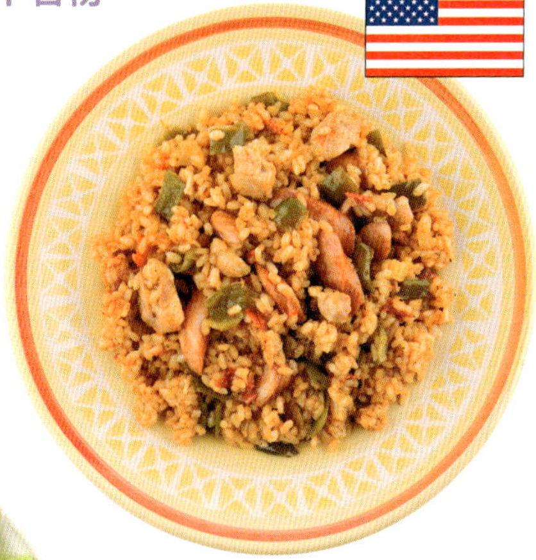

スパイスをきかせてたいた

ジャンバラヤ
(jambalaya)

米をソーセージや肉、野菜などといっしょにいためてから、たいたもの。チリソースなどを使った、スパイシーな味つけが特ちょう。

インドネシア

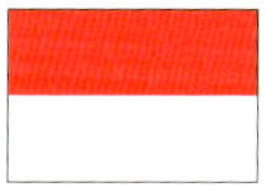

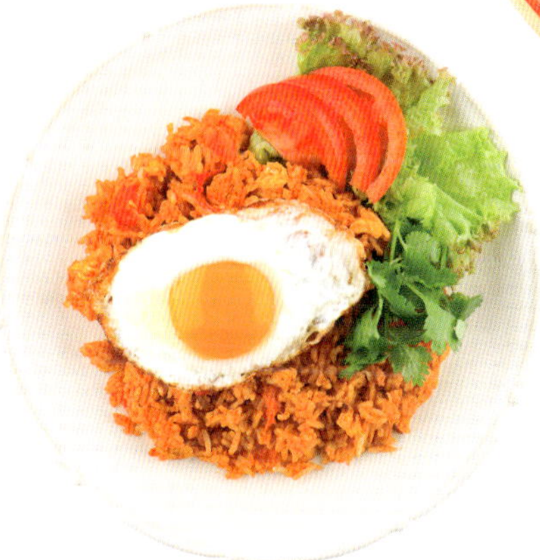

ピリッとからいいためご飯

ナシゴレン
(nasi goreng)

ご飯を肉や魚介《ぎょかい》、野菜などといっしょにいため、から味のきいた調味料で味つけする。目玉焼きもそえてあるよ。

米の加工品の料理いろいろ

ベトナム

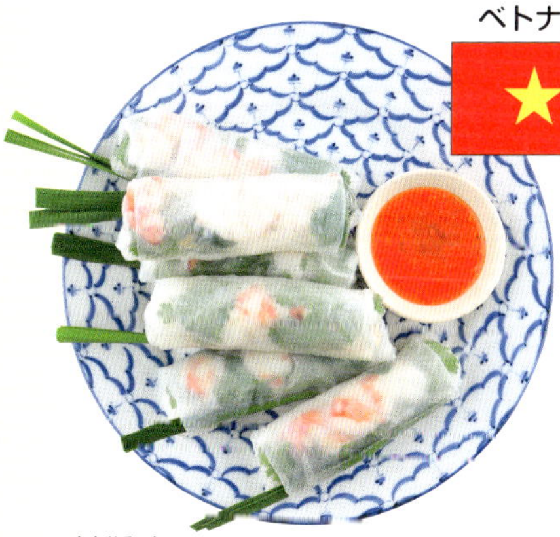

台湾《たいわん》

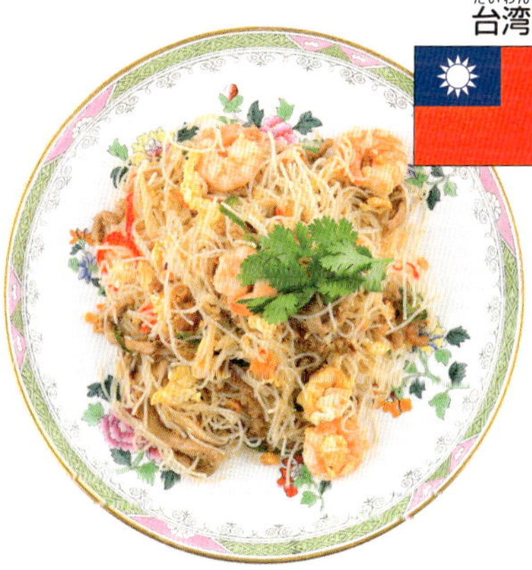

韓国《かんこく》

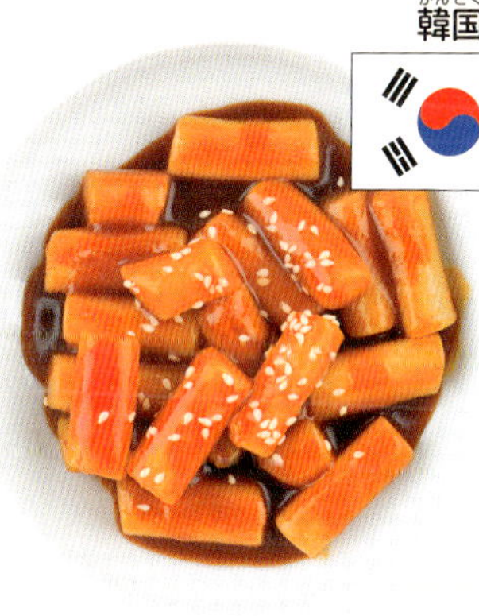

生《なま》春《はる》巻《ま》き(ゴイ・クオン gỏi cuốn)

米の粉をねってうすくのばしてから、蒸《む》した皮「ライスペーパー」で巻《ま》いたもの。野菜や香草《こうそう》、えび、肉などを入れるよ。

ビーフン(米粉)

米の粉をこねて、専用《せんよう》の道具で細くおし出しためん。具といっしょにいためたり、スープに入れたりして食べるよ。

トッポッキ(떡볶이)

米からつくった棒状《ぼうじょう》のもち「トックッ」を使い、あまからいたれでいためた料理。屋台などで人気のおやつだよ。

日本代表“コメ”メニューは世界でも大人気!

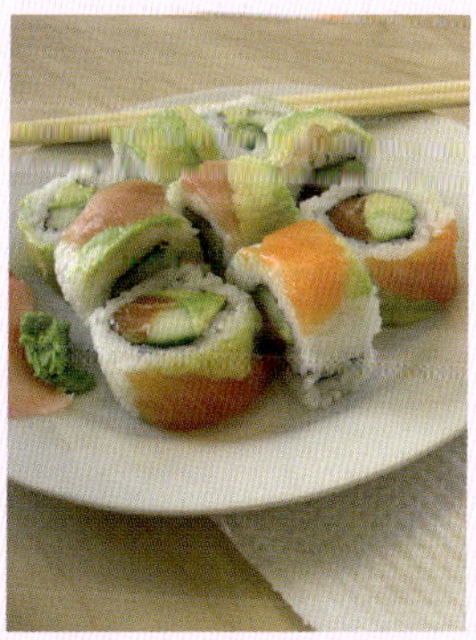

すしは、日本を代表する“コメ”料理のひとつ。海外でも、とても人気が高いんだ。例えば、アメリカ・ニューヨークの日本食レストランのうち、約60%はすしを提供《ていきょう》している。人気なのは巻《ま》きずしで、カリフォルニアロールなどが好まれているよ。

かかしは英語でscarecrow《スケアクロウ》、ユニークなかかしがある!

「かかし」というと、水田の稲をからすやすずめなどから守る日本独《どく》自《じ》のものだと思っていない? じつは、世界各国に「かかし」はあるんだ。アメリカなどでは、小麦畑や野菜の畑に立っていることが多いんだって。

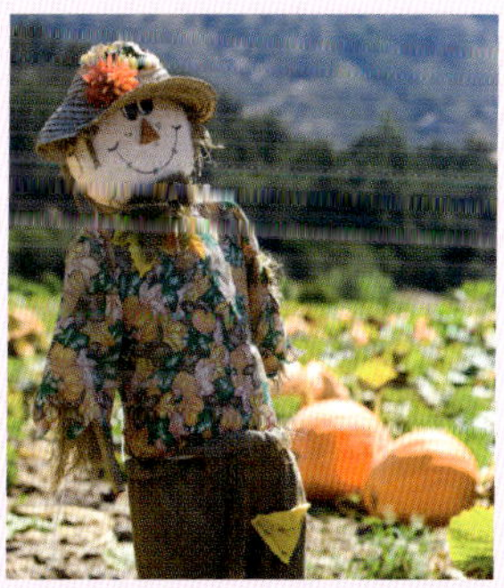

アメリカの畑に立つかかし。

お菓子物語

かし

お菓子《かし》をめぐる物語を集めてみたよ。その土地の独特《どくとく》な風習や、歴史的なきっかけから生まれたケーキなど、世界のさまざまなエピソードがいっぱいあるんだ。

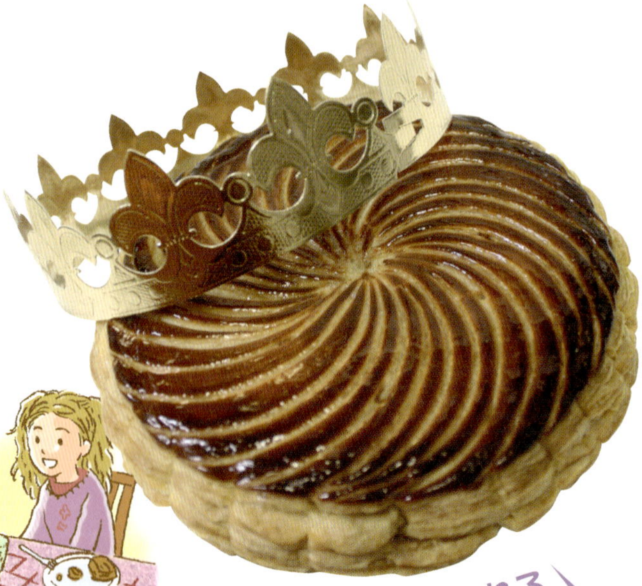

王様になれるパイ!?

フランス

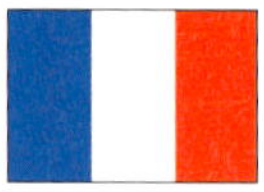

ガレット・デ・ロワ

アーモンドクリームが入ったパイ。フランスで「公現祭《こうげんさい》」というお祝いの日（1月6日）に食べられるよ。中にはフェーヴという陶器《とうき》の人形が入れられるんだ。とり分けたパイの中に、フェーヴが入っていたら大当たり！当たった人は、その日一日、王様になれるよ。フェーヴとは、フランス語で「そらまめ」のこと。昔、フランスで教会の司祭を選ぶときに、そらまめのくじ引きをしたことに由来するといわれている。

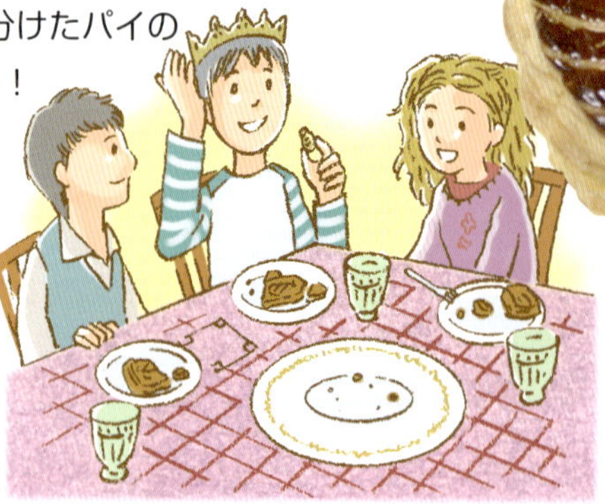

ポルトガルから世界のおやつへ！

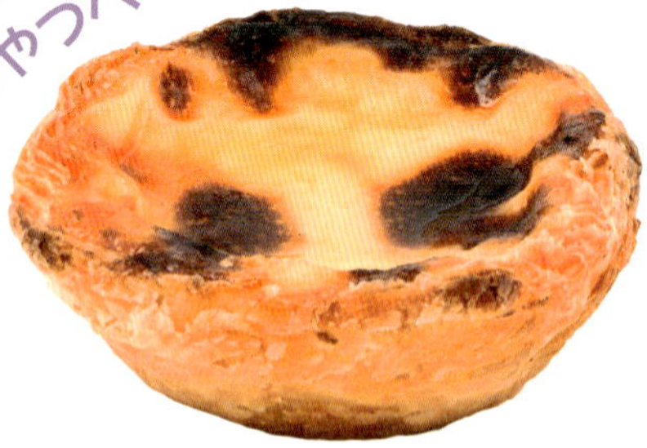

ポルトガル

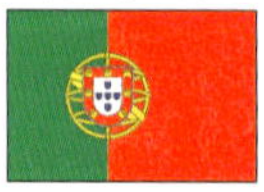

パステル・デ・ナタ

カスタードクリームをつめて焼いた小さなタルト。1837年に、初めてこのお菓子《かし》を売り出した店は、今もリスボンという町にあるよ。おとなも子どもも大好きなおやつで、日本では、エッグタルトとして知られているんだ。昔、ポルトガル領《りょう》だったマカオから、香港《ホンコン》や台湾《たいわん》などのアジア各地に広まったといわれているよ。

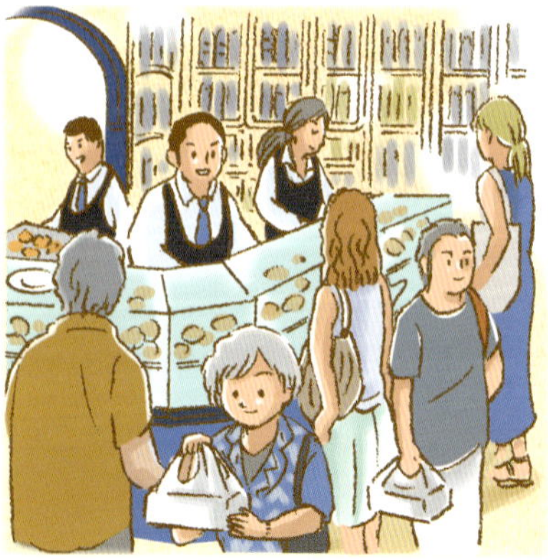

トルコ

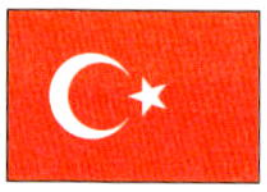

バクラヴァ

パイ生地《きじ》の間にアーモンドやピスタチオなどのナッツなどをはさんで、焼いたものだよ。シロップをかけて食べる、とてもあまいお菓子《かし》なんだ。トルコやアラブ諸国《しょこく》などのイスラム教の国では、昼の間、食事をしてはいけない「ラマダーン（断食《だんじき》月）」という期間がある。この期間は、日がしずんでから、家族や近所の人など、大勢《おおぜい》で食事をとるよ。このとき、まず、胃を落ち着かせるために、あまい飲みものとお菓《か》子《し》が欠かせないんだ。

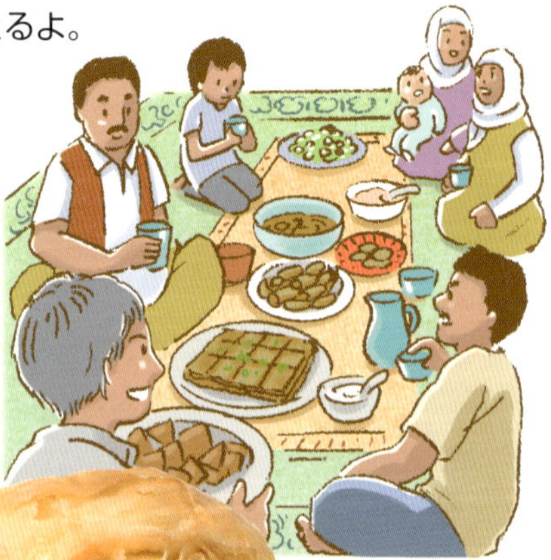

ラマダーン中のお楽しみ！

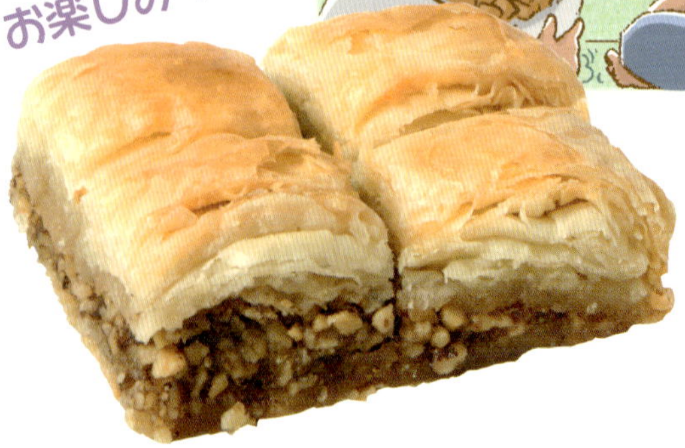

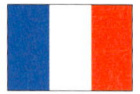

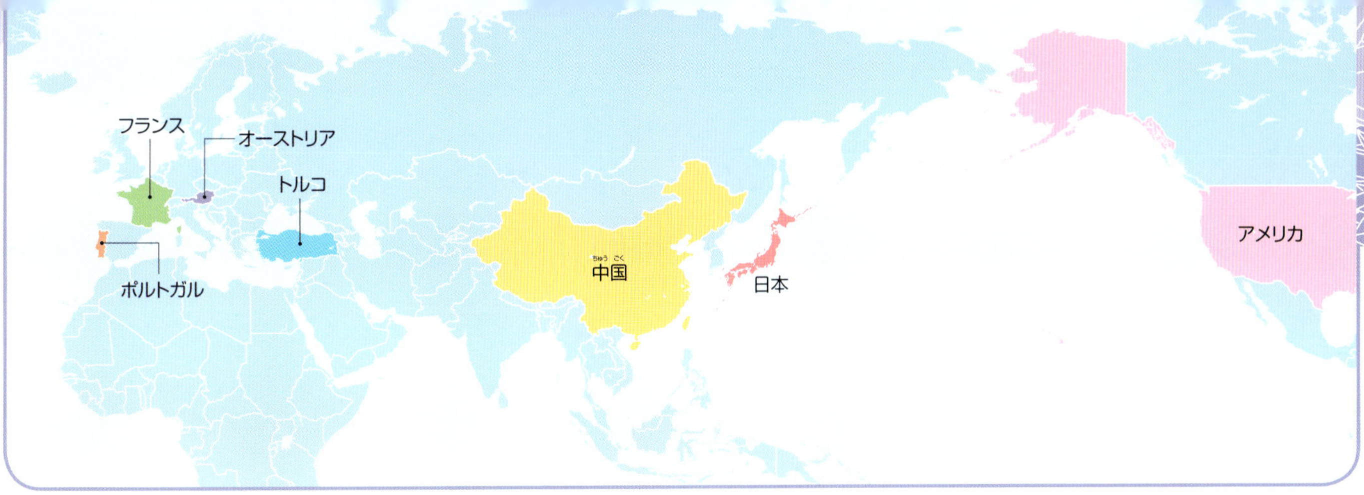
フランス
オーストリア
トルコ
ポルトガル
中国《ちゅうごく》
日本
アメリカ

中国《ちゅうごく》

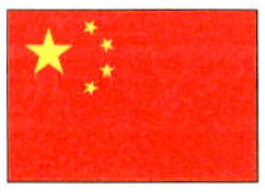

ショウタオ（寿桃）

桃《もも》の形に似《に》せてつくられた、白あん入りのまんじゅうだよ。桃《もも》は、中国《ちゅうごく》では邪気《じゃき》をはらい、長寿《ちょうじゅ》を表す縁起《えんぎ》のよい果物といわれている。だから、ショウタオは、誕生日《たんじょうび》など、お祝いのときには欠かせないお菓子《かし》なんだ。

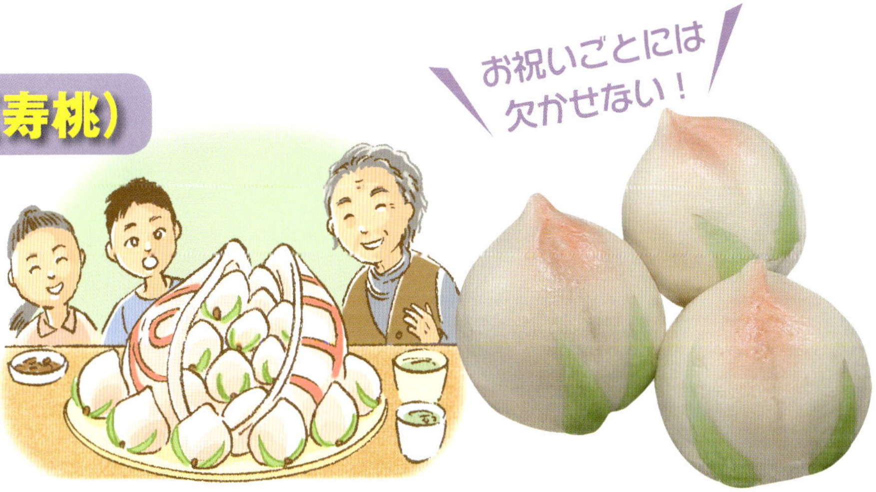
お祝いごとには
欠かせない！

オーストリア

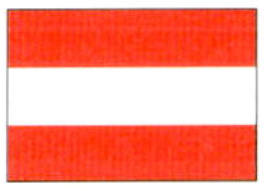

ザッハトルテ

スポンジにも外側にも、たっぷりチョコレートを使ったケーキ。19世紀前半にフランツ・ザッハーというシェフがつくったといわれているよ。メッテルニヒという政治家《せいじか》から「目新しいケーキを」という注文が入り、それにこたえたという説や、大きな国際《こくさい》会議“ウィーン会議”のために考案したという説があるんだ。このケーキの販売権《はんばいけん》をめぐって、ウィーンのホテルとケーキ店が長い間裁判《さいばん》をくり広げたことでも有名。

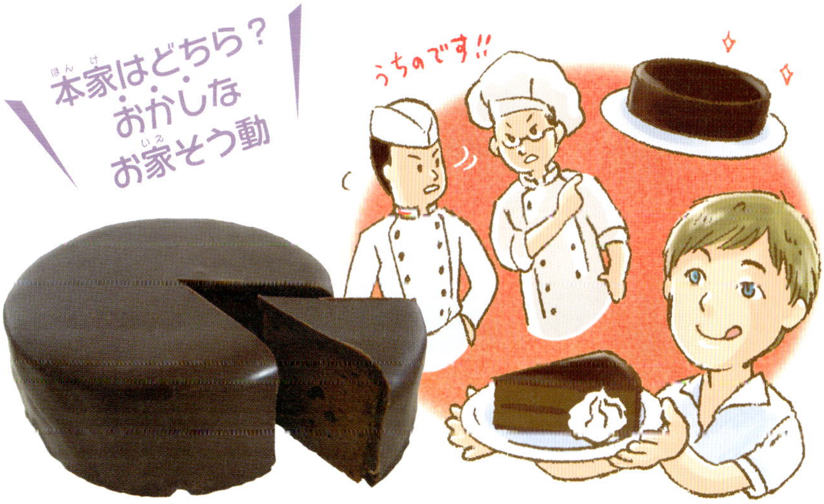
本家《ほんけ》はどちら？
おかしな
お家《いえ》そう動
うちのです!!

アメリカ

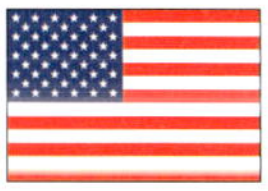

マフィン

日本でもおなじみのアメリカ生まれのカップケーキ。イギリスには、イングリッシュマフィンという平たいパンがあるけれど、見た目もつくり方もちがうよ。アメリカのマフィンは、19世紀に改良《かいりょう》されたベーキングパウダーを使うことで、より簡《かん》単《たん》につくれるようになり、いっぱん家庭に広まった。いそがしい人が増《ふ》えていた時代のアメリカで、すぐに食べられる手軽さが、とても喜ばれたんだ。

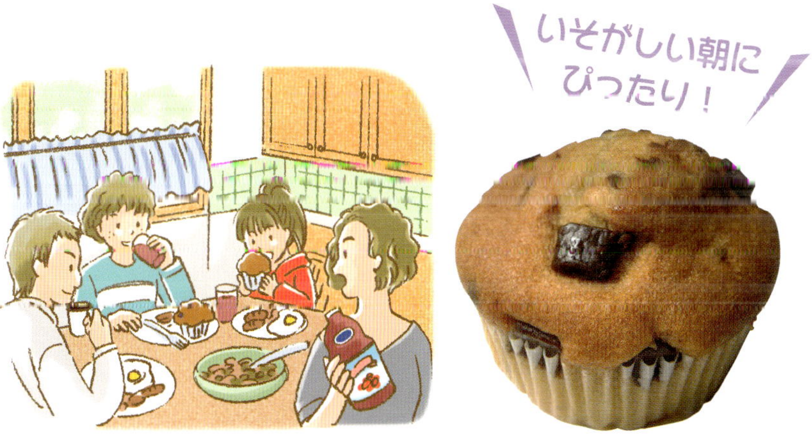
いそがしい朝に
ぴったり！

世界のお茶

食事やおやつのとき、のどがかわいたときなど、お茶は手放せない存在《そんざい》。日本茶も紅茶《こうちゃ》も烏龍茶《ウーロンちゃ》も、同じ葉を使っているって知ってる？ 世界中の人々に愛されている、お茶の世界を探《さぐ》ってみよう。

〜お茶の広まり方〜

中国《ちゅうごく》が起源《きげん》のお茶は、陸と海、2つのルートで世界に広まっていったといわれている。呼《よ》び方もさまざまで、陸のルートで伝わった地域《ちいき》では「チャ」と発音し、海のルートで伝わった地域《ちいき》では「ティー」とか「テー」など、「テ」の音で呼《よ》ぶことが多いようだ。

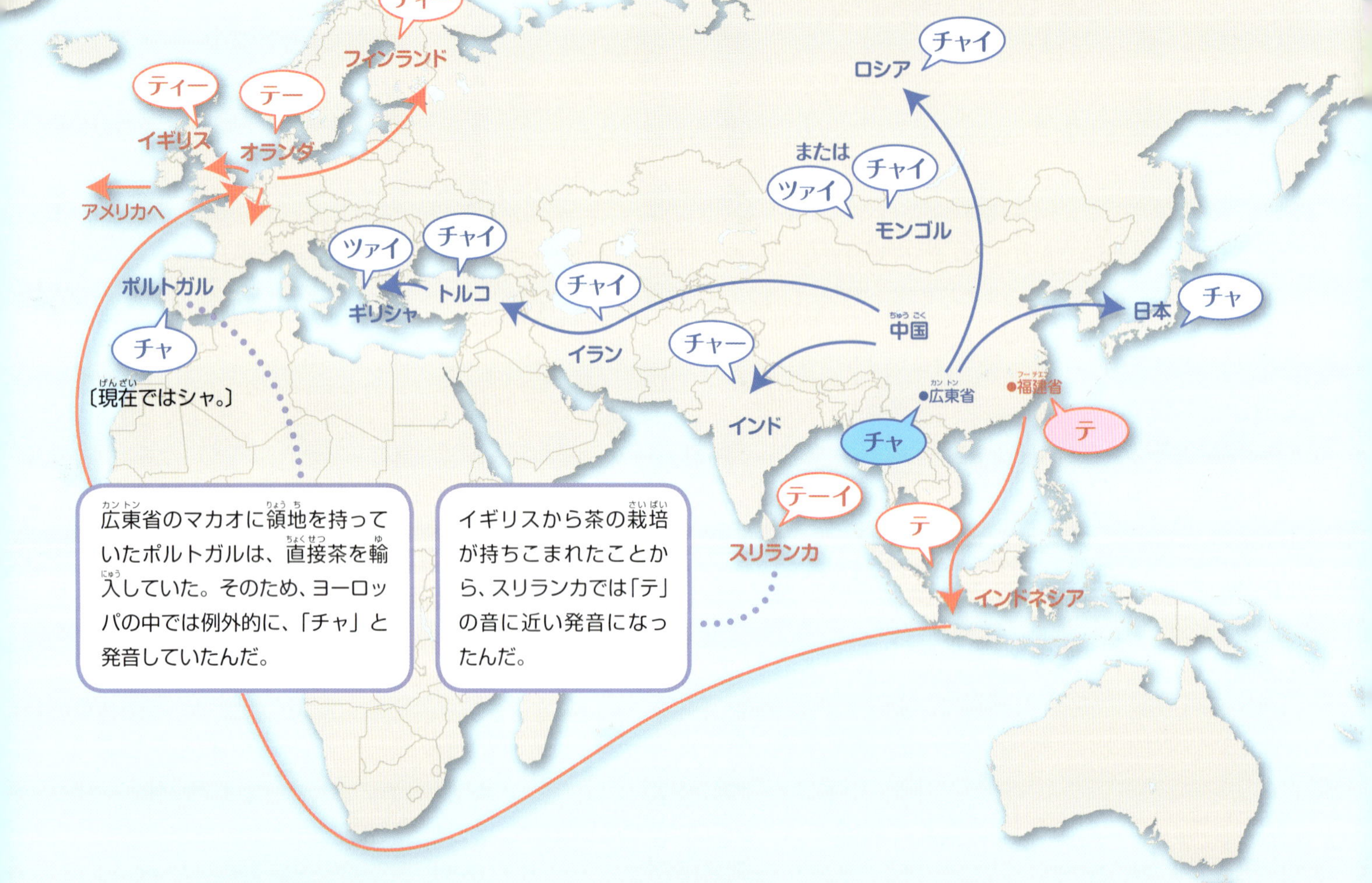

ティー
フィンランド
ティー
テー
イギリス
オランダ
アメリカへ
ロシア
チャイ
または
チャイ
ツァイ
モンゴル
ツァイ
チャイ
トルコ
ギリシャ
ポルトガル
チャ
〔現在《げんざい》ではシャ。〕
チャイ
イラン
中国《ちゅうごく》
チャー
インド
日本
チャ
広東省《カントン》
福建省《フーチエン》
チャ
テ
テーイ
スリランカ
テ
インドネシア

広東省《カントン》のマカオに領地《りょうち》を持っていたポルトガルは、直接《ちょくせつ》茶を輸《ゆ》入《にゅう》していた。そのため、ヨーロッパの中では例外的に、「チャ」と発音していたんだ。

イギリスから茶の栽培《さいばい》が持ちこまれたことから、スリランカでは「テ」の音に近い発音になったんだ。

お茶の種類のちがい

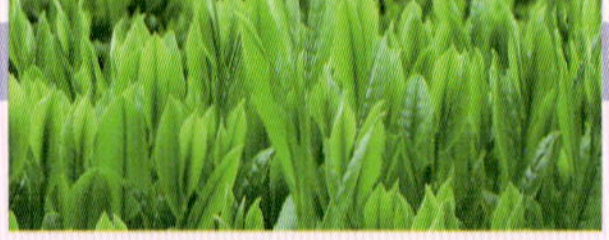

「茶の葉」はみんな同じ!

お茶はツバキ科の「茶の木」という常緑樹《じょうりょくじゅ》の葉っぱからつくられる。葉にふくまれるカテキンの酸化《さんか》*の度合いによって、大きく3つに分類されるよ。

酸化《さんか》させない

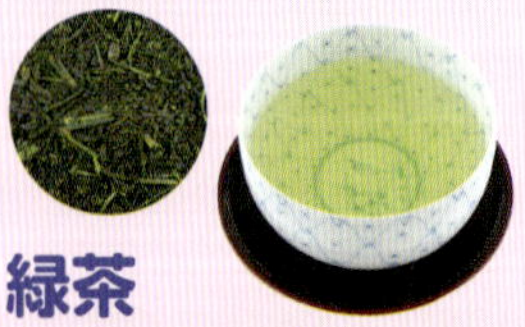

緑茶

つんだばかりの茶の葉を釜《かま》で煎《い》ったり、蒸《む》したりする。

とちゅうまで酸化《さんか》

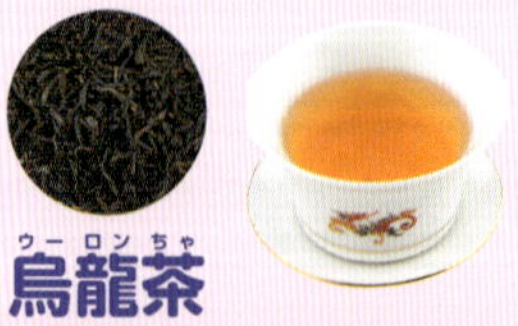

烏龍茶《ウーロンちゃ》

茶の葉をとちゅうまで酸《さん》化《か》させた後、加熱する。

酸化《さんか》

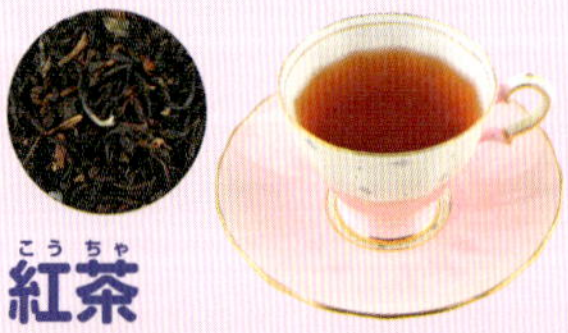

紅茶《こうちゃ》

茶の葉を完全に酸化《さんか》させ、その後、急速に乾燥《かんそう》させる。

＊酸素《さんそ》といっしょになって、ほかのものに変わること。

～世界のお茶いろいろ～

日本茶

日本茶は、一部をのぞいて、葉っぱの緑色がきれいなままお茶にしている「緑茶」なんだ。茶の葉をつんで蒸《む》した後、熱い鉄板の上でもみながら乾燥《かんそう》させる、日本独自《どくじ》の製法《せいほう》でつくるんだよ。

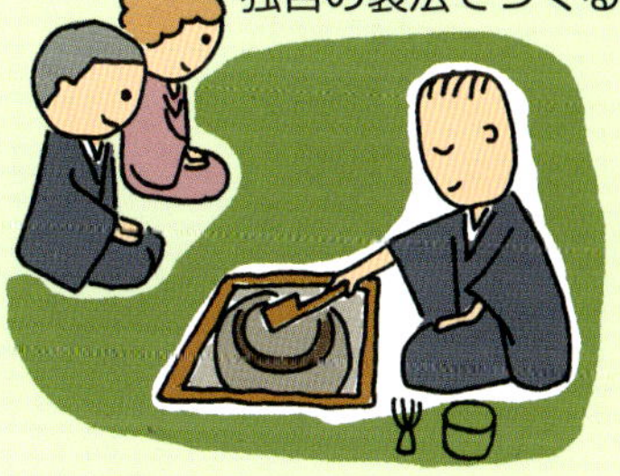

お茶で客をもてなす「茶道」など、茶をもとにした日本固有の文化も生まれた。

煎茶《せんちゃ》

茶の葉の新芽を使う。もっともよく飲まれている。

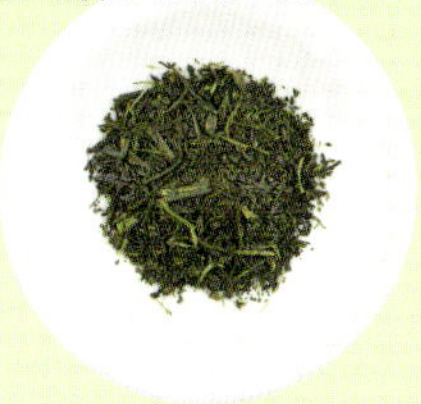

玉露《ぎょくろ》

日光を当てずに育てた新芽を使う。しぶ味が少ない。

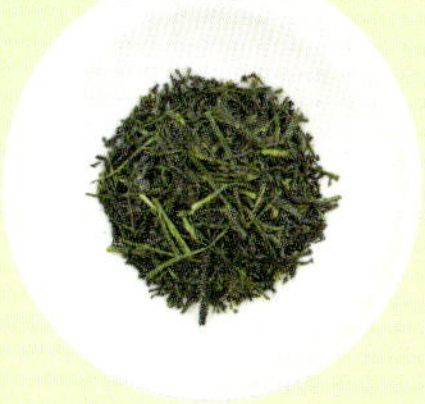

焙じ茶《ほうちゃ》

煎茶《せんちゃ》などをあぶった茶。こうばしい味。これも緑茶《りょくちゃ》。

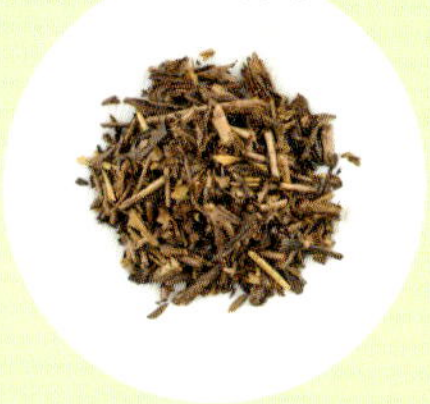

茎茶《くきちゃ》

茶の茎《くき》などを使う。しぶ味が少なく、あま味がある。

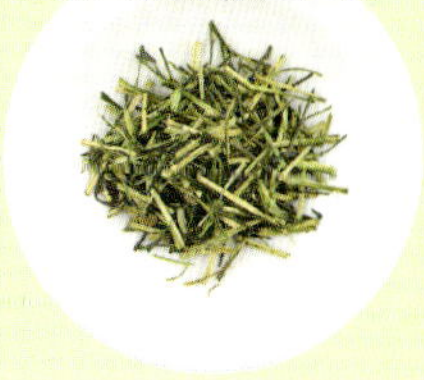

抹茶《まっちゃ》

もまずに乾燥《かんそう》させた葉を粉状《こなじょう》にした茶。茶道で使う。

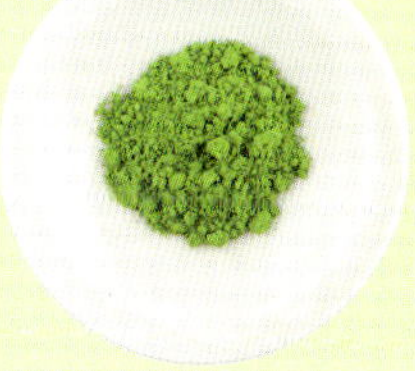

中国茶《ちゅうごくちゃ》

中国《ちゅうごく》はお茶の発しょう地とされ、数百種類もあるといわれている。酸化《さんか》の度合いによって、緑茶《りょくちゃ》、白茶《はくちゃ》、黄茶《きちゃ》、青茶《あおちゃ》、紅茶《こうちゃ》、黒茶《こくちゃ》の６つに分類される。

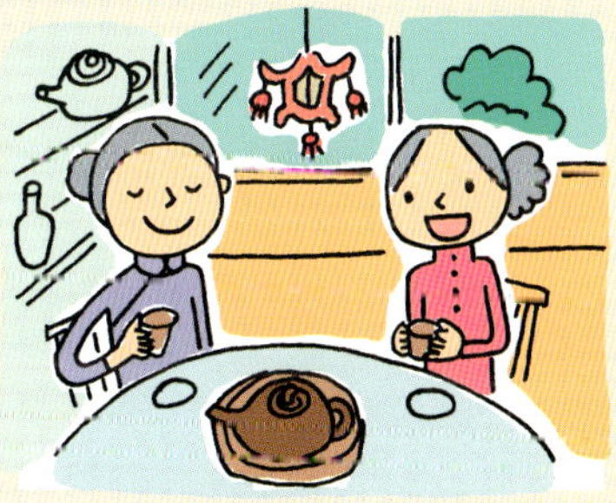

中国《ちゅうごく》でも、家庭で日常《にちじょう》的にお茶を飲むが、茶館《かん》、茶芸館《ちゃげいかん》と呼《よ》ばれる店で楽しむ習慣《しゅうかん》もある。

龍井茶《ロンジンちゃ》

中国《ちゅうごく》を代表する緑茶《りょくちゃ》。しぶ味がなく、あっさりとした味。

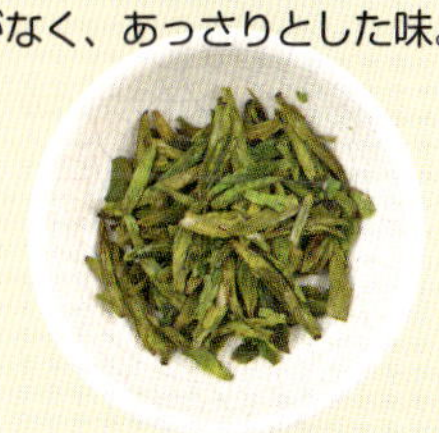

白牡丹茶《パイムータンちゃ》

産毛《うぶげ》のある芽を使った白茶《はくちゃ》。ほのかなあま味がある。

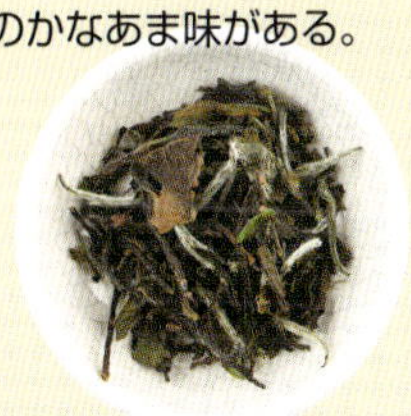

君山銀針《クンザンギンシン》

軽く酸化《さんか》させた黄茶《きちゃ》。とても貴重《きちょう》な茶で、あわい風味。

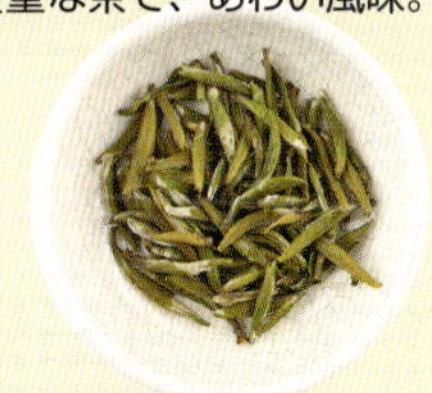

鉄観音《テッカンノン》

烏龍茶《ウーロンちゃ》のひとつ。花のようなかおりの青茶《あおちゃ》。

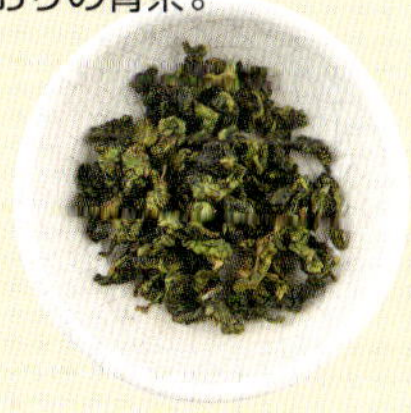

普洱茶《プーアルちゃ》

菌《きん》を使って発酵《はっこう》させた黒茶《くろちゃ》。土のような独特《どくとく》のかおり。

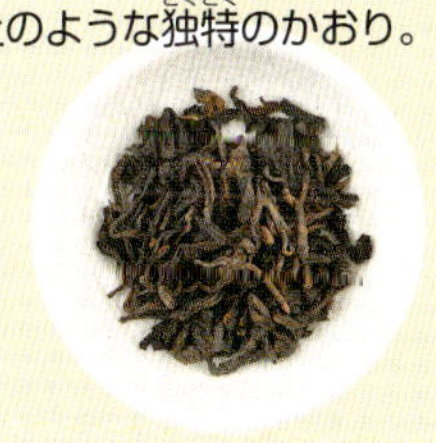

紅茶《こうちゃ》

世界でつくられている茶の葉の全生産量のうち、約８割《わり》が紅茶《こうちゃ》といわれている。スリランカやインド、中国《ちゅうごく》などでつくられ、その土地の気候によって、さまざまな風味が楽しめる。

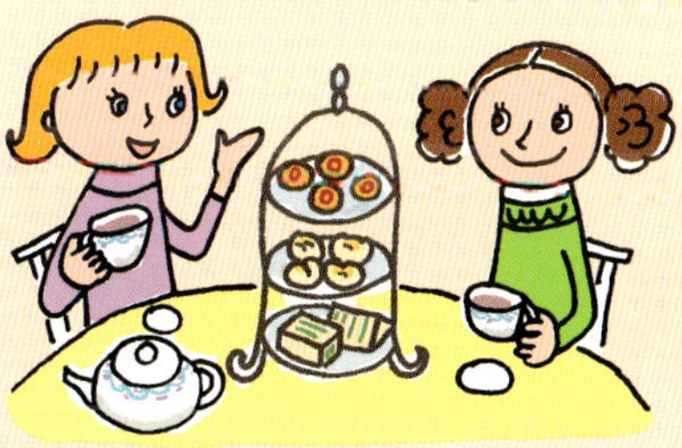

ヨーロッパでは午後にお茶を飲む習慣《しゅうかん》があり、とくにイギリスの「アフタヌーンティー」は有名。

ダージリン

インド北東部の茶。マスカットのようなかおりを楽しめる。

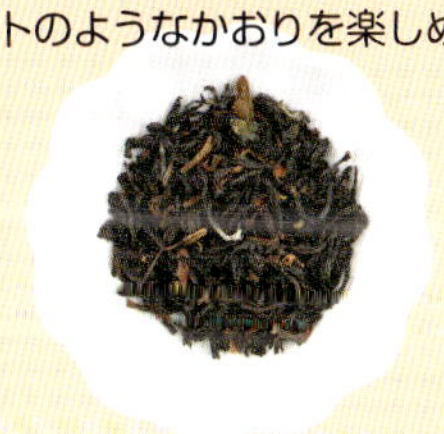

ウバ

スリランカの茶。しぶ味が強く、バラのようなかおり。

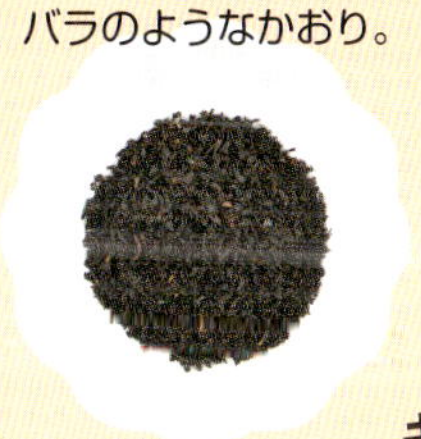

ケニヤ

アフリカ・ケニヤの茶。うま味が強く、かすかなかおり。

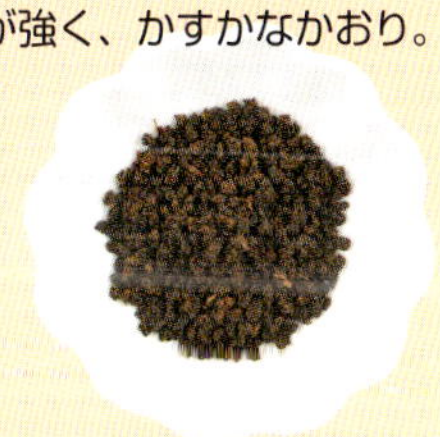

アッサム

インド北東部の茶。あまくてうま味の強い、味のこい茶。

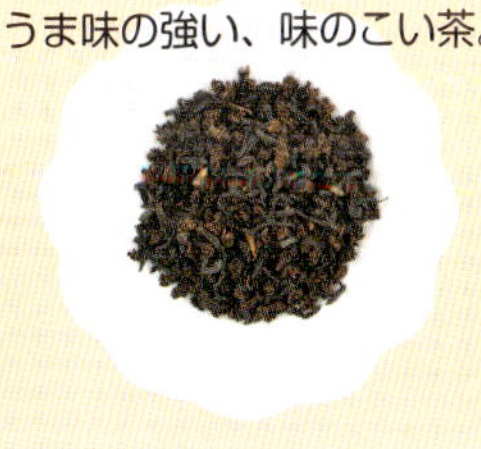

キーマン

中国《ちゅうごく》東部の茶。ランの花や、けむりのようなかおり。

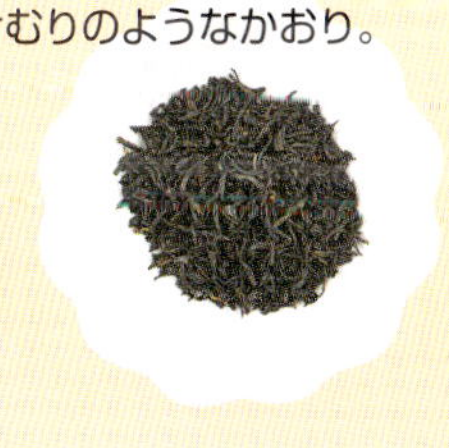

食事の作法

国によって、食事の作法はいろいろ。世界各国の子どもたちが集まって、いろいろなふるまいについて、自分の国では○か×かを語り合ったよ！

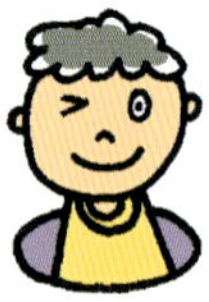

めんを音を立てて食べる。

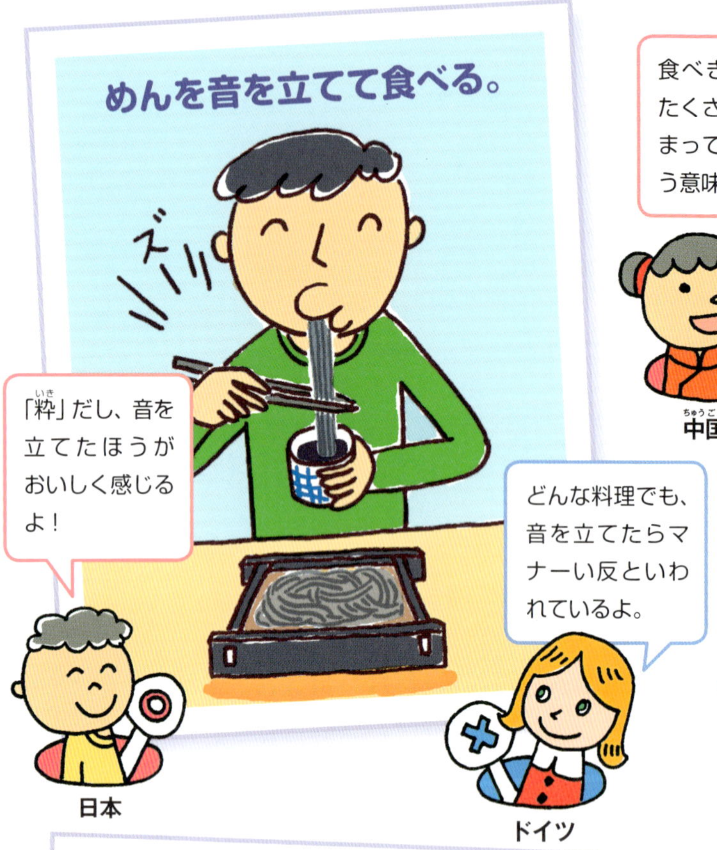
ズ
ズ
「粋《いき》」だし、音を立てたほうがおいしく感じるよ！
日本
どんな料理でも、音を立てたらマナーい反といわれているよ。
ドイツ

出された料理は少し残す。

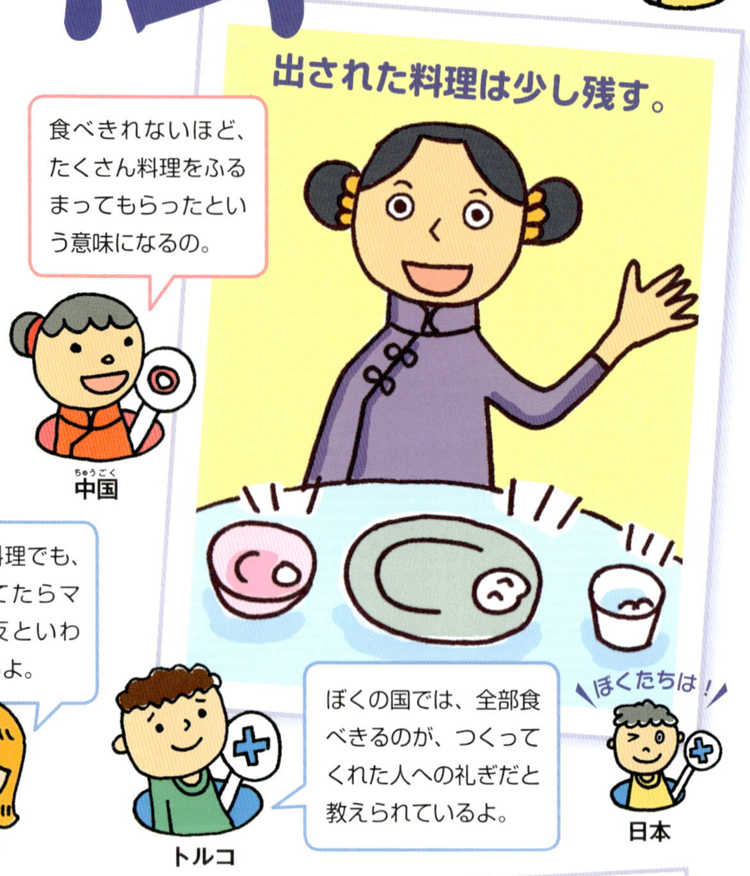
食べきれないほど、たくさん料理をふるまってもらったという意味になるの。
中国《ちゅうごく》
ぼくの国では、全部食べきるのが、つくってくれた人への礼ぎだと教えられているよ。
トルコ
ぼくたちは！
日本

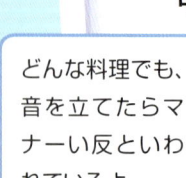

食器に直接《ちょくせつ》口をつける。

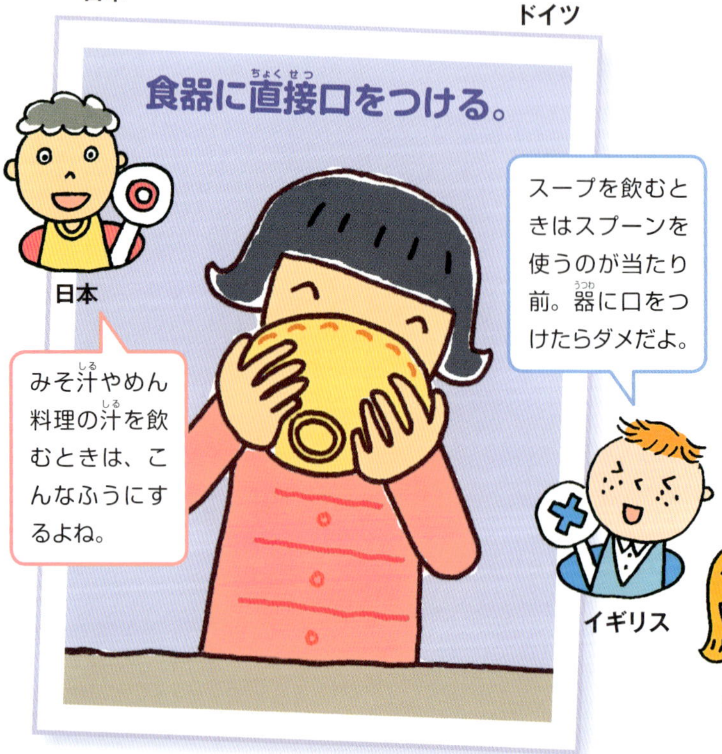
日本
みそ汁《しる》やめん料理の汁《しる》を飲むときは、こんなふうにするよね。
スープを飲むときはスプーンを使うのが当たり前。器《うつわ》に口をつけたらダメだよ。
イギリス

パンは最初から手でちぎる。

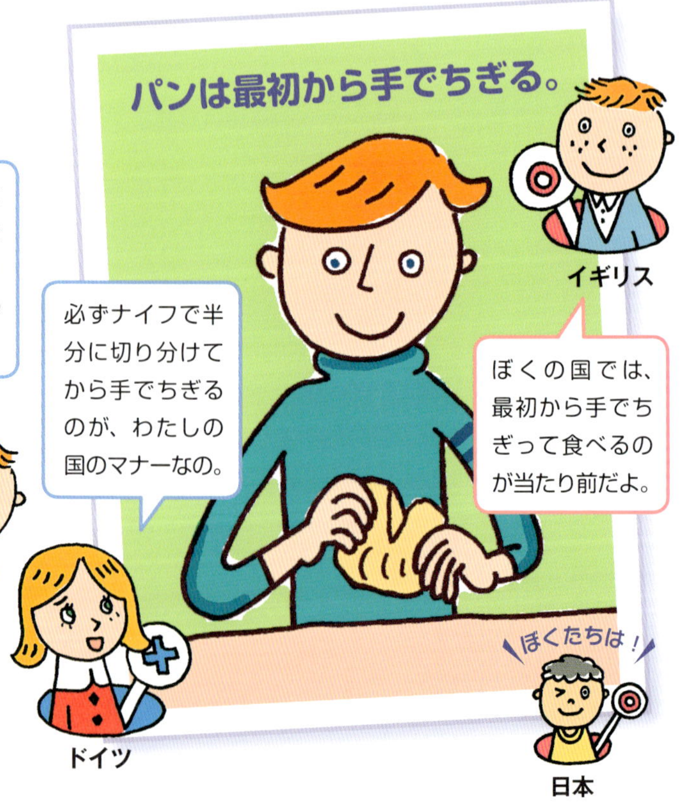
イギリス
ぼくの国では、最初から手でちぎって食べるのが当たり前だよ。
必ずナイフで半分に切り分けてから手でちぎるのが、わたしの国のマナーなの。
ドイツ
ぼくたちは！
日本

＊しょうかいした作法は一例で、同じ国でも当てはまらない場合があります。

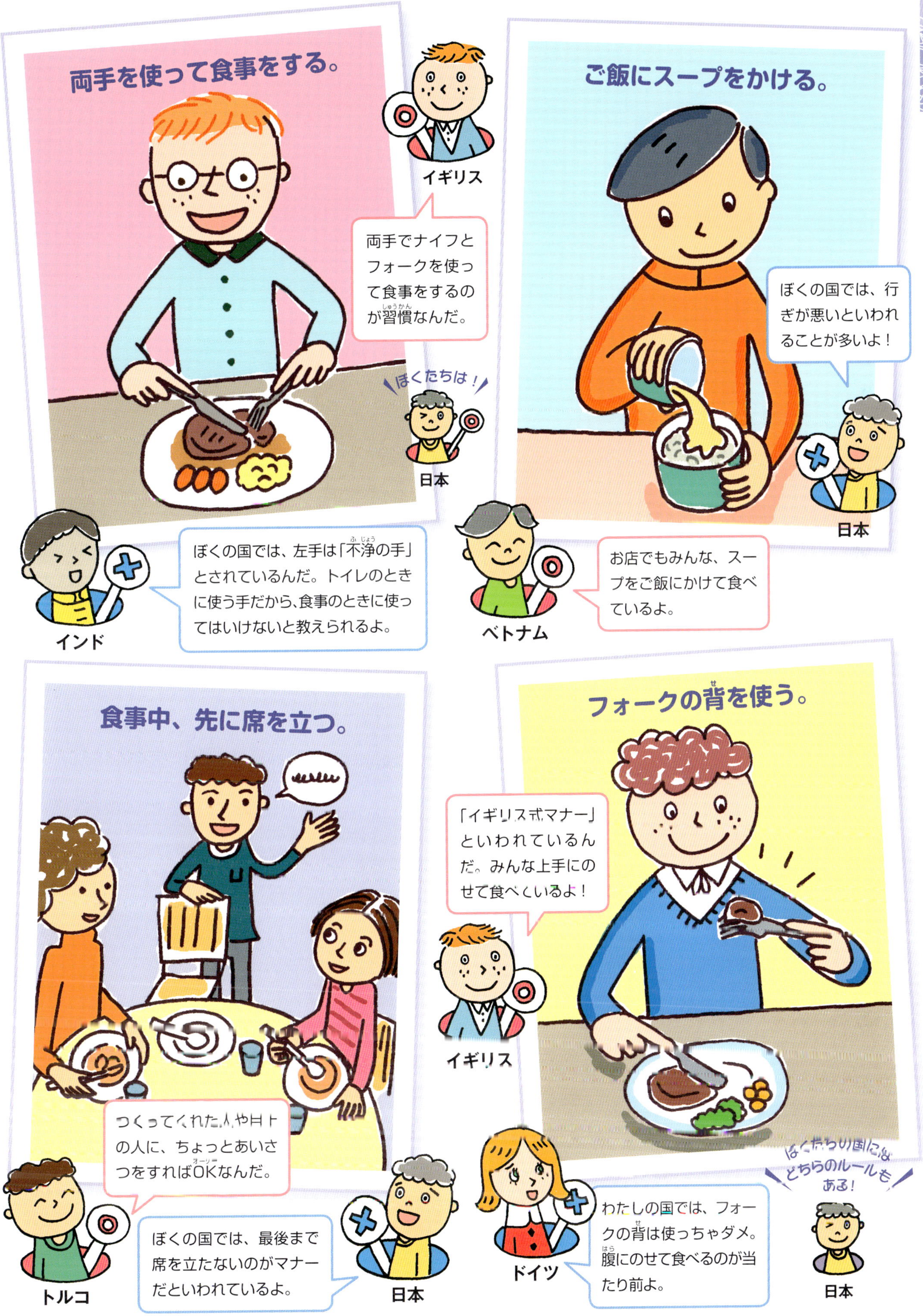
両手を使って食事をする。
イギリス
両手でナイフとフォークを使って食事をするのが習慣《しゅうかん》なんだ。
ぼくたちは！
日本
ぼくの国では、左手は「不浄《ふじょう》の手」とされているんだ。トイレのときに使う手だから、食事のときに使ってはいけないと教えられるよ。
インド
ご飯にスープをかける。
ぼくの国では、行ぎが悪いといわれることが多いよ！
日本
お店でもみんな、スープをご飯にかけて食べているよ。
ベトナム
食事中、先に席を立つ。
つくってくれた人や
の人に、ちょっとあいさつをすればOKなんだ。
トルコ
ぼくの国では、最後まで席を立たないのがマナーだといわれているよ。
日本
フォークの背《せ》を使う。
「イギリス式マナー」といわれているんだ。みんな上手にのせて食べているよ！
イギリス
わたしの国では、フォークの背《せ》は使っちゃダメ。腹《はら》にのせて食べるのが当たり前よ。
ドイツ
ぼくたちの国には
どちらのルールもある！
日本

味のバラエティー
——調味料と香辛料《こうしんりょう》

さまざまな料理の味を生み出すのが、調味料や香辛料《こうしんりょう》。世界各国で使われているソースやハーブなどを集めてみたよ！

「料理の味を調《ととの》える」

調味料

料理にさまざまな味を加えるもの。塩や砂糖《さとう》のほかに、材料をいくつか混《ま》ぜたソースなどもあるよ。

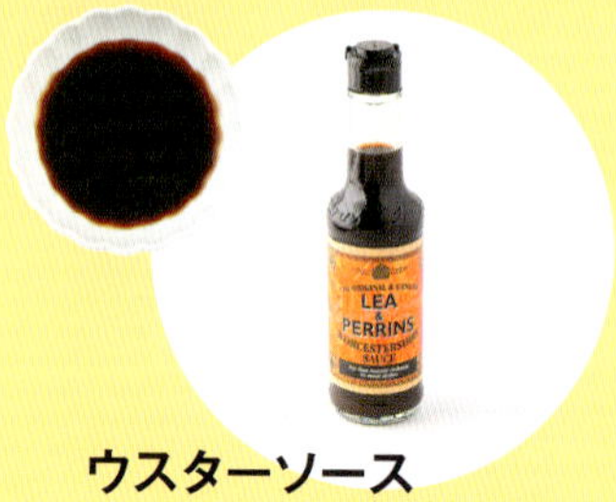
LEA & PERRINS

ウスターソース

トマトやりんごなどの野菜、果実の汁《しる》に、香辛料《こうしんりょう》を加えたもの。

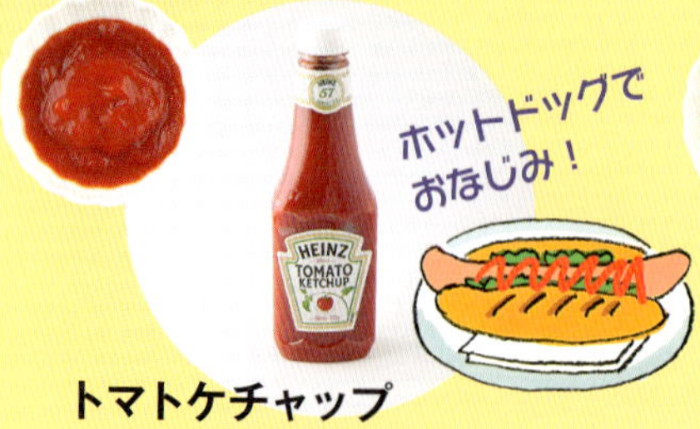
HEINZ
TOMATO KETCHUP
ホットドッグでおなじみ！

トマトケチャップ

トマトを煮《に》つめてなめらかにし、塩や酢《す》、たまねぎなどを加えたもの。

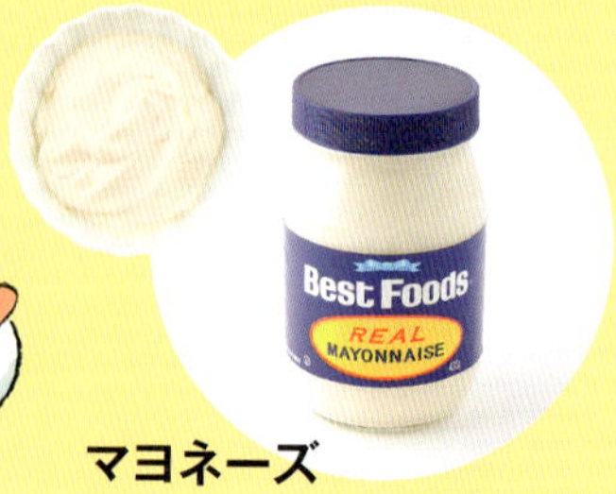
Best Foods
REAL
MAYONNAISE

マヨネーズ

卵黄《らんおう》と酢《す》、油、塩などをかき混《ま》ぜて、クリーム状《じょう》にしたもの。

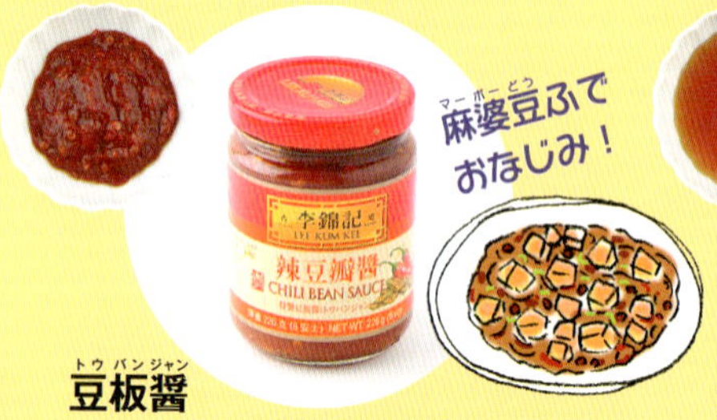
李錦記
辣豆瓣醬
CHILI BEAN SAUCE
麻婆豆《マーボーどう》ふでおなじみ！

豆板醤《トウバンジャン》

そらまめでつくったみそに、とうがらしや塩を加えた中国《ちゅうごく》の調味料。

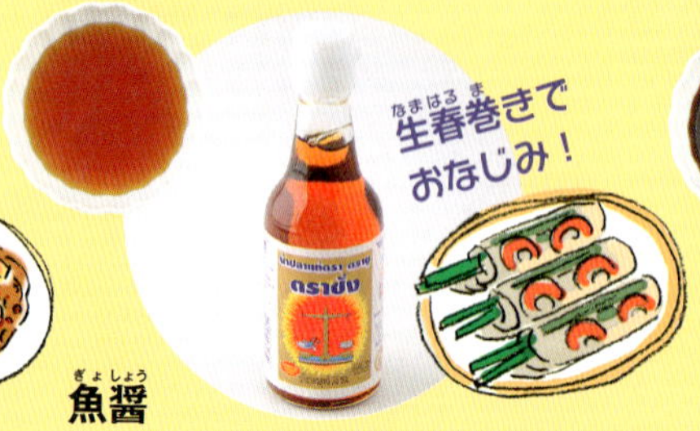
生春巻《なまはるま》きでおなじみ！

魚醤《ぎょしょう》

魚介《ぎょかい》類を発酵《はっこう》させた調味料。東南アジア料理によく使われる。

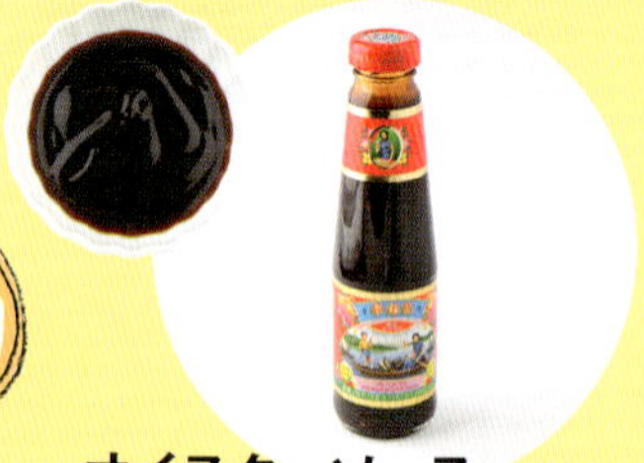

オイスターソース

生がきを塩づけして発酵《はっこう》させたり、煮《に》つめたりした中国《ちゅうごく》の調味料。

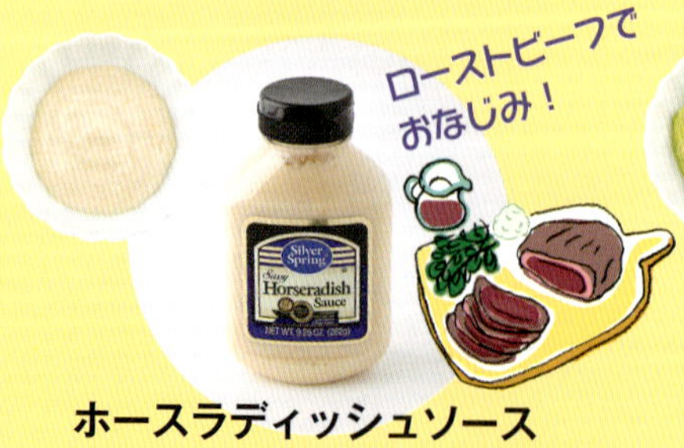
Silver Spring
Horseradish Sauce
ローストビーフでおなじみ！

ホースラディッシュソース

西洋わさびをすりおろし、酢《す》などを混《ま》ぜる。ツンとしたからさ。

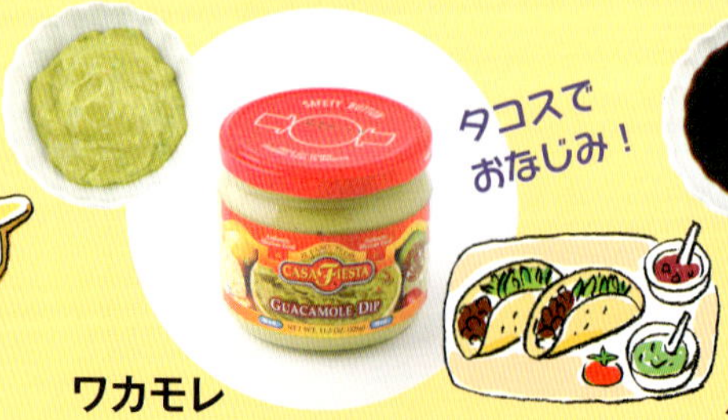
CASA FIESTA
GUACAMOLE DIP
タコスでおなじみ！

ワカモレ

アボカドにたまねぎやトマトなどを加えて、クリーム状《じょう》にしたもの。

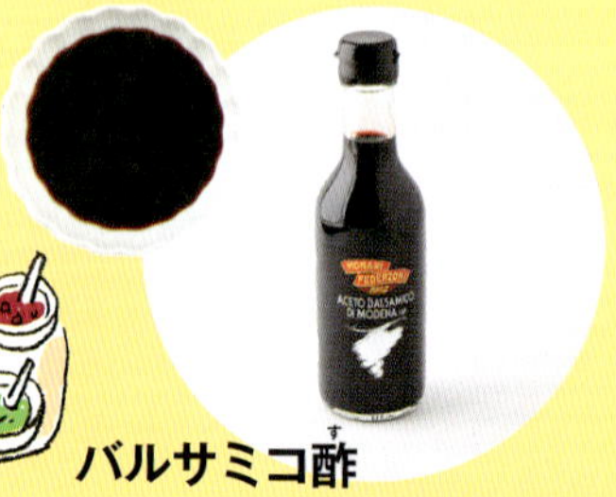

バルサミコ酢《す》

白ぶどう液《えき》を発酵《はっこう》させ、たるで何年も熟成《じゅくせい》させたイタリアの調味料。

調味料のまめ知識《ちしき》

アレクサンダー大王も砂糖《さとう》にびっくり？

砂糖《さとう》が歴史に初めて登場したのは紀元前4世紀。そのころ、インドでは生産されていて、ヨーロッパからアレクサンダー大王がせめたとき、「かむとあまいアシがある」と、おどろいたという記録が残っているんだ。

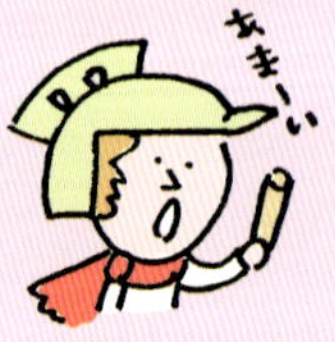
あま〜い

なつめやしからぐう然できた酢《す》

7,000年前のバビロニア（現《げん》在《ざい》のイラク南部）では、なつめやしの酒がつくられ、そこから酢《す》ができた。お酒がぐう然発酵《はっこう》したんだって。

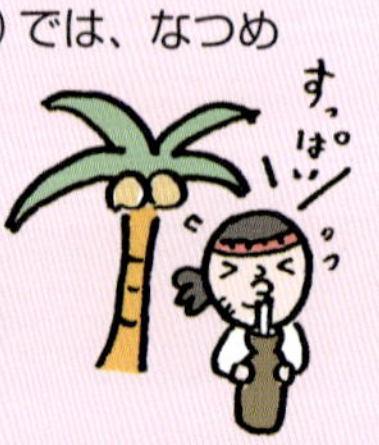
すっぱ〜ッ

塩のつくり方はいろいろ

日本では海水を煮《に》つめて塩をつくることが多い。でも、世界には、陸に閉《と》じこめられた海水が地下でかたまった岩塩や、塩水がたまった塩湖から、塩をつくる方法もある。

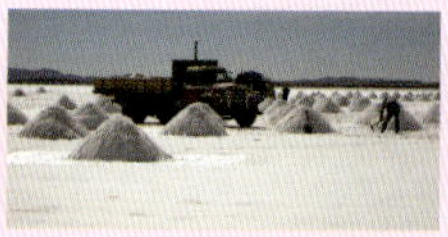

ボリビアのウユニ塩湖も塩の産地。

「料理にかおりやから味をつける」

香辛料《こうしんりょう》

香辛料《こうしんりょう》は植物からとったもの。料理に、かおりやから味を加え、深い味わいにするんだ。

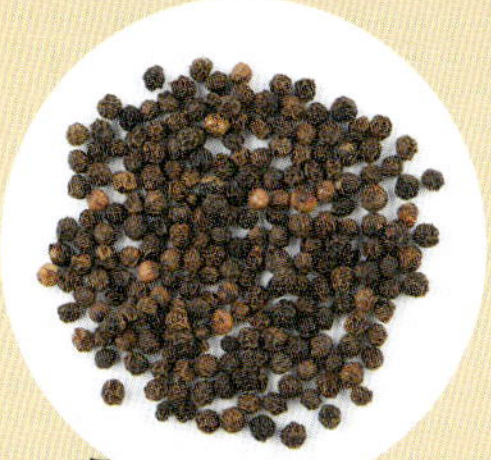

こしょう

インド原産。つる性《せい》植物のからい果実の部分を、乾燥《かんそう》させて使う。

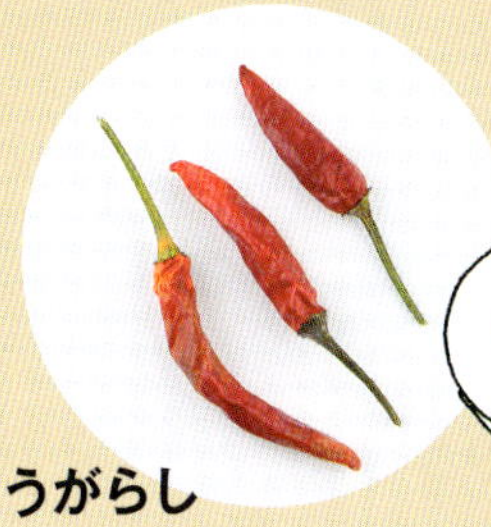

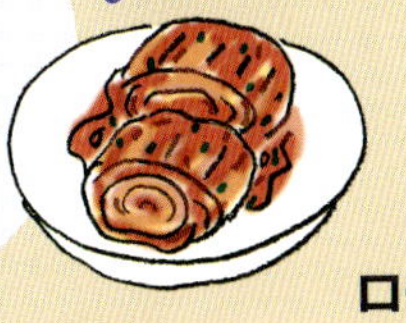
キムチでおなじみ！

とうがらし

から味の強い、まっ赤な果実を使うことが多い。メキシコ原産。

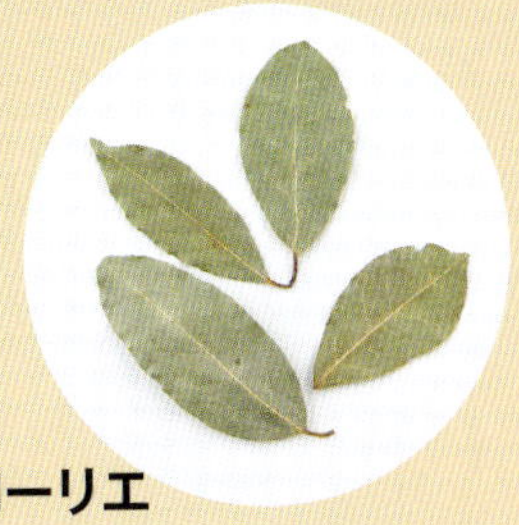

ローリエ

地中海《ちちゅうかい》原産の木の葉。肉のくさみをおさえるのによく使う。

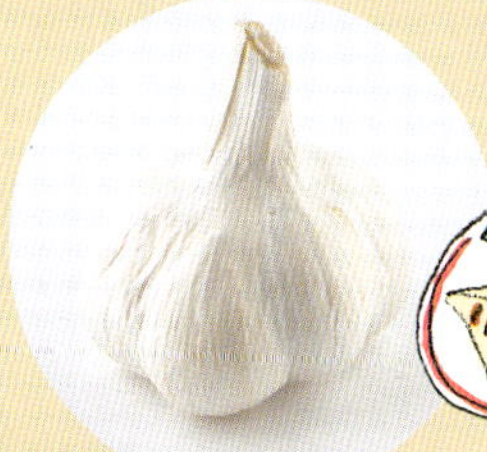

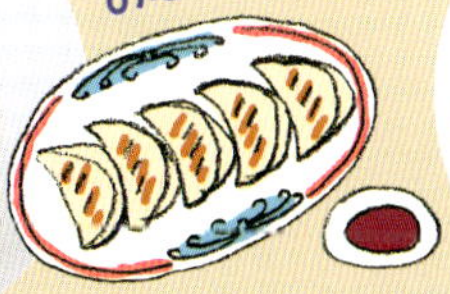
餃子《ギョーザ》でおなじみ！

にんにく（→P.8）

ねぎの一種。主に球根を、さまざまな料理のかおりづけに使う。

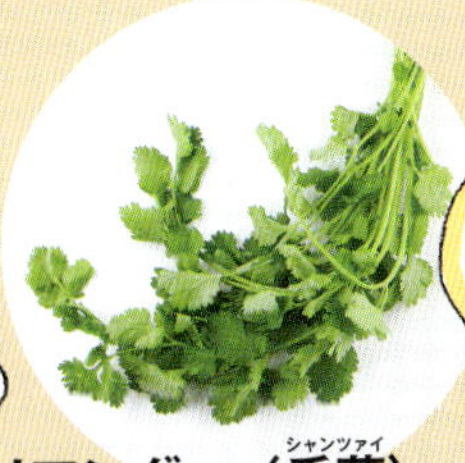

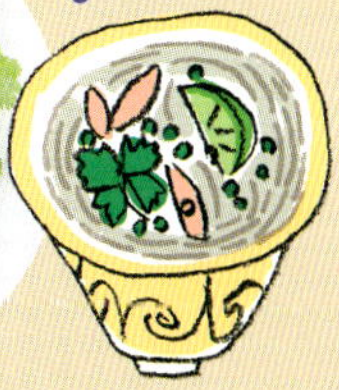
フォーでおなじみ！

コリアンダー（香菜《シャンツァイ》）

にが味と青くささが特ちょうの葉。パクチーともいう。

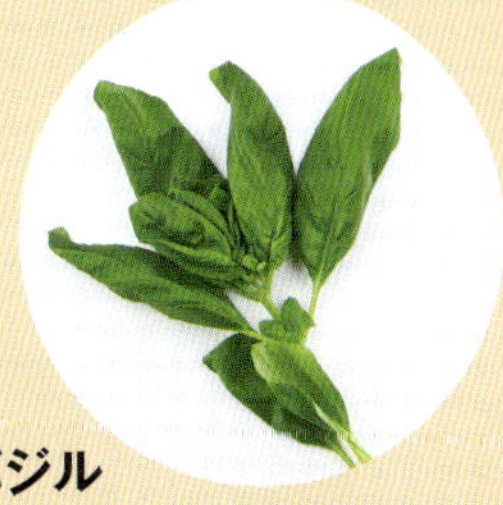

バジル

しその仲間。イタリアやタイ料理などで、かおりづけに使う。

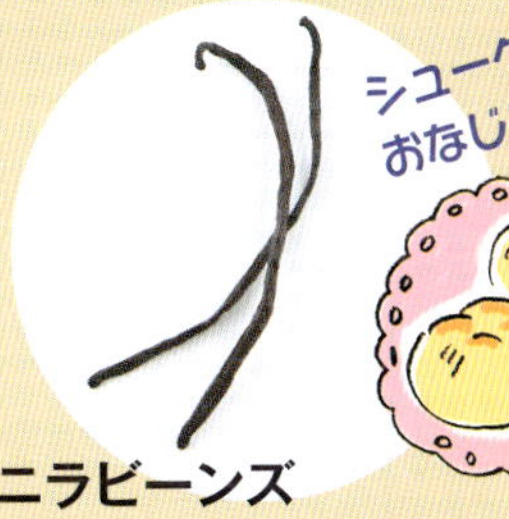

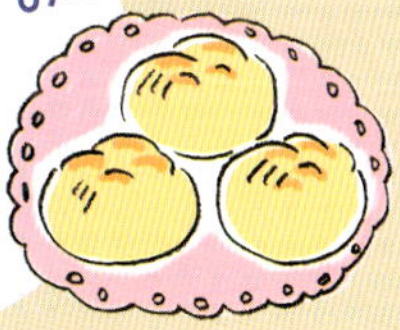
シュークリームでおなじみ！

バニラビーンズ

つる性《せい》植物の果実を発酵《はっこう》させて使う。スイーツなどにあまいかおりをつける。

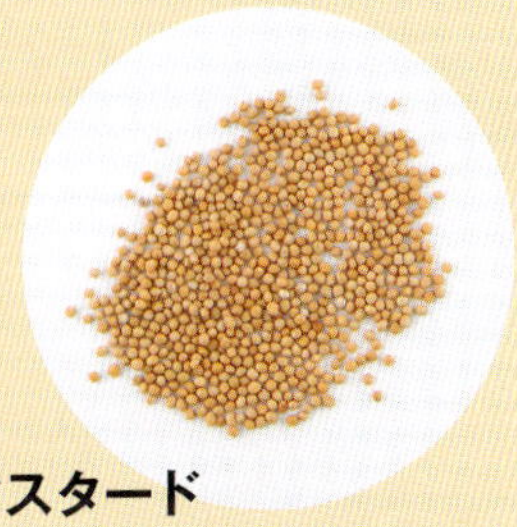

マスタード

粉状《こなじょう》にしたからしの種を、水などでねって使う。からさと酸味《さんみ》がある。

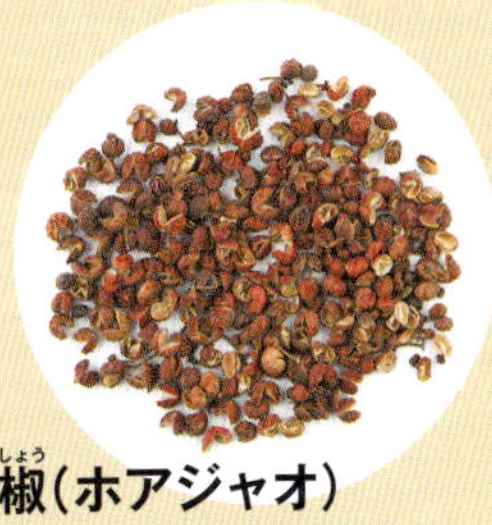

花椒《かしょう》（ホアジャオ）

中国《ちゅうごく》原産。果実の皮はしびれるようなからさで、かおりも豊《ゆた》か。

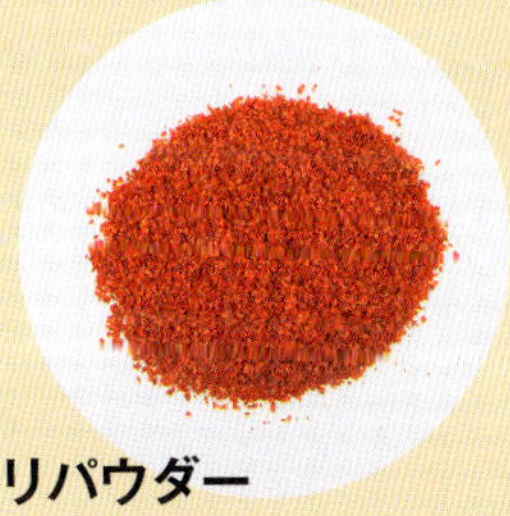

チリパウダー

とうがらしにオレガノなどの香辛料《こうしんりょう》を混《ま》ぜたもの。アメリカ生まれ。

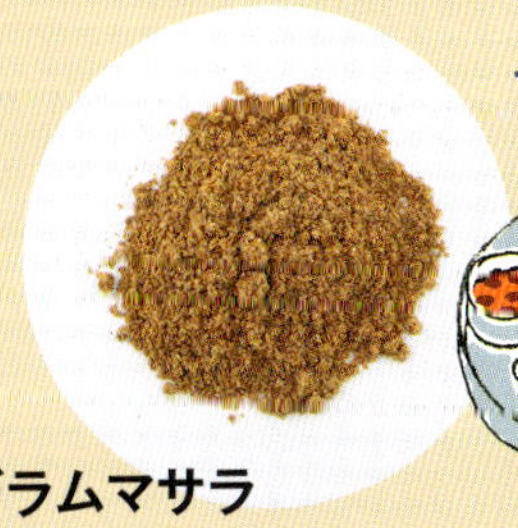

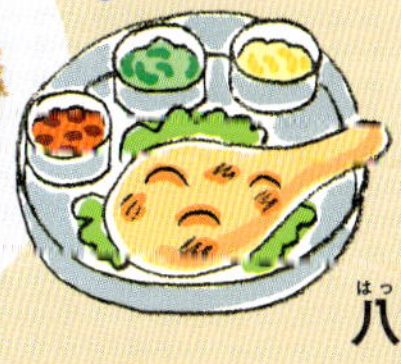
カレーでおなじみ！

ガラムマサラ

シナモン、ナツメグ、クローブを混《ま》ぜたもの。インド料理でよく使う。

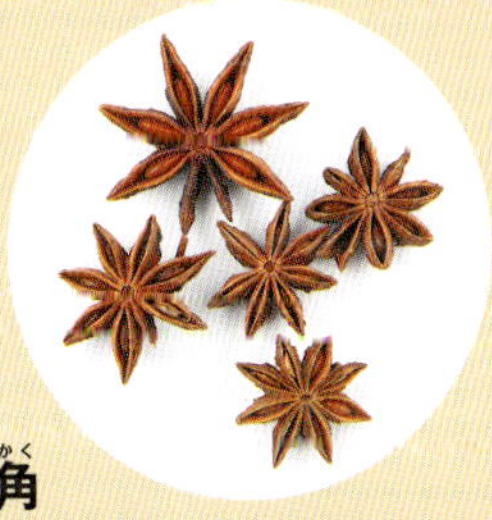

八角《はっかく》

星形の果実を使う。あま味とにが味があり、中国《ちゅうごく》の肉料理によく使う。

香辛料《こうしんりょう》のまめ知識《ちしき》

ミイラづくりには香辛料《こうしんりょう》を

古代エジプトでは、ミイラをつくるときにくさりにくくするため、シナモンやカレーに使うクミンなどの香辛料《こうしんりょう》を使ったんだって。

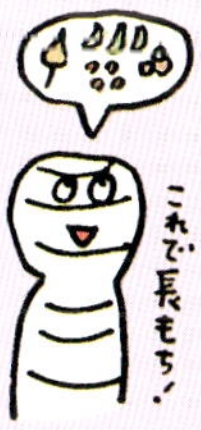
これで長もち！

こしょうは銀と同じ!?

昔、こしょうは貴重品だった。古代ローマでは銀と交かんされ、16世紀以降《いこう》は産地をめぐって戦争も起きたほど。

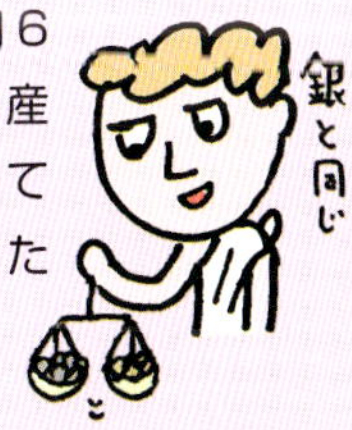
銀と同じ

日本にもハーブはいっぱい

ハーブというと西洋のものと思われがちだけれど、つまりは薬草や香草《こうそう》のこと。日本原産のわさびやみょうがが、和食によく使われるしそやしょうがなども、日本のハーブなんだ。

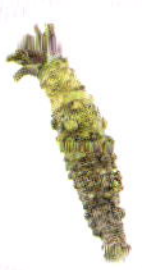

わさび （→P.25）

しそ （→P.28）

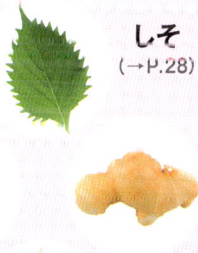

しょうが （→P.8）

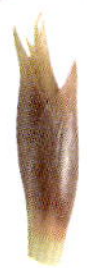

みょうが （→P.29）

びっくり料理

世界には、見たことも、食べたこともない、おどろきの料理や食材がたくさんあるよ。なかでも、とくにふしぎでおもしろいものを集めてみたよ！

つばめの巣

中国《ちゅうごく》

アナツバメがだ液《えき》をはいて、かためた巣は、中国《ちゅうごく》料理では有名な高級食材。お湯でもどして、スープやデザートに使うよ。

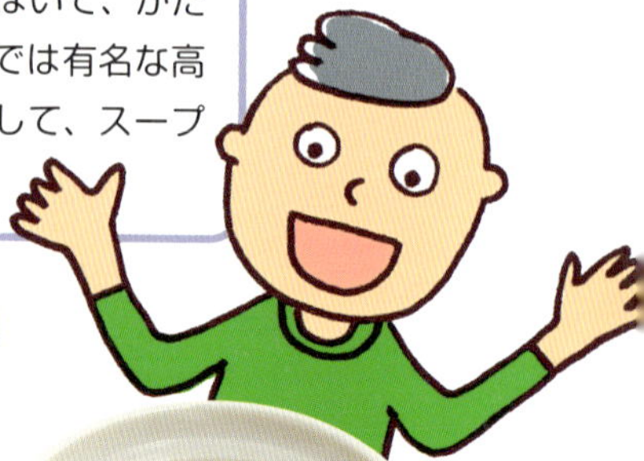

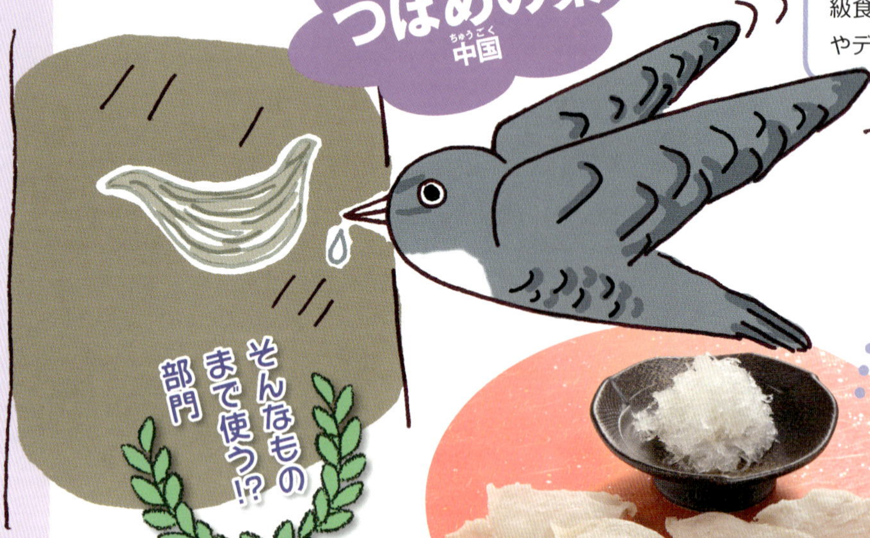

そんなものまで使う!?部門

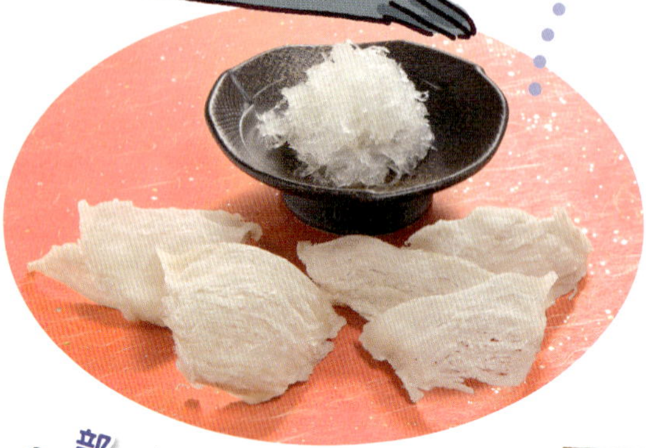

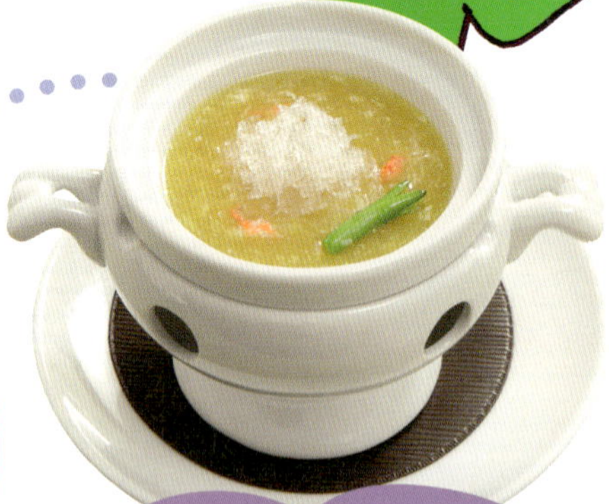

キビヤック

北極圏《ほっきょくけん》

見た目インパクト部門

あざらしのおなかに何十羽という海鳥をつめこみ、土にうめて発酵《はっこう》させたもの。海鳥の液状《えきじょう》になった内臓《ないぞう》をおしりの穴《あな》から吸《す》って飲み、肉や皮も食べる。

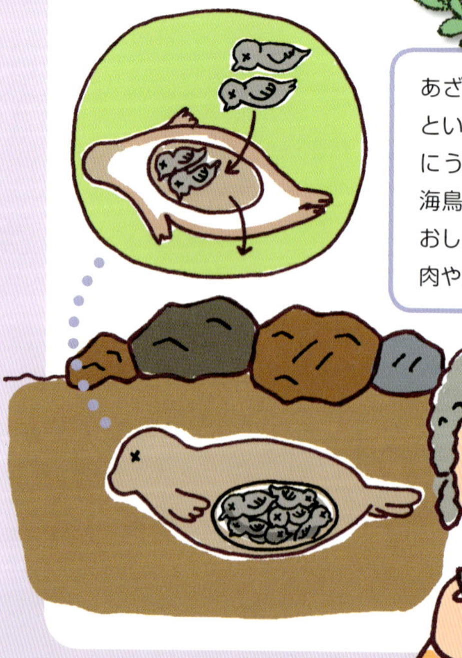

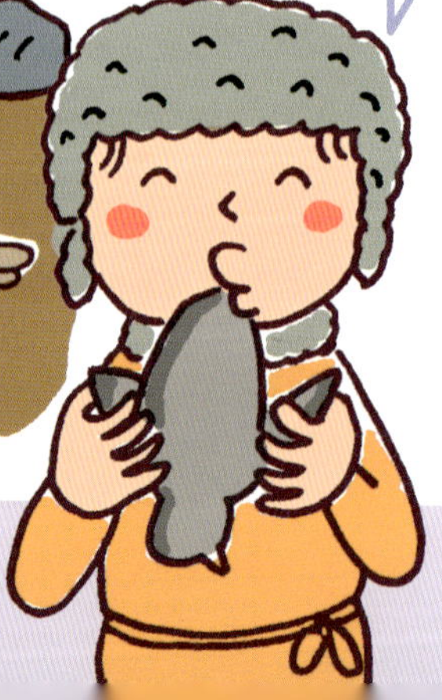

ドンドゥルマ

トルコ

ノビノビしていますね〜部門

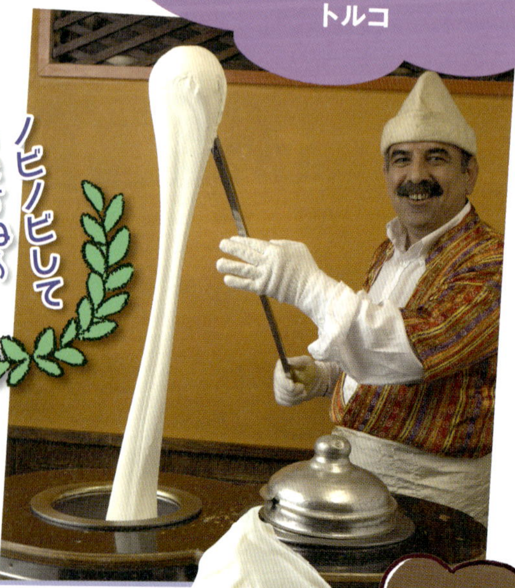

トルコアイスと呼《よ》ばれるもの。サーレップというラン科の植物の根っこを粉にしたものを入れてあるから、アイスクリームがのびるんだって。屋台では、長くのばすパフォーマンスを見せながら売っているよ。

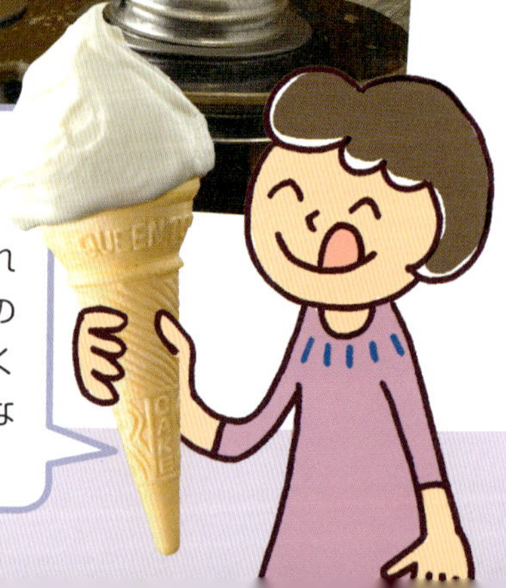

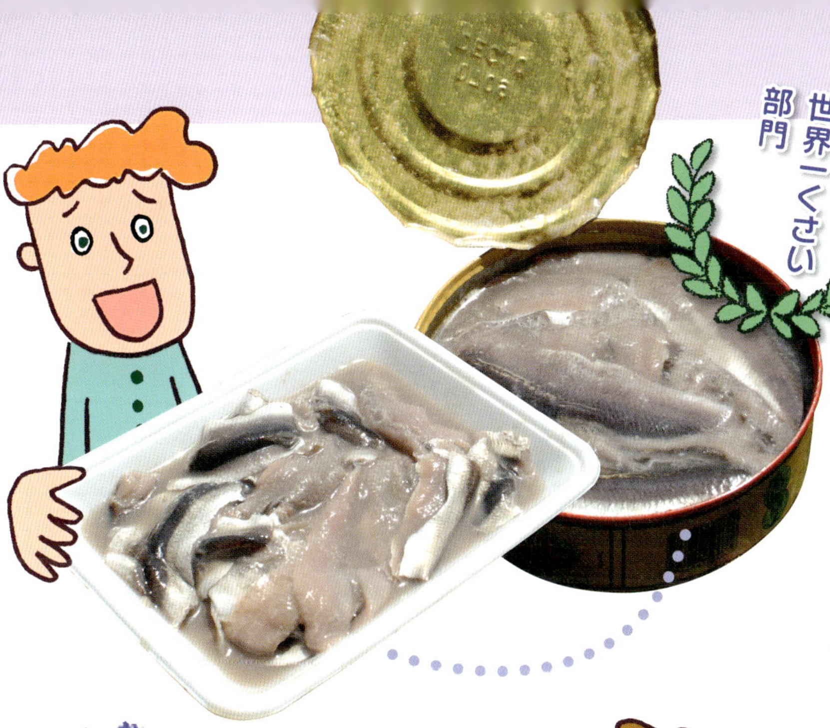

シュールストレミング

スウェーデン

世界一くさい部門

塩づけにしたにしんを、かんの中で発酵《はっこう》させたもの。世界一くさい食べものといわれているよ。

⚠ 屋内で開けてはダメ！

開けると汁《しる》が飛び出し、強れつなにおいがするので、屋外の広い場所で開けよう。

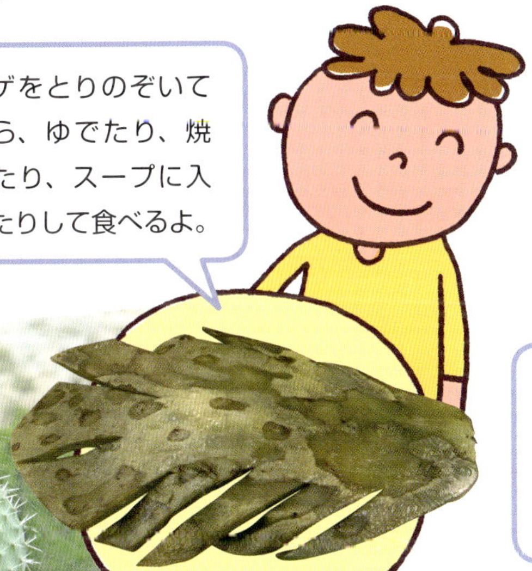

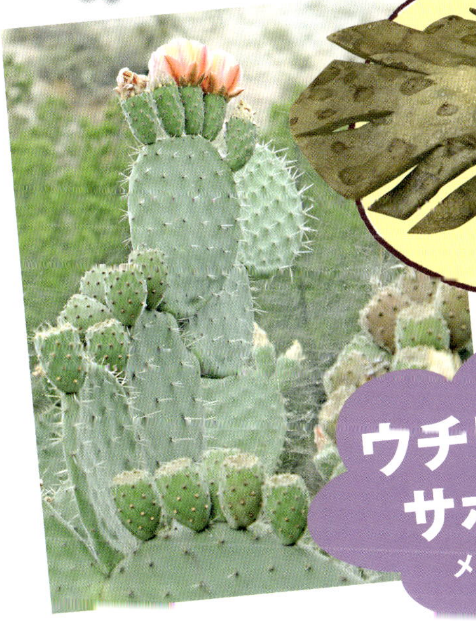

ウチワサボテン

メキシコ

えっ！食べられるの!?部門

トゲをとりのぞいてから、ゆでたり、焼いたり、スープに入れたりして食べるよ。

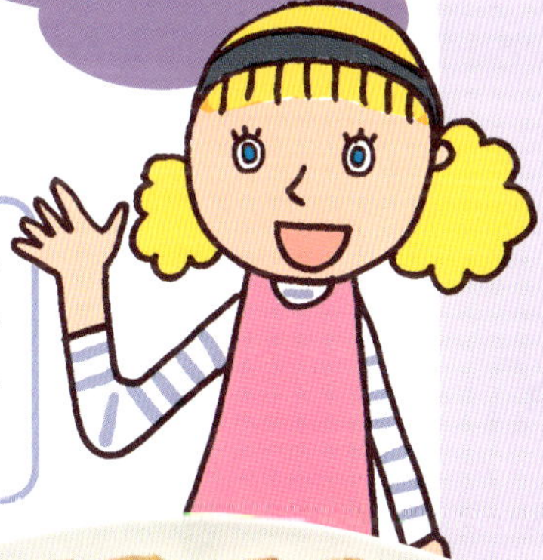

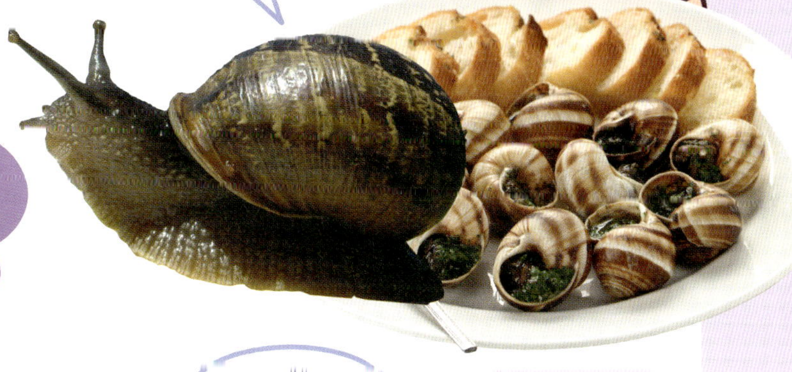

エスカルゴ

フランス

想《そう》像《ぞう》しないで食べるべし部門

食用のかたつむりのこと。ハーブやガーリックバターをつめて焼く「ブルゴーニュ風」が有名よ。

世界三大珍味《ちんみ》

フォアグラ、トリュフ、キャビアは、世界でもとれる量が少なく、めずらしいので、世界三大珍味《ちんみ》といわれているよ。どんな味がするのかな？

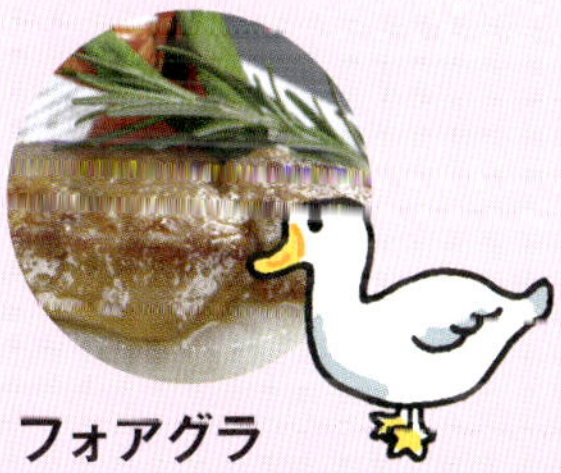

フォアグラ

がちょうやかもを太らせて、大きくした肝臓《かんぞう》。

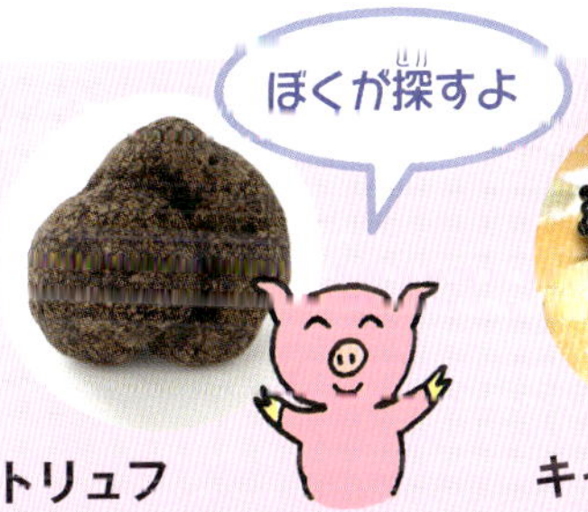

トリュフ

地中で育つ、食用きのこ。とてもかおりがいいんだよ。

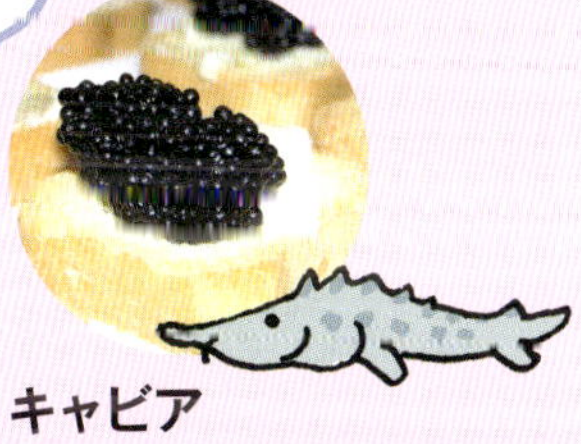

キャビア

ちょうざめという魚の卵《たまご》を塩づけにしたもの。

食材・料理（お菓子《かし》）名 さくいん

あ

アイコ（トマト）……13
青なす……15
あおりんご……34
赤オクラ……19
あかがい……70、88
赤米……86
赤身（魚）……78
あげせんべい……87
あけび……35、48
あさり……88
あじ……71、89
あじの開き干し……63
あずき……99
アスパラガス……9、18-19、28、30-31、88
アセロラ……47
厚あげ……94
アッサム（紅茶）……119
あなご……71
あひる……61、69
油……33
油あげ……94
アボカド……34、37、48
あんこう……91
あんず……48-49
イエローアイコ（トマト）……13
いか……71、88、90
いかの塩から……63
イクラ……70、79
出石皿《いずしさら》そば……96
出雲そば……96
伊勢うどん……96
いちご……34、36、48、88
いちじく……90
田舎そば……96
いなだ（魚）……79
稲庭うどん……97
いのしし……56、60
いぶりがっこ……98
いよかん……91
いわし……70、90
いんげん……8-9、89
インディカ米……86、114
ウインナソーセージ……62
烏龍茶《ウーロンちゃ》……118
うさぎ……61
うさぎのシチュー……61
牛……52、58-59、64-65、66
うす口しょうゆ……93
ウスターソース……122
うずら……69
ウチワサボテン……125
うど……88
うどん……96-97
うなぎ……70、76、89
うに……70、77
ウバ（紅茶）……119
馬……60
うめ……33、89
梅干し……89、98
うるち米……86-87
エスカルゴ……125
えだまめ……29、89
えのきたけ……90
えび……71、77、79、89
エリンギ……90
オイスターソース……122
大長なす……15
お菓子……116-117
オクラ……9、11、19、26、29、30-31、89
お茶……118-119
おっきりこみ……97
おぼろ豆ふ……94
オリーブ……33

か

かき（魚介）……76、90
かき（果物）……34-35、49
加工乳……66
かじき……89
花椒《かしょう》（ホアジャオ）……123
かすづけ……98
かずのこ……79
かつお……71、78、90
かつお節……63、98
カップラーメン……99
加糖練乳……66
かに……71、89
カニステル（果物）……47
ガパオ……106
かぶ……9、19、29、91
かぼちゃ……9、17、19、29、30-31、89
かます……90
かまぼこ……63、95
かも……61
賀茂なす……14
かものコンフィ……61
からし……33
からしなの種……33
ガラムマサラ……123
カリフラワー……8、19、29
かりん……47、90
カルパッチョ……106
かれい……89
カレー……99、106
ガレット・デ・ロワ……116
かわらそば……96
寒天……99
かんぴょう……16、99
乾物……95
がんもどき……94
キーマン（紅茶）……119
キウイフルーツ……35、48-49
きしめん……97
絹ごし豆ふ……94
キビヤック……124
キムチ……107
キャビア……79、125
キャベツ……8、10、18、20-21、28、88
牛肉……52、58-59
牛乳……64-65、66-67
きゅうり……8、10、19、29、30-31、89
餃子《ギョーザ》……107、112
玉露《ぎょくろ》……119
魚醤《ぎょしょう》……122
切り干し大根……99
キワノ（果物）……47
金柑《きんかん》（かんきつ類）……39
銀ざけ……76-77
きんめだい……78、91
グーズベリー……47
茎茶《くきちゃ》……119
くさや……63
クスクス……106、113
クネドリーキ……113
グラタン……106
くり……35、43、48-49、90
くるまえび……89
クレープ……106、112
グレープフルーツ……34、38、49
黒米……86
君山銀針《クンザンギンシン》（中国茶）……119
けがに……89
ケニヤ（紅茶）……119
ケバブ……106
玄米……86
こい口しょうゆ……93
こうじづけ……98
紅芯大根《こうしんだいこん》……11
香辛料……123
紅茶……118-119
高野豆ふ……99
ゴーヤ（にがうり）……9、10、18、29、30
コーンフレーク……33
ココア……106
こしょう……123
古代米……86
小なす……14
このしろ（魚）……79
ごぼう……9、22、29、31、91
ごま……26、33
こまつな……9、28、91
小麦・小麦粉……112-113
米……84-87、114-115
米粉……87
米酢……87
米みそ……92
コリアンダー（香菜《シャンツァイ》）……123
こんにゃく……32
こんにゃくいも……32
コンビーフ……62

さ

サーモン……70
再仕こみしょうゆ……93
埼玉青大丸なす……14
桜なべ……60
さくらます……88
さくらもち……87
さくらんぼ……34、89
ざくろ……34、37、49
さけ……76-77、79、90
酒……33、87
さざえ……88
ザッハトルテ……117
さつまいも……9、29、30-31、90
さといも……8、23、28
砂糖……33、122
さとうきび……33
さぬきうどん……97
さば……71、78、90
さやえんどう……30、88
さやいんげん……8、89
皿うどん……96
更科《さらしな》そば……96
サラミ……62
さわら……88
サンドイッチ……106
さんま……70、72-73、90
しいたけ……8、27、90
ジェラート……106
塩……122
塩ざけ……63
塩づけ……98
しか……61
しか肉のロースト……61
鹿ヶ谷《ししがたに》かぼちゃ……17
しじみ……89
ししゃも……90
ししゃも塩干し……63
シシリアンルージュ（トマト）……13
しそ……28、123
したびらめ……78
七面鳥……69
シフォンケーキ……107
しまうり……16
しめじ……9、90
じゃがいも……9、18、22、28、31、90
ジャックフルーツ……35
ジャポニカ米……86、114
香菜《シャンツァイ》（コリアンダー）……123
香腸《シャンツァン》（ソーセージ）……62
ジャンバラヤ……115
ジャンボかぼちゃ……17
シュークリーム……87、106
焼売《シューマイ》……107
シュールストレミング……125
シュラスコ……107
しゅんぎく……28
じゅんさい……24-25
しょうが……8、28、123
上新粉……87
ショウタオ（寿桃）……117
しょうゆ……93
しらうお……88
白玉粉……87
白玉だんご……87
不知火《しらぬい》（デコポン）……38、88
白しょうゆ……93
白なす……15
白身（魚）……78
ジンギスカン……60
酢……98、122
すいか……17、35、37、89
すけとうだら……79
スコーン……106
すし……70-71
すずき……79
スターフルーツ……46
すだち……39、90
ズッカ（トマト）……13
ズッキーニ……17、19、26-27
スナップえんどう……88
スノーホワイト（トマト）……12
スパゲッティ……106
酢豚……107
スモークサーモン……63
すもも……89
するめ……63
するめいか……90
ゼブラなす……15
せり……25、91
セロリ……9、28、31
煎茶……119
せんべい……87、112
千両なす……15
そうめん……97
そうめんかぼちゃ……17

ソーキそば……97
ソーセージ……62、106
そば……96-97
そらまめ……88

た

ダージリン(紅茶)……119
たい……70、77
だいこん…9、18、22、29、30-31、91
大豆……89、92-95
鯛そうめん……96
たくあん……98
たけのこ……9、11、28、33、88
たこ……70、91
タコス……107
だちょう……69
ダッタンそば……96
卵(鳥)……68-69
卵(魚)……79
たまねぎ……8、11、18、28、88
たまりじょうゆ……93
たら……78、91
たらこ……79
たらのめ……88
たらばがに……91
だんご……87
タンドリーチキン……106
チーズ……67
チーズフォンデュ……106
チェリモヤ(果物)……46
チキンライス……106
ちくわ……63
茶……118-119
茶そば……96
中華まん……113
中国茶……119
調合みそ……92
ちょうざめ……79、125
調整乳……66
調味料……122
チリパウダー……123
ちりめん細長うり(へびうり)…16
チンゲンサイ……91
チンジャオロースー……107
つくし……88
つばめの巣……124
つぶがい……70
ティラミス……106
デコポン(不知火《しらぬい》)……38、88
鉄観音《テッカンノン》(中国茶)……119
てんぐなす……15
とうがらし……123
とうがん……16-17、29
豆板醤《トウバンジャン》……122
豆ふ……94
道明寺粉……87
とうもろこし…8-9、19、33、89
ドーナツ……106
トスカーナバイオレット(トマト)…13
トッポッキ……115
とびうお……79、88
とびこ……79
トマト……8、12-13、29、89
トマトケチャップ……122
トムヤムクン……106
ドラゴンフルーツ……47
とらふぐ……91
ドリアン……46
とり肉……53、54-55
トリュフ……125
トロ……71、78
ドンドゥルマ……124

な

ながいも……29
ながねぎ……9、23、28、30
なし……34-35、48-49、90
ナシゴレン……115
なす…8、14-15、29、30、89
ナタデココ……107
納豆……95、98
七草がゆ……91
生クリーム……67
生ハム……62
生春巻き……107、115
ナン……113
にがうり(ゴーヤ)…9、10、18、29、30
肉牛……52、58-59、65
にしん……79、88、125
煮干し……63
日本茶……119
乳飲料……66
乳牛……64-65
乳酸菌飲料……66
乳製品……66-67
にら……28、88
にわとり…53、54-55、68-69
にんじん……8、19、29、31、91
にんにく……8、28、123
ぬかづけ……98
ねぎ(ながねぎ)…9、23、28、30
ねりもの……95
のり……76

は

胚芽米……86
パイナップル…34、37、43、89
白牡丹茶《パイムータンちゃ》(中国茶)……119
バウムクーヘン……106
パエーリャ……106、114
はくさい……8、28、91
白米……86
バクラヴァ……116
馬さし……60
バジル……123
パスタ……87、112-113
パステル・デ・ナタ……116
パセリ……8、28
バター……67
バターナッツ(かぼちゃ)……17
八角(香辛料)……123
パッションフルーツ……46
花ズッキーニ……17
バナナ…34-35、37、42、44-45
バニラビーンズ……123
パパイヤ……34、49
パフェ……106
はまぐり……88
ハム……62
はやとうり……16
春キャベツ……88
バルサミコ酢……122
ハロハロ……107
パン……87、113
ハンバーク……106
晩白柚《ばんぺいゆ》(かんきつ類)……38、91
ピータン……69
ビーフジャーキー……62
ビーフン……115
ピーマン……8、11、19、29、89
ピザ……106
ピッコラカナリア(トマト)……12
羊……60
ビビンバ……107
ひやむぎ……97
ピラウ(ピラフ)……114
ひらめ(えんがわ)……71、77、91
ピロシキ……106
びわ……35、36、89
ファースト(トマト)……13
普洱茶《プーアルちゃ》(中国茶)……119
フォアグラ……125
フォー……107
ふき……88
ふぐ……91
ぶた・ぶた肉……53、56-57
仏手柑《ぶっしゅかん》(かんきつ類)……39
ぶどう……33、34、48-49、90
ふなずし……98
フライドチキン……113
ブラウニー……107
ブラッドオレンジ……39
ブラッドソーセージ……62
プラム……35
フランクフルトソーセージ……62
ぶり……70、76、78-79、91
フリット……113
ブルーベリー……35、48、89
ブロイラー……53、54
ブロッコリー……9、29、91
米なす……14
ベーコン……62
へぎそば……96
北京ダック……61
へちま……16
へびうり(ちりめん細長うり)…16
焙《ほう》じ茶……119
ほうとう……97
ほうれんそう…8、28、30-31、91
ホースラディッシュソース…122
ポーポー(果物)……47
干し貝柱……63
干しがき……99
ほたてがい……71、76-77、91
ほたるいか……88
ぼたんなべ……60
ホットケーキミックス……87
ホットドッグ……107
ポテトチップス……107
ぼら……79
ボルシチ……106
ポンデケージョ……107

ま

麻婆豆《マーボーどう》ふ……107
マイクロミニ(トマト)……13
まいたけ……90
マカロン……106
まぐろ……71、78、91
マスタード……123
まだい……88
まだこ……91
抹茶……119
マフィン……117
豆みそ……92
マヨネーズ……60、122
マルメロ(果物)……46
マンゴー……35、46
マンゴスチン……46-47
ミートローフ……107
みかん…35、38-39、48-49、91
みずな……28
みそ……92
みそづけ……63、98
みょうが……29、89、123
ミラクルフルーツ……47
みりん……87
ミルフィーユ……106
麦みそ……92
無洗米……86
むらさきキャベツ……10
メープルシロップ……107
芽キャベツ……27
メロン……
17、35、36、42-43、49、89
めん……96-97
メンマ……33
もち……87、99
もち米……86-87
もめん豆ふ……94
もも……34-35、48-49、89
桃太郎(トマト)……12
もやし……25、28
モロッコいんげん……9

や

やぎ……61
やぎ汁……61
ゆうがお(ウリ)……16
ゆず……39
湯葉……94
洋なし……34
ヨーグルト……67
寄せ豆ふ……94

ら

ラーメン……107
ライスプディング……114
ライチ……46
ラグマン……112
ラズベリー……35
らっかせい……27、29
ラムのロースト……60
ランブータン(果物)……47
リゾット……106、114
緑茶……118-119
りんご……34、36、40-41、90
レタス……8、31、89
レッドゼブラ(トマト)……12
レモン……35、39、90
れんこん……10、24、28、91
ローストビーフ……106
ロースハム……62
ローゼル(果物)……47
ローリエ(香辛料)……123
ロコモコ……107、115
龍井茶《ロンジンちゃ》(中国茶)……119

わ

わかし(魚)……79
和菓子……95
わかめ……76
ワカモレ……122
わけぎ……88
わさび……25、123
ワッフル……106
わに……61
わにのミートボール……61
わらさ(魚)……79
わんこそば……97

写真協力・提供

P.8-9,14-19,26-27タキイ種苗株式会社（千両二号、さつきみどり、スターレイ、モロッコ、えびす、お多福、サラダむすめ、トップセラー、ニューホワイト六片、べにまさり、こがね丸、大和里芋、菜々音、弁天丸、向陽二号、ちりめん細長うり、太へちま、10貫目大丸かんぴょう、青大長縞瓜、長とうがん、白実はやとうり、金糸瓜、バターナッツ、鹿ヶ谷カボチャ、アトランチック・ジャイアント、ベニー、打木早生赤栗、バイオレットクイン、半白節成、白れいし、猩々赤、ダイナー）／P.8-9,12-13,18-19株式会社サカタのタネ（ピクセル、美星、瀬戸パラマウント、冬自慢、アイコ、イエローアイコ、パープルウェルカム、グリーントスカ、ゴールドトスカ、プッチィーニ、飛騨紅かぶ、オレンジ美星）／P.12-13サントリーフラワーズ株式会社／P.14-15,18-19らでぃっしゅぼーや株式会社（賀茂なす、米なす、ピュアホワイト、沖縄島にんじん）／P.14-15埼玉県ときがわ町役場産業観光課，愛知県農林水産部園芸農産課／P.16-19,34-37みやざきブランド推進本部／P.16-17株式会社つま正／P.20-21JA嬬恋村／P.24-25株式会社安藤食品，大王わさび農場／P.26-27 100年胡麻屋 和田萬，JA遠州夢咲，株式会社原田商店，千葉県農林総合研究センター落花生試験地／P.30-31農研機構／P.32-33財団法人日本こんにゃく協会，株式会社荻野商店，株式会社関越物産，新光糖業株式会社／P.34-37,46-47株式会社銀座千疋屋／P.34-37くだもんや中田／P.38-39JAえひめ南，JA和歌山県農／P.40-41青森県弘前市りんご課／P.42-43熱川バナナワニ園，沖縄県東村役場農林水産課，長野県小布施町役場地域創生部門，静岡県農林技術研究所／P.44-45日本フレッシュフーズ株式会社／P.48-49農研機構，農研機構理事 長谷川美典／P.52-53株式会社ＪＡフーズさが／P.54-59,68-69独立行政法人家畜改良センター／P.60-61,124-125蘭蘭酒家／P.60-61株式会社グルメミートワールド，『馬肉新書』（旭屋出版）より抜粋 一般社団法人日本馬肉協会監修，丹波篠山観光協会，©沖縄観光コンベンションビューロー，株式会社Plus Impact Japan／P.68-69日本養鶏農業協同組合連合会，生活協同組合コープかごしま，ダチョウ王国／P.70-71株式会社あきんどスシロー（すし①-④,⑦,⑩,⑫-㉑），福井県水産試験場（魚④,⑤,⑩,⑳）／P.72-73釧路市漁業協同組合，北海道水産業改良普及職員協議会，水産総合研究センター開発調査センター，MG PHOTO/イメージナビ，釧路市漁協直売店「マルリョウ カロエ」／P.76-77独立行政法人水産総合センター北海道区水産研究所，平井慶祐／P.84-85百匠屋／P.86-87日本ハム株式会社，株式会社波里，パティスリーガレット，高砂食品株式会社／P.92-93株式会社竹屋，キッコーマン株式会社／P.96-97岩手県観光協会，秋田県雄勝地域振興局地域企画課，群馬県，社団法人やまなし観光推進機構，公益社団法人新潟県観光協会，名古屋観光コンベンションビューロー，公益社団法人三重県観光連盟，出石皿そば協同組合，一般社団法人山口県観光連盟，宇和島市観光協会，長崎県文化観光物産局物産ブランド推進課，©沖縄観光コンベンションビューロー／P.98-99©Biwako Visitors Bureau，日清食品株式会社，株式会社ビー・シー・シー／P.102-103日本スポーツ振興センター，埼玉県学校給食会／P.108-109富井義夫/イメージナビ，かさこ，塚本悦子，小池香里，チュニジア共和国大使館観光部／P.110-111総合情報サイト「All About」，山口裕美、ロシア情報サイト「ロシアンぴろしき」，Miki Travel Agency S.A.U.，ベトナムスケッチ，©iStockphoto.com/runin,MKucova,hipokrat／P.112-113日本製粉株式会社／P.114-115©iStockphoto.com/RASimon／P.116-117日本橋 古樹軒，まがりや.net，お菓子研究家 下園昌江、スイーツのポータルサイト「Sweet Cafe」，©iStockphoto.com/franogueira,popovaphoto／P.118-119静岡県経済産業部農林業局茶葉農産課／P.124-125©TUGBA TRADING CO.,LTD，川口貿易株式会社／そのほか フーズリンク「旬の食材百科」，果物ナビ，フォトライブラリー，Pixta

取材協力

P.20-21JA嬬恋村／P.30-31,48-49農研機構／P.32-33株式会社関越物産，新光糖業株式会社／P.40-41青森県弘前市りんご課／P.54-55一般社団法人日本食鳥協会／P.56-59東京都中央卸売市場食肉市場／P.72-73釧路市漁業協同組合／P.76-77株式会社マルキン／P.94有限会社越後屋／P.118-119遊茶

参考資料

『かしこく選ぶ・おいしく食べる 野菜まるごと事典』（成美堂出版）／『地域食材大百科 第2巻 野菜』（農山漁村文化協会）／『ギネスブック 世界記録事典 '87』（講談社）／『旬の食材 四季の果物』（講談社）／『園芸植物大事典』（小学館）／『日本大百科全書』シリーズ（小学館）／『一日江戸人』（新潮社）／『お菓子の歴史』（河出書房新社）／『お菓子の由来物語』（幻冬舎ルネッサンス）／『万国お菓子物語』（晶文社）／『くさいものにフタをしない』（幻戯書房）／『料理材料大図鑑 マルシェ』（講談社）／『世界の料理（ポプラディア情報館）』（ポプラ社）／『調理の基本大図鑑』（講談社）／『調理用語辞典』（社団法人全国調理師養成施設協会編）／『終の器選び』（光文社）／『日本の食材帖』（主婦と生活社）／『野菜＆果物図鑑』（新星出版社）／『食材図典』『食材図典Ⅱ』（小学館）／『いのちの食べかた』（イースト・プレス）／『ゼロから理解する食肉の基本』（誠文堂新光社）／『日本の家畜・家禽』（学研教育出版）／『たべものがたり』（ダイヤモンド社）／『bon merci！』（ベネッセコーポレーション）／『食の歴史を世界地図から読む方法』（河出書房新社）／『料理材料の基礎知識』（新潮社）／『絵本 世界の食事』シリーズ（農山漁村文化協会）

参考web

農林水産省／独立行政法人農畜産業振興機構／果物ではじめる健康生活 毎日くだもの200グラム！／バナナ大学／りんご大学／公益社団法人農林水産・食品産業技術振興協会／一般社団法人日本養豚協会／畜産ZOO鑑／しょうゆ情報センター／みそ健康づくり委員会／味噌の公式サイト／日本豆腐協会／一般財団法人全国豆腐連合会／納豆学会／全国かまぼこ連合会／全国和菓子協会／FOOD ACTION NIPPON

編／WILLこども知育研究所

幼児・児童向けの知育教材・書籍の企画・開発・編集を行う。2002年よりアフガニスタン難民の教育支援活動に参加、2011年3月11日の東日本大震災後は、被災保育所の支援活動を継続的に行っている。主な編著に『レインボーことば絵じてん』『せんそうって なんだったの？』全8巻、『絵で見てわかる はじめての古典』全10巻（いずれも学研）、『はじめよう！ 楽しい食育』全7巻、『学校放送・学級新聞おもしろアイデアシリーズ』全6巻、『見たい 聞きたい 恥ずかしくない！ 性の本』全5巻、『おもしろ漢字塾』全4巻（いずれも金の星社）など。

監修協力

P.8-49　藤田智（やさい博士、恵泉女学園大学教授）
P.54-55　一般社団法人日本食鳥協会
P.56-59　東京都中央卸売市場食肉市場
P.70-79　坂本一男（おさかな普及センター資料館館長、水産学博士）

STAFF

表紙デザイン●濱田悦裕（FAT'S）
本文デザイン・DTP●川島梓（WILL），稲富麻里
イラスト●いわしまちあき，大島未来，カワシマミワコ，工藤亜沙子，seesaw.，霜田あゆ美，すみもとななみ，祖敷大輔，仲田まりこ，中山三恵子，ます田なお美，室木おすし，橋本豊，やまおかゆか
撮影●向村春樹（WILL）P.66-68, P.82, P.92-95
フードコーディネイト●ダンノマリコ
編集●西野泉，片岡弘子，山岡由佳，大島三菜子，滝沢奈美，髙瀬文子，小菅由美子（WILL），小川由希子，橋本明美，田子直美，山口舞
校正●村井みちよ，中村緑

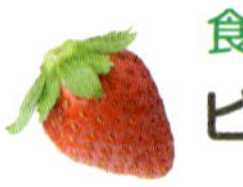

食の情報《じょうほう》まるわかり！
ビジュアル 食べもの大図鑑《ずかん》

初版発行／2014年3月

編／WILLこども知育研究所
発行所／株式会社 金の星社
〒111-0056　東京都台東区小島1-4-3
TEL 03-3861-1861（代表）FAX 03-3861-1507
振替 00100-0-64678
ホームページ http://www.kinnohoshi.co.jp

印刷／株式会社 廣済堂　製本／牧製本印刷 株式会社

●乱丁・落丁本は、ご面倒ですが小社販売部宛てにご送付ください。
送料小社負担にてお取り替えいたします。

NDC596　128ページ　28.7cm　ISBN978-4-323-05301-1

「わたしたちは食べものから

食べもののパワー

食べものが、わたしたちの毎日を支《ささ》えているよ。食べものの持つパワーを、いくつか見てみよう！

体を動かすエネルギーになる。

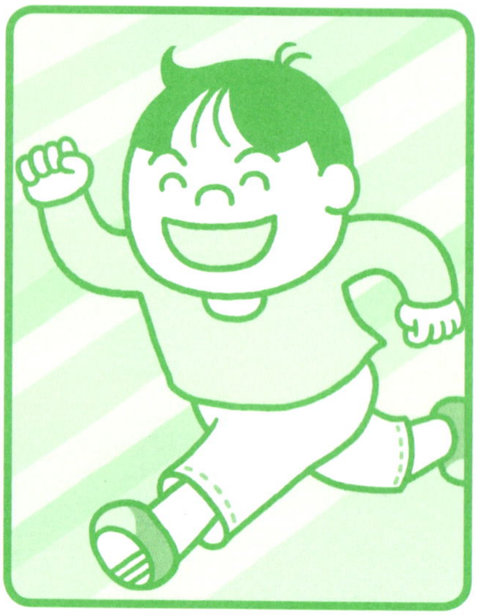

体や頭がうまく働くための、パワーをつくるんだ。

かぜに負けない力をつける。

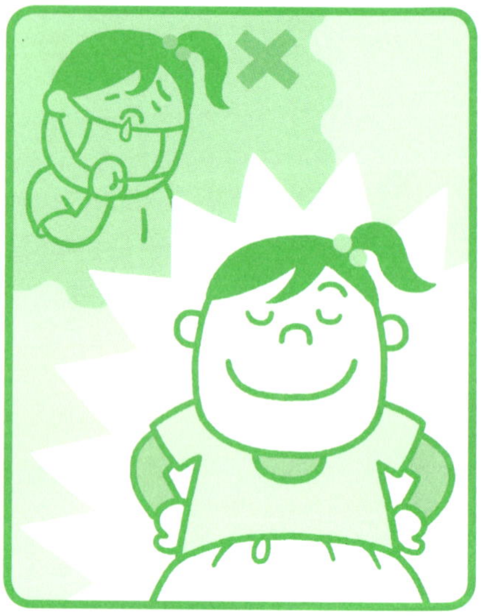

かぜや病気のウイルスに負けないように、体を守るよ。

かしこく食べて健康になろう

ポイント1 バランスよく食べよう。

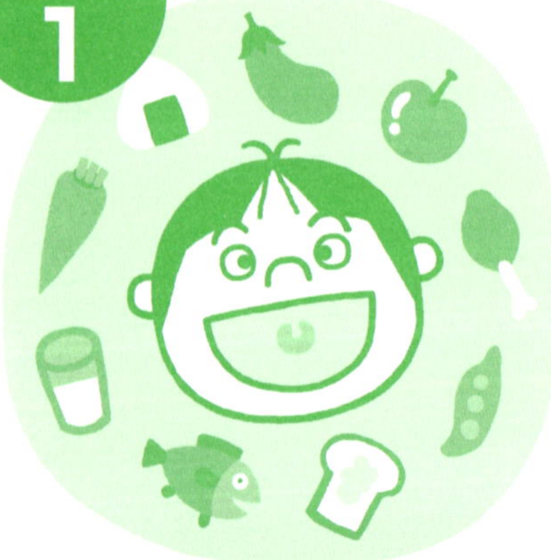

好ききらいはしていないかな？ いろいろな食材をまんべんなく食べて、5大栄養素《えいようそ》をしっかりとろう。

ポイント2 1日3食しっかりとろう。

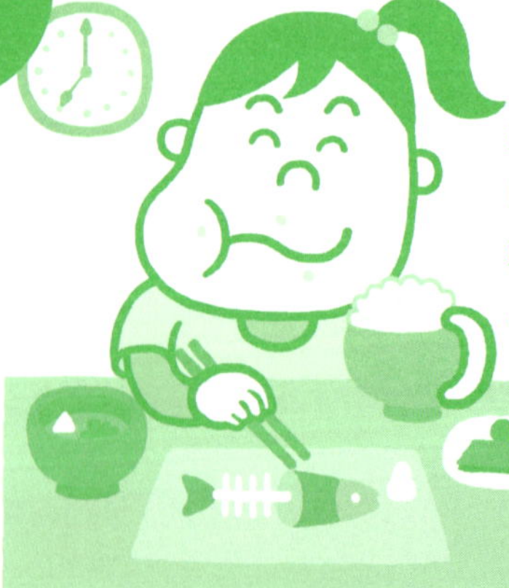

朝ごはんをぬいたりしていない？ 朝・昼・夜、きちんと食べよう。